全国中医药行业高等教育"十三五"规划教材

全国高等中医药院校规划教材（第十版）

医药商品学

（供公共事业管理、市场营销、药事管理、药学等专业用）

主 审
康廷国（辽宁中医药大学）

主 编
徐 晶（辽宁中医药大学）

副主编（以姓氏笔画排序）
万 毅（安徽中医药大学） 郑 林（贵阳中医学院）
都晓春（长春中医药大学） 蒋桂华（成都中医药大学）
谢 云（湖北中医药大学）

编 委（以姓氏笔画为序）
马宏跃（南京中医药大学） 马蔚姝（天津中医药大学）
王晓杰（温州医科大学） 王晶娟（北京中医药大学）
叶耀辉（江西中医药大学） 田连起（河南中医药大学）
曲中原（哈尔滨商业大学） 刘阿萍（陕西中医药大学）
刘鸿宇（宁夏医科大学） 杨成梓（福建中医药大学）
李云伟（潍坊医学院） 李宝国（山东中医药大学）
吴龙火（赣南医学院） 郭冰洁（辽宁中医药大学）
龚力民（湖南中医药大学） 温海成（广西中医药大学）
管家齐（浙江中医药大学）

中国中医药出版社
· 北 京 ·

图书在版编目（CIP）数据

医药商品学 / 徐晶主编 . —北京：中国中医药出版社，2016.7（2018.6 重印）

全国中医药行业高等教育"十三五"规划教材

ISBN 978 – 7 – 5132 – 2984 – 5

Ⅰ . ①医…　Ⅱ . ①徐…　Ⅲ . ①药品 – 商品学 – 中医药院校 –
教材　Ⅳ . ① F763

中国版本图书馆 CIP 数据核字（2015）第 298517 号

中国中医药出版社出版

北京市朝阳区北三环东路 28 号易亨大厦 16 层
邮政编码　100013
传真　010 64405750
河北新华第二印刷有限责任公司印刷
各地新华书店经销

开本 850×1168　1/16　印张 21.5　字数 528 千字
2016 年 7 月第 1 版　2018 年 6 月第 2 次印刷
书号　ISBN 978 – 7 – 5132 – 2984 – 5

定价　49.00 元
网址　www.cptcm.com

如有印装质量问题请与本社出版部调换（010-64405510）
版权专有　侵权必究

社长热线　010 64405720
购书热线　010 64065415　010 64065413
微信服务号　zgzyycbs

书店网址　csln.net/qksd/
官方微博　http：//e.weibo.com/cptcm

淘宝天猫网址　http：//zgzyycbs.tmall.com

全国中医药行业高等教育"十三五"规划教材

全国高等中医药院校规划教材（第十版）

专家指导委员会

名誉主任委员

王国强（国家卫生计生委副主任　国家中医药管理局局长）

主任委员

王志勇（国家中医药管理局副局长）

副主任委员

王永炎（中国中医科学院名誉院长　中国工程院院士）

张伯礼（教育部高等学校中医学类专业教学指导委员会主任委员
　　　　天津中医药大学校长）

卢国慧（国家中医药管理局人事教育司司长）

委　　　员（以姓氏笔画为序）

王省良（广州中医药大学校长）

王振宇（国家中医药管理局中医师资格认证中心主任）

方剑乔（浙江中医药大学校长）

孔祥骊（河北中医学院院长）

石学敏（天津中医药大学教授　中国工程院院士）

卢国慧（全国中医药高等教育学会理事长）

匡海学（教育部高等学校中药学类专业教学指导委员会主任委员
　　　　黑龙江中医药大学教授）

吕文亮（湖北中医药大学校长）

刘　力（陕西中医药大学校长）

刘振民（全国中医药高等教育学会顾问　北京中医药大学教授）

安冬青（新疆医科大学副校长）

许二平（河南中医药大学校长）

孙忠人（黑龙江中医药大学校长）

严世芸（上海中医药大学教授）

李灿东（福建中医药大学校长）

李青山（山西中医药大学校长）

李金田（甘肃中医药大学校长）

杨　柱（贵阳中医学院院长）

杨关林（辽宁中医药大学校长）

余曙光（成都中医药大学校长）

宋柏林（长春中医药大学校长）

张欣霞（国家中医药管理局人事教育司师承继教处处长）

陈可冀（中国中医科学院研究员　中国科学院院士　国医大师）

陈明人（江西中医药大学校长）

武继彪（山东中医药大学校长）

范吉平（中国中医药出版社社长）

周仲瑛（南京中医药大学教授　国医大师）

周景玉（国家中医药管理局人事教育司综合协调处处长）

胡　刚（南京中医药大学校长）

谭元生（湖南中医药大学校长）

徐安龙（北京中医药大学校长）

徐建光（上海中医药大学校长）

唐　农（广西中医药大学校长）

彭代银（安徽中医药大学校长）

路志正（中国中医科学院研究员　国医大师）

熊　磊（云南中医学院院长）

秘 书 长

王　键（安徽中医药大学教授）

卢国慧（国家中医药管理局人事教育司司长）

范吉平（中国中医药出版社社长）

办公室主任

周景玉（国家中医药管理局人事教育司综合协调处处长）

林超岱（中国中医药出版社副社长）

李秀明（中国中医药出版社副社长）

李占永（中国中医药出版社副总编辑）

前　言

为落实《国家中长期教育改革和发展规划纲要（2010-2020 年）》《关于医教协同深化临床医学人才培养改革的意见》，适应新形势下我国中医药行业高等教育教学改革和中医药人才培养的需要，国家中医药管理局教材建设工作委员会办公室（以下简称"教材办"）、中国中医药出版社在国家中医药管理局领导下，在全国中医药行业高等教育规划教材专家指导委员会指导下，总结全国中医药行业历版教材特别是新世纪以来全国高等中医药院校规划教材建设的经验，制定了"'十三五'中医药教材改革工作方案"和"'十三五'中医药行业本科规划教材建设工作总体方案"，全面组织和规划了全国中医药行业高等教育"十三五"规划教材。鉴于由全国中医药行业主管部门主持编写的全国高等中医药院校规划教材目前已出版九版，为体现其系统性和传承性，本套教材在中国中医药教育史上称为第十版。

本套教材规划过程中，教材办认真听取了教育部中医学、中药学等专业教学指导委员会相关专家的意见，结合中医药教育教学一线教师的反馈意见，加强顶层设计和组织管理，在新世纪以来三版优秀教材的基础上，进一步明确了"正本清源，突出中医药特色，弘扬中医药优势，优化知识结构，做好基础课程和专业核心课程衔接"的建设目标，旨在适应新时期中医药教育事业发展和教学手段变革的需要，彰显现代中医药教育理念，在继承中创新，在发展中提高，打造符合中医药教育教学规律的经典教材。

本套教材建设过程中，教材办还聘请中医学、中药学、针灸推拿学三个专业德高望重的专家组成编审专家组，请他们参与主编确定，列席编写会议和定稿会议，对编写过程中遇到的问题提出指导性意见，参加教材间内容统筹、审读稿件等。

本套教材具有以下特点：

1. 加强顶层设计，强化中医经典地位

针对中医药人才成长的规律，正本清源，突出中医思维方式，体现中医药学科的人文特色和"读经典，做临床"的实践特点，突出中医理论在中医药教育教学和实践工作中的核心地位，与执业中医（药）师资格考试、中医住院医师规范化培训等工作对接，更具有针对性和实践性。

2. 精选编写队伍，汇集权威专家智慧

主编遴选严格按照程序进行，经过院校推荐、国家中医药管理局教材建设专家指导委员会专家评审、编审专家组认可后确定，确保公开、公平、公正。编委优先吸纳教学名师、学科带头人和一线优秀教师，集中了全国范围内各高等中医药院校的权威专家，确保了编写队伍的水平，体现了中医药行业规划教材的整体优势。

3. 突出精品意识，完善学科知识体系

结合教学实践环节的反馈意见，精心组织编写队伍进行编写大纲和样稿的讨论，要求每门教材立足专业需求，在保持内容稳定性、先进性、适用性的基础上，根据其在整个中医知识体系中的地位、学生知识结构和课程开设时间，突出本学科的教学重点，努力处理好继承与创新、理论与实践、基础与临床的关系。

4. 尝试形式创新，注重实践技能培养

为提升对学生实践技能的培养，配合高等中医药院校数字化教学的发展，更好地服务于中医药教学改革，本套教材在传承历版教材基本知识、基本理论、基本技能主体框架的基础上，将数字化作为重点建设目标，在中医药行业教育云平台的总体构架下，借助网络信息技术，为广大师生提供了丰富的教学资源和广阔的互动空间。

本套教材的建设，得到国家中医药管理局领导的指导与大力支持，凝聚了全国中医药行业高等教育工作者的集体智慧，体现了全国中医药行业齐心协力、求真务实的工作作风，代表了全国中医药行业为"十三五"期间中医药事业发展和人才培养所做的共同努力，谨向有关单位和个人致以衷心的感谢！希望本套教材的出版，能够对全国中医药行业高等教育教学的发展和中医药人才的培养产生积极的推动作用。

需要说明的是，尽管所有组织者与编写者竭尽心智，精益求精，本套教材仍有一定的提升空间，敬请各高等中医药院校广大师生提出宝贵意见和建议，以便今后修订和提高。

国家中医药管理局教材建设工作委员会办公室

中国中医药出版社

2016 年 6 月

编写说明

医药商品学是为适应我国医药市场经济发展需求开设的课程。本教材首次将医疗器械类商品的生产管理、分类、包装、养护、检验等基本理论与基础知识写入总论。教材由来自 22 所高等医药院校 23 名教师联合编写，可供医药管理、医药营销等专业的本科生使用。

本教材分总论与各论两部分，共 30 章。总论 8 章，包括绪论；医药商品质量管理与质量监督；医药商品分类与编码；医药商品包装；医药商品储存、养护与运输；医药商品商标与品牌管理；医药商品检验；医药商品经营管理。各论 22 章，第九至二十三章为化学药品；第二十四章为生物制品；第二十五至二十八章为中药；第二十九至三十章为医疗器械。化学药品、生物制品及中成药全部选自《国家基本药物》2012 年版。全书共收载医药商品 212 种，其中化学药品 85 种；生物制品 9 种；中药材及其饮片 46 种；中成药 26 种；医疗器械 46 种。

本教材编写人员分工如下：徐晶撰写第一章，并负责第十七至二十四章的审稿。万毅撰写第二章，并负责第五至八章的审稿。郑林撰写第十四章，并负责第一至四章的审稿。都晓春撰写第二十一、二十二章，并负责第二十九、三十章的审稿。谢云撰写第五章，并负责第九至十六章的审稿。蒋桂华撰写第三章，并负责第二十五至二十八章的审稿。马宏跃撰写第十五至十六章；马蔚姝撰写第三十章；王晓杰撰写第二十四章；王晶娟撰写第二十九章；田连起撰写第二十八章；叶耀辉撰写第十九、二十章；曲中原撰写第十七、十八章；刘阿萍撰写第十三章与第二十三章；刘鸿宇撰写第六章；李云伟撰写第九章；李宝国撰写第二十五章；吴龙火撰写第十、十一章；杨成梓撰写第二十六章；郭冰洁撰写第八章；龚力民撰写第七章；温海成撰写第十二章与第二十七章；管家齐撰写第四章。

田连起、王晶娟、谢云与管家齐同志协助主编校对了部分书稿，为成书做出了贡献。全书修订后，由徐晶主编负责通篇总校和统稿工作，辽宁中医药大学康廷国教授主审。

本书编写过程中得到各编写人员所在单位的大力支持，以及东北制药集团供销有限公司刘杰总经理、成大方圆（辽宁）新药特药连锁有限公司李万峰副总经理予以悉心指导和帮助，在此一并表示衷心感谢！

为编好本教材，全体编写人员密切合作，发挥了各自的特长。但限于编者水平有限，书中若有不妥之处，恳请广大读者提出宝贵意见和建议，以便再版时修订提高。

《医药商品学》编委会

2016 年 6 月

目 录

总　论

第一章　绪　论

　　医药商品是用于人体防病治病、保健康复的商品，通过其专门流通渠道到达消费领域以实现其使用价值。在医药商品生产和流通过程中，受到客观经济规律的影响和制约。由于医药商品直接关系着个人的身心健康和生命安危，关系到千家万户的幸福与社会和谐，这使得医药商品又区别于一般商品，是受特殊管理形式管理的特殊商品。因此，医药商品既要受到一般商品经济规律的影响和制约，又必须按照医药商品生产、流通和使用等相关的法律法规进行严格控制，才能保障医药商品安全、有效及合理使用。

　　医药商品在具有防病治病作用的同时，会产生不同程度的毒副作用。因此，对医药商品监管有方，用之得当，就能够产生疗效，治病救人，增进健康，造福于人；反之，失于管理或用之不当，轻则导致医源性或药源性疾病，重则造成社会问题，甚至祸国殃民。正因为这样，各国政府对医药商品的研制、生产、储存、养护、运输、经营及使用都进行了严格的管理，可以说医药商品是受法律控制最为严格的商品。

第一节　医药商品概述

　　医药商品作为商品在市场上流通，与其他商品一样具有价值和使用价值两种基本属性。医药商品的使用价值是医药商品属性与人和社会需要之间的满足关系。对消费者而言，医药商品具有直接的使用价值，即能够满足防病、治病、康复保健的需要；对生产经营者而言，医药商品不具有直接的使用价值，只具有交换价值。医药商品的使用价值是通过医药商品的自然属性以及由自然属性决定的其他要素体现的，只有医药商品的功效得到他人和社会的认可，才能实现其使用价值。

一、医药商品的属性

　　作为一类特殊商品，医药商品有其独特的自然属性和社会属性。其自然属性系指医药商品自身固有的理化性质、功效等；其社会属性系指医药商品能够预防、诊断、治疗人的疾病，有目的地调节和平衡人体生理功能与健康。因此，医药商品是包括药品、保健食品、医疗器械、医疗服务等在内的，与人类健康和生命安全相关的一类特殊商品。

二、医药商品的类别

医药商品种类繁多，范围非常广泛，类别见图1-1。

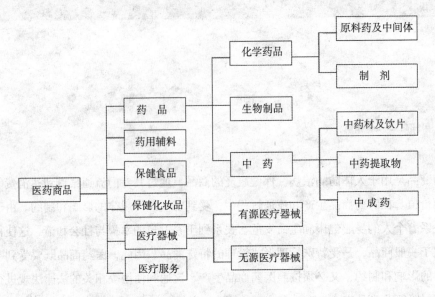

图1-1 医药商品类别

1. 药品 2015年修订的《中华人民共和国药品管理法》（简称《药品管理法》）关于药品的定义是："药品，是指用于预防、治疗、诊断人的疾病，有目的地调节人的生理机能并规定有适应证或者功能主治、用法和用量的物质，包括中药材、中药饮片、中成药、化学原料药及其制剂、抗生素、生化药品、放射性药品、血清、疫苗、血液制品和诊断药品等。"该定义包含以下要点：

（1）药品有特殊的使用目的和使用方法 只有当人们为了防治疾病，遵照医嘱或说明书，按照一定方法和数量使用，并且达到预防、治疗或诊断人的某种疾病，或有目的地调节人体某些生理功能的物质，才称为药品。

（2）药品的使用对象是人 我国《药品管理法》管理的是人用药品。这与日本、美国、英国等许多国家的药事法、药品法对药品的定义不同，其对药品的定义包含了人用药和兽用药。

（3）药品的范围包括传统药和现代药 我国《药品管理法》明确规定传统药（中药材、中药饮片、中成药）和现代药（化学药品、生物制品等）均是药品，这与某些西方国家不完全相同。这一规定有利于继承、整理、提高及发扬中医药文化，更有效地开发利用医药资源，为现代医疗提供保障服务。

2. 医疗器械 我国《医疗器械监督管理条例》规定，医疗器械是指直接或间接用于人体的仪器、设备、器具、体外诊断试剂及校准物、材料以及其他类似或者相关的物品，包括所需要的计算机软件。其效用主要通过物理等方式获得，不是通过药理学、免疫学或者代谢的方式获得，或者虽然有这些方式参与，但是只起辅助作用。其目的是：①疾病的诊断、预防、监护、治疗或者缓解。②损伤的诊断、监护、治疗、缓解或者功能补偿。③生理结构或者生理过程的检验、替代、调节或者支持。④生命的支持或者维持。⑤妊娠控制。⑥通过对来自人体的样本进行检查，为医疗或者诊断目的提供信息。

医疗器械按结构特征分类可分为有源医疗器械和无源医疗器械。国家对医疗器械按照风险程度实行分类管理，根据产品风险程度的高低可分为三类。第一类是风险程度低，实行常规管理可以保证其安全、有效的医疗器械。第二类是具有中度风险，需要严格控制管理以保证其安全、有效的医疗器械。第三类是具有较高风险，需要采取特别措施严格控制管理以保证其安全、有效的医疗器械。这种分类方法是目前最常见，也是最有效的分类方式。由国家食品药品监督管理部门负责组织制订医疗器械分类规则，确定医疗器械产品的分类。

3. 药用辅料 药用辅料系指生产药品和调配处方时所用的赋形剂和附加剂。药用辅料是除活性成分或前体以外，在安全性方面已进行了合理的评估，且包含在药物制剂中的物质。在作为非活性物质时，药用辅料除了赋形、充当载体、提高稳定性外，还具有增溶、助溶、调节释放等重要功能，是可能会影响制剂的质量、安全性和有效性的重要组成部分，因此，应关注药用辅料本身的安全性以及药物－辅料相互作用及其安全性。

药用辅料可从来源、化学结构、用途、剂型、给药途径等进行分类。药用辅料的生产、贮存和应用应符合《中华人民共和国药典》（2015 年版）相关规定。《药品管理法》明确规定，生产药品所用的辅料必须符合药用标准，我国已出台的药用辅料管理规定有《药用辅料注册申报资料要求》《药用辅料生产质量管理规范》及 2013 年 2 月起执行的《加强药用辅料监督管理的有关规定》。

药用辅料的包装上应注明"药用辅料"，且辅料的适用范围（给药途径）、包装规格及贮藏要求应在包装上予以明确；药品中使用到的辅料应写入药品说明书中。

4. 保健食品 我国《保健食品注册管理办法（试行）》于 2005 年 7 月 1 日起施行，其对保健食品进行了严格定义：保健食品是指声称具有特定保健功能或者以补充维生素、矿物质为目的的食品，即适宜于特定人群食用，具有调节机体功能，不以治疗疾病为目的，并且对人体不产生任何急性、亚急性或者慢性危害的食品。

保健食品是食品的一个种类，既具有普通食品的共性，又不同于普通食品。保健食品能够调节人体的机能，适于特定人群食用，但不能治疗疾病。在欧美各国保健食品被称为"健康食品"，日本则称其为"功能食品"。保健食品既可以是普通食品的形状，也可以使用胶囊、片剂、颗粒剂等特殊剂型，保健食品标签和说明书必须符合国家有关标准和要求。

5. 保健化妆品 系指以涂擦、喷雾或其他类似的方法，涂布于人体表面任何部位（皮肤、毛发、指甲、口唇等）以达到清洁、消除不良气味、护肤、美容和修饰目的的日用化学工业产品。保健化妆品具有增进魅力或改变外貌而又不影响机体的结构和功能。

6. 医疗服务 《中华人民共和国营业税暂行条例实施细则》规定："医疗服务包括对患者进行诊断、治疗、防疫、接生、计划生育方面的服务，以及与之相关的提供药品、医疗用具、病房住宿和伙食等的业务。"现代的医疗服务，已经由医院内扩大到医院外，形成了综合医疗的概念，医疗内容也日益广泛，包括临床诊疗、急救处理、增进健康、健康咨询、预防疾病和灾害、健康检查、消灭和控制疾病、康复医疗等。医疗服务是指医院或医疗技术人员运用医学科学技术及社会科学知识为大众提供的一种健康服务。

三、医药商品的特殊商品特征

医药商品具有一般商品属性的同时，也有其特殊性。医药商品是能够防病治病、保健康

NOTE

复、计划生育以及救死扶伤、抢险救灾的特殊商品，其特殊性被国际公认，具体体现在以下几个方面：

1. 生命关联性　医药商品是和人类健康与生命直接相关联的商品。使用医药商品的目的是预防、诊断、治疗人的疾病，有目的地调节人的生理功能。合格的医药商品可以治病救人，不合格的则害人。就医药商品本身而言，即使是合格品也具有一定的毒副作用，甚至有的药品本身就具有较强的毒性，若使用不当，会影响人的健康甚至危及生命。如吗啡，使用得当即为镇痛良药；使用不当就是毒品。"反应停"事件后，世界卫生组织从 1968 年开始对药物不良反应进行了系统收集。同时，在紧急情况下（重大自然灾害、疫情发生、战争等）医药商品就成为"战略物资"，事关国计民生。其他商品不具备这样强的生命相关性，这是医药商品与其他商品最本质的区别。因此，生命关联性是医药商品的基本特征。

2. 质量严格性　医药商品的使用价值受制于医药商品质量，其质量必须保证安全有效、均一稳定。由于患者不具备甄别医药商品质量的能力，因此生产企业必须从原料、辅料、中间体到成品进行严格的检验，不合格的原辅料不得进厂，不合格的成品不得出厂、流通和使用。同时，国家设立了专门的监督管理部门，对医药商品的生产及流通环节进行强制的监管和检查，确保医药商品的质量符合法定标准。医药商品消费方式多数是被动消费，消费者对医药商品质量的信任完全寄托于政府、医药商品的生产企业、经营企业和使用单位。因此，国家必须对医药商品生产、经营企业和使用单位实行特殊管理，如医药商品生产企业严格按照《药品生产质量管理规范》（good manufacturing practice，简称 GMP）和《医疗器械生产质量管理规范》（简称医疗器械 GMP）的要求建立健全适应的质量管理体系，并保证其有效运行；医药商品经营企业必须按照《药品经营质量管理规范》（good supply practice，简称 GSP）和《医疗器械经营质量管理规范》（简称医疗器械 GSP）的要求建立并运行质量管理体系，杜绝不合格医药商品进入流通领域，保证消费者用药安全。

3. 医用专属性及市场推广的特殊性　医学与药学是紧密结合的。和普通商品不同的是医药商品的说明书与标签中有许多专业术语，未接受过医药专业教育的人不能正确地理解与解释。所以，绝大多数的医药商品需要在医师或药师的指导下使用，才能达到防病治病、康复保健的目的。由于医药商品具有"专属性"，而且必须"对症下药"，不像一般商品彼此之间可互相随意替代。医用专属性也带来了推广的特殊性，处方药与绝大部分的医疗器械都不允许使用大众传媒进行广告宣传。通常使用的方法是学术推广，即通过学术会议、专业杂志、专业报纸等，由专业人员对医务人员进行专业的宣传与推介。医药的密切结合，体现了医药商品医用专属性。

4. 使用时效性　医药商品使用的时效性有两层含义：一是指医药商品的社会需求常常带有突发应急性，"不用不买，用则急需"。延误时间，就意味着伤残甚至死亡。所以，医药商品生产企业和经营企业要具有前瞻性、预测性及必要的储备，特别是有重大疫情、灾情发生时，要做到保证数量，及时抢运。二是指医药商品的有效期，只有在有效期内的医药商品其质量才能得以保证，超过有效期的医药商品不能使用。

5. 公共福利性　医药商品是防病治病、保健康复的特殊商品。任何性质和规模的医药企业都必须承担起为人类的健康和生命安全服务的社会职责。为了保证人们能买得起、用得到质量合格的医药商品，国家不仅对基本医疗保险药品等影响大的医药商品实行政府定价，而且对医药商品不断地进行市场调节，屡屡下调医药商品价格；同时对医药商品广告进行严格的审查管理，并逐步建立健全基本医疗保险制度和国家基本药物制度，体现了医药商品公共福利性。

6. 医药商品种类复杂性 人类疾病有 10 万余种，客观上要求有多种医药商品来满足防病治病的需要。我国有化学制剂 4000 余种，中药制剂 9000 余种，中药材 5000 余种，涉及 40 余种剂型。医疗器械品种多，规格全，从一把刀片到核磁共振装置之间，按技术特性分可存在上千种产品。这些产品的预期用途、结构组成和产品的风险各不相同，医药商品的复杂性可想而知。但在一定时期，各种疾病的发病率又有一定规律，所需的医药商品是有限的，取决于疾病的发病率。所以，品种多而用量有限是医药商品与普通商品不同的特征之一。

7. 医药商品的生产、经营的"特许性" 医药商品的生产、经营具"特许性"，必须经过严格的前置审批。生产、经营许可，产品批文，专利许可，价格批文等，带有明显的政策性，是国家控制医药商品的法治手段，使得医药商品的市场有了特别的变化，这也导致了医药商品价格具有独特的特点：新产品价格高，普通产品价格低。由于新产品的研发时间长、费用高，初期上市的市场开发成本高，决定了新产品一般是以高价进入市场，以摊销前期的费用。产品被市场接受时，该产品通常就成了普通产品，需求弹性小，价格对需求影响较小，市场存在明显的需求刚性。多数药品由政府制定最高零售价，医药商品必须通过各招标平台招标，招标后重新核批价格；执行价格批文是行业的法定规则。

以上所述，决定了医药商品市场不是普通的市场，医药商品也不是普通的商品，对医药商品的研究必须考虑以上特性。

第二节 医药商品学

医药商品学融合了商品学、经济学、市场营销学、临床医学、临床药学等学科的基本理论与基础知识，指导消费者合理使用医药商品，通过反馈相关信息，提高医药企业的经济效益和社会效益，促进国民保健体系和医药市场的健康发展。

一、医药商品学的定义

医药商品学（Medical Commodity Science）是一门以药品、医疗器械等医药商品质量和经营管理为核心内容，研究其商品特征和使用价值的应用学科。医药商品学从商品学的角度研究临床使用的医药商品，阐述其在流通领域中质量的变化规律以及与确保医药商品质量有关的经营管理等基本理论和实践问题。

医药商品学学科体系总体框架由主体部分和支架部分构成。医药商品学主体部分包括医药商品质量管理与质量监督，医药商品分类与编码，医药商品包装，医药商品储存、养护与运输，医药商品商标与品牌管理，医药商品检验，医药商品经营管理等。医药商品学支架部分包括化学药品和生物制品、中药、医疗器械等，它们与主体部分共同构成医药商品学学科完整的科学体系。

二、医药商品学的研究对象与内容

医药商品学是商品学的一个分支。商品学分为技术学派、经济学派和综合学派，三大学派

NOTE

各有特点。技术学派起源于意大利波那费德教授的生药学，重点研究产品的技术与使用价值。现代各类商品的原料、材料、原理、结构、功能、鉴定、使用方法、维修与养护等学科，都是技术学派商品学的发展。经济学派创立于德国科隆大学的考皮尔曼等，重点研究产品的社会性特性，以及与价值、交换有关的领域；是在商品极大丰富、出现了供大于求的背景下，使得人们不得不研究新的经济现象，只是自然质量好的商品有时并不受市场的欢迎，而市场上畅销的商品并不一定是自然质量最好的。我们必须从市场需求的角度去研究、开发商品。只有受到市场欢迎的产品，才能实现其交换，转换成"商品"。经济学派的商品学，实际上是现代发展迅速的市场营销学的肇始。综合学派始于日本的水野良象，其汲取两者之长，从技术和经济两方面研究商品。我国学者从社会实际需求与学科发展出发，多遵从于综合学派。

1. 研究对象   医药商品学研究的客体是医药商品，其研究对象主要有两个方面：一是研究医药商品的自然属性，如医药商品的质量、有效成分，结构、理化性质及作用等；二是研究医药商品自然属性决定的有关要素，如医药商品标准、医药商品分类与编码、医药商品包装、医药商品储运与养护、医药商品商标与品牌、医药商品检验等。因此，医药商品学研究对象的核心是医药商品的质量管理与经营管理。

2. 研究内容   医药商品作为一类特殊商品，必须满足安全有效性、质量可控性和市场适销性，才有可能存在于市场。因此，随着科学技术的进步、现代商品经济的发展及人民生活水平的不断提高，医药商品学将面临更多的新问题和新挑战，研究的内容也将更丰富，需要更全面地、客观地、发展地、创新地研究和评价医药商品的质量和使用价值。医药商品学研究的具体内容可概括为两方面。

（1）研究医药商品的质量   商品质量是决定商品使用价值高低的基本因素，是研究医药商品使用价值的中心内容。医药商品的质量一般可用来表示医药商品的有用程度，能反映人们和社会对其需求的程度，是医药商品使用价值大小的集中体现，如医药商品的成分、结构、理化性质等。医药商品最基本的质量特性是安全性、有效性。医药商品具有有效性的同时也存在不良反应，这是医药商品区别于其他商品的特殊性之一。研究医药商品的安全性可将不良反应对人类的伤害降低到最低限度，有利于更好地发挥医药商品的使用价值。

（2）研究医药商品的经营与管理   主要研究医药商品质量在流通、交换和使用过程中的各种变化规律及外界因素对这些变化的影响，以确保医药商品质量符合标准。医药商品质量标准是对医药商品质量及与质量有关的各方面规定的典范与准则，是医药商品合法经营的依据。所以，要研究医药商品的使用价值，必须研究医药商品的标准。此外，医药商品的包装、分类、储存、运输与养护等是质量管理在流通领域的延续。医药商品的包装、分类、储存、运输与养护是研究医药商品质量的重要内容之一。

三、医药商品学的研究任务

医药商品的质量是指医药商品使用价值的优劣程度。对医药商品质量的基本要求是安全有效、均一可控和稳定，即在规定的用法用量情况下，具有预防、诊断及治疗疾病的作用，而且不应损伤人的正常器官、组织和生理功能。研究医药商品质量的有关标准和检验方法，以便科学地控制和提高医药商品的质量，是医药商品学的主要任务。

1. 研究医药商品质量管理与监督   医药商品作为一类特殊商品，其质量优劣直接关系到人们的健康与生命安危。医药商品质量优劣取决于其临床疗效评价和其自身品质。因此，在医药商品的生产和流通领域过程中，为确保医药商品使用价值的实现，必须依据医药商品标准对其质量进行评价、鉴定。此外，依据相关的法律、法规对医药商品质量实行管理与监督是必不可少的，如国家对药品及医疗器械生产企业实施 GMP 认证，对药品及医疗器械经营企业实施 GSP 认证等，促进了医药商品生产、经营规范化，保护了消费者的合法权益。

2. 研究医药商品经营技术　在医药商品流通领域中严格把好质量关，杜绝假、劣医药商品进入流通领域。任何一个环节失控，都会导致医药商品质量下降，甚至丧失其使用价值或威胁人们的生命安全。为了控制或减少医药商品在流通领域中的损失，提高企业的经济效益，必须研究医药商品经营技术，如医药商品的包装技术，医药商品的储存、运输与养护技术等，维护医药商品的使用价值，向消费者提供质量合格的医药商品。

3. 研究医药商品销售技术　科学的销售手段，是企业获取信誉、增强市场竞争力的重要措施之一。在进入经济全球化、科学进步和竞争日趋激烈的新经济时代，研究如何科学、准确、真诚地向消费者推荐医药商品，从而达到引导消费、提高经济效益的目的。

4. 研究医药商品知识产权保护　医药商品知识产权是指一切与医药商品有关的发明创造和智力劳动成果的财产权，包括工业产权与著作权，而前者又包含专利权、商标权及医药商业秘密等。

医药商品专利和商标是企业重要的无形资产，代表着企业的产品和服务品质，是企业已获得专用权并受法律保护的品牌或品牌的一部分，保护企业的市场独占权，为其带来巨大的收益。由于中药的特殊性，其技术性强、组方复杂等特点使医药商业秘密保护成为中药知识产权保护很有效的一种方式，如云南白药处方的商业秘密保护形式。

此外，还有药品行政保护，广义的药品行政保护包括新药证书保护、中药品种保护以及涉外药品行政保护。《药品管理法》和《中药品种保护条例》等是药品行政保护的依据。

第二章 医药商品质量 管理与质量监督

医药商品作为一类特殊商品，涉及人们的健康与生命安全。医药商品质量管理与质量监督具有明显的特性，即医药商品质量的概念与内涵；医药商品质量管理的行业特征与法律规定；医药商品质量监督的组织形式；医药商品质量监督执行的法规性等。因此，质量管理与质量监督成为医药商品学必须研究的重要内容。

第一节 医药商品质量管理

医药商品质量的产生和发展经过了漫长的历程，人类历史自商品生产和交换以来，就出现了以商品的质量检验为主的质量管理。

一、医药商品质量的概念

在科学技术和社会文明日益发达的今天，商品质量的含义不断丰富和扩展，从自然质量开始，发展为完整的质量概念：自然质量与市场质量之和，即医药商品是能够满足规定和潜在需要的特征之总和。

二、医药商品质量的特征

医药商品质量由自然质量与市场质量两部分组成。在研究医药商品质量的过程中，既要关注医药商品的自然质量，又要关注医药商品的市场质量。商品使用价值研究的是商品的自然质量；使用价值的实现则从需求角度研究商品的自然质量如何恰当地实现。

（一）医药商品的自然质量

医药商品的自然质量通常称为狭义的商品质量，是评价医药商品使用价值及与其规定标准技术条件的符合程度。它是反映医药商品的自然有用性的尺度，可概括为商品的性能、精度、寿命、美观、安全性、可靠性、经济性及售后服务等。它以国家标准、行业标准、地方标准或订购合同中的有关规定作为评价的最低技术依据。

（二）医药商品的市场质量

医药商品的市场质量是指在一定条件下，评价医药商品所具有的各种自然、经济、社会属性及其满足消费者使用、需求的程度。也可描述为消费者与消费关联人（医务人员）对商品的满意程度。它是反映医药商品市场适应性的尺度。

在生产过程中，需要按照国家标准要求严格地控制医药商品的各种质量指标，这些指标主要是一些物理、化学、生物学的指标，这种质量控制就是对医药商品自然质量的控制。另一方面，注重从市场竞争的角度，了解消费者与消费关联人（医务人员）对商品的评价；从满足消费需求的程度去评价医药商品的质量。它是一个动态的、发展的、变化的、相对的概念。消费者对质量的评价受时间、地点、使用条件、使用对象、用途、社会环境、政策环境以及市场竞争等因素的影响。

三、医药商品质量内涵解析

（一）自然质量

自然质量又称为技术质量、物质性质量，是指产品、过程或体系与要求有关的固有特性。医药商品的自然质量是指医药商品能满足预防、治疗、诊断人的疾病，有目的地调节人的生理机能而要求相关的固有特性。医药商品自然质量特性表现为五个方面：

1. 安全性　医药商品的安全性是指按规定的适应证和用法、用量使用后，人体产生毒副反应或损伤的程度必须是人们可以接受的。大多数药品均有不同程度的毒副反应或对人体有一定的损伤，只有在衡量有效性大于毒副反应，或损伤的程度是人们可以接受，或可解除、缓解毒副作用的情况下才能使用某种药品。

2. 有效性　医药商品的有效性是指在规定的适应证、用法和用量的条件下，能满足预防、治疗、诊断人的疾病，有目的地调节人的生理机能的要求。有效性是医药商品质量的固有特性，是构成医药商品使用价值的基本条件，是医患双方使用医药商品的主要目的。研究医药商品的有效性有助于开发、使用、宣传、推介医药商品，有利于医药商品使用价值的发挥。

3. 稳定性　医药商品的稳定性是指在规定的条件下，规定的时间内，保持其有效性和安全性的能力。所谓规定的条件是指生产、贮存、运输和使用的有关条件，规定的时间即有效期或保质期，医药商品的各项质量检查指标必须保持在合格范围内。

4. 均一性　医药商品的每一单位产品（制剂的单位产品，如一片药、一支注射剂等；原料药的单位产品，如一箱药、一袋药等；医疗器械的单位产品，如一台心电分析仪、一个人工心脏瓣膜等）都符合安全性、有效性的规定要求。由于人们在服用药品时是按每单位剂量服用的，若每单位药物含量不均一，就可能造成患者用量的不足或用量过大。均一性也是医药商品的重要特征。

5. 可控性　随着医药科技的进步，医药工业提供给市场的医药商品品种与数量越来越多，医药商品质量若无可控性，很难保证医药商品的安全、有效，同时也给医药商品的监督管理工作带来困难。所以，医药商品在进入临床前应具备制造工艺、原辅料检验、包装材料、产品的质量控制体系，并有具体的标准来控制各批产品的质量。医药商品生产企业必须实施生产质量管理规范。

（二）市场质量

市场质量又称为经济性质量、社会性质量，是从需求角度研究商品的"质量"，指的是医药商品的使用者或其关联人（医务人员等）对该医药商品的评价与主观满意程度。

1. 合法性　医药商品的有关性质是否符合人类医学的道德观念，符合人类的长远利益，符合法律规定。在现代法制社会中，医药商品的质量是依法认定的，药品、医疗器械、医院设

NOTE

备等的制造、检验、包装、运输、养护、储藏、质量标准、适应证、用法用量、禁忌证、有效期，包括药品执行的价格等必须按国家有关部门确定的标准执行。自然属性再好的商品，没有依法批准与认定，谈不上质量好坏。任何违反有关法律规定的医药商品都是不合格的。

2. 时间性　不同时代及不同的科技条件、疾病流行状态下，对同一药品的评价不同，与商品的物质性无关。如阿司匹林，是近百年解热镇痛的三大主药之一，但后来发现其是诱发胃与十二指肠溃疡的元凶而被停用。1971 年，范尼等人发现阿司匹林可阻止血小板聚集、抑制前列腺素的合成，对心血管系统疾病的治疗与预防有极为重要的意义，通过缓释、控释制剂的发展，现已成为基础的心血管系统药物。与疾病流行状态有关，如"非典"刚流行时，因为没有找到致病原，只是判定由病毒引起，使得平时作为疗效一般的抗病毒药的板蓝根，成为广为使用的"良药"。

3. 区域性　不同经济条件的地区对同一药品的承受能力不同。如价格较高的药品在经济发达地区推广迅速，而在经济落后地区就很困难。不同的地区环境对同一药品的评价是不同的。一些地方病用药受使用区域的影响非常大，如吡喹酮是广谱抗血吸虫药，在血吸虫病流行地区为一个优质药品；但是对非血吸虫病流行地区来说没有用处。正确地掌握药品质量的区域性，才能使药品很好地发挥其使用价值。医院级别不同，对同一医药商品的接受程度存在差异，级别较高医院的医生和管理者对刚上市的新药、新器械往往比较感兴趣，新药、新器械在这类医院应用容易获得成功；而基层医院受医疗政策、患者支付能力等影响，很难接受。同一药品在不同的科室中得到的评价不同，如左卡尼汀是透析综合征的唯一治疗药物，血液净化中心的医生认为是很好的药品，但其他科室的医生可能并不认为它是很重要的药物。

4. 个体性　受消费者的年龄、性别、心理、消费习惯、体质特征、基础疾病、相关疾病等因素影响，使得对同一医药商品的评价有明显的不同。

5. 经济性　医药商品的价格与使用效应是否符合以最小的资源投入、承担较小风险取得最大的医疗效益，一般称为经济性评价。包括医药商品能否被市场接受、市场真实需求量、进入市场的难易度、产品寿命、患者的依从度、医药商品的市场竞争力（创新性、独特性、排他性、抗替代性、抗模仿性、可营利性）的综合判断。对消费者来说，价格低廉、效果良好的医药商品就是好商品。对厂商而言，畅销而又能为企业赢得利润的就是好商品。对医药商品的经济学评价是从社会、民众的综合角度评价。

鉴于医药商品市场质量的复杂性、多变性，本书研究的医药商品质量偏重于自然质量的概念。

（三）影响医药商品质量的因素

1. 内在因素　内在因素又称为"基原因素"，是指医药商品本身所含的成分因受自然界的影响而引起变异，导致其质量变化。如含淀粉的药品，易吸收外界水分，受霉菌感染，有利于害虫吸收养料赖以生存。含有挥发油的药材，一般气温在 20℃ 左右其油分就会挥发。

水分过多会使中药材或饮片腐烂或生霉；水分过少则会失润，出现干裂残损。有些中药易发生潮解、风化、软化，都与其本身含水量有关。

（1）原辅料　原辅料（包括原料、辅料和包装材料）是形成商品质量的物质基础，由于原材料成分、结构、性质、纯度不同，所形成的商品质量也不同。原材料本身的质量又受品种、成分、结构、性质、产地、自然条件及饲养或栽培方法等因素的影响。

（2）生产工艺　生产工艺是形成商品质量的关键，对商品质量起决定性作用。商品的各种有用性及外形和结构，都是在生产工艺过程中形成的。医药商品生产工艺主要是指医药商品在加工制造过程中的配方、操作规程、设备条件及技术水平等。

2. 外在因素　外在因素又称"环境因素"，是导致医药商品变质的自然因素，直接或间接影响其质量。外在因素是影响医药商品稳定性的条件，影响医药商品稳定性的外在因素很多，如空气、光线、温度、湿度、微生物和昆虫、时间、包装等。相关内容参照第五章"医药商品储存、养护与运输"。

（1）流通渠道　流通渠道是指商品离开生产过程进入消费过程前的过程，且必须经过合法的渠道才能合法流通。医药商品在流通过程中，都要经过时间和空间的转移，商品的贮存和运输是不可避免的。流通过程对医药商品质量的影响，主要体现在运输、贮存、销售等方面，如温度、湿度、颠簸、光照等。

运输对商品质量的影响与运程的远近、运输时间长短、运输路线、运输方式、运输工具等有关。商品在贮存期间的质量变化，与贮存场所和方位、时间长短、贮存措施与技术、商品存放数量等有关。商品在销售过程中，必然离不开商品陈列、包装、搬运、装配、维修等项工作，每个环节都涉及维护和损害商品质量的问题。

（2）使用过程　商品的使用对商品质量有直接影响，主要与商品使用、保养条件、商品安装及商品使用的方法等有关。如果方法不当，环境条件不利，违反了规定要求，不仅损坏了商品，降低了使用价值，而且有些能直接危及人身安全。

四、医药商品质量管理

医药商品的质量管理必须按照国家的有关法律与行业的有关规定进行，与一般的商品质量管理相比，更为严格。突出表现为医药商品的生产与经营企业必须通过规定的质量管理规范的认证并取得相关证书，同时必须接受管理部门的定期与不定期检查，每5年必须重新按照规定进行审核与认证，否则视为非法。

（一）质量管理的发展历程

质量管理的发展经过了前工业时代"操作者的质量管理"、工业时代"检验员的质量管理"和"数理统计的质量管理"及20世纪50年代以来的"全面质量管理"。最早提出全面质量管理概念的是美国通用电气公司质量经理菲根堡姆。1961年，他发表了《全面质量管理》一书，该书强调执行质量管理是公司全体人员的责任。20世纪60年代以来，菲根堡姆的全面质量管理概念逐步被世界各界所接受，在运用时各有所长。我国自1978年推行全面质量管理以来，在实践上、理论上都有所发展，同时也在不断地探索、总结和提高。

（二）全面质量管理

1. 全面质量管理的含义　全面质量管理，是一个组织以质量为中心，以全员参与为基础，目的在于通过让顾客满意，让本组织所有成员及社会受益而达到长期成功的管理途径。具体地说，全面质量管理就是以质量为中心，全体职员和有关部门积极参与，把专业技术、经济管理、数理统计和思想教育结合起来，建立起商品的研究、设计、生产、服务等全过程的质量体系，从而有效地利用人力、物力、财力和信息等资源，以最经济的手段生产出顾客满意、组织及其全体成员和社会都得到好处的商品，从而使组织获得长期成功和发展。

NOTE

2. 全面质量管理模型及构成要素　质量形成的全过程中包含了一系列由"供方"和"顾客"组成的关系链，即每一个过程的输出即是下一个过程的输入。如果把下一过程看成是顾客的话（内部顾客），则满足顾客的需要就是对本过程输出的质量要求。

为保证质量形成过程的稳定，并不断通过对过程的完善使顾客得到满意的质量，必须围绕供方和顾客组成的过程链，建立一个完善的全面质量管理体系，该管理体系需要包括以下要素。

（1）"软件"要素　包括质量文化、上级领导的重视及对全面质量的承诺、有效的沟通等。

质量文化是指企业在长期的生产经营中自然形成的质量意识、规范、价值导向、思维方式、道德水准、行动准则、法律观念和传统惯例等总和。

（2）"硬件"要素　包括有效的质量体系、质量管理团队、质量管理工具的使用等。有效的质量体系是企业实施全面质量管理的基础。

科学的质量管理方法的应用是企业质量管理成功的有效途径。全面质量管理中常用的方法很多，如了解顾客需求信息和进行市场研究的方法，分析主要问题及其产生原因的方法，对生产过程进行控制的方法，不断改进的质量循环法以及对质量体系运行结果的测量评价方法等。

（三）医药商品质量管理的意义

质量管理是针对质量进行的一系列管理活动。它是在制定质量计划的基础上所开展的一切为实现该计划而进行的活动的总和，即用最经济的方式来生产满足消费者要求的、具有高度适应性商品的实施计划，以及为实现该计划所进行的一切活动。

商品质量的高低、优劣是依据商品标准及与其相适应的技术法规确定的。商品质量标准是衡量商品是否合格的尺度。商品质量标准的制订，要充分考虑使用要求，合理利用国际资源，做到技术先进，经济合理。对医药商品而言，对质量进行管理的重要依据是质量标准，一个国家制定的质量标准是否科学、合理将影响该国医药商品质量的形成。在实践中，一旦制定了医药商品的质量标准，就成为强制标准，医药商品研制、生产、经营、使用、检验单位必须严格执行。

（四）与医药商品相关的质量管理规范

与医药商品相关的质量管理规范是法定的规范，针对药品、医疗器械的生产或经营企业，以及药物非临床研究、药物临床试验研究有不同的质量管理规范。

1. 中药材生产质量管理规范　《中药材生产质量管理规范》（试行）（good agricultural practice），简称 GAP。我国 GAP 由原国家食品药品监督管理局颁布，自 2002 年 6 月 1 日起施行。GAP 是根据《药品管理法》及《药品管理法实施条例》有关规定制定的，为加强中药材生产的监督管理，从保证中药材质量出发，控制影响药材生产质量的各种因素，规范药材生产全过程，以确保中药材的真实、安全、有效和质量稳定。

制定 GAP 的目的是规范中药材生产，保证中药材质量；促进中药标准化和现代化。GAP 适用于中药材生产企业生产中药材（含植物药、动物药）的全过程，可以是栽培养殖品，也可以是野生品。

GAP 不包括中药饮片，但鼓励中药材生产企业按照相关法规要求在产地发展中药饮片。

2. 药物非临床研究质量管理规范　《药物非临床研究质量管理规范》（good laboratory practice），简称 GLP。我国 GLP 由原国家食品药品监督管理局颁布，自 1999 年 11 月 1 日起施行，现行版 GLP 2003 年 9 月 1 日起施行。GLP 系对从事实验研究的规划设计、执行实施、管理监督和记录报告等实验室的组织管理、工作方法和有关条件提出的法规性文件。

制定 GLP 的目的是为了提高药物非临床研究的质量，确保实验资料的真实性、完整性和可靠性，保障人民用药安全，并与国际上的新药管理相接轨。GLP 适用于申请药品注册而进行的非临床研究，药物非临床安全性评价研究机构必须遵守该规定。

3. 药品生产质量管理规范 《药品生产质量管理规范》（good manufacturing practice），简称 GMP。我国自 1988 年 3 月 1 日起施行，分别于 1992 年、1998 年和 2010 年进行修订，我国现行版 GMP 由原卫生部颁布，于 2011 年 3 月 1 日起施行。GMP 系药品生产过程中用以保证生产出优质药品的管理制度。GMP 要求药品生产要控制生产全过程中所有影响药品质量的因素，用科学的方法和质量保证体系保证质量，确保药品不混批、不混杂、于无污染、均匀一致的条件下生产合格的药品。

制定 GMP 的目的是指导药品生产企业规范生产，保证生产合格药品。GMP 不仅仅是通过最终的检验来达到的，而是作为质量管理体系的一部分，是药品生产管理和质量控制的基本要求，旨在最大限度地避免药品生产过程中污染、交叉污染及混淆、差错等风险，确保持续、稳定地生产出符合预期临床用途与注册要求的药品。

现行版 GMP 的主要特点：①加强了药品生产质量管理体系的建设，极大地提高了对企业质量管理软件方面的要求，细化了对构建实用、有效质量管理体系的要求，强化了药品生产关键环节的控制和管理，有利于促进企业质量管理水平的提高。②全方位地强化了从业人员的素质要求。增加了对从事药品生产质量管理人员素质要求的条款和内容，如现行的 GMP 明确了药品生产企业的关键人员包括企业负责人、生产管理负责人、质量管理负责人、质量授权人等必须具有的资质和应履行的职责，进一步明确了职责。③细化了操作规程、生产记录等管理文件规定，增加了指导性与可操作性。④完善了药品安全保障措施，引入了质量风险管理的概念，包括原辅料采购、生产工艺变更、操作中的偏差处理、发现问题的调查与纠正、上市后药品质量的监控等方面。⑤增加了供应商审计、变更控制、纠正和预防措施、产品质量回顾分析等新制度和措施，对各环节可能出现的风险进行管理和控制，主动防范质量事故的发生。⑥提高了无菌制剂的生产环境标准，增加了药品生产环境在线检测要求，提高了无菌药品的质量管理水平。

GMP 要求药品销售包括药品退货、收回及处理均应制定管理制度和标准操作规程，同时建立药品投诉和不良反应监测与报告制度，负责管理用户对药品质量的投诉和药品不良反应的监测；GMP 要求每批成品均应有销售记录，销售记录应保存至药品有效期后 1 年；建立药品退货和收回的书面程序，并有记录；药品生产企业应建立药品不良反应监测与报告制度。

凡新建药品生产企业、药品生产企业新建（改建、扩建）车间均应符合现行版 GMP 要求。现有药品生产企业血液制品、疫苗、注射剂等无菌药品的生产，在 2013 年 12 月 31 日前达到现行版 GMP 要求，其他类别药品的生产均应在 2015 年 12 月 31 日前达到现行版 GMP 要求。未达到相应要求的企业（车间），在上述规定期限后不得继续生产药品。

4. 药品经营质量管理规范 《药品经营质量管理规范》（good supply practice），简称 GSP。我国自 1992 年 10 月 1 日起施行，经过 2000 年、2012 年及 2015 年 3 次修订，现行版 GSP 由国家食品药品监督管理总局颁布，自 2015 年 7 月 1 日起执行。GSP 全面规定了企业经营的软硬件标准和要求；对质量管理制度、岗位职责、操作规程、记录、凭证等一系列质量管理体系文件提出详细要求，是规范药品经营质量管理的基本准则。

制定 GSP 的目的是为加强药品经营质量管理，保证人民用药安全有效。GSP 适用于中国境内经营药品的专营和兼营企业。

现行版 GSP 特点：①全面推进计算机管理系统的应用，使其作为日常管理的重要手段。②重点强化了药品购销渠道管理和仓储温度控制环节，全面实现温湿度自动检测、记录、跟踪、报警管理。③完善票据管理、冷藏管理、运输管理三大难题。④实行全面质量管理和全员质量管理，提高了药品管理人员资质档次。⑤鼓励运用现代医药物流技术，为下一步我国药品流通行业向专业化、规模化、第三方物流的发展做好技术准备，对整个行业顺应医改政策的深度推进奠定基础。

现行版 GSP 明确了药品经营企业应当坚持诚实守信、依法经营的要求，禁止任何虚假、欺骗行为。

有关现行版 GSP 的相关内容请参照第五章医药商品储存、养护与运输内容。

5. 药物临床试验质量管理规范　《药物临床试验质量管理规范》（good clinical practice），简称 GCP。我国自 1999 年 9 月 1 日起实施，现行版 GCP 由原国家食品药品监督管理局颁布，自 2003 年 9 月 1 日起实行。GCP 是药物临床试验全过程的标准规定，包括方案的设计、组织实施、监察、稽查、记录、分析总结和报告。

制定 GCP 的目的是为了保证药物临床试验过程的规范、结果的科学可靠，保护受试者的权益并保障其安全。GCP 适用于各期临床试验，人体生物利用度或生物等效性试验时必须遵守该规定。

6. 医疗器械生产质量管理规范　《医疗器械生产质量管理规范》简称医疗器械 GMP。我国自 2011 年 1 月 1 日起施行。现行版医疗器械 GMP 由国家食品药品监督管理总局颁布，自 2015 年 3 月 1 日起施行。

医疗器械 GMP 是一套适用于医疗器械行业的强制性标准，要求企业从原料采购、人员、设施设备、生产过程、包装运输、设计开发等方面按国家有关法规形成一套可操作的规范，帮助企业完善生产环境，及时发现生产过程中存在的问题，加以改善，确保最终产品的质量符合法规要求。医疗器械生产企业在医疗器械设计开发、生产、销售和售后服务等过程中应当遵守本规范的要求。

7. 医疗器械生产质量管理规范无菌医疗器械实施细则和检查评定标准（试行）　为规范无菌医疗器械生产质量管理体系及其监督检查工作，原国家食品药品监督管理局制定了《医疗器械生产质量管理规范无菌医疗器械实施细则（试行）》和《医疗器械生产质量管理规范无菌医疗器械检查评定标准（试行）》（国食药监械［2009］835 号）。

《医疗器械生产质量管理规范无菌医疗器械实施细则（试行）》适用于第二类和第三类无菌医疗器械的设计开发、生产、销售和服务的全过程。无菌医疗器械包括通过最终灭菌的方法或通过无菌加工技术使产品无任何存活微生物的医疗器械。

原国家食品药品监督管理局自 2011 年 1 月 1 日起，对无菌医疗器械进行质量管理体系检查，按照《医疗器械生产质量管理规范》和《医疗器械生产质量管理规范无菌医疗器械实施细则（试行）》实施。生产企业按照《医疗器械生产质量管理规范检查管理办法（试行）》相关要求提出质量管理体系检查申请，食品药品监督管理部门按要求组织实施检查。

自 2011 年 7 月 1 日起，生产企业申请无菌医疗器械首次注册和重新注册时，应当按要求提交经检查合格的《医疗器械生产质量管理规范检查结果通知书》，其他医疗器械的质量管理体系检查按现有规定进行。

8. 医疗器械经营质量管理规范 《医疗器械经营质量管理规范》简称医疗器械 GSP。为加强医疗器械经营质量管理，规范医疗器械经营管理行为，保证医疗器械安全、有效，国家食品药品监督管理总局根据《医疗器械监督管理条例》和《医疗器械经营监督管理办法》等法规规章规定，制定了《医疗器械经营质量管理规范》，自 2014 年 12 月 12 日起施行。

制定医疗器械 GSP 的目的是加强医疗器械经营企业在医疗器械采购、验收、贮存、销售、运输、售后服务等环节的质量管理，采取有效的质量控制措施，保障经营过程中产品的质量安全。医疗器械 GSP 适用于中国境内所有从事医疗器械经营活动的经营者。

第二节 医药商品质量监督

医药商品质量监督管理，是在市场经济条件下，为维护消费者的合法权益，保证医疗服务的安全，保证人类健康与生命安全，保证社会稳定与经济发展，国家通过制定有关法律法规与行政手段，依靠有关管理部门，结合全社会民众的经济因素，对行业进行的管理。达到规范企业市场行为，打击各类违法活动，指导与监督企业质量管理的目的。

一、医药商品质量监督机构

医药商品质量监督管理机构属于国家药事管理组织体系，由国务院、省、自治区、直辖市政府设置的食品药品监督管理部门及地市、县级的机构组成。

（一）医药商品质量监督管理的定义

医药商品质量监督管理是指食品药品监督管理行政机关依照法律法规的授权，依据相关法律法规的规定，对药品、药用辅料、医疗器械、医药包装材料等的研制、生产、流通和使用环节进行管理的过程。

根据世界各国对医药商品质量监督管理的实践分析，医药商品质量监督管理的含义包括以下几点：①医药商品质量监督管理是政府为了保证和控制医药商品质量所进行的监督管理活动。②国家通过制定、颁布相关管理法律、法规和规章制度，强制推行对医药商品质量的监督管理。③各国通过立法授权（或最高当局授权）政府的食品药品监督管理部门行使医药商品质量监督管理的职权。

也可以表达为医药商品质量监督管理是政府、食品药品监督管理部门，根据法律授予的职权，根据法定的医药商品标准、法律、行政法规、制度和政策，对本国研制、生产、销售、使用的医药商品质量（包括进出口医药商品质量），以及影响医药商品质量的工作质量、保证体系的质量所进行的监督管理。

（二）医药商品质量监督管理的内容

医药商品质量监督管理内容广泛，概括为：①制定和执行医药商品标准。②实行新产品审

NOTE

批制度，生产医药商品审批制度，进口医药商品注册、检验制度，负责医药商品检验。③建立和执行药品不良反应及医疗器械不良事件监测报告制度。④医药商品的再评价和药品品种的整顿和淘汰。⑤严格控制麻醉药品、精神药品、毒性药品和放射性药品，确保人们用药安全。⑥对医药商品生产企业、经营企业、医疗机构和中药材市场的医药商品进行抽查、抽验，及时处理医药商品质量问题。⑦指导医药商品生产企业、经营企业和医药商品检验机构及人员的业务工作。⑧行使监督权，调查、处理医药商品质量和中毒事故，取缔假药，处理不合格医药商品，执行行政处罚，对需要追究刑事责任的向司法部门控告等。

（三）医药商品质量监督管理的性质

食品药品监督管理部门是执法主体，医药商品质量监督管理具有明确的强制性。

1. 医药商品监督管理是国家行政管理   医药商品监督管理是国家行政机关依法实施的一种有组织的管理活动，以组织和执行为主要活动方式。医药商品监督管理是国家食品药品监督管理部门通过国家行政管理手段保障药事管理法律、法规正确贯彻实施的活动。

2. 医药商品监督管理具有法律性   医药商品监督管理的法律性体现在两个方面：一是药品监督管理机关依法做出的监督管理行为体现国家意志，具有法律效力，以国家强制力作保障；二是医药商品监督管理必须以《药品管理法》《药品生产质量管理规范》《药品经营质量管理规范》《医疗器械监督管理条例》《医疗器械生产质量管理规范》等法律、法规为依据，依法实施监督管理。

3. 医药商品监督管理主体受法律监督   按照现代法治理念，国家赋予医药商品监督管理主体必要的权力和资源，同时建立相应的法律制度去规范监督管理主体权力的行使，促使医药商品监督管理主体依法行政，防止权力滥用。医药商品监督管理主体违反相关法律、法规，也要承担相应的法律责任，构成犯罪的，要承担刑事责任。

4. 技术标准的渐进性   鉴于医药商品技术的复杂性，涉及化学、生物、材料、物理、电子等科学，为明确相关产品的标准与科技进步的关系，各类标准会不断地调整与补充，在管理的固定节点上，必须有明确的技术标准。

二、医药商品行政监督管理组织体系

医药商品行政监督管理组织体系主要是指国务院和省、自治区、直辖市政府设置的食品药品监督管理部门以及地市、县级的食品药品监督管理部门。

（一）国家食品药品监督管理总局

国家食品药品监督管理总局（China Food and Drug Administration，简称 CFDA）是国务院负责药品、医疗器械等医药商品监督管理工作的机构，其主要职能是对食品、药品、医疗器械、化妆品等质量进行监督与管理。

（二）省级及省级以下医药商品行政监督管理组织体系

省级食品药品监督管理机构是省级人民政府的工作部门，负责本行政区域内的食品、药品、医疗器械等监督管理工作。地（州、盟）、地级市食品药品监督管理局是市级人民政府的工作部门，负责辖区内的食品、药品、医疗器械等监督管理工作，业务上接受上级食品药品监督管理机构的监督与指导。直辖市和较大的市所设的区设食品药品监督管理分局，县、县级市设食品药品监督管理局。

（三）医药商品技术监督管理组织体系

医药商品技术监督管理体系主要是指国务院食品药品监督管理总局设置的检验机构。

1. 中国食品药品检定研究院　中国食品药品检定研究院前身是中国药品生物制品检定所，于 2010 年 9 月 26 日进行更名。其主要职责为：①承担依法实施药品审批和质量监督检查所需的检验和复验工作。②负责标定和管理国家药品标准品和对照品。③负责组织药品、医疗器械的质量抽查检验工作并提供质量公告的技术数据，综合上报药品质量信息和技术分析报告。④对省、自治区、直辖市药品检验机构及口岸药品检验机构进行实验室技术考核及业务指导。⑤对药品生产企业、药品经营企业、医疗机构的药品检验机构或人员进行业务指导。⑥承担生物制品批签发的具体业务工作及药品、生物制品、医疗器械注册检验，参与药品、医疗器械行政监督。⑦对有关直接接触药品的包装材料和包装容器、药用辅料的药用要求和标准进行实验室复核并提出复核意见。⑧承担司法机构委托的对涉嫌"足以危害人体健康"的假药进行药品含量和杂质成分等技术鉴定。⑨承担药品、医疗器械、保健食品广告的技术监督。⑩对有关药品、生物制品注册标准进行实验室复核并提出复核意见，承担国家药物安全评价工作等。

医药商品质量监督检验是医药商品质量监督管理的重要依据，因其不涉及买卖双方的经济利益，不以营利为目的，故具有第三方检验的公正性。是根据国家的法律规定对医药商品的研制、生产、流通、使用等进行的质量检验，具有很强的仲裁性和很高的权威性。

2. 国家药典委员会　国家药典委员会是国家药品标准工作法定的专业管理机构。其主要职责：①负责制定和修订《中华人民共和国药典》（简称《中国药典》）及其增补本和各类药品标准。②组织制定和修订国家药品标准及直接接触药品的包装材料和容器、药用辅料的药用要求与标准。③负责药品试行标准转为正式标准的技术审核工作。④负责药品标准信息化建设，参与药品标准的国际交流与合作等。

3. 药品审评中心　国家食品药品监督管理总局药品注册技术审评机构，为药品注册提供技术支持。按照国家食品药品监督管理总局颁布的药品注册管理有关规章，负责组织对药品注册申请进行技术审评。

4. 药品认证管理中心　其主要职责是参与制定、修订药品 GMP、GAP、GCP、GSP 及医疗器械 GMP 及相应的实施办法。

5. 国家中药品种保护审评委员会办公室　其主要职责是组织国家中药保护品种的技术审查和审评工作，负责组织保健食品的技术审查和审评工作，以及协助国家食品药品监督管理总局制定保健食品检验机构工作规范并进行检查。

6. 药品评价中心　其主要职责为：①承担全国药品不良反应、医疗器械不良事件监测与评价的技术工作及其相关业务组织工作，对省、自治区、直辖市药品不良反应、医疗器械不良事件监测与评价机构进行技术指导。②参与拟订、调整国家基本药物目录的相关技术工作。③承担拟订、调整非处方药目录的技术工作及其相关业务组织工作。④承担发布药品不良反应和医疗器械不良事件警示信息的技术工作。⑤开展药品不良反应、医疗器械不良事件监测工作有关的国际交流与合作。

7. 执业药师资格认证中心　拟订并完善执业药师资格准入制度，指导监督执业药师注册工作。

三、国家食品药品监督管理总局主要职责

组建国家食品药品监督管理总局后，其职责发生了变化，目前 CFDA 主要职责为：①负责起草食品（含食品添加剂、保健食品，下同）安全、药品（含中药、民族药，下同）、医疗器械、化妆品监督管理的法律法规草案，拟订政策规划，制定部门规章，推动建立落实食品安全企业主体责任、地方人民政府负总责的机制，建立食品药品重大信息直报制度，并组织实施和监督检查，着力防范区域性、系统性食品药品安全风险。②负责制定食品行政许可的实施办法并监督实施；建立食品安全隐患排查治理机制，制定全国食品安全检查年度计划、重大整顿治理方案并组织落实；负责建立食品安全信息统一公布制度，公布重大食品安全信息；参与制定食品安全风险监测计划、食品安全标准，根据食品安全风险监测计划开展食品安全风险监测工作。③负责组织制定、公布国家药典等药品和医疗器械标准、分类管理制度并监督实施；负责制定药品和医疗器械研制、生产、经营、使用质量管理规范并监督实施。负责药品、医疗器械注册并监督检查；建立药品不良反应、医疗器械不良事件监测体系，并开展监测和处置工作；拟订并完善执业药师资格准入制度，指导监督执业药师注册工作；参与制定国家基本药物目录，配合实施国家基本药物制度；制定化妆品监督管理办法并监督实施。④负责制定食品、药品、医疗器械、化妆品监督管理的稽查制度并组织实施，组织查处重大违法行为；建立问题产品召回和处置制度并监督实施。⑤负责食品药品安全事故应急体系建设，组织和指导食品药品安全事故应急处置和调查处理工作，监督事故查处落实情况。⑥负责制定食品药品安全科技发展规划并组织实施，推动食品药品检验检测体系、电子监管追溯体系和信息化建设。⑦负责开展食品药品安全宣传、教育培训、国际交流与合作；推进诚信体系建设。⑧指导地方食品药品监督管理工作，规范行政执法行为，完善行政执法与刑事司法衔接机制。⑨承担国务院食品安全委员会日常工作；负责食品安全监督管理综合协调，推动健全协调联动机制；督促检查省级人民政府履行食品安全监督管理职责并负责考核评价。⑩承办国务院以及国务院食品安全委员会交办的其他事项。

四、药品医疗器械飞行检查

为加强药品和医疗器械监督检查，强化安全风险防控，根据《药品管理法》、《药品管理法实施条例》和《医疗器械监督管理条例》等有关法律法规，国家食品药品监督管理总局发布了《药品医疗器械飞行检查办法》，简称《办法》，于 2015 年 9 月 1 日起施行。国家食品药品监督管理总局负责组织实施全国范围内的药品医疗器械飞行检查，地方各级食品药品监督管理部门负责组织实施本行政区域的药品医疗器械飞行检查。必要时，食品药品监督管理部门可以联合公安机关等有关部门共同开展飞行检查。

药品医疗器械飞行检查是食品药品监督管理部门针对药品和医疗器械研制、生产、经营、使用等环节开展的不预先告知的监督检查，具有突击性、独立性、高效性等特点。在调查问题、管控风险、震慑违法行为等方面发挥了重要作用。

（一）检查原则和范围

药品医疗器械飞行检查遵循依法独立、客观公正、科学处置的原则，围绕安全风险防控开展。对重大或者典型案件，可采取新闻发布等方式向社会公开。被检查单位对食品药品监督管

理部门组织实施的药品医疗器械飞行检查应予以配合，不得拒绝、逃避或者阻碍。检查组由2名以上检查人员组成，实行组长负责制。检查人员应为食品药品行政执法人员、依法取得检查员资格的人员或者取得本次检查授权的其他人员；根据检查工作需要，食品药品监督管理部门可以请相关领域专家参加检查工作。

检查组成员不得事先告知被检查单位检查行程和检查内容，指定地点集中后，第一时间直接进入检查现场；直接针对可能存在的问题开展检查；不得透露检查过程中的进展情况、发现的违法线索等相关信息。检查人员应签署无利益冲突声明和廉政承诺书；所从事的检查活动与其个人利益之间可能发生矛盾或者冲突的，应主动提出回避。

药品医疗器械飞行检查的范围：①投诉举报或者其他来源的线索表明可能存在质量安全风险的。②检验发现存在质量安全风险的。③药品不良反应或者医疗器械不良事件监测提示可能存在质量安全风险的。④对申报资料真实性有疑问的。⑤涉嫌严重违反质量管理规范要求的。⑥企业有严重不守信记录的。⑦其他需要开展飞行检查的情形。

（二）检查方法

检查组到达检查现场后，主动出示相关证件和受食品药品监督管理部门委派开展监督检查的执法证明文件，通报检查要求及被检查单位的权利和义务。及时、准确、完整、客观真实地记录检查时间、地点、现场状况等；发现问题应进行书面记录，并根据实际情况收集或者复印相关文件资料、拍摄相关设施设备及物料等实物和现场情况、采集实物以及询问有关人员等。询问记录包括询问对象姓名、工作岗位和谈话内容等，并经询问对象逐页签字或者按指纹。现场检查时间由检查组根据检查需要确定，以能够查清查实问题为原则。

被检查单位及有关人员需按照检查组要求，明确检查现场负责人，开放相关场所或者区域，配合对相关设施设备的检查，保持正常生产经营状态，提供真实、有效、完整的文件、记录、票据、凭证、电子数据等相关材料，如实回答检查组的询问。

需要抽取成品及其他物料进行检验的，检查组可以按照抽样检验相关规定抽样或者通知被检查单位所在地食品药品监督管理部门按规定抽样。抽取的样品应当由具备资质的技术机构进行检验或者鉴定，所抽取样品的检验费、鉴定费由组织实施飞行检查的食品药品监督管理部门承担。

飞行检查过程中形成的记录及依法收集的相关资料、实物等，可作为行政处罚中认定事实的依据。检查组认为证据可能灭失或者以后难以取得的以及需要采取行政强制措施的，可通知被检查单位所在地食品药品监督管理部门。被检查单位所在地食品药品监督管理部门应依法采取证据保全或者行政强制措施。

有下列情形之一的，检查组应当立即报组织实施飞行检查的食品药品监督管理部门及时做出决定：①需要增加检查力量或者延伸检查范围的。②需要采取产品召回或者暂停研制、生产、销售、使用等风险控制措施的。③需要立案查处的。④涉嫌犯罪需要移送公安机关的。⑤其他需要报告的事项。

经组织实施飞行检查的食品药品监督管理部门同意后，检查组结束检查并向被检查单位通报检查相关情况。被检查单位有异议的，可以陈述和申辩。检查组在5个工作日内将检查报告（包括检查过程、发现问题、相关证据、检查结论和处理建议等）、检查记录、相关证据材料等报组织实施飞行检查的食品药品监督管理部门。必要时，可以抄送被检查单位所在地食品药品监督管理部门。

NOTE

(三) 依法处理

国家食品药品监督管理总局组织实施的飞行检查发现违法行为需要立案查处的，国家食品药品监督管理总局可以直接组织查处，也可以指定被检查单位所在地食品药品监督管理部门查处。地方各级食品药品监督管理部门组织实施的飞行检查发现违法行为需要立案查处的，原则上直接查处。

根据飞行检查结果，食品药品监督管理部门依法采取限期整改、发告诫信、约谈被检查单位、监督召回产品、收回或者撤销相关资格认证认定证书，以及暂停研制、生产、销售、使用等风险控制措施。风险因素消除后，应当及时解除相关风险控制措施。

被检查单位因违法行为受到行政处罚，且具有拒绝、逃避监督检查或者伪造、销毁、隐匿有关证据材料等情形的，由食品药品监督管理部门按照《药品管理法》《药品管理法实施条例》《医疗器械监督管理条例》等有关规定从重处罚。

第三节　医药商品标准

医药商品标准是判断医药商品是否合格的法定依据。由于医药商品标准的制定涉及商品种类、生产的经验、标准的使用范围等，又有不同的表述。

一、医药商品标准的含义

医药商品标准属于技术标准，是国家对医药商品品种、质量、规格、技术要求、试验检验方法、包装、标志、储运和保管等方面所作出的统一规定，是医药商品生产、经营、使用和管理的依据，具有法律约束力。

医药商品标准的含义包括：①医药商品标准具有法规性质。②医药商品标准由食品药品监督管理部门颁布。③医药商品标准是对医药商品质量、规格和检验方法所做的技术规定。④药用辅料标准、药品卫生标准均属医药商品标准。⑤所有从事医药商品研制、生产、经营、使用、检验的单位和个人均应遵循医药商品标准，保证医药商品质量。

本教材医药商品标准包括药品标准和医疗器械标准。

二、医药商品标准的作用

制订和颁发医药商品标准是加强医药商品管理，促进医药商品文明生产与发展的一项重要措施。任何医药商品研制、生产、经营、使用、管理单位都必须严格执行医药商品标准的规定，不能擅自更改医药商品标准。

医药商品标准的重要作用可归纳为：①判断医药商品质量合格或不合格的法定依据。②医药商品质量的法定目标。③执行和实现医药商品标准，是医药商品质量控制中的关键。④医药商品质量保证和质量控制活动的重要依据。⑤建立、健全医药商品质量保证体系的基础。

三、医药商品标准的制定原则

医药商品标准为国家法定标准，其制定原则必须从满足社会和人民群众对医药商品日益增长的需求出发。

1. 坚持"质量第一"的原则 体现"安全有效、技术先进、经济合理"的方针，做到有利于保护消费者的合法权益。

2. 有利于合理利用国家资源的原则 保护生态环境，真正体现国家倡导的资源节约型、环境友好型社会发展要求。

3. 有利于促进对外经济合作与贸易的原则 在世界经济全球化、一体化进程不断加快的国际背景下，医药商品标准直接影响我国的医药商品在国际上的地位。尤其是中药标准，中药标准国际化的交流与合作前景广阔。

4. 不断完善的原则 医药商品标准制定后，不能随意变动，但也不能一成不变。随着医药科学技术发展，新产品与新的检测方法不断涌现，医药商品标准必将适时修订，不断完善与提高。在使用医药商品标准时，应当以现行的版本为依据。

值得注意的是，医药商品标准虽然是法定标准，但在科学研究过程中不能被其所束缚，科研为标准服务，标准为监管服务，决不能标准为科研服务。医药商品标准要以人为本，使医药商品标准与科学监管和社会协调发展，紧密结合，充分体现科学监管的内涵。

四、医药商品标准的特点

医药商品标准是国家对医药商品质量、规格及检验方法所做的技术规定，是医药商品生产、供应、使用、检验和监督法定依据。医药商品标准的特性可描述为：

1. 权威性 医药商品的质量必须符合现行的法定标准。只有符合相关标准的医药商品，才是合格品。生产厂家与监督管理部门均按照此标准进行生产与检验、监督。如 GB/T 29889-2013 "人体疾病易感 DNA 多态性检测基因芯片"的国家推荐标准。本标准规定了用于人体疾病易感 DNA 多态性检测基因芯片产品的相关术语和定义，以及人体疾病易感 DNA 多态性检测基因芯片产品的检测样品、检测位点、芯片要求、评估模型、评估报告、检测服务认可的要求。本标准适用于人体疾病易感 DNA 多态性检测基因芯片产品。

2. 科学性 医药商品标准是对具体对象的研究结果，有适用性的限制。如中药材牛黄，天然牛黄、人工牛黄和培植牛黄中胆汁酸、胆红素的含量要求不同，但均有充分的科学依据；朱砂也是如此，天然朱砂中硫化汞的含量不得少于 96%，而人工朱砂中硫化汞的含量要求达到 99% 以上；又如进口西洋参的质量标准与国内引种的西洋参质量标准不仅含量限度不同，而且测定方法也不同。在未统一标准前，应严格依据各自的标准评价其质量的合格与否。在不同的药品质量检验方法中，国家标准中的方法确定与规格的制订均应有充分的科学依据。

3. 进展性 医药科技的发展与其他科技一样，具有渐进性的特点，总是在不断地进步，逐步接近真理。医药商品标准是目前对客观事物认识的阶段性总结，即使法定标准也难免有不够全面或不够科学的问题。随着科技进步、生产技术水平提高、测试手段的改进，应对医药商品标准不断进行修订和完善。

五、医药商品标准的分类

（一）药品标准的分类

目前我国药品标准包括国家标准、中药材地方标准及民族药标准、企业标准。

NOTE

1. 国家标准   国家药品标准系指国家为保证药品质量所制定的质量指标、检验方法及生产工艺等的技术要求，包括国家食品药品监督管理总局颁布的《中华人民共和国药典》（简称《中国药典》）、药品注册标准和其他药品标准。国家药品标准是药品生产、供应、使用、检验单位必须共同遵守的法定依据，属于强制性标准。

国家药品标准对药品的质量指标仅是一些基本要求，是企业应达到的起码合格水平，是制定企业药品标准的基础和参考。

中药材国家标准包括《中国药典》、国家食品药品监督管理总局（含原卫生部或食品药品监督管理局）药品标准、进口药材标准。

2. 中药材地方标准及民族药标准

（1）中药材地方标准   地方中药材标准对满足临床的地区性用药特色需求，保障用药安全起到了积极作用。目前许多省份仍然使用地方中药材标准，如四川、云南、贵州、广西、甘肃、青海、山西、河南、山东、内蒙古、辽宁、吉林、江苏、江西、宁夏、新疆、上海、北京、湖南、浙江等省有中药材标准。

2015 年 1 月 16 日，国家食品药品监督管理总局办公厅下发《关于加强地方药材标准管理有关事宜的通知》，要求在本通知发布后 6 个月内完成对已发布地方药材标准的清理工作，及时废止不应收载的地方药材标准，保障用药安全。

（2）民族药标准   我国是多民族国家，各民族在与疾病抗争、维系民族生存繁衍的过程中，以各自的生活环境、自然资源、民族文化、宗教信仰等为根基，创立了具有本民族特色的医药体系，具有鲜明的地域性和民族传统。民族药的发掘、整理和研究工作取得了显著成绩，制定了民族药质量标准，如广西壮族自治区食品药品监督管理局编写的《广西壮族自治区壮药质量标准》（第二卷）2011 年 12 月刊发；云南省食品药品监督管理局编写的《云南省中药材标准》2005 年版第五册傣族药（Ⅱ）和第六册彝族药（Ⅲ）分别于 2009 年 12 月和 2010 年 2 月出版。

3. 企业标准   是药品生产企业为了不断提高药品质量，根据本单位的制备工艺、生产设备等情况，由技术部门、质检部门及相关技术人员共同商讨制定的优于国家药品标准的、更加完善的内控标准。主要指多增加了检测项目或提高了限度标准，并作为创优、企业竞争，特别是保护优质产品、严防假冒等的重要措施。国外较大的企业均有企业药品标准，并对外保密。

（二）医疗器械标准的分类

医疗器械标准分为国家标准、行业标准和企业标准。

1. 国家标准   医疗器械国家标准简称国标，国标有强制性国标（GB）和推荐性国标（GB/T）两种。强制性国标是保障人体健康及人身、财产安全的标准和法律及行政法规规定强制执行的国家标准。

2. 行业标准   医疗器械的行业标准系未列入国家标准，由国家食品药品监督管理总局颁布的医药行业标准，有强制性行业标准（YY）和推荐性行业标准（YY/T）两种。

3. 企业标准   企业生产的产品没有国家标准和行业标准的，应当制定企业标准，并报有关部门审批。企业标准可作为本企业组织生产的依据，必须确定的是，国家标准和行业标准是制定企业标准的基础和参考。

六、我国现行法定的医药商品标准

新中国成立以来，我国政府非常重视人民群众的用药安全和身体健康，逐步规范了医药商品标准，确保医药商品质量符合法定的标准。

（一）我国现行法定的药品标准

1.《中国药典》《中国药典》（Chinese Pharmacopoeia）缩写为 ChP。《中国药典》依据我国《药品管理法》组织制定并颁布实施。《中国药典》一经颁布实施，其同品种的上版标准或其原国家标准即同时停止使用。

现行版《中国药典》为 2015 年版，于 2015 年 6 月 5 日经国家食品药品监督管理总局批准颁布，自 2015 年 12 月 1 日起实施。《中国药典》（2015 年版）由一部、二部、三部、四部及增补本构成。《中国药典》是国家记载药品质量、规格、标准的法典，由国家药典委员会组织编写，并由国家食品药品监督管理总局颁布实施，具有法律约束力和权威性；作为药品生产、供应、检验和监督管理的依据。

国家药品标准由凡例、正文及引用的通则共同构成。药典收载的凡例与通则对未载入本版药典但经国务院药品监督管理部门颁布的其他中药标准具有同等效力。

《中国药典》正文所设各项规定是针对符合《药品生产质量管理规范》（GMP）的产品而言。任何违反 GMP 或有未经批准添加物质所生产的药品，即使符合《中国药典》或按照《中国药典》没有检出其添加物质或相关杂质，亦不能认为其符合规定。

列入《中国药典》的药品品种的范围和要求是：①防治疾病所必需的、疗效肯定、不良反应少的优先推广使用，并有具体的标准，能控制或检定质量的品种。②工艺成熟、质量稳定、可成批生产的品种。③常用的医疗敷料、基质等。凡属《中国药典》收载的药品及制剂，其质量在出厂前均需按《中国药典》规定的方法进行检验，凡不符合《中国药典》规定标准的不得出厂，更不得销售和使用。

新中国成立以来，我国共出版了十版药典，即 1953 年版；1963 年版；1977 年版；1985 年版；1990 年版；1995 年版；2000 年版；2005 年版；2010 年版；2015 年版。从 1985 年后每 5 年修订 1 次。

《中国药典》2015 年版一部收载中药，二部收载化学药品，三部收载生物制品，四部收载通则和药用辅料。

本版药典进一步扩大了药品品种的收集和修订，共收载品种 5608 种。一部收载品种 2598 种，其中新增品种 440 种，修订品种 517 种，不收载品种 7 种；二部收载品种 2603 种，其中新增品种 492 种，修订品种 415 种，不收载品种 28 种；三部收载品种 137 种，其中新增品种 13 种，修订品种 105 种，新增生物制品通则 1 个，新增生物制品总论 3 个，不收载品种 6 种。

本版药典首次将上版药典附录整合为通则，并与药用辅料单独成卷作为《中国药典》四部。四部收载通则 317 个，其中制剂通则 38 个，检测方法 240 个（新增 27 个），指导原则 30 个（新增 15 个），标准品、标准物质及试液试药相关通则 9 个。药用辅料收载 270 种，其中新增 137 种，修订 97 种，不收载 2 种。

《中国药典》（2015 年版）完善了药典标准体系的建设，整体提升质量控制要求，进一步扩大了先进、成熟检测技术的应用，药用辅料的收载品种大幅增加，质量要求和安全性控制更

NOTE

加严格，使《中国药典》的引领作用和技术导向作用进一步体现。

2. 国家食品药品监督管理总局药品标准　是国家食品药品监督管理总局（CFDA）批准并颁布实施的药品标准，属于国家药品标准，与《中国药典》性质相同，具有相同的法律约束力和权威性。

3. 中药材地方标准及民族药标准　我国只有中药材使用地方标准及民族药标准。

凡是在全国经销的中药材或生产中成药所用的饮片，必须符合《中国药典》标准或国家食品药品监督管理总局的药品标准。地方标准只能在本地区使用。市场上经销的药材必须经各省、市、县药检所鉴定方有效。

药品标准的内容一般包括名称，成分或处方组成，含量及其检查、检验的方法，制剂的辅料，允许的杂质及其限量、限度，技术要求以及作用、用途、用法、用量、注意事项、储藏方法、包装等。其目的就是在正常的原辅料与正常的生产条件下，通过药品标准的检查与检验，证明该药品的质量符合使用要求。

（二）我国现行法定的医疗器械标准

1. 国家标准　医疗器械国家标准由国家质量监督检验检疫总局与中国国家标准化委员会联合颁发，并由国家食品药品监督管理总局颁布实施，具有法律约束力和权威性。

随着社会的发展，国家需要制定新的标准来满足人们生产、生活的需要。因此，标准是种动态信息。

医疗器械的国家标准与《中国药典》不同，每一个标准都针对某一类医疗器械提出具体要求，并作为医疗器械生产、检验、评价的主要依据。如 GB/T 29889-2013 "人体疾病易感DNA 多态性检测基因芯片"的国家标准，自 2014 年 4 月 11 日起实施。本标准规定了用于人体疾病易感 DNA 多态性检测基因芯片产品的相关术语和定义，以及人体疾病易感 DNA 多态性检测基因芯片产品的检测样品、检测位点、芯片要求、评估模型、评估报告、检测服务认可的要求。本标准适用于人体疾病易感 DNA 多态性检测基因芯片产品。

2. 行业标准　医疗器械的行业标准系未列入国家标准，由国家食品药品监督管理总局颁布的医药行业标准。如 YY/T 0090-2014 "子宫刮匙"推荐性医疗器械行业标准，这是 2014年 6 月 1 日起实施的《医疗器械监督管理条例》后颁布的第一批医疗器械行业标准。如 YY/T 1250-2014 "胰岛素定量标记免疫分析试剂盒"，本标准适用于以双抗体夹心法为原理定量测定人胰岛素（h-INS）的试剂盒，包括以酶标记、（电）化学发光标记、（时间分辨）荧光标记等标记方法为捕获抗体，以微孔板、管、磁颗粒、微珠和塑料珠等载体为包被抗体，定量测定人胰岛素的免疫分析试剂盒。本标准规定了胰岛素定量标记免疫分析试剂盒的分类、要求、试验方法、标识、标签、使用说明书、包装、运输和贮存等内容。本标准不适用于用胶体金或其他方法标记的定性或半定量测定人胰岛素的试剂（如试纸条等），用 ^{125}I 等放射性同位素标记的各类人胰岛素放射免疫或免疫放射试剂盒。

七、国外药典简介

目前，世界上有 3 种类型的药典：国家药典、欧洲药典和国际药典。

（一）国家药典

国家药典是一个国家对药品规格标准所制定的法典。由国家组织编纂，并由政府颁布施行，这类药典在本国范围内具有法律效力。药典在一定程度上反映了一个国家的药品生产、医疗保健和科学技术水平。世界上先进国家都有自己的药典，其中影响较大的有美国药典（USP-NF）、英国药典（BP）、《日本药典》（JP）。

1.《美国药典》《美国药典》（The Pharmacopeia of United States）又名《国家处方集》（National Formulary），简称 USP-NF。由美国药典委员会编辑、出版、发行。《美国药典》1820 年出版第 1 版，1950 年以后每 5 年出版 1 次；从 2002 年开始，《美国药典》每年出版 1 次，已经出版到第 38 版（USP38-NF33）。最新版为 2014 年 12 月出版，2015 年 5 月 1 日生效。每一版本的《美国药典》包含 4 卷及 2 个增补版。美国药典除了印刷版外，还提供 U 盘版和互联网在线版。

《美国药典》每年出版 1 次，收录的内容基本上没太大区别。对于在美国制造、销售的药物和相关产品而言，USP-NF 是唯一由美国食品与药品监督管理局（FDA）强制执行的法定标准。

此外，《美国药典》在制定程序上充分发挥了企业的作用。《美国药典》对于新药的标准规定，是由新药的生产企业及时把药品向美国药典会报告，美国药典会经过审核和检验，达到国家标准以后，再收录到《美国药典》。还有一种方式，美国药典会直接确定药品标准，再报给美国食品与药品监督管理局审核。

2.《英国药典》《英国药典》（The Pharmacopeia of British，简称 BP），是由英国药品委员会正式出版的国家药品标准。于 1864 年出版，《英国药典》出版周期不定，最新版本为 2015 年版。《英国药典》2015 年版印刷版共包含 6 卷。

《英国药典》是英国药品委员会正式出版的英国官方医药学标准集，是英国制药标准的重要出处，也是药品质量控制、药品生产许可证管理的重要依据。它囊括了几千篇颇有价值的医学专题论文，其中一部分出自英国本土，另外还套录《欧洲药典》。

按照惯例，欧洲药典中的全部专论与要求都收录在《英国药典》或其姐妹篇《英国药典（兽医）》中。这些内容一般不做任何编辑修改，只在确实恰当的情况下，增加英国药典相应的用法要求。如《英国药典》（2015 年版）中包含了《欧洲药典》EP 8.0-8.2 的所有内容。

《英国药典》2015 年版本不仅为读者提供了最新的药用和成药配方标准及公式配药标准，而且也向读者展示了许多明确分类并可参照的欧洲药典专著。

3.《日本药典》《日本药典》（The Pharmacopeia of Japan）又名《日本药局方》，简称 JP。由日本药局方编集委员会编纂，厚生省颁布执行，于 1886 年出版。从第 6 版起《日本药典》分两部出版，第一部主要收载原料药及其制剂；第二部主要收载生药及生物制品。为方便查找药品和制剂，该药典提供了日文、拉丁文和英文共三种语言索引。

2011 年日本厚生劳动省制定了最新版本《日本药典》-JP16，2011 年 4 月 1 日生效。

（二）《欧洲药典》

《欧洲药典》（European Pharmacopoeia，简称 EP），最初版于 1969 年由欧洲共同体的英国、联邦德国、意大利、法国、荷兰、比利时、卢森堡七国协议编订。随着形势的发展，参加这部药典工作的国家愈来愈多。

《欧洲药典》是欧洲药品质量控制的标准。已有多项法律文件使《欧洲药典》成为法定标准，2009 年经 36 个欧洲国家和欧盟批准编撰《欧洲药典》协议。《欧洲药典》第 8 版为最新

NOTE

版本，包括两个基本卷，于 2013 年 7 月出版发行，2014 年 1 月生效，以后在每次欧洲药典委员会全会做出决定后，通过非累积增补本更新，每年出 3 个增补本。第 8 版共有 8 个非累积增补本（8.1~8.8）。《欧洲药典》的内容具有法律约束力，由行政管理或司法部门强制要求符合《欧洲药典》。成员国的国家当局必须采用《欧洲药典》，必要时可替代相同物质国家标准中的个论。

《欧洲药典》内容包括活性物质、辅料、化学、动物、人或植物来源的药用物质或制品、顺势疗法制剂和顺势疗法原料、抗生素，以及制剂和容器等。此外，《欧洲药典》还适用于生物制品、血液和血浆制品、疫苗和放射药品。

（三）《国际药典》

《国际药典》（Pharmacopoeia International，简称 Ph.Int.），由世界卫生组织（WHO）国际药典委员会编写，收载原料药、辅料和制剂的质量标准及其检验方法。《国际药典》无法律效力，仅推荐给会员国，供世界卫生组织成员国参考和应用。2006 年发布了《国际药典》第 4版，2008 年对其进行第 1 次增补，2011 年又对其进行了第 2 次增补。第 4 版含第 1 次增补、第 2 次增补。

《国际药典》中采用的标准是综合了各国实践经验并广泛协商后整理出来的，可用于任何国家和场合。一个品种标准收载多种检验方法的方式，既可以适合高科技水平的检验，同时也满足检验条件不允许时低技术要求的替代手段的需要。《国际药典》中注明优先级的药品通常指被各国药品标准收载并广泛使用的，或者是世界卫生组织卫生计划药品，并未被其他药典收载的，如新型的抗疟药。《国际药典》目前已有英文版、法文版、西班牙文版等多种版本，以更好地为世界人民健康保健服务。

我国是世界卫生组织成员国之一，参与《国际药典》编写，推动了我国药品标准，尤其是中药标准的国际化进程，提升了《中国药典》的国际地位。

八、ISO13485：2003《医疗器械 质量管理体系 用于法规的要求》

（一）ISO13485 认证简介

ISO13485：2003 标准的全称是《医疗器械 质量管理体系 用于法规的要求》（Medical device-quality management system-requirements for regulatory）。该标准由 SCA/TC221 医疗器械质量管理和通用要求标准化技术委员会制定，是以 ISO9001：2000 为基础的独立标准。标准规定了对相关组织的质量管理体系要求。该标准必须受法律约束，在法规环境下运行，同时必须充分考虑医疗器械产品的风险，要求在医疗器械产品实现全过程中进行风险管理。所以除了专用要求外，可以说 ISO13485 实际上是医疗器械法规环境下的 ISO9001。

目前美国、加拿大和欧洲普遍以 ISO9001、EN46001 或 ISO13485 作为质量保证体系的要求，建立医疗器械质量保证体系均以这些标准为基础。医疗器械要进入北美、欧洲或亚洲不同国家的市场，应遵守相应的法规要求。

（二）ISO13485 标准适用范围

本标准适用于进行医疗器械的设计和开发、生产、安装和服务或相关服务的设计、开发和提供等相关行业。

在标准中定义的医疗器械指制造商的预期用途是为下列一个或多个特定目的用于人类的，

不论单独使用或组合使用的仪器、设备、器具、机器、用具、植入物、体外试剂或校准器、软件、材料或者其他相似或相关物品。

（三）实施 ISO13485 国际标准给企业所带来的收益

ISO13485 变为强制性认证，受到各国政府的高度重视。实施 ISO13485 国际标准给企业带来了无限商机，具体体现在：①有利于提高员工的责任感、积极性和奉献精神，提高和改善企业的管理水平，增加企业的知名度。②提高和保证产品的质量水平，使企业获取更大的经济效益。③有利于消除贸易壁垒，取得进入国际市场的通行证。④有利于增强产品的竞争力，提高产品的市场占有率。⑤通过有效的风险管理，规避法律风险，有效降低产品出现质量事故或不良事件的风险。

第四节　医药商品的质量控制

医药商品的质量优劣是设计、生产出来的，不是检验出来的。因此，在医药商品的生产过程中，应加强质量监控，严格把好质量关。

针对不同的医药商品的特性，按照医药商品质量标准规定的方法、内容、指标进行特定的质量控制。

一、化学药品质量控制

化学药品由于其所含化学成分单一，不同于中药成分的复杂，因此，无论是化学原料药，还是制剂，其质量控制相对于中药来说，是比较容易的，其质量标准是比较简单的。

（一）制剂质量标准的内容

1. 名称　制定药品质量标准时，首先应给一个药品以法定的名称，包括中文名、汉语拼音名和英文名。根据《药品注册管理办法》规定："新药的名称应明确、科学、简短，不得使用代号及容易混同或夸大疗效的名称"。

2. 含量的限（幅）度　一般为标示量的 90%~110%。

3. 性状　依据多批样品的性状进行综合描述。

4. 鉴别　包括对所含成分的功能团鉴别及所含成分鉴别。

5. 检查　按《中国药典》制剂通则规定进行检查。

6. 含量测定　常采用高效液相色谱法、分光光度法等方法测定成分的含量。

7. 其他　类别、规格、贮藏等。

（二）原料药质量标准的内容

原料药在确定化学结构或组分的基础上，应对其进行质量研究。原料药的质量标准与制剂类似，但也有区别，主要区别如下：

1. 含量的限（幅）度　除此描述外，增加成分的结构式、分子量、分子式等描述。

2. 性状　除一般性状描述外，增加溶解性、熔点、比旋度等描述。

3. 检查　无制剂通则检查项，无溶出度检查，有杂质检查、有害物质检查、干燥失重等项目。

4. 其他　多［制剂］项。

（三）化学药品质量标准举例（选自《中国药典》2015 年版）

地高辛片

Digaoxin pian

Digoxin Tablets

本品含地高辛（$C_{41}H_{64}O_{14}$）应为标示量的 90.0%~110.0%。

【性状】　本品为白色片。

【鉴别】　（1）取本品的细粉适量（约相当于地高辛 0.25mg），加含三氯化铁的冰醋酸（取冰醋酸 10mL，加三氯化铁试液 1 滴）1mL，振摇数分钟，用垂熔玻璃漏斗滤过，滤液置小试管中，沿管壁缓缓加入硫酸 1mL 使成两液层，接界处即显棕色；放置后，上层显靛蓝色。

（2）在含量测定项下记录的色谱图中，供试品溶液主峰的保留时间应与对照品溶液主峰的保留时间一致。

【检查】　**有关物质**　取本品的细粉适量（约相当于地高辛 10mg），精密称定，置具塞玻璃瓶中，精密加入稀乙醇 10mL，密塞，超声约 30 分钟使地高辛溶解，放冷，摇匀，滤过，取续滤液作为供试品溶液；精密量取 2mL，置 100mL 量瓶中，用稀乙醇稀释至刻度，摇匀，作为对照品溶液；另取洋地黄毒苷对照品，精密称定，加稀乙醇溶解并定量稀释成每 1mL 含 0.02mg 的溶液，作为对照品溶液。照地高辛有关物质项下的方法测定。供试品溶液的色谱图中如有与洋地黄毒苷峰保留时间一致的色谱峰，按外标法以峰面积计算，含洋地黄毒苷不得过地高辛标示量的 2.0%；其他单个杂质（相对保留时间 0.25 之前的峰除外），峰面积不得大于对照溶液的主峰面积（2.0%），杂质总量不得过 4.0%。

含量均匀度　取本品 1 片，置 25mL 量瓶中，加水 10mL，振摇使崩解，加乙醇 10mL，超声约 30 分钟使地高辛溶解，用稀乙醇稀释至刻度，摇匀，经滤膜（孔径不得大于 0.45μm）滤过，取续滤液作为供试品溶液；另取地高辛对照品适量，精密称定，加稀乙醇溶解并定量稀释制成每 1mL 中含 10μg 的溶液，作为对照品溶液。照含量测定项下的方法测定含量，除限度为 ±20% 外，应符合规定（通则 0941）。

溶出度　取本品，照溶出度与释放度测定法（通则 0931 第三法），以水 250mL 为溶出介质，转速为每分钟 100 转，依法操作，经 60 分钟时，取溶液滤膜滤过，取续滤液作为供试品溶液；另精密称取地高辛对照品约 12.5mg，置 100mL 量瓶中，加稀乙醇适量，振摇使溶解并稀释至刻度，摇匀，精密量取适量，用水定量稀释制成每 1mL 中含 1.0μg 的溶液，作为对照品溶液。精密量取供试品溶液与对照品溶液各 100μL，照含量测定项下的色谱条件测定，计算每片的溶出量。限度为标示量的 65%，应符合规定。

其他　应符合片剂项下有关的各项规定（通则 0101）。

【含量测定】　照高效液相色谱法（通则 0512）测定。

色谱条件与系统适用性试验　用十八烷基硅烷键合硅胶为填充剂；以乙腈 – 水（32：68）为流动相；柱温为 30℃；检测波长为 230nm。理论板数按地高辛峰计算不低于 1500。

测定法　取本品 20 片，精密称定，研细，精密称取适量（约相当于地高辛 2.5mg），置

25mL 量瓶中，加稀乙醇适量，超声约 30 分钟使地高辛溶解，放冷，加稀乙醇稀释至刻度，摇匀，滤膜滤过，取续滤液作为供试品溶液，精密量取 20μL，注入液相色谱仪，记录色谱图；另取地高辛对照品，精密称定，加稀乙醇溶解并定量稀释成每 1mL 约含 0.1mg 的溶液，同法测定。按外标法以峰面积计算，即得。

【类别】　强心药。

【规格】　0.25mg。

【贮藏】　密封保存。

二、生物制品质量控制

生物制品是以微生物、细胞、动物或人源组织和体液等为初始原材料，用微生物学技术制成，用于预防、治疗和诊断人类疾病的制剂，如疫苗、血液制品、生物技术药物、微生态制剂、免疫调节剂、诊断制品等。

根据生物制品的用途可分为预防用生物制品、治疗用生物制品和诊断用生物制品三大类。

（一）生物制品质量标准的内容

生物制品的类别较多，其质量控制标准略有区别，每种类别的生物制品其质量标准的内容应包括如下几个方面：

1. 品名：包括中文通用名、英文名和汉语拼音名。

2. 基本要求：生产和检定用设施、原材料及辅料、水、器具、动物等应符合"凡例"的有关要求。

3. 制造：指生物制品生产的全部操作过程。

4. 检定：包括原液的检定、半成品的检定和成品的检定。

5. 保存、运输及有效期。

6. 使用说明：仅预防类生物制品含此项。

（二）生物制品质量标准举例（选自《中国药典》2015 年版）

乙型肝炎人免疫球蛋白

Yixing Ganyan Ren Mianyiqiudanbai

Human Hepatitis B Immunoglobulin

本品系由含高效价乙型肝炎表面抗体的健康人血浆，经低温乙醇蛋白分离法或经批准的其他分离法分离纯化，并经病毒去除和灭活处理制成。含适宜稳定剂，不含防腐剂和抗生素。

1. 基本要求　生产和检定用设施、原材料及辅料、水、器具、动物等应符合"凡例"的有关要求。生产过程中不得加入防腐剂或抗生素。

2. 制造

（1）原料血浆

1）血浆的采集和质量应符合"血液制品生产用人血浆"的规定。采用经批准的乙型肝炎疫苗和免疫程序进行免疫，或从健康供血浆者筛选抗体效价符合要求的血浆。原料血浆混合后抗 –HBs 效价应不低于 10IU/mL。

2）每批应由 100 名以上供血浆者的血浆混合而成。

3）组分Ⅱ、组分Ⅱ+Ⅲ沉淀或组分Ⅰ+Ⅱ+Ⅲ沉淀应冻存于 –30℃以下，并规定其有效期。

（2）原液

1）采用低温乙醇蛋白分离法或经批准的其他分离法制备。

2）经纯化、超滤、除菌过滤后即为乙型肝炎人免疫球蛋白原液。

3）原液检定：请参见"检定"项下原液检定进行。

（3）半成品

1）配制：制品中可加适宜的稳定剂。按成品规格以注射用水或人免疫球蛋白原液稀释至抗 –HBs 效价不低于 100IU/mL，并适当调整 pH 值及钠离子浓度。

2）半成品检定：请参见"检定"项下半成品检定进行。

（4）成品

1）分批：应符合"生物制品分批规程"规定。

2）分装：应符合"生物制品分装和冻干规程"及通则 0102 有关规定。

3）规格：每瓶含抗 –HBs 100IU（1mL）、200IU（2mL）、400IU（4mL）。

4）包装：应符合"生物制品包装规程"及通则 0102 有关规定。

（5）病毒去除和灭活　生产过程中应采用经批准的方法去除和灭活病毒。如用灭活剂（如有机溶剂、去污剂）灭活病毒，则应规定对人安全的灭活剂残留量限值。

3. 检定

（1）原液检定

1）蛋白质含量：可采用双缩脲法（通则 0731 第三法）测定。

2）纯度：应不低于蛋白质总量的 90.0%（通则 0541 第二法）。

3）pH 值：用生理氯化钠溶液将供试品蛋白质含量稀释成 10g/L，依法测定（通则 0631），pH 值应为 6.4~7.4。

4）残余乙醇含量：可采用康卫扩散皿法（通则 3201），应不高于 0.025%。

5）热原检查：依法检查（通则 1142），注射剂量按家兔体重每 1kg 注射 0.15g 蛋白质，应符合规定。

6）抗 –HBs 效价：采用经验证的酶联免疫或放射免疫方法进行检测，应大于成品规格。

以上检定项目亦可在半成品检定时进行。

（2）半成品检定　无菌检查：依法检查（通则 1101），应符合规定。

（3）成品检定

1）鉴别试验：①免疫双扩散法：依法测定（通则 3403），仅与抗人血清或血浆产生沉淀线，与抗马、抗牛、抗猪、抗羊血清或血浆不产生沉淀线。②免疫电泳法：依法测定（通则 3404），与正常人血清或血浆比较，主要沉淀线应为 IgG。

2）物理检查：①外观：应为无色或淡黄色澄明液体，可带乳光，不应出现浑浊。②可见异物：依法检查（通则 0904），除允许有可摇散的沉淀外，其余应符合规定。③装量：依法检查（通则 0102），应不低于标示量。④热稳定性试验：将供试品置 57℃ ±0.5℃水浴中保温 4 小时后，用可见异物检查装置，肉眼观察应无凝胶化或絮状物。

3）化学检定：①pH 值：用生理氯化钠溶液将供试品蛋白质含量稀释成 10g/L，依法测定

（通则 0631），pH 值应为 6.4~7.4。②蛋白质含量：应不高于 180g/L（通则 0731 第一法）。③纯度：应不低于蛋白质总量的 90.0%（通则 0541 第二法）。④糖含量：如制品中加葡萄糖或麦芽糖，其含量应为 20~50g/L（通则 3120）。⑤甘氨酸含量：如制品中加甘氨酸，其含量应为 10~30g/L（通则 3123）。⑥分子大小分布：IgG 单体与二聚体含量之和应不低于 90.0%（通则 3122）。

4）抗 –HBs 效价：采用经验证的酶联免疫或放射免疫方法进行检测，应不低于 100IU/mL，根据每 1mL 抗 –HBs 效价及标示装量计算每瓶抗 –HBs 效价，应不低于标示量。

5）无菌检查：依法检查（通则 1101），应符合规定。

6）异常毒性检查：依法检查（通则 1141），应符合规定。

7）热原检查：依法检查（通则 1142），注射剂量按家兔体重每 1kg 注射 0.15g 蛋白质，应符合规定。

8）根据病毒灭活方法，应增加相应的检定项目。

4. 保存、运输及有效期 于 2℃ ~8℃ 避光保存和运输。自生产之日起，按批准的有效期执行。

5. 使用说明 应符合"生物制品包装规程"规定和批准的内容。

三、中药材质量控制

中药材作为一种特殊的商品，其质量的优劣直接关系到人民群众的生命安全和健康，也直接影响着企业的经济效益。因此，必须严格控制中药商品的质量，切实加强对其质量的管理。

（一）中药材质量控制的主要内容

中药材质量控制的主要内容：中药材的鉴别、检查中药材中可能混入的杂质及与药品质量有关的项目，根据品种不同或具体情况，具有不同检查内容，是保证中药材质量的重要项目之一。《中国药典》（2015 年版）一部收载的中药材质量控制内容如下：

1. 来源 中药材可分为植物类中药材、动物类中药材与矿物类中药材。

2. 性状 中药材的性状如中药材外形特征、体积大小、表面特征、颜色、药材质地、断面、气味等。通常形状指重要的外形，长短，粗细，厚薄；色泽指颜色和光泽；表面指表面特征；质地指软硬、坚韧、疏松、致密、油性、黏性或粉性等特征；断面指断面的特征和中药在折断时所观察到的现象；气味指具有的特殊香气、臭气和其味感。

3. 鉴别 中药材的鉴别包括来源鉴别、性状鉴别、显微鉴别和理化性质鉴别等。

（1）来源鉴别 也称"基原鉴别"。基原是药材鉴定的最关键信息，药材的各种鉴别方法都是建立在基原（原植物、原矿物、原动物）鉴定的基础上的，它是其他鉴定方法的基础。当一种药材没有任何已知的鉴定信息时，必须首先确定其来源。

（2）性状鉴别 系鉴定中药材真伪优劣的常用而简便的方法。因此，掌握观察中药材性状的基本知识是十分重要的。性状鉴别方法主要是利用感官即用"看、摸、闻、尝"，以及"水、火"试验等方法，观察完整药材及饮片。

（3）显微鉴别 系利用显微镜或显微技术观察中药的组织构造、细胞或内含物特征进行鉴别的一种方法。显微鉴别按照鉴定目的不同可分为定性和定量两种方法，定性用于品种鉴别，定量多用于纯度检查。随着科学的发展，扫描电子显微镜技术也逐渐应用到中药商品的鉴定中，使显微鉴定的水平进一步提高。粉末显微鉴别是目前药材商品检验的常规方法之一。

（4）理化鉴别 系利用中药材中含有的某些化学成分的性质，通过物理或化学的方法来鉴定其品种和纯度的一种方法。如采用理化常数测定、荧光试验、化学鉴别反应、薄层色谱法、气相色谱法、高效液相色谱法、紫外光谱法等对中药材进行定性和定量分析的方法。

4. 检查 中药材中可能混入杂质而影响药品质量。植物类中药材常需检查项目有杂质；水分；总灰分；酸不溶性灰分；膨胀度；重金属含量测定，包括铅、汞、镉等；砷盐检查；吸收度、色度等；如有可能混有其他有害物质，应酌情检查，如农药残留量等。动物类中药材含水分较多，易霉坏变质，故多规定水分检查。一些动物类中药材在生产或贮存过程中，可能会产生一些带有腐败气的碱性物质，影响质量、安全与疗效，可规定挥发性碱性物质（挥发性盐基氮）的限量检查；其他如总灰分、重金属、砷盐、杂质等检查可根据具体情况进行。矿物类中药材广泛分布于自然界，有的虽然进行深加工，但仍易夹有杂质及有害物质，必须加以检查并规定限度，如检查重金属、砷盐、镁盐、铁盐、锌盐、干燥失重等项目。

5. 浸出物 某些中药材有效成分尚不明确或尚无精确测量方法，无法进行含量测定，而浸出物的指标能明显区别中药材的质量优劣的，可结合用药习惯、中药材质地及已知化学成分类别，选定适宜的溶剂，测定其浸出物量，但须有针对性和控制质量的意义。

6. 含量测定 定量检查是指与中药材临床疗效直接相关的项目，即个性内容。如有效成分的含量测定、生物活性的强度测定等。

中药材含量测定的方法很多，随着科学技术的发展、检测手段的不断提高，有效成分的测定更多地采用色谱法和仪器分析法，如气相色谱法、高效液相色谱法等。

指纹图谱能比较全面地反映中药材所含内在化学成分的种类和数量，更加有效地体现中药材成分的复杂性，从而更好地评价中药材的内在质量。中药材化学成分指纹图谱系指中药材经适当处理后，采用一定的分析手段，得到的能够标定该中药材特性的共有化学成分峰的图谱。应用现代色谱、波谱分析手段建立生药化学成分图谱，是实现中药材质量控制的有效方法。

此外，通过生物检定可以测定各种药物的效价、作用强度和毒性，是有效控制中药材质量的方法。

生物检定又称生物测定法，是利用生物（整体或离体）的反应来测定各种药物的效价、作用强度和毒性的一种方法。

（二）制订中药材商品质量标准的原则

制订中药材商品的质量标准是对药品科学化、标准化、法制化管理的重要措施，必须坚持质量第一，充分体现安全、有效、技术先进、经济合理的原则。

（三）中药材质量标准的内容

中药材质量标准由质量标准草案及起草说明组成。质量标准草案包括名称、汉语拼音、药材拉丁名、来源、性状、鉴别、检查、浸出物、含量测定、炮制、性味与归经、功能与主治、用法与用量、注意及贮藏等项。起草说明是说明制定质量标准中各个项目的理由，规定各项目指标的依据、技术条件和注意事项等，既要有理论解释，又要有实践工作的总结即试验数据。本书第二十五至第二十七章中【检查】与【质量要求】项下内容涉及中药材，不含饮片。

（四）药材商品规格与等级的规定

中药材既具有可药用性，又具有商品性。为了适应商品性的要求和临床用药，必须按照质量的优劣，划分规格与等级，以制定相应的销售价格，在市场上进行商品交换。目前中药材商品的规格、等级标准仍以传统的外观质量和性状特征为主。中药材商品规格与等级制定的基本原则是以国家标准和地方标准为依据，充分体现按质论价的特点，有利于促进优质药材的生产，不断改进加工技术和提高生产效益。

1. 规格　药材商品规格通常按药材的产地、采收时间、生长期、加工方法和药用部位的不同来划分。

（1）按产地不同划分　同种药材，其产地是否地道，其外在和内在质量是不同的，划分的规格与等级也就不一样。如白芍分为"杭白芍""亳白芍"和"川白芍"3种规格。

（2）按采集时间及生长期不同划分　如三七因采收季节不同常分为"春七"和"冬七"2种规格。

（3）按产地加工方法不同划分　如山药带有表皮者称"毛山药"，除去表皮并搓圆加工成商品的称"光山药"。其他的如毛香附与光香附、生晒参与红参。

（4）按药用部位不同划分　如当归根据其根的不同部位常分为"归头""归身""归尾"和"全当归"4种规格。

（5）按药材外部形态划分　如个茯苓与茯苓块。

（6）按药材老嫩程度不同划分　如连翘采摘早、晚不同时间的果实，将色黄老者称"老翘"，色青嫩者称"青翘"。

（7）按药材来源不同划分　根据药材的种源区分，如三七有五加科的参三七、景天科的景天三七。

2. 等级　药材的等级是指同种规格或同一品名的药材按加工部位形状、色泽、大小、重量等性质要求，制定出若干标准，每一个标准即为一个等级。通常以品质最优者为一等品，较佳者为二等品，然后依次为三等、四等……最次者（符合药用标准的）为末等。中药材的等级标准较规格标准更为具体。如一等白芷，规定每千克36支以内；二等每千克60支以内；三等每千克60支以外。

中药商品等级划分的主要方法：按色泽的不同划分；按饱满程度的不同划分；按单个药材的重量划分；按个体大小的不同划分；按单位重量中所含药材的个数划分；按个体厚度的不同划分；按纯净程度划分等。

3. 统货　统货是对既无规格又无等级的药材的通称。如有些全草、果实和种子类药材，品质基本一致或部分经济价值低，优劣差异不大，常不分规格和等级而列为"统货"。如益母草、枇杷叶、柏子仁、补骨脂等均为统货。

（五）中药材质量标准举例（选自《中国药典》2015年版）

三　七

Sanqi

Notoginseng Radix et Rhizoma

本品为五加科植物三七 *Panax notoginseng*（Burk.）F.H.Chen 的干燥根和根茎。秋季花开前采挖，洗净，分开主根、支根及根茎，干燥。支根习称"筋条"，根茎习称"剪口"。

【性状】　主根呈类圆锥形或圆柱形，长1~6cm，直径1~4cm。表面灰褐色或灰黄色，有

NOTE

断续的纵皱纹和支根痕。顶端有茎痕，周围有瘤状突起。体重，质坚实，断面灰绿色、黄绿色或灰白色，木部微呈放射状排列。气微，味苦回甜。

筋条呈圆柱形或圆锥形，长 2~6cm，上端直径约 0.8cm，下端直径约 0.3cm。

剪口呈不规则的皱缩块状或条状，表面有数个明显的茎痕及环纹，断面中心灰绿色或白色，边缘深绿色或灰色。

【鉴别】（1）本品粉末灰黄色。淀粉粒甚多，单粒圆形、半圆形或圆多角形，直径 4~30μm；复粒由 2~10 余分粒组成。树脂道碎片含黄色分泌物。梯纹导管、网纹导管及螺纹导管直径 15~55μm。草酸钙簇晶少见，直径 50~80μm。

（2）取本品粉末 0.5g，加水 5 滴，搅匀，再加以水饱和的正丁醇 5mL，密塞，振摇 10 分钟，放置 2 小时，离心，取上清液，加 3 倍量以正丁醇饱和的水，摇匀，放置使分层（必要时离心），取正丁醇层，蒸干，残渣加甲醇 1mL 使溶解，作为供试品溶液。另取人参皂苷 Rb$_1$ 对照品、人参皂苷 Re 对照品、人参皂苷 Rg$_1$ 对照品及三七皂苷 R$_1$ 对照品，加甲醇制成每 1mL 各含 0.5mg 的混合溶液，作为对照品溶液。照薄层色谱法（通则 0502）试验，吸取上述两种溶液各 1μL，分别点于同一硅胶 G 薄层板上，以三氯甲烷 – 乙酸乙酯 – 甲醇 – 水（15：40：22：10）10℃以下放置的下层溶液为展开剂，展开，取出，晾干，喷以硫酸溶液（1→10），在 105℃加热至斑点显色清晰。供试品色谱中，在与对照品色谱相应的位置上，显相同颜色的斑点；置紫外光灯（365nm）下检视，显相同的荧光斑点。

【检查】 水分　不得过 14.0%（通则 0832 第二法）。

总灰分　不得过 6.0%（通则 2302）。

酸不溶性灰分　不得过 3.0%（通则 2302）。

【浸出物】 照醇溶性浸出物测定法（通则 2201）项下的热浸法测定，用甲醇作溶剂，不得少于 16.0%。

【含量测定】 照高效液相色谱法（通则 0512）测定。

色谱条件与系统适用性试验　以十八烷基硅烷键合硅胶为填充剂；以乙腈为流动相 A，以水为流动相 B 进行梯度洗脱，具体参数见表 2-1；检测波长为 203nm。理论板数按三七皂苷 R$_1$ 峰计算应不低于 4000。

表 2-1　三七的含量测定色谱条件

时间（分钟）	流动相 A（%）	流动相 B（%）
0~12	19	81
12~60	19→36	81→64

对照品溶液的制备　精密称取人参皂苷 Rb$_1$ 对照品、人参皂苷 Rg$_1$ 对照品及三七皂苷 R$_1$ 对照品适量，加甲醇制成每 1mL 含人参皂苷 Rg$_1$0.4mg、人参皂苷 Rb$_1$0.4mg、三七皂苷 R$_1$0.1mg 的混合溶液，即得。

供试品溶液的制备　取本品粉末（过四号筛）0.6g，精密称定，精密加入甲醇 50mL，称定重量，放置过夜，置 80℃水浴上保持微沸 2 小时，放冷，再称定重量，用甲醇补足减失的重量，摇匀，滤过，取续滤液，即得。

测定法　分别精密吸取对照品溶液与供试品溶液各 10μL，注入液相色谱仪，测定，即得。

本品按干燥品计算，含人参皂苷 Rg_1、人参皂苷 Rb_1 及三七皂苷 R_1 的总量不得少于 5.0%。

饮片

【炮制】 三七粉 取三七，洗净，干燥，碾细粉。

本品为灰黄色粉末。气微，味苦回甜。

【性味与归经】 甘、微苦，温。归肝、胃经。

【功能与主治】 散瘀止血，消肿定痛。用于咯血，吐血，衄血，便血，崩漏，外伤出血，胸腹刺痛，跌扑肿痛。

【用法与用量】 3~9g；研粉吞服，1 次 1~3g。外用适量。

【注意】 孕妇慎用。

【储藏】 置阴凉干燥处，防蛀。

四、中成药、中药提取物质量控制

（一）中成药质量控制的内容

1. 名称、汉语拼音 中成药的命名应避免混乱，力求明确、简短、科学，不得暗示疗效。

2. 处方 处方中各药味应符合法定标准，无法定标准的，应制定标准；处方须保密而不列出处方时，应按保密品种申报，并填写《中药新药保密申请表》；处方中药味一般应根据中医药理论，按君、臣、佐、使顺序排列。

3. 制法 根据制备工艺试验研究结果进行简要总结，一般要求：详细写明制剂工艺的全过程，在保证质量的前提下，不宜规定过细，保密品种制法可忽略；制法项下主要叙述处方共有多少味药，各味药处理的简单工艺，使用药引、辅料的名称及用量，制成的剂型，制成总量等；制备工艺中对质量有影响的关键工艺应列出控制的技术条件及关键半成品（中间体）的质量标准，如粉碎的细度、清膏的相对密度等。

4. 性状 通常是依据样品除去包装后的实际情况拟定，至少是中试样品或大生产样品。片剂或丸剂有包衣的，应除去包衣，以片芯或丸芯进行描述；硬胶囊应描述其内容物。性状项的描述应是多批样品综合描述的结果。

5. 鉴别 鉴别项能确定该处方中药材的存在、真伪和纯度，或是否含有某一成分。其基本要求是：①首选方中君药、贵重药、毒药。②使用原料药材是多来源品种的，确定鉴别方法时要多收集该药材习用的样品，通过试验比较，找出共同鉴别点，加以规定。③在已颁布的中成药标准中，不同的中成药中含同一药材，大多采用共同的鉴别方法，因此，可借鉴同一方法，如有干扰，可用其他方法。④原则上应用处方中所有药味进行鉴别研究，根据试验结果，纳入质量标准正文的药味数一般不得少于处方总药味数的 50%。⑤鉴别方法可用经验鉴别、显微鉴别、理化鉴别等。

6. 检查

（1）常规检查 可根据《中国药典》（2015 年版）四部通则中制剂通则规定进行检查，其中重金属在百万分之十以上和砷盐在百万分之二以上应纳入质量标准正文。

（2）有害物质检查 处方含有有毒成分药味的，应做有毒成分的限量检查；含乙醇的制剂应做甲醇的检查，如内服酒剂、酊剂。

外用中成药含有醋酸的，由于醋酸易挥发而影响疗效，应做限量检查，规定纳入正文。

NOTE

7. 含量测定　中成药的处方组成是在中医药理论指导下形成的，由于处方药材中成分复杂，虽然难以用其中某个化学成分或某个有效成分来完全阐述清楚，但治病的药物仍要落实到作用物质基础上，因此，应用现代分析手段测定化学成分的含量，在当前来说，仍是提高质量标准可靠性的关键。其基本要求是：①主药（君药或臣药）有效成分清楚的，应测定有效成分含量。②主药（君药或臣药）有效成分不清楚的，应测定特征成分含量。③主药（君药或臣药）总类成分清楚的，应测定总类成分含量，如总黄酮、总皂苷。④主药（君药或臣药）有效成分或特征成分不清楚的，应测定全组方有效部位的含量。⑤含量测定应做方法学考察试验，其要求同含量测定。

中成药的含量限（幅）度应根据实测数据（至少 10 批样品、20 个数据）制定。含量限度通常与工艺有关。

（二）中成药质量标准的内容

为确保中成药的质量，其质量标准内容包括【处方】【制法】【性状】【鉴别】【检查】【含量测定】【功能与主治】【用法与用量】【禁忌】【注意】【规格】【贮藏】等。

（三）中药提取物质量标准的内容

中药提取物质量标准的内容与中成药非常类似，与中成药相比，其主要区别如下：①中药提取物多一个英文名。②无处方项，但有一个提取物使用原料说明，如山楂叶提取物"本品为山楂叶经加工制成的提取物"。③无剂型通则检查内容，常有水分检查、重金属检查、砷盐检查等。④如果提取物是某些制剂的原料，则有【制剂】项，如银杏叶提取物：【制剂】银杏叶片。

（四）中成药质量标准举例（选自《中国药典》2015 年版）

六味地黄丸

Liuwei Dihuang Wan

【处方】　熟地黄 160g、酒萸肉 80g、牡丹皮 60g、山药 80g、茯苓 60g、泽泻 60g。

【制法】　以上六味，粉碎成细粉，过筛，混匀。用乙醇泛丸，干燥，制成水丸，或每 100g 粉末加炼蜜 35~50g 与适量的水，制丸，干燥，制成水蜜丸；或加炼蜜 80~110g 制成小蜜丸或大蜜丸，即得。

【性状】　本品为棕黑色的水丸、水蜜丸、棕褐色至黑褐色的小蜜丸或大蜜丸；味甜而酸。

【鉴别】　（1）取本品，置显微镜下观察：淀粉粒三角状卵形或矩圆形，直径 24~40μm，脐点短缝状或人字状（山药）。不规则分枝状团块无色，遇水合氯醛试液溶化；菌丝无色，直径 4~6μm（茯苓）。薄壁组织灰棕色至黑棕色，细胞多皱缩，内含棕色核状物（熟地黄）。草酸钙簇晶存在于无色薄壁细胞中，有时数个排列成行（牡丹皮）。果皮表皮细胞橙黄色，表面观类多角形，垂周壁连珠状增厚（酒萸肉）。薄壁细胞类圆形，有椭圆形纹孔，集成纹孔群；内皮层细胞垂周壁波状弯曲，较厚，木化，有稀疏细孔沟（泽泻）。

（2）取本品水丸 3g，水蜜丸 4g，研细；或取小蜜丸或大蜜丸 6g，剪碎。加甲醇 25mL，超声处理 30 分钟，滤过，滤液蒸干，残渣加水 20mL 使溶解，用正丁醇-乙酸乙酯（1:1）混合溶液振摇提取 2 次，每次 20mL，合并提取液，用氨溶液（1→10）20mL 洗涤，弃去氨液，正丁醇液蒸干，残渣加甲醇 1mL 使溶解，作为供试品溶液。另取莫诺苷对照品、马钱苷对照品，加甲醇制成每 1mL 各含 2mg 的混合溶液，作为对照品溶液。照薄层色谱法（通则0502）试验，吸取供试品溶液 5μL、对照品溶液 2μL，分别点于同一硅胶 G 薄层板上，以三氯甲烷 – 甲醇（3：1）为展开剂，展开，取出，晾干，喷以 10% 硫酸乙醇溶液，在 105℃加热至斑点显色清晰，在紫外光（365nm）下检视。供试品色谱中，在与对照品色谱相应的位置上，显相同颜色的荧光斑点。

（3）取本品水丸 4.5g、水蜜丸 6g，研细；或取小蜜丸或大蜜丸 9g，剪碎，加硅藻土 4g，研匀。加乙醚 40mL，回流 1 小时，放冷，滤过，滤液挥去乙醚，残渣加丙酮 1mL 使溶解，作为供试品溶液。另取丹皮酚对照品，加丙酮制成每 1mL 含 1mg 的溶液，作为对照品溶液。照薄层色谱法（通则 0502）试验，吸取上述两种溶液各 10μL，分别点于同一硅胶 G 薄层板上，以环己烷 – 乙酸乙酯（3：1）为展开剂，展开，取出，晾干，喷以盐酸酸性 5% 三氯化铁乙醇溶液，加热至斑点显色清晰。供试品色谱中，在与对照品色谱相应的位置上，显相同颜色的斑点。

（4）取本品水丸 4.5g、水蜜丸 6g，研细；或取小蜜丸或大蜜丸 9g，剪碎，加硅藻土 4g，研匀。加乙酸乙酯 40mL，加热回流 20 分钟，放冷，滤过，滤液浓缩至约 0.5mL，作为供试品溶液。另取泽泻对照药材 0.5g，加乙酸乙酯 40mL，同法制成对照药材溶液。照薄层色谱法（通则 0502）试验，吸取上述两种溶液各 5~10μL，分别点于同一硅胶 G 薄层板上，以三氯甲烷 – 乙酸乙酯 – 甲酸（12：7：1）为展开剂，展开，取出，晾干，喷以 10% 硫酸乙醇溶液，在 105℃加热至斑点显色清晰。供试品色谱中，在与对照药材色谱相应的位置上，显相同颜色的斑点。

【检查】　应符合丸剂项下有关的各项规定（通则 0108）。

【含量测定】　照高效液相色谱法（通则 0512）测定。

色谱条件与系统适用性试验　以十八烷基硅烷键合硅胶为填充剂；以乙腈为流动相 A，以 0.3% 磷酸溶液为流动相 B，按表 2-2 中的规定进行梯度洗脱；莫诺苷和马钱苷检测波长为 240nm，丹皮酚检测波长为 274nm；柱温为 40℃。理论板数按莫诺苷、马钱苷峰计算应不低于 4000。

表 2-2　酒萸肉含量测定的色谱条件

时间（min）	流动相 A（%）	流动相 B（%）
0~5	5 → 8	95 → 92
5~20	8	92
20~35	8 → 20	92 → 80
35~45	20 → 60	80 → 40
45~55	60	40

对照品溶液的制备　取莫诺苷对照品、马钱苷对照品和丹皮酚对照品适量，精密称定，加 50% 甲醇制成每 1mL 中含莫诺苷与马钱苷各 20μg、含丹皮酚 45μg 的混合溶液，即得。

供试品溶液的制备　取水丸，研细，取约 0.5g，或取水蜜丸，切碎，取约 0.7g，精密称定；或取小蜜丸或重量差异项下的大蜜丸，剪碎，取约 1g，精密称定。置具塞锥形瓶中，精密加入 50% 甲醇 25mL，密塞，称定重量，加热回流 1 小时，放冷，再称定重量，用 50% 甲醇补足减失的重量，摇匀，滤过，取续滤液，即得。

　　测定法　分别精密吸取对照品溶液与供试品溶液各 10μL，注入液相色谱仪，测定，即得。

　　本品含酒萸肉以莫诺苷和马钱苷的总量计；水丸每 1g 不得少于 0.90mg；水蜜丸每 1g 不得少于 0.75mg；小蜜丸每 1g 不得少于 0.50mg；大蜜丸每丸不得少于 4.5mg；含牡丹皮以丹皮酚计，水丸每 1g 不得少于 1.3mg；水蜜丸每 1g 不得少于 1.05mg；小蜜丸每 1g 不得少于 0.70mg；大蜜丸每丸不得少于 6.3mg。

　　【功能与主治】　滋阴补肾。用于肾阴亏损，头晕耳鸣，腰膝酸软，骨蒸潮热，盗汗遗精，消渴。

　　【用法与用量】　口服。水丸 1 次 5g；水蜜丸 1 次 6g；小蜜丸 1 次 9g；大蜜丸 1 次 1 丸，1 日 2 次。

　　【规格】　①大蜜丸，每丸重 9g。②水丸，每袋装 5g。

　　【贮藏】　密封。

　　（五）中药提取物质量标准举例（选自《中国药典》2015 年版）

银杏叶提取物

Yinxingye Tiquwu

Ginkgo Leaves Extract

本品为银杏科植物银杏 *Ginkgo biloba* L. 的干燥叶经加工制成的提取物。

　　【制法】　取银杏叶，粉碎，用稀乙醇加热回流提取，合并提取液，回收乙醇并浓缩至适量，加在已处理好的大孔吸附树脂柱上，依次用水及不同浓度的乙醇洗脱，收集相应的洗脱液，回收乙醇，喷雾干燥；或回收乙醇，浓缩成稠膏，真空干燥，粉碎，即得。

　　【性状】　本品为浅棕黄色至棕褐色的粉末；味微苦。

　　【鉴别】（1）取本品 0.2g，加正丁醇 15mL，置水浴中温浸 15 分钟并时时振摇，放冷，滤过，滤液蒸干，残渣加乙醇 2mL 使溶解，作为供试品溶液。另取银杏叶对照提取物 0.2g，同法制成对照提取物溶液。照薄层色谱法（通则 0502）试验，吸取上述两种溶液各 1μL，分别点于同一含 4% 醋酸钠的羧甲基纤维素钠溶液为黏合剂的硅胶 G 薄层板上，以乙酸乙酯 – 丁酮 – 甲醇 – 水（5：3：1：1）为展开剂，展开，取出，晾干，喷以 3% 三氯化铝乙醇溶液，置紫外光灯（365nm）下检视。供试品色谱中，在与对照提取物色谱相应的位置上，显相同颜色的荧光斑点。

　　（2）取本品，照【含量测定】萜类内酯项下的方法试验，供试品色谱中应呈现与银杏叶总内酯对照提取物色谱峰保留时间相对应的色谱峰。

　　【检查】　水分　不得过 5.0%（通则 0832 第二法）。

　　炽灼残渣　不得过 0.8%（通则 0841）。

　　重金属　取炽灼残渣项下遗留的残渣，依法检查（通则 0821），不得过 20mg/kg。

　　黄酮苷元峰面积比　按【含量测定】项下的总黄酮醇苷色谱计算，槲皮素与山柰素的峰面积比应为 0.8~1.2，异鼠李糖与槲皮素的峰面积比值大于 0.15。

　　总银杏酸　照高效液相色谱法（通则 0512）测定。

色谱条件与系统适用性试验　以十八烷基硅烷键合硅胶为填充剂；以含 0.1% 三氟乙酸的乙腈为流动相 A，含 0.1% 三氟乙酸的水为流动相 B，按表 2-3 中的规定进行洗脱；检测波长为 310nm。理论板数按白果新酸峰计算应不低于 4000。

表 2-3　总银杏酸测定的色谱条件

时间（min）	流动相 A（%）	流动相 B（%）
0~30	75→90	25→10
30~35	90	10
35~36	90→75	10→25
36~45	75	25

对照品溶液的制备　取白果新酸对照品适量，精密称定，加甲醇制成每 1mL 含 1μg 的溶液，作为对照品溶液；另取总银杏酸对照品适量，用甲醇制成每 1mL 含 20μg 的溶液，作为定位用对照溶液。

供试品溶液的制备　取本品粉末约 2g，精密称定，置具塞锥形瓶中，精密加入甲醇 10mL，称定重量，超声使其溶解，放冷，用甲醇补足减失的重量，摇匀，滤过，取续滤液，即得。

测定法　精密吸取供试品溶液、对照品溶液及定位用对照溶液各 50μL，注入液相色谱仪，计算供试品溶液中与总银杏酸对照品相应色谱峰的总峰面积，以白果新酸对照品外标法计算总银杏酸含量，即得。

本品含总银杏酸不得过 10mg/kg。

【含量测定】　总黄酮醇苷　照高效液相色谱法（通则 0512）测定。

色谱条件与系统适用性试验　以十八烷基硅烷键合硅胶为填充剂；以甲醇 –0.4% 磷酸溶液（50：50）为流动相；检测波长为 360nm。理论板数按槲皮素峰计算应不低于 2500。

对照品溶液的制备　取槲皮素对照品适量，精密称定，加甲醇制成每 1mL 含 30μg 的溶液，即得。

供试品溶液的制备　取本品约 35mg，精密称定，加甲醇 –25% 盐酸溶液（4：1）的混合溶液 25mL，置水浴中加热回流 30 分钟，迅速冷却至室温，转移至 50mL 量瓶中，用甲醇稀释至刻度，摇匀，滤过，取续滤液，即得。

测定法　分别精密吸取对照品溶液与供试品溶液各 10μL，注入液相色谱仪，测定，分别计算槲皮素、山奈素、异鼠李素的含量，按下式换算成总黄酮醇苷的含量。

$$总黄酮醇苷含量 =（槲皮素含量 + 山奈素含量 + 异鼠李素含量）× 2.51$$

本品按干燥品计，含总黄酮醇苷不得少于 24.0%。

萜类内酯　照高效液相色谱法（通则 0512）测定。

色谱条件与系统适用性试验　以十八烷基硅烷键合硅胶为填充剂；以正丙醇 – 四氢呋喃 – 水（1：15：84）为流动相；用蒸发光散射检测器检测。理论板数按白果内酯峰计算应不低于 2500。

对照提取物溶液的制备　取银杏总内酯对照提取物适量，精密称定，加甲醇制成每 1mL 分别含 2.5mg 的溶液，即得。

NOTE

供试品溶液的制备　取本品约 0.15g，精密称定，加水 10mL，置水浴中温热使溶散，加 2% 盐酸溶液 2 滴，用乙酸乙酯振摇提取 4 次（15mL、10mL、10mL、10mL），合并提取液，用 5% 醋酸钠溶液 20mL 洗涤，分取醋酸钠液，再用乙酸乙酯 10mL 洗涤，合并乙酸乙酯提取液及洗液，用水洗涤 2 次，每次 20mL，分取水液，用乙酸乙酯 10mL 洗涤，合并乙酸乙酯液，回收溶剂至干，残渣用甲醇溶解并转移至 5mL 量瓶中，加甲醇至刻度，摇匀，滤过，取续滤液，即得。

测定法　分别精密吸取对照提取物溶液 5μL、10μL，供试品溶液 5~10μL，注入液相色谱仪，测定，用外标两点法对数方程分别计算白果内酯、银杏内酯 A、银杏内酯 B 和银杏内酯 C 的含量，即得。

本品按干燥品计，含萜类内酯以白果内酯、银杏内酯 A、银杏内酯 B、银杏内酯 C 的总量计，不得少于 6.0%。

【贮藏】 密封，避光。

【制剂】 银杏叶制剂。

五、一次性使用无菌医疗器械相关产品技术性能标准及产品质量控制

（一）相关的性能标准

确定标准主要内容如技术指标、参数、公式、性能要求、试验方法等论据，该产品的标准才能达到真正有效地对一次性使用无菌医疗器械的质量控制。一次性使用无菌医疗器械，特别是进入体内的高度危险性医疗器械的产品标准的主要指标有通用要求、标记、材料、物理性能、化学性能、生物性能、标志、包装等；并给出通则等规范性的检测要求。

（二）产品的可观察质量控制

1. 从产品外观上进行质量控制　不同产品质量控制内容各不相同。如注射针的外观质量控制内容包括：①注射针针管清洁，无杂质，针管平直。②注射针针管无毛边、毛刺、塑流、气泡等。③用 3 倍放大镜，针座的锥孔无杂质。④注射针尖无毛刺、弯钩、锈点。⑤注射针针管表面使用润滑剂时目测无微滴形成。⑥针管内清洁，流过针管内壁的液体无异物。⑦注射针针座与针管的连接正直、牢固。⑧注射针规格以针座的颜色区分，其颜色符合国际标定色。⑨注射针的保护套完整，无孔隙，与针座相配套，保持无菌。

2. 从产品标识上评价质量　包装的标识用来正确指导无菌医疗器械的运输、贮存、拆包和使用，从标识上来评价识别优质产品，对无菌用具包装上的标识应有以下要求：

（1）标识明显、清楚、牢固　包装上的标识应明显、清楚、牢固，不应因经受所采用的灭菌、运输和贮存而脱落或模糊不清。

（2）标识应表面印制　单包装上的标识应印制在表面上，应充分考虑油墨向包装内部迁移而影响到内装物的质量。

（3）无菌用具单包装上应有下列标识　①产品的名称、型号或规格。②"无菌"字样或无菌图形符号，"用后销毁"等字样。③无热原。④"包装破损禁止使用"字样的警示。⑤一次性使用说明或图形符号。⑥产品的生产批号，以"批"字开头或图形符号。⑦失效年月、有效期。⑧制造商名称、地址和商标。⑨如配有针头，应注明规格。⑩输液器应标识滴管滴出 20 滴或 60 滴蒸馏水相当于 1mL±0.1mL 的说明。⑪注射器的开口处应标在按手处。⑫应有正确

的生产许可证和医疗器械注册证号。

（4）中包装上应有下列标识　①产品的名称、型号、数目。②产品生产批号或日期。③失效年月。④制造厂名称、地址和商标。

（5）外包装上应有下列标识　①产品的名称、型号和数目。②"无菌"字样或图形符号。③产品生产批号或日期。④灭菌批号或日期。⑤失效年月及灭菌的化学指示标识。⑥一次性使用说明或图形符号。⑦制造厂名称、地址和商标。⑧毛重、体积（长×宽×高）。⑨"怕湿""怕热""怕压"等字样。⑩外包装、中包装、单包装上的相同标识一致。⑪单包装各封口处的规范。

3. 包装材料的选用　无菌医疗器械的包装是用于保护产品在其预定使用、贮存寿命、运输和贮存条件下无菌程度，因而所选用的包装材料应与产品和灭菌过程相适应。

目前我国生产的一次性使用无菌器械有三种包装材料：①纸－塑包装（国际通用）。②带透气纸条（窗）的全塑包装。③全塑包装。

全塑包装属于低劣档次的包装，主要的原因是与医疗器械的灭菌不相适应，造成灭菌气体不易穿透包装，因而达不到灭菌的目的，灭菌气体也不易排出，致使用具氧化物超标。此外，该类包装材料加工工艺较简单，价格低廉，假冒伪劣产品多出于这类包装。

选用一次性使用无菌医疗器械的单包装最好是国际通用的纸－塑包装，其次是选择带透气纸条（窗）的全塑包装，中包装必须选用纸箱包装。

（三）实施一次性使用无菌医疗器械的准入制

目前我国生产一次性使用无菌医疗器械的企业存在着生产工艺、生产环境、生产设备、生产技术及生产职员的素质参差不齐。国产高质一次性使用无菌医疗器械生产企业很少，而低质、低耗、低价的一次性使用无菌医疗器械产品已经供大于求。各级各类医院在选用低质、低耗、低价的一次性使用无菌医疗器械时应慎重，以免发生不良事件，应做好准入制工作。

1. 建立合格产品供方目录　各医疗单位应通过各种渠道把握目前我国一次性使用无菌医疗器械的"名牌"企业及生产体系认证，将有生产实力的企业纳入本单位的合格产品供方目录，确保产品质量稳定。

2. 索取合格产品供方的资格文件　向合格产品供方索取证实企业正当生产、正当经营的有效证件，包括医疗器械生产企业《医疗器械生产企业许可证》副本复印件；《医疗器械产品注册证》副本及其附件复印件；医疗器械经营企业《医疗器械经营许可证》副本复印件；医疗器械生产企业及经营企业《营业执照》副本复印件；第三方的产品检测报告书复印件；生产企业质量体系标准认证证书复印件；进口产品审核登记备案证实复印件；《进口商品安全质量许可证书》复印件；产品说明书原件；产品标准文件复印件；美国 FDA、欧洲 CE 或 ISO9000 认证证书复印件等。

3. 对国内生产企业进行实际考查　组织相关职员对纳进合格产品供方的企业进行实际考查。了解企业的生产环境、企业规模、生产设备设施、机械化程度、技术力量、职员素质及产品信誉度等。切实把握生产企业生产产品的体系，并撰写考察报告。

在《医疗器械生产质量管理规范》实施工作中，为了进一步规范一次性使用无菌注、输器具产品生产行为，2015 年 10 月 12 日国家食品药品监督管理总局下发了《关于生产一次性使用无菌注、输器具产品有关事项的通告》（2015 年第 71 号）。

NOTE

（四）一次性使用无菌医疗器械质量标准举例

一次性使用无菌注射器

依据国家标准 GB 15810–2001《一次性使用无菌注射器》进行检验。

检验项目：无菌、热原、易氧化物、器身密合性、标称容量允差、外圆锥接头尺寸、外圆锥接头、锥头分离力、残留容量、外观、标尺印刷、针尖外观、注射针韧性、针耐腐蚀性、注射针连接牢固、针尖刺穿力等 16 项指标。

检查结果：以上 16 个指标按照相关规定，进行严格的检测，结果均应符合要求，才可视为合格品，否则，按不合格品处理。

第三章 医药商品分类与编码

医药商品在我国种类繁多，品种复杂，其在生产、技术、销售和消费方面的特点各不相同。为了科学、合理地使用和管理临床应用的数以万种错综复杂的医药商品，控制产品的使用风险，减少管理成本，提高管理效率，有必要对医药商品进行分类管理。对医药商品实行正确的分类，可以简化市场营销的研究工作，帮助医药企业针对自己所生产和经营的产品类别正确掌握其生产、经营上的特征、特点，从而更有效地选择销售渠道，确定适宜的价格策略和促销措施，制定出最佳的市场营销组合。同时有利于医药企业提高经营管理能力，改善服务水平。

在现代医药科学技术发展的进程中，医药理论、处方、配伍和生产工艺等方面在各类药品之间相互渗透的现象越来越普遍，因而将医药商品完全科学划分也越来越困难。药品编码是建立在药品分类和药品目录编制工作基础上的，是药品的"身份证"。

第一节 药品分类

商品、物质、材料、现象及抽象概念等均可以归为一定范围的集合总体。任何集合总体都可以概括一定的标志或特征，逐次归纳成若干范围较小的单元（局部集合体），直至划分为最小的单元。药品分类也是按照这种方法，按照不同的分类目的进行。

一、药品分类的定义

药品分类是指为满足某种需要，根据不同的目的，选择不同的分类标志或者特征，将药品集合总体科学、系统地划分为不同的大类、中类、小类、品类或者品目、品种乃至规格、等级等的过程，在此基础上再进行系统的编排，进而形成有层次、逐级展开分类体系的过程。或者是指根据药品的属性或特征，按照一定的原则和方法，将药品进行区分和归类，并建立一定的分类系统和排列顺序，以满足某种需要。

二、药品分类的原则

药品分类的原则是建立药品科学分类体系的重要依据。为了使药品分类能满足特定的目的和要求，在药品分类时应遵循以下五项原则：

1. 系统性原则 指依据药品的某些共性进行分类，从而构成分类体系。在进行系统分类时，应充分考虑新产品可能不断涌现，在分类体系中应设计新产品出现的位置。如片剂中后来出现的泡腾片、分散片等。

2. 简明性原则 指在药品分类时方法应该科学、合理；标记应该有明显的特征，能够一

NOTE

目了然；术语应该通俗易懂；层次应该清晰明了，从而使得管理手段简便、快速、准确。如植物类中药材根据入药部位可分为根及根茎类、茎木类、叶类、花类、皮类、果实种子类、全草类等。

3. 专一性原则　指药品在分类后，一种药品不允许同时出现在两个或者多个类别中，即只能出现在一个类别中。这就是要求在选择分类标志时，能从本质上明显区别各类药品之间的差异，保证分类清楚。如抗真菌药分为抗生素类抗真菌药、唑类抗真菌药、其他抗真菌药。某一具体的抗真菌药品只能在这三种类别的某一类别里，而不能同时出现在两个类别中。

4. 稳定性原则　指药品分类除考虑现实状况，也要符合药品发展的客观规律，即使分类的目录发生改变，整个分类结构也不会遭到破坏，进而保持相对稳定。

5. 协调性原则　指药品分类体系具有适用性和协调性，让分类的结构更合理。

三、药品分类的方法

药品分类的方法有多种，按照不同的分类目的有不同的分类方法，几乎药学的每一个学科都有按照本学科特点的分类方法，各有侧重点，很难找到一个为药品生产企业、药品经营企业、临床医生及患者共同能接受的分类方法。因此药品分类的方法有多种多样，这里举例说明主要的一些分类方法。

（一）根据药品来源和性状分类

药品根据来源和性状可分为中药材、中药饮片、中成药；化学原料药及其制剂；抗生素类；生化药品；血清疫苗、血液制品；放射性药品等。

1. 来源于植物的药品　中药多数来源于植物，其不同的部位可以作不同的中药使用；也有利用植物所含的化学成分制成的药，如吗啡、咖啡因等。很多来源于植物的药现在已经能够人工合成，如黄连素等。

2. 来源于动物的药品　中药常利用动物的全部、部分脏器、病理产物、生理产物或排泄物等作为药用，如全蝎、蜈蚣、牛黄、蟾蜍、蚕沙等。也有提取其纯品应用的，如各种内分泌制剂胰岛素、肾上腺素或血浆制品等。

3. 来源于矿物的药品　一般系指直接利用原矿物，如朱砂、自然铜、炉甘石；矿物原料的加工品，如芒硝、轻粉；动物或动物骨骼的加工品，如龙骨、龙齿等。

4. 来源于化学合成的药品　系指利用化学方法合成的药品，如磺胺、扑热息痛、阿司匹林等。

（二）根据药品生产方式分类

按照不同的生产方式，药品可分为三大类：中药（天然药物）、化学合成药和生物制品。

1. 中药（天然药物）　系指以自然界中动物、植物和矿物等三大类天然资源加工而成的药物，在我国已经有数千年的使用历史。中药又分为中药材、中药饮片和中药成药。中药材是指在产地经过简单加工的药物，如当归、人参等；中药饮片是经过炮制加工，能直接用于临床配方使用的药物，如酒大黄、炙黄芪等；以中药饮片为原料，在中医药理论指导下，按规定处方和制法大批量生产，具特有名称，并标明功能主治、用法用量和规格，实行批准文号管理的药品，叫中药成药，简称中成药，如六味地黄丸、六神丸等。

中药根据不同的分类方法又可以分成很多种，如根据来源中药材可分为植物药、动物药、矿物药；根据入药部位植物药可分为根及根茎类、茎木类、叶类、花类、皮类、果实种子类、全草类等；根据药物功能主治又分为解表药、清热药、理气药、温里药、祛风湿药、止血药、活血化瘀药、化痰止咳平喘药、安神药、平肝息风药、芳香开窍药、补益药、收涩药、泻下药、催吐药、消食药、驱虫药及外用药等。

2. 化学合成药 系指以化学理论为指导，依据化学规律研究和生产的合成药物。特点是对疾病治疗效果明显，显效快，但是往往治标，且常常有不同的毒副作用。又分为全人工合成品，如扑热息痛、苯海拉明等；半人工合成品，如琥乙红霉素、氨苄西林钠等。

3. 生物制品 系指以微生物、细胞、动物或人源组织和体液等为初始原材料，用微生物学技术制成，用于预防、治疗和诊断人类疾病的制剂，如疫苗、血液制品、生物技术药物、微生态制剂、免疫调节剂、诊断制品等。

生物制品根据用途可分为预防类生物制品、治疗类生物制品和诊断类生物制品三类。

（三）根据药品的剂型分类

剂型是指将原料药加工制成适合于医疗或预防应用的形式，是药品施于机体前的最后形式。剂型选择恰当与否直接关系到药物防病治病的速度和效果。良好的剂型能最大限度地发挥药物的疗效，减少毒副作用。

《中国药典》（2015年版）四部（制剂通则0100）收载38种剂型。制剂通则中原料药物系指用于制剂制备的活性物质，包括中药、化学药、生物制品原料药物。中药原料药物系指饮片、植物油脂、提取物、有效成分或有效部位；化学原料药物系指化学合成、来源于天然物质或采用生物技术获得的有效成分（即原料药）；生物制品原料药物系指生物制品原液或将生物制品原液干燥后制成的原粉。

本制剂通则适用于中药、化学药和治疗用生物制品；预防类生物制品，应符合《中国药典》（2015年版）三部相应品种项下的有关要求。

1. 片剂 系指原料药物或与适宜的辅料制成的圆形或异形的片状固体制剂。中药还有浸膏片、半浸膏片和全粉片等。是药品中销量最大的剂型，也是使用最广泛的一类。片剂以口服普通片为主，另有含片、舌下片、口腔贴片、咀嚼片、分散片、可溶片、泡腾片、阴道片、阴道泡腾片、缓释片、控释片、包衣片、肠溶片与口崩片等。

（1）普通片 即素片，系指原料药物或与适宜的辅料制成的片剂。如磺胺嘧啶片、复方甘草片等。

（2）含片 系指含于口腔中缓慢溶化产生局部或全身作用的片剂。含片中的原料药物一般是易溶性的，主要起局部消炎、杀菌、收敛、止痛或局部麻醉等作用，多用于口腔及咽部不适。含在嘴里时，不要将其嚼碎，含服的时间越长越好。药物溶解后，半小时之内尽量不要喝水、吃食物，保持咽喉部位较高的药物浓度，可提高药物疗效。如复方草珊瑚含片、西瓜润喉片、四季青消炎喉片等。

（3）舌下片 系指置于舌下能迅速溶化，药物经舌下黏膜吸收发挥全身作用的片剂。舌下片中的原料药物应易于直接吸收，主要适用于急症的治疗。如尼古丁舌下片、硝酸甘油片等。

（4）口腔贴片 系指贴于口腔，经黏膜吸收后起局部或全身作用的片剂。如冰硼贴片、硝酸甘油贴片等。

（5）咀嚼片 系指于口腔中咀嚼后吞服的片剂。咀嚼片一般应选择甘露醇、山梨醇、蔗糖等水溶性辅料作填充剂和黏合剂，其硬度应适宜。如健胃消食片、钙片等。

（6）分散片　系指在水中能迅速崩解并均匀分散的片剂。分散片中的原料药物应是难溶性的，分散片可加水分散后口服，也可将分散片含于口中吮服或吞服。分散片服用方便，吸收快，生物利用度高，不良反应少，适于婴幼儿、老人。如心达康分散片。

（7）可溶片　系指临用前能溶解于水的非包衣片或薄膜包衣片剂。可溶片应溶解于水中，溶液可呈轻微乳光。可供口服、外用、含漱等用。如阿莫西林可溶片、复方硼砂漱口片等。

（8）泡腾片　系指含有碳酸氢钠和有机酸，遇水可产生气体而呈泡腾状的片剂。泡腾片中的原料药物应是易溶性的，加水产生气泡后应能溶解。有机酸一般用枸橼酸、酒石酸、富马酸等。如泡腾维生素 C 片等。

（9）阴道片与阴道泡腾片　系指置于阴道内使用的片剂。阴道片与阴道泡腾片的形状应易置于阴道内，可借助器具将片剂送入阴道。阴道片在阴道内应易溶化、溶散或融化、崩解并释放药物。具有局部刺激性的药物，不得制成阴道片。

（10）缓释片　系指在规定的释放介质中缓慢地非恒速释放药物的片剂。

（11）控释片　系指在规定的释放介质中缓慢地恒速释放药物的片剂。

（12）包衣片　系指用适宜的物料在普通片外包衣膜制成的片剂。按照包衣物料或者作用的不同，可分为糖衣片、薄膜衣片、半薄膜衣片、肠溶衣片等。

（13）肠溶片　系指用肠溶性包衣材料进行包衣的片剂。为防止原料药物在胃内分解失效、对胃的刺激或控制原料药物在肠道内定位释放，可对片剂包肠溶衣；为治疗结肠部位疾病等，可对片剂包结肠定位肠溶衣。

（14）口崩片　系指在口腔内不需要用水即能迅速崩解或溶解的片剂。一般适合于小剂量原料药物，常用于吞咽困难或不配合服药的患者。可采用直接压片和冷冻干燥法制备。口崩片应在口腔内迅速崩解或溶解、口感良好、容易吞咽，对口腔黏膜无刺激性。

2. 注射剂　系指原料药物或与适宜的辅料制成的供注入体内的无菌制剂。注射剂可分为注射液、注射用无菌粉末与注射用浓溶液等。

（1）注射液　系指原料药物或与适宜的辅料制成的供注入体内的无菌液体制剂，包括溶液型、乳浊液型或混悬型等注射液。可用于皮下注射、皮内注射、肌内注射、静脉注射、静脉滴注、鞘内注射、椎管内注射等。其中，供静脉注射用的大容量注射液（除另有规定外，一般不小于 100mL，生物制品一般不小于 50mL）也可称为输液。中药注射剂不宜制成混悬型注射液。

（2）注射用无菌粉末　系指原料药物或与适宜的辅料制成的供临用前用无菌溶液配制成注射液的无菌粉末或无菌块状物，一般采用无菌分装或冷冻干燥法制得。可用适宜的注射用溶剂配制后注射，也可用静脉输液配制后滴注。以冷冻干燥法制备的生物制品注射用无菌粉末，也可称为注射用冻干制剂。

（3）注射用浓溶液　系指原料药物与适宜的辅料制成的供临用前稀释后静脉滴注用的无菌浓溶液。

3. 胶囊剂　系指原料药物或与适宜辅料充填于空心胶囊或密封于软质囊材中制成的固体制剂，分为硬胶囊、软胶囊（胶丸）、缓释胶囊、控释胶囊和肠溶胶囊。主要供口服用。

（1）硬胶囊（通称为胶囊）　系指采用适宜的制剂技术，将原料药物或加适宜辅料制成的均匀粉末、颗粒、小片、小丸、半固体或液体等，充填于空心胶囊中的胶囊剂。

（2）软胶囊　系指将一定量的液体原料药物直接包封，或将固体原料药物溶解或分散在适宜的辅料中制备成溶液、混悬液、乳状液或半固体，密封于软质囊材中的胶囊剂。可用滴制法或压制法制备。软质囊材一般是由胶囊用明胶、甘油或其他适宜的药用辅料单独或混合制成。

（3）肠溶胶囊　系指用肠溶材料包衣的颗粒或小丸充填于胶囊而制成的硬胶囊，或用适宜的肠溶材料制备而得的硬胶囊或软胶囊。肠溶胶囊不溶于胃液，但能在肠液中崩解而释放活性成分。

（4）缓释胶囊　系指在规定的释放介质中缓慢地非恒速释放药物的胶囊剂。

（5）控释胶囊　系指在规定的释放介质中缓慢地恒速释放药物的胶囊剂。

4. 颗粒剂　系指原料药物与适宜的辅料混合制成具有一定粒度的干燥颗粒状制剂。分为可溶颗粒（通称为颗粒）、混悬颗粒、泡腾颗粒、肠溶颗粒、缓释颗粒、控释颗粒等，供口服用。

（1）混悬颗粒　系指难溶性原料药物与适宜辅料混合制成的颗粒剂。临用前加水或其他适宜的液体振摇即可分散成混悬液。

（2）泡腾颗粒　系指含有碳酸氢钠和有机酸，遇水可放出大量气体而呈泡腾状的颗粒剂。泡腾颗粒中的原料药物应是易溶性的，加水产生气泡后应能溶解。有机酸一般用枸橼酸、酒石酸等。

（3）肠溶颗粒　系指采用肠溶材料包裹颗粒或其他适宜方法制成的颗粒剂。肠溶颗粒耐胃酸而在肠液中释放活性成分或控制药物在肠道内定位释放，可防止药物在胃内分解失效，避免对胃的刺激。

（4）缓释颗粒　系指在规定的释放介质中缓慢地非恒速释放药物的颗粒剂。

（5）控释颗粒　系指在规定的释放介质中缓慢地恒速释放药物的颗粒剂。

5. 眼用制剂　系指直接用于眼部发挥治疗作用的无菌制剂。可分为眼用液体制剂（滴眼剂、洗眼剂、眼内注射溶液等）、眼用半固体制剂（眼膏剂、眼用乳膏剂、眼用凝胶剂等）、眼用固体制剂（眼膜剂、眼丸剂、眼内插入剂等）。眼用液体制剂也可以固态形式包装，另备溶剂，在临用前配成溶液或混悬液。

（1）滴眼剂　系指由原料药物与适宜的辅料制成的供滴入眼内的无菌液体制剂。分为溶液、混悬液或乳状液。

（2）洗眼剂　系指由原料药物制成的无菌澄明水溶液，供冲洗眼部异物或分泌液、中和外来化学物质的眼用液体制剂。

（3）眼内注射溶液　系指由原料药物与适宜的辅料制成的无菌液体，供眼部周围组织（包括球结膜下、筋膜下及球后）或眼内注射（包括前房注射、前房冲洗、玻璃体内注射、玻璃体内灌注等）的无菌眼用液体制剂。

（4）眼膏剂　系指由原料药物与适宜基质均匀混合，制成溶液型或混悬型膏状的无菌眼用半固体制剂。

（5）眼用乳膏剂　系指由原料药物与适宜基质均匀混合，制成乳膏状的无菌眼用半固体制剂。

（6）眼用凝胶剂　系指原料药物与适宜辅料制成的凝胶状的无菌眼用半固体制剂。

（7）眼膜剂　系指原料药物与高分子聚合物制成的无菌药膜，可置于结膜囊内缓慢释放药物的眼用固体制剂。

（8）眼丸剂　系指原料药物与适宜辅料制成的球形、类球形的无菌眼用固体制剂。

（9）眼内插入剂　系指原料药物与适宜辅料制成的适当大小和形状、供插入结膜囊内缓慢释放药物的无菌眼用固体制剂。

6. 鼻用制剂　系指直接用于鼻腔，发挥局部或全身治疗作用的制剂。可分为鼻用液体制剂（滴鼻剂、洗鼻剂、喷雾剂等）、鼻用半固体制剂（鼻用软膏剂、鼻用乳膏剂、鼻用凝胶剂等）、鼻用固体制剂（鼻用散剂、鼻用粉雾剂和鼻用棒剂等）。鼻用液体制剂也可以固态形式包装，配套专用溶剂，在临用前配成溶液或混悬液。

（1）滴鼻剂　系指由原料药物与适宜辅料制成的澄明溶液、混悬液或乳状液，供滴入鼻腔用的鼻用液体制剂。

（2）洗鼻剂　系指由原料药物制成符合生理 pH 值范围的等渗水溶液，用于清洗鼻腔的鼻用液体制剂，用于伤口或手术前使用者应无菌。

（3）鼻用气雾剂　系指由原料药物和附加剂与适宜抛射剂共同装封于耐压容器中，内容物经雾状喷出后，经鼻吸入沉积于鼻腔的制剂。

（4）鼻用喷雾剂　系指由原料药物与适宜辅料制成的澄明溶液、混悬液或乳状液，供喷雾器雾化的鼻用液体制剂。

（5）鼻用软膏剂　系指由原料药物与适宜基质均匀混合，制成溶液型或混悬型膏状的鼻用半固体制剂。

（6）鼻用乳膏剂　系指由原料药物与适宜基质均匀混合，制成乳膏状的鼻用半固体制剂。

（7）鼻用凝胶剂　系指由原料药物与适宜辅料制成的凝胶状的鼻用半固体制剂。

（8）鼻用散剂　系指由原料药物与适宜辅料制成的粉末，用适当的工具吹入鼻腔的鼻用固体制剂。

（9）鼻用粉雾剂　系指由原料药物与适宜辅料制成的粉末，用适当的给药装置喷入鼻腔的鼻用固体制剂。

（10）鼻用棒剂　系指由原料药物与适宜基质制成棒状或类棒状，供插入鼻腔用的鼻用固体制剂。

7. 栓剂　系指原料药物与适宜基质制成供腔道给药的固体制剂。栓剂因施用的腔道不同，可分为直肠栓、阴道栓和尿道栓。直肠栓为鱼雷形、圆锥形或圆柱形等；阴道栓为鸭嘴形、球形或卵形等；尿道栓一般为棒状。

8. 丸剂　系指原料药物与适宜的辅料制成的球形或类球形的固体制剂。

中药丸剂包括蜜丸、水蜜丸、水丸、糊丸、蜡丸、浓缩丸和滴丸等；化学药丸剂包括滴丸、糖丸等。

（1）蜜丸　系指饮片细粉以炼蜜为黏合剂制成的丸剂。其中每丸重量在 0.5g（含 0.5g）以上的称为大蜜丸，每丸重量在 0.5g 以下的称为小蜜丸。

（2）水蜜丸　系指饮片细粉以炼蜜和水为黏合剂制成的丸剂。

（3）水丸　系指饮片细粉以水（或根据制法用黄酒、醋、稀药汁、糖液、含 5% 以下炼蜜的水溶液等）为黏合剂制成的丸剂。

（4）糊丸　系指饮片细粉以米粉、米糊或面糊等为黏合剂制成的丸剂。

（5）蜡丸　系指饮片细粉以蜂蜡为黏合剂制成的丸剂。

（6）浓缩丸　系指饮片或部分饮片提取浓缩后，与适宜的辅料或其余饮片细粉，以水、炼蜜或炼蜜和水为黏合剂制成的丸剂。根据所用黏合剂的不同，分为浓缩水丸、浓缩蜜丸、浓缩水蜜丸等。

（7）滴丸剂　系指原料药物与适宜的基质加热熔融混匀，滴入不相混溶、互不作用的冷凝介质中制成的球形或类球形制剂。

（8）糖丸　系指以适宜大小的糖粒或基丸为核心，用糖粉和其他辅料的混合物作为撒粉材料，选用适宜的黏合剂或润湿剂制丸，并将原料药物以适宜的方法分次包裹在糖丸中而制成的制剂。

9. 软膏剂、乳膏剂

（1）软膏剂　系指原料药物与油脂性或水溶性基质混合制成的均匀的半固体外用制剂。因原料药物在基质中分散状态不同，分为溶液型软膏剂和混悬型软膏剂。溶液型软膏剂为原料药物溶解（或共熔）于基质或基质组分中制成的软膏剂；混悬型软膏剂为原料药物细粉均匀分散于基质中制成的软膏剂。

（2）乳膏剂　系指原料药物溶解或分散于乳状液型基质中形成的均匀半固体制剂。

10. 糊剂　系指大量的原料药物固体粉末（一般 25% 以上）均匀地分散在适宜的基质中所组成的半固体外用制剂。可分为含水凝胶性糊剂和脂肪糊剂。

11. 吸入制剂　系指原料药物溶解或分散于合适介质中，以蒸气或气溶胶形式递送至肺部发挥局部或全身作用的液体或固体制剂。

根据制剂类型，处方中可能含有抛射剂、共溶剂、稀释剂、抑菌剂、助溶剂和稳定剂等，所用辅料应不影响呼吸道黏膜或纤毛的功能。吸入制剂包括吸入气雾剂、吸入粉雾剂、供雾化器用的液体制剂和可转变成蒸气的制剂。

12. 喷雾剂　系指原料药物或与适宜辅料填充于特制的装置中，使用时借助手动泵的压力、高压气体、超声振动或其他方法将内容物呈雾状物释出，用于肺部吸入或直接喷至腔道黏膜、皮肤等的制剂。

喷雾剂按内容物组成分为溶液型、乳状液型或混悬型。按用药途径分为吸入喷雾剂、鼻用喷雾剂及用于皮肤、黏膜的非吸入喷雾剂。按给药定量与否，喷雾剂可分为定量喷雾剂和非定量喷雾剂。

定量吸入喷雾剂系指通过定量雾化器产生供吸入用气溶胶的溶液、混悬液或乳液。

13. 气雾剂　系指原料药物或原料药物和附加剂与适宜的抛射剂共同封装于具有特制阀门系统的耐压容器中，使用时借助抛射剂的压力将内容物呈雾状物喷出，用于肺部吸入或直接喷至腔道黏膜、皮肤的制剂。

按用药途径可分为吸入气雾剂、非吸入气雾剂。按处方组成可分为二相气雾剂（气相与液相）和三相气雾剂（气相、液相、固相或液相）。按给药定量与否，可分为定量气雾剂和非定量气雾剂。

（1）吸入气雾剂　系指经口吸入沉积于肺部的制剂，通常也被称为压力定量吸入剂。揿压阀门可定量释放活性物质。

（2）鼻用气雾剂　系指经鼻吸入沉积于鼻腔的制剂。揿压阀门可定量释放活性物质。

14. 凝胶剂　系指原料药物与能形成凝胶的辅料制成的具有凝胶特性的稠厚液体或半固体制剂。除另有规定外，凝胶剂局限部用于皮肤及体腔，如鼻腔、阴道和直肠。

乳状液型凝胶剂又称为乳胶剂。由高分子基质如西黄蓍胶制成的凝胶剂也可称为胶浆剂。小分子无机原料药物如氢氧化铝凝胶剂是由分散的药物小粒子以网状结构存在与液体中，属两相分散系统，也称混悬型凝胶剂。

15. 散剂　系指原料药物或与适宜的辅料经粉碎、均匀混合制成的干燥粉末状制剂，分口服散剂和局部用散剂。

口服散剂一般溶于或分散于水、稀释液或其他液体中服用，也可直接用水送服。

局部用散剂可供皮肤、口腔、咽喉、腔道等处应用；专供治疗、预防和润滑皮肤的散剂也可称为撒布剂或撒粉。

16. 糖浆剂　系指含有原料药物的浓蔗糖水溶液。

17. 搽剂　系指原料药物用乙醇、油或适宜的溶剂制成的液体制剂，供无破损皮肤揉擦用。

18. 涂剂　系指含原料药物的水性或油性溶液、乳浊液、混悬液，供临用前用消毒纱布或棉球等柔软物料蘸取涂于皮肤或口腔与喉部黏膜的液体制剂。也可为临用前用无菌溶剂制成溶液的无菌冻干制剂，供创伤面涂抹治疗用。

19. 涂膜剂　系指原料药物溶解或分散于含成膜材料的溶剂中，涂搽患处后形成薄膜的外用液体制剂。

20. 酊剂　系指将原料药物用规定浓度的乙醇提取或溶解而制成的澄清液体制剂，也可用流浸膏稀释制成。供口服或外用。

21. 贴剂　系指原料药物与适宜的材料制成的供黏贴在皮肤上的可产生全身性或局部作用的一种薄片状制剂。

贴剂有背衬层、药物贮库、黏贴层及临用前需除去的保护层。贴剂可用于完整皮肤表面，也可用于有疾患或不完整的皮肤表面。用于完整皮肤表面能将药物输送透过皮肤进入血液循环系统起全身作用的贴剂称为透皮贴剂。

22. 贴膏剂　系指原料药物与适宜的基质制成膏状物、涂布于背衬材料上供皮肤贴敷、可产生全身性或局部作用的一种薄片状制剂。包括凝胶贴膏（原巴布膏剂或凝胶膏剂）和橡胶贴膏（原橡皮膏剂）。

（1）凝胶贴膏　系指原料药物与适宜的亲水性基质混匀后涂布于背衬材料上制成的贴膏剂。

（2）橡胶贴膏　系指原料药物与橡胶等基质混匀后涂布于背衬材料上制成的贴膏剂。

23. 口服溶液剂、口服混悬剂与口服乳剂

（1）口服溶液剂　系指原料药物溶解于适宜溶剂中制成的供口服的澄清液体制剂。

（2）口服混悬剂　系指难溶性固体原料药物分散在液体介质中制成的供口服的混悬液体制剂。也包括干混悬剂或浓混悬液。

（3）口服乳剂　系指两种互不相溶的液体制成的供口服的水包油型液体制剂。

用适宜的量具以小体积或以滴计算的口服溶液剂、口服混悬剂或口服乳剂称为滴剂。

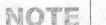

24. 植入剂　系指原料药物与辅料制成的供植入人体内的无菌固体制剂。植入剂一般采用特制的注射器植入，也可以手术切开植入。植入剂在体内持续释放药物，并应维持较长的时间。

25. 膜剂　系指原料药物与适宜的成膜材料经加工制成的膜状制剂。供口服或黏膜用。

26. 耳用制剂　系指原料药物与适宜辅料制成的直接用于耳部发挥局部治疗作用的制剂。可分为耳用液体制剂（滴耳剂、洗耳剂、耳用喷雾剂等）、耳用半固体制剂（耳用软膏剂、耳用乳膏剂、耳用凝胶剂、耳塞等）、耳用固体制剂（耳用散剂、耳用丸剂等）。耳用液体制剂也可以固态形式包装，另备溶剂，在临用前配成溶液或混悬液。

（1）滴耳剂　系指由原料药物与适宜辅料制成的水溶液，或由甘油或其他适宜溶剂制成的澄明溶液、混悬液或乳状液，供滴入外耳道用的液体制剂。

（2）洗耳剂　系指由原料药物与适宜辅料制成的澄明水溶液，用于清洁外耳道的液体制剂。通常是符合生理 pH 值范围的水溶液，用于伤口或手术前使用者应无菌。

（3）耳用喷雾剂　系指由原料药物与适宜辅料制成的澄明溶液、混悬液或乳状液，借喷雾器雾化的耳用液体制剂。

（4）耳用软膏剂　系指由原料药物与适宜基质均匀混合制成的溶液型或混悬型膏状的耳用半固体制剂。

（5）耳用乳膏剂　系指由原料药物与适宜基质均匀混合制成的乳膏状耳用半固体制剂。

（6）耳用凝胶剂　系指由原料药物与适宜辅料制成凝胶状的耳用半固体制剂。

（7）耳塞　系指由原料药物与适宜基质制成的用于塞入外耳道的耳用半固体制剂。

（8）耳用散剂　系指由原料药物与适宜辅料制成粉末状的供放入或吹入外耳道的耳用固体制剂。

（9）耳用丸剂　系指由原料药物与适宜辅料制成的球形或类球形的用于外耳道或中耳道的耳用固体制剂。

27. 洗剂　系指含原料药物的溶液、乳状液、混悬液，供清洗无破损皮肤或腔道用的液体制剂。

28. 冲洗剂　系指用于冲洗开放性伤口或腔体的无菌溶液。

29. 灌肠剂　系指灌注于直肠的水性、油性溶液、乳状液或混悬液，以治疗、诊断或营养为目的液体制剂。

30. 合剂　系指饮片用水或其他溶剂，采用适宜的方法提取制成的口服液体制剂（单剂量灌装者也可称"口服液"）。

31. 锭剂　系指饮片细粉与适宜黏合剂（或利用饮片细粉本身的黏性）制成不同形状的固体制剂。

32. 煎膏剂（膏滋）　系指饮片用水煎煮，取煎煮液浓缩，加炼蜜或糖（或转化糖）制成的半流体制剂。

33. 胶剂　系指将动物皮、骨、甲或角用水煎取胶质，浓缩成稠胶状，经干燥后制成的固体块状内服制剂。

34. 酒剂　系指饮片用蒸馏酒提取制成的澄清液体制剂。

35. 膏药　系指饮片、食用植物油与红丹（铅丹）或宫粉（铅粉）炼制成膏料，摊涂于裱

NOTE

褙材料上制成的供皮肤贴敷的外用制剂。前者称为黑膏药，后者称为白膏药。

36. 露剂　系指含挥发性成分的饮片用水蒸气蒸馏法制成的芳香水剂。

37. 茶剂　系指饮片或提取物（液）与茶叶或其他辅料混合制成的内服制剂，可分为块状茶剂、袋装茶剂和煎煮茶剂。

（1）块状茶剂　可分为含糖块状茶剂和不含糖块状茶剂。含糖块状茶剂系指提取物、饮片细粉与蔗糖等辅料压制成块状的茶剂；不含糖茶剂系指饮片粗粉、碎片与茶叶或适宜的黏合剂压制成块状的茶剂。

（2）袋装茶剂　系指茶叶、饮片粗粉或部分饮片粗粉吸收提取液经干燥后，装入袋的茶剂，其中装入饮用茶袋的又称袋泡茶剂。

（3）煎煮茶剂　系指将饮片适当碎断后，装入袋中，供煎服的茶剂。

38. 流浸膏剂与浸膏剂　系指饮片用适宜的溶剂提取，蒸去部分或全部溶剂，调整至规定浓度而成的制剂。

除另有规定外，流浸膏剂系指每 1mL 相当于饮片 1g；浸膏剂分为稠膏和干膏两种，每 1g 相当于饮片或天然药物 2~5g。

（四）根据医药商业保管习惯分类

此种分类方法是建立在以药品剂型分类的基础上，以医药商品的陈列和仓储保管习惯为依据，将品种繁多的医药商品可以简单地分为针剂类、粉剂类、水剂类、片剂类四大类。这种分类方法虽然较牵强，不够严谨，如将胶囊剂归入片剂，但其优点是可以根据医药商品的外观进行简单的分类。这四大类商品每类都有很多共同点，所以在包装、运输、保管和销售等方面提供了很多便利；此种分类的方法还具有能适应企业计划、统计、财会账目登记的需要等优点，故在医药商业中被普遍采用。

1. 针剂类　包括注射液、注射用无菌粉末和大输液。

2. 粉剂类　包括原料药、颗粒剂及散剂等。

3. 水剂类　包括液体制剂、栓剂、半固体制剂和气雾剂。

4. 片剂类　包括片剂、丸剂及胶囊剂。

（五）根据药品的特殊性分类

根据药品的特殊性可以将药品分为普通药品和特殊管理的药品，特殊管理药品包括麻醉药品、精神药品、医用毒性药品、放射性药品。

1. 普通药品　是指毒性较小、安全范围较大、不良反应较少的药品，如沙丁胺醇、葡萄糖、氯雷他定等。

2. 特殊管理药品　系指国家规定有特殊管理办法的医疗用诊断或治疗药品。

（1）麻醉药品　指连续使用后易使身体产生依赖性、能成瘾的药品，如吗啡类、哌替啶、布桂嗪等。

（2）精神药品　系指对中枢神经系统有不同程度的兴奋或抑制作用，从而影响人的精神活动，连续使用能使人产生生理依赖性和精神依赖性的药品。依据联合国《1971 年精神药物公约》使人体产生的依赖性的潜力和危害人体健康的程度，可将这类药品分为第一类和第二类精神药品。2013 年 11 月 11 日，国家食品药品监督管理总局、中华人民共和国公安部、国家卫生和计划生育委员会联合公布了 2013 年版的麻醉药品、精神药品品种，自 2014 年 1 月 1 日起实施。我国生产及使用的麻醉药品有 22 种（类），精神药品 27 种，其中包括一类精神药品 7 种。

第一类精神药品如马吲哚、司可巴比妥、丁丙诺啡等不能在药店零售。第二类精神药品如异戊巴比妥、地西泮、曲马多、咖啡因、艾司唑仑等，在零售药店应凭执业医师开具的处方，按规定剂量购得。

（3）毒性药品　指毒性剧烈、治疗剂量与中毒剂量相近，使用不当会致使人中毒或者死亡的药品，如阿托品、毛果芸香碱等。

（4）放射性药品　指用于临床诊断或治疗的放射性核制剂或者其他标记药品。包括裂变制品、推照制品、加速器制品、放射性核素发生器及其配套药盒、放射免疫分析药盒等。

3. 新药、新生物制品与仿制药品　我国《药品管理法》指出，"国家鼓励研究和创制新药"。

（1）新药　指未曾在中国境内上市销售的药品。而《药品注册管理办法》中规定，"已上市药品改变剂型、改变给药途径、增加新的适应证或制成新的复方制剂的，按照新药管理"。新药在临床前研究中尚不属于药品，一经批准进入临床研究，便称为注册中药品。

（2）新生物制品　指我国未批准上市的生物制品。已批准上市的生物制品，应当改换制备疫苗和生物技术产品的菌毒种、细胞株及其他重大生产工艺改革对制品的安全性、有效性可能有显著影响时，按新生物制品审批。

（3）仿制药品　仿制药品是指仿制国家已批准正式生产，并收载于国家药品标准（包括《中国生物制品规程》）的品种。

（六）根据我国药品管理制度分类

1. 处方药和非处方药　《药品管理法》规定：国家对药品实行处方药与非处方药分类管理。

（1）处方药　系指凭执业医师和执业助理医师的处方才可调配、购买，在医师、药师或其他医疗专业人员监督或指导下方可使用的药品，这类药品一般专属性强或副作用大。

（2）非处方药　系指不需要凭执业医师和执业助理医师处方，消费者可自行判断、购买和使用的药品。在国外，非处方药称为"柜台药"，英文写作 Over The Counter，简称 OTC 药。

被列为非处方药的药品具有以下特点：①药品适应证可自我诊断、自我治疗，通常限于自身疾病。②药品的毒性在公认的安全范围内，其效用 - 风险比值大。③药品滥用、误用的潜在可能性小。④药品作用不掩盖其他疾病。⑤药品不致细菌耐药性。⑥一般公众能理解药品标签的忠告性内容，无须医师监督和实验监测即可使用。

此外，根据药品的安全性，非处方药又分为甲、乙两类。非处方药的包装、标签、说明书上均有其特有标识 OTC。红色为甲类，必须在医疗机构、药店出售；绿色为乙类，除医疗机构、药店外，还可在药监部门批准的宾馆、商店等商业企业中零售。相对而言，乙类比甲类更安全。

处方药与非处方药之间的关系不是一成不变的，非处方药来源于处方药。一般情况下，处方药如果经过较长时间（通常是 6~12 年）临床实践被证明是应用安全、疗效确切、质量稳定、使用方便，即使是非医疗专业人员也能按照说明书自行使用，经国家食品药品监督管理总局批准即可转为非处方药。当处方药转为非处方药后，在适应证及剂量等方面都会有所变化，甚至同一药品由于剂型与剂量的不同也可分为处方药与非处方药。

NOTE

2. 国家基本药物、基本医疗保险用药　世界卫生组织于1975年开始推荐一些国家制定基本药物，并将此做法作为该组织药品政策的战略任务，目的是使其成员国特别是发展中国家绝大多数人口得到基本的药品供应，促进合理用药，从而降低医疗费用。

（1）国家基本药物　原卫生部《制定国家基本药物工作方案》指出："国家基本药物系指从我国目前临床应用的各类药物中经过科学评价而遴选出的，在各类药品中具有代表性的药品。其特点是疗效好，不良反应小，质量稳定，价格合理，使用方便等。列入基本药物的品种国家要保证生产和供应，并属于公费、劳保医疗范畴。"确定国家基本药物制度，目的在于加强药品生产和使用环节的管理，确保广大人民群众安全、有效、合理地用药；不仅完善了公费医疗制度，减少药品浪费，而且使国家有限的卫生资源得到充分的利用，达到最佳的经济效益和社会效益。

（2）基本医疗保险用药　为了保障城镇职工及农村人员医疗保险用药的需要，合理控制药品费用而规定的基本医疗保险用药药品。纳入《基本医疗保险药品目录》的药品应符合"临床必需、安全有效、价格合理、使用方便、市场能够保证供应"的原则，且具备下列条件之一：一是《中国药典》（现行版）收载的药品；二是符合国家食品药品监督管理部门颁发标准的药品；三是国家食品药品监督管理部门批准正式进口的药品。

《基本医疗保险药品目录》所列药品包括化学药、中成药、中药饮片，是在《国家基本药物》基础上遴选而出。化学药和中成药列基本医疗保险基金准予支付的药品，中药饮片列基本医疗保险基金不予支付的药品。

《基本医疗保险药品目录》又分为"甲类目录"和"乙类目录"。纳入"甲类目录"的药品是临床必需、使用广泛、疗效好、同类药品中价格最低的药品，价格由国家统一制定，各地不得调整。"乙类目录"的药品可供临床治疗选择使用，疗效好，药价比"甲类目录"药品略高，价格由国家制定，各省、自治区、直辖市可适当调整（不超过其总数的15%）。

（七）根据药理作用和临床用途分类

这种分类方法可将药品分为作用于神经系统、心血管系统、血液系统、内分泌系统、呼吸系统、免疫系统、消化系统、泌尿系统、生殖系统等的药物以及抗微生物药物、抗寄生虫药物和诊断用药等，即按药理学分类的方法。

这种分类方法的优点是方便指导患者使用，使治疗不同疾病的药品名目清晰，更重要的是便于读者在用药的基础上学习医药商品知识；缺点是各类药品剂型复杂，给贮存与保管带来诸多不便。

第二节　医疗器械分类

医疗器械的安全有效直接关系人民群众身体健康和社会和谐稳定，是重大的民生和公共安全问题。2014年6月1日起施行的《医疗器械监督管理条例》规定，"医疗器械，是指直接或者间接用于人体的仪器、设备、器具、体外诊断试剂及校准物、材料以及其他类似或者相关的物品，包括所需要的计算机软件"。医药器械的效用主要通过物理等方式获得，不是通过药理学、免疫学或者代谢的方式获得，或者虽然有这些方式参与，但是只起辅助作用。其目的是：

①疾病的诊断、预防、监护、治疗或者缓解。②损伤的诊断、监护、治疗、缓解或者功能补偿。③生理结构或者生理过程的检验、替代、调节或者支持。④生命的支持或者维持。⑤妊娠控制。⑥通过对来自人体的样本进行检查，为医疗或者诊断目的提供信息。

医疗器械的种类多，规格更多，从一把普通刀片到核磁共振成像装置之间，按照技术特性分类，存在千种以上产品，这些产品的预期用途、结构组成及产品的风险各不相同。

一、术语

1. 预期目的 系指产品说明、标签或宣传资料载明的，使用医疗器械应当取得的作用。

2. 风险 系指导致人体受伤害的危险发生的可能性及伤害的严重程度。

3. 使用期限 系指器械预期的连续使用时间。

（1）暂时使用 器械预期的连续使用时间在24小时以内。

（2）短期使用 器械预期的连续使用时间在24小时以上30日以内。

（3）长期使用 器械预期的连续使用时间超过30日。

（4）连续使用 器械按预期用途，没有间断地实际发生作用的时间。

4. 使用部位和器械

（1）非接触器械 不直接或间接接触患者的器械。

（2）表面接触器械 包括与以下部位接触的器械：①皮肤：仅接触未受损皮肤表面的器械。②黏膜：与黏膜接触的器械。③损伤表面：与伤口或其他损伤体表接触的器械。

（3）外科侵入器械 借助外科手术，器械全部或部分通过体表侵入体内，接触包括下列部位的器械：①血管：侵入血管与管路上某一点接触，作为管路向血管系统输入的器械。②组织、骨、牙质：侵入组织、骨和牙髓、牙质系统的器械和材料。③血液循环：接触血液循环系统的器械。

5. 植入器械 任何借助外科手术，器械全部或者部分进入人体或自然腔道中；在手术过程结束后长期留在体内，或者这些器械部分留在体内至少30天以上，这些器械被认为是植入器械。

6. 有源器械 任何依靠电能或其他能源而不是直接由人体或重力产生的能源来发挥其功能的医疗器械。

7. 重复使用外科器械 指器械用于外科手术中进行切、割、钻、锯、抓、刮、钳、抽、夹或类似的手术过程，不连接任何有源器械，通过一定的处理可以重新使用的器械。

8. 中枢循环系统 指人体血液循环中的肺动脉、主动脉、冠状动脉、颈动脉、脑动脉、心脏静脉、上大腔静脉、下大腔静脉。

9. 中枢神经系统 指大脑、脑膜、脊髓。

二、医疗器械分类的方法

我国医疗器械分类主要依据医疗器械的结构特征、医疗器械使用形式和医疗器械使用状况三方面的情况进行综合判定。

（一）根据风险程度分类

基于产品使用风险的管理分类，是当前世界各国最主要的医疗器械分类方法，以确保医疗器械的临床安全性和有效性。该分类一般由各国和地区的医疗器械监管部门执行。

多数国家对医疗器械按照风险程度进行分类，其中美国食品药品监督管理局（FDA）、中国的食品药品监督管理总局（CFDA）均将医疗器械分为三类，分别为第一类、第二类、第三类。这种分类方法是目前最常见，也是最有效的分类方式。由国务院食品药品监督管理总局组织制订医疗器械分类规则，确定医疗器械产品的分类。

第一类是指风险程度低，实行常规管理可以保证其安全、有效的医疗器械。第二类是指具有中度风险，需要严格控制管理以保证其安全、有效的医疗器械。第三类是指植入人体，用于支持、维持生命，对人体具有较高风险，需要采取特别措施严格控制管理以保证其安全、有效的医疗器械。

评价医疗器械风险程度，应当考虑医疗器械的预期目的、结构特征、使用方法等因素。国家对医疗器械按照风险程度实行分类管理，《医疗器械注册管理办法》规定，第一类医疗器械实行备案管理，第二类、第三类医疗器械实行注册管理。《医疗器械经营监督管理办法》规定，经营第一类医疗器械不需许可和备案，经营第二类医疗器械实行备案管理，经营第三类医疗器械实行许可管理。

欧盟将医疗器械分为四类，即Ⅰ类、Ⅱa类、Ⅱb类、Ⅲ类；全球协调任务力量组织（GHTF）也将医疗器械分为四类。

基于风险分类制度主要是从有效监管的角度出发而建立的，但上述分类方法不能提供各种产品的共性技术特征，不适用于医疗器械的产业技术创新活动组织。

（二）根据医疗器械结构特征分类

根据医疗器械的结构特征分为有源医疗器械和无源医疗器械。

有源医疗器械是指需要电能或其他能源驱动的器械。如医学影像设备、心电监护仪等。

无源医疗器械是指不依靠电能或其他能源，直接由人体或自身重力产生的能源来发挥其功效的器械。如心血管支架、手术刀、一次性使用无菌注射器等。

（三）根据医疗器械预期用途分类

由于医疗器械最终是为人体使用的，因此，根据其用途分类是一种广泛采用并具实用价值的分类方法，这种分类方法因其分类的简明、通用和科学得到了最普遍的认同，见表3-1。

表3-1　根据医疗器械预期用途分类

序号	类型	主要用途	品名举例
1	医用诊断器械（含监护）	确定由于疾病或损伤造成的技能失常的原因、监控治疗过程中病情的变化	临床检验仪器、内窥镜、B超机、X射线机、监护仪等
2	医用治疗器械（含康复）	实现包括内外科在内的治疗方法，导致技能增益或变更病程	手术器械、血透机、治疗用医用材料、口腔设备、上肢综合训练器等
3	医用辅助器械	间接为医疗诊断和治疗器械作用，辅助完成医疗过程	制冷系统、消毒器械、供氧系统等

（四）根据医疗器械使用状态分类

根据使用过程中医疗器械对人体产生损伤的可能性和对医疗效果的影响，可分为接触或进入人体器械和非接触人体器械。

1. 接触或进入人体器械　诊断器械和治疗器械多为直接接触或进入人体器械。

（1）暂时、短期和长期使用　同一产品作用时间不同，产品的分类也不同，如医用高分子材料在人体自然腔道滞留 30 天以内一般为第二类器械，植入于体内超过 30 天的为第三类器械。

（2）接触皮肤或腔道、创伤或体内组织、血液循环系统或中枢神经系统　同一产品接触部位不同，产品的分类也不同。如一般接触表皮为第一类器械；接触皮肤伤口、腔道、体内组织为第二类器械；接触血液循环系统或中枢神经系统为第三类器械。

（3）轻微损伤、损伤和严重损伤　损伤程度是指器械的潜在风险对人体造成的损伤。同一类产品损伤程度不同，产品的分类也不同，一般有轻微损伤的为第一类器械；有严重损伤的为第三类器械。如对 X 射线机分类，200mA 以下的为第二类器械，200mA 以上的为第三类器械。

对有源医疗器械分类的主要依据是产品的预期用途和对人体损伤的严重程度；对无源医疗器械分类的主要依据是产品的预期用途、使用时限及接触部位。

2. 非接触人体器械　对医疗效果的影响，按其程度可分为基本不影响、有间接影响和有重要影响。通常基本不影响的为第一类器械；有间接影响的为第二类器械；有重要影响的为第三类器械。

（五）根据临床应用分类

许多医疗机构，特别是医院常根据其医院管理的模式和方便性把医疗器械按设备所适用的临床科目进行分类，见表 3-2。

表 3-2　根据临床应用分类

序号	类型	对应临床科室	品名举例
1	检验科器械	检验科	生化分析仪、血细胞分析仪、全自动酶标仪、血气分析仪、电解质分析仪等
2	特诊科器械	电检科	B 超机、心电图机、电子内窥镜、脑电地形图仪等
3	放射科器械	放射科	CT 机、X 射线机、MRI 机、医用电子加速器等
4	内科器械	内科	呼吸机、除颤监护仪、血透机、心电图机、支气管肺镜、肺功能仪等
5	外科器械（手术室器械）	外科	手术床、无影灯、监护仪、高频电刀、呼吸 / 麻醉机、牵引床、手术显微镜、外科手术器械等
6	妇产科器械	妇产科	妇科检查床、多普勒胎动仪、胎儿监护仪等
7	儿科器械	儿科	婴儿恒温箱、小儿抢救治疗床、小儿呼吸机等
8	五官科器械	五官科	裂隙灯、眼压计、纤维喉镜、手术显微镜等
9	口腔科器械	口腔科	口腔综合治疗椅、牙钻机、洁牙机等

由表 3-2 可见，根据临床科目进行分类对医疗机构来说十分方便，可按科室对设备进行管理。但由于这种分类方法过于机械和简单，分类范畴重叠性大，不能明确医疗器械种类，故除一些中小医疗机构仍有采用外，已不大采用。

三、医疗器械分类的判定原则

医疗器械分类判定主要依据产品的预期用途和对人体的作用，国家食品药品监督管理总局发布实施的《医疗器械分类规则》主要依据其预期使用目的和作用进行。同一产品如果使用目的和作用方式不同，分类应该分别判定。具体考虑以下方面：①实施医疗器械分类，可按《医疗器械分类规则》中分类判定表进行。②与其他医疗器械联合使用的医疗器械，应分别进行分类，医疗器械的附件分类应与其配套的主机分离，根据附件的情况单独分类。③作用于人体几个部位的医疗器械，根据风险高的使用形式、使用状态进行分类。④控制医疗器械功能的软件与该医疗器械按照同一类别进行分类，如放射治疗设备的控制软件应与放射治疗设备的分类相同，均作为第三类器械管理。⑤如果一个医疗器械可以适用两个分类，应采取最高的分类。⑥手术器械包的分类是按器械包中最高的分类等级进行分类。⑦监控或影响医疗器械主要功能的产品，其分类与被监控和影响器械的分类一致。⑧国家食品药品监督管理总局根据工作需要，对需进行专门监督管理的医疗器械可以调整其分类。

当申报产品的分类找不到相关依据时，应向医疗器械管理部门提出书面报告，请求明确产品的分类。书面报告中主要内容应有产品名称、结构原理、预期用途、作用方式、主要技术性能指标及国内外同类产品分类等情况，同时附产品使用说明书和产品标准等。

四、医疗器械分类目录

根据《医疗器械分类规则》规定，《医疗器械分类目录》是将部分已上市产品按《医疗器械分类规则》规定的分类原则进行划分，见表3-3。由于医疗器械产品本身品种繁多，因此不可能将已上市产品全部罗列出来，《医疗器械分类目录》只能采用产品列举法。国家根据医疗器械发展情况，会以文件形式对分类目录进行补充；随着科学技术水平的日益发展和医疗器械监督管理能力的不断提高，预示着第一类、第二类管理产品比重不断增加和第三类产品不断减少将是一个必然的趋势。

表3-3　医疗器械分类目录

6801 基础外科手术器械	6802 显微外科手术器械
6803 神经外科手术器械	6804 眼科手术器械
6805 耳鼻喉科手术器械	6806 口腔科手术器械
6807 胸腔心血管外科手术器械	6808 腹部外科手术器械
6809 泌尿肛肠外科手术器械	6810 矫形外科（骨科）手术器械
6812 妇产科用手术器械	6813 计划生育手术器械
6815 注射穿刺器械	6816 烧伤（整形）科手术器械
6820 普通诊察器械	6821 医用电子仪器设备
6822 医用光学器具、仪器及内窥镜设备	6823 医用超声仪器及有关设备
6824 医用激光仪器设备	6825 医用高频仪器设备
6826 物理治疗及康复设备	6827 中医器械
6828 医用磁共振设备	6830 医用 X 射线设备
6831 医用 X 射线附属设备及部件	6832 医用高能射线设备
6833 医用核素设备	6834 医用射线防护用品、装置
6840 临床检验分析仪器	6841 医用化验和基础设备器具
6845 体外循环及血液处理设备	6846 植入材料和人工器官
6854 手术室、急救室、诊疗室设备及器具	6855 口腔科设备及器具
6856 病房护理设备及器具	6857 消毒和灭菌设备及器具
6858 医用冷疗、低温、冷藏设备及器具	6863 口腔科材料
6864 医用卫生材料及敷料	6865 医用缝合材料及黏合剂
6866 医用高分子材料及制品	6870 软件
6877 介入器材	

第三节　药品编码

药品编码，是指在药品研制、生产、经营、使用和监督管理中由计算机使用的表示特定信息的编码标识。它是以数字或数字与字母组合的形式体现，可以说是药品的"身份证"。药品编码工作是建立在药品分类和药品目录编制工作基础上的，与药品分类和药品目录密切相关。药品编码包括本位码、监管码和分类码。

一、药品编码的原则

实施药品编码，有利于药品的分类实现通用性、标准化和科学化。药品编码应遵循以下原则：

1. 唯一性原则　药品编码必须实行一品一码、一码一品的唯一性原则，即药品编码能且只能有唯一的一个。

2. 稳定性原则　药品编码必须稳定，不应频繁变动，否则不仅造成人力、物力及财力的浪费，而且给管理部门带来诸多不便。因此，药品编码时应考虑其最少变化的可能性，一旦确定后就不宜变更。

3. 可识别性原则　药品编码时必须有明显的识别标志，以便于识别、查询，即按药品的类别、属性进行分项编码。

4. 可扩性原则　负责药品编码的机构在编制编码结构设计、分配编码时，要充分考虑到药品的更新换代和新产品的开发，为新类目的增加留有余地。

5. 简明性原则　药品编码时应简明，编码长度应最短，以便于阅读、操作，尽可能减少计算机处理时间和储存空间，达到减少差错、提高工作效率的目的。

6. 层次性原则　药品编码时层次要清楚，要做到准确地反映药品分类体系的并列与从属关系及药品目录的层次性，使编码具有一定规律性。

7. 自检能力原则　药品编码是一项复杂而又十分精细的工作，要求必须做到编码校验、校正的方便性，同时要求计算机做到有自动检测差错的核对性能。

二、药品编码的预期用途

药品编码包括本位码、监管码和分类码。本位码是药品唯一的身份标识，用于国家药品注册信息管理，在药品包装上不体现。监管码用于药品监控追溯系统，直接体现于药品包装上，识读器可识读并反映相关产品信息。分类码用于医保、药品临床研究、药品供应及药品分类管理等，在药品包装上不体现。

原国家食品药品监督管理局于2009年6月11日发布的《关于实施国家药品编码管理的通知》明确指出："国家药品编码适用于药品研究、生产、经营、使用和监督管理等各个领域以及电子政务、电子商务的信息化建设、信息处理和信息交换。"

三、药品本位码编制规则及表现形式

原国家食品药品监督管理局发布的《关于实施国家药品编码管理的通知》，确定了国家药

NOTE

品编码本位码编制规则。国家药品编码本位码共14位，由药品国别码、药品类别码、药品本位码和校验码依次连接组成，不留空格，见图3-1。

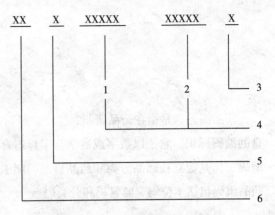

图3-1　国家药品编码本位码
1.企业标识；2.产品标识；3.校验码；4.药品本位码；5.药品类别码（9）；6.药品国别码（86）；示例：86900001000016

图3-1 药品编码为86900001000016。其中，国别码为"86"，代表在中国境内生产、销售的所有药品；国家药品编码本位码类别码为"9"，代表药品；国家药品编码本位码的前5位为药品企业标识，根据《企业法人营业执照》《药品生产许可证》，遵循一照一证的原则，按照流水的方式编制；国家药品编码本位码的后5位为药品产品标识，是指前5位确定的企业所拥有的所有药品产品。药品产品标识根据药品批准文号，依据药品名称、剂型、规格，遵循一物一码的原则，按照流水的方式编制。国家药品本位码由食品药品监督管理部门授权的维护管理机构统一编制赋码。校验码是国家药品编码本位码中的最后一个字符，通过特定的数学公式来检验国家药品编码本位码中前13位数字的正确性，计算方法按照"GB 18937"执行。

四、药品电子监管码

2012年9月原国家食品药品监督管理局《关于印发药品电子监管工作指导意见的通知》，要求到"十二五"末每件产品实行电子监管。国家食品药品监督管理总局发布"关于2012年版《国家基本药物目录》药品电子监管实施工作的公告"，规定国产药品和在国内分包装的进口药品应于2013年11月底前实行电子监管，进口药品应于2014年3月底前实行电子监管。

药品电子监管码简称药监码，是中国政府对药品实施电子监管为每件药品赋予的标识。每件药品的电子监管码唯一，即"一件一码"，突破了传统一类一码的机制，依靠覆盖全国的国家药监网平台完成产品状态查询、追溯和管理。做到对每件药品唯一识别、全程跟踪，实现了政府监管、物流应用、商家结算、消费者查询的功能统一。

（一）药监码的定义与特点

根据原国家食品药品监督管理局文件要求，纳入电子监管的药品应按照《药品电子监管码编码与应用标准》在各级销售包装上加印（贴）统一标识的药监码。

1. 药监码的定义　药品电子监管码是为药品提供身份验证、信息存储与采集、物流流向统计等信息服务所使用的电子标识。

对于产品最小销售包装体积过于狭小或属于异型瓶等特殊包装药品，无法在产品最小包装上加印（贴）统一标识的药监码的品种，可在最小包装的上一级包装上加印（贴）统一标识的药监码，具体品种由药品生产企业向企业所在地的省局提出申请，由省局负责审查，并在电子监管网中确认。

药品电子监管的品种有特殊药品、血液制品、疫苗、中药注射剂、基本药物。

药监码技术参数：符合国标：GB/T 18347-2001；条码类型：Code 128C码制；数据类型：

数字；条码密度≥7mils；数据长度：20 位；条码高度≥8mm。

药监码印刷要求：印刷空白区域尺寸：条码两侧空白区≥10 倍最小模块宽度（即 10X），其中 X≥0.17mm，上下空白区域≥1mm。印刷颜色：条码中竖条颜色为黑色，空条颜色可为白色、黄色、橙色或红色，但建议颜色搭配为黑白搭配。

药监码质量判定标准及判定规则：符合国标：GB/T 14258-2003；外观检测：条码印刷无脱墨、污点、断线；条的边缘清晰，无发毛、虚晕或弯曲现象。空白区宽度不小于本规范规定的宽度。

2. 药监码的特点

（1）一件一码　在传统一类一码的机制上有所突破，对每件产品进行编码，做到了对每件产品的唯一识别和全程跟踪，实现了政府监管、物流应用、商家结算、消费者查询的功能统一。

（2）数据库集中存储动态信息　同时满足了生产、流通、消费、监管的实时动态信息共享使用需求。

（3）全国覆盖　由于产品一地生产、全国流通销售的特点，只有做到全国统一、无缝覆盖的系统网络平台才能满足全程监管的要求。

（4）全程跟踪　监管网对产品的生产源头、流通消费的全程闭环信息采集，具备了质检、工商、商务、药监等各相关部门信息共享和流程联动的技术功能，为实现对产品的质量追溯、责任追究、问题召回和执法打假提供了必要的信息支撑。

（二）药监码编码规则

药监码使用 20 位编码。前 7 位（产品资源码）包含企业信息、药品名称、剂型、批准文号、包装规格等信息，方便数据存储，可应用于物流、零售结算环节。药监码 8 到 16 位是单件产品序列号。最后 4 位是校验位，校验位由特殊加密算法生成。药监码有 3 种样式，企业可根据实际情况任选一种。

由于药监码编码方式的独特性，使其完全可以支持海量的药品品种和码容量，见表 3-4。

表 3-4　药品电子监管码位数与编码类别、编码容量

编码位数（位）	编码类别	编码位数（位）	支持数量
1-7	产品资源码	7	1 千万（品种）
8-16	产品序列码	9	10 亿（件）

（三）药监码应用范围

药监码应用于使用编码技术、网络技术，通过"一件一码"，以及"全程核注核销"的方式实现药品生产、流通、库存实时监控的现代化药品信息管理方式。

（四）药监码分类

药监码分三级。一级药监码（药品最小销售包装）；二级药监码（药品中包装）；三级药监码（药品外层包装，如此类推）。分别用来标识最小销售包装药品、中间独立包装药品和外箱独立包装药品。

（五）药监码功能

1. 监控功能　从生产出厂、流通、运输、储存直至配送给医疗机构的全过程在药品监管

部门的监控之下。

2. 查询功能　实时查询每一盒、每一箱、每一批重点药品生产、经营、库存及流向情况，遇到问题时可以迅速追溯和召回。

3. 预警功能　①各企业超资质生产和经营的预警。②药品销售数量异常预警，可以指示是否有药物滥用，或可能某种药物短时间大量售出提示可能的疾病流行预警。③药品发货与收货数量和品种核实预警，及时发现药品是否流失。

4. 终端移动执法功能　药品监管和稽查人员可以通过移动执法系统，如通过上网，或通过手机便利地在现场适时稽查。

（六）药监码查询方式

消费者可以通过中国药品电子监管网输入药品外包装的中国药品电子监管码、区号、电话后，可直接查询到该药品的【药品通用名】【剂型】【制剂规格】【包装规格】【生产企业】【生产日期】【产品批号】【有效期至】【批准文号】及药品流向等信息。如果为非第一次查询则会显示之前相应的查询记录。

（七）药监码赋码位置标准

1. 基本原则　药监码条码符号位置的选择应以符号位置相对统一、符号不易变形、便于扫描操作和识读为准则。当药监码与商品条码（EAN-13）共同出现在同一药品外包装上时，要将商品条码与药监码印刷在不同的平面上，或者在同一平面的垂直方向上。

2. 首选位置　首选的药监码条码符号位置宜在药品包装背面的右侧下半区域内。

3. 其他选择　药品包装背面不适宜放置药监码条码符号时，可选择另一个适合面的区域放置药监码条码符号；对于体积大的或笨重的药品，药监码条码符号不应放置在药品包装的底面。

4. 边缘原则　药监码条码符号与药品包装邻近边缘的间距不应过小，以避免由于药品包装印刷、模切的偏差等原因造成扫描失败。

5. 方向原则

（1）药品最小销售包装　指药品一级包装。①平面上的药监码条码符号的条垂直于底边放置。②曲面上的药监码条码符号表面曲度小于等于30°时，药监码条码符号的条垂直于曲面的底边放置；药监码条码符号表面曲度大于30°时，应将药监码条码符号的条垂直于曲面的母线放置。③盒状包装药品，药监码条码符号宜印在包装正面的右侧下半区域，靠近边缘处；其次可印在包装旁侧的右下半区域。④瓶状包装药品，药监码条码符号宜印在包装背面或正面的右侧下半区域。⑤罐状和筒状包装药品，药监码条码符号宜放置在包装背面或正面的右侧下半区域。⑥盆状和桶状包装药品，药监码条码符号宜放置在包装背面或正面的右侧下半区域；背面、正面及侧面不宜放置时，可放置在包装的盖子上。⑦袋状包装药品，药监码条码符号宜放置在包装背面或正面的右侧下半区域，尽可能靠近袋子中间的地方，或放置在填充内容物后袋子平坦、不起皱折处。

（2）药品中包装　指药品二级包装。药品的中间包装在流通中有可能作为独立销售包装使用时，药品生产企业就需要对这级包装进行赋码并建立关联关系（中包装赋码）。

药品中包装赋码时，药监码条码符号放置可根据中包装形式进行处理。如采用不透明盒类包装时，可参照"盒状包装"的说明选择药监码放置位置；采用透明的热缩膜作为中包装时，中包装药监码不可与小包装药监码重合，应放置于另一平面。

（3）药品外箱包装　指药品三级包装。为方便药品流通环节的药监码扫描，同一外包装箱上至少在两个不同面上使用两个完全相同的药监码条码符号，分别放置在外包装箱两个相对侧面的右侧下半区域，靠近边缘处。或把完全相同的两个药监码条码符号放置在外包装箱两个相邻侧面下半区域的拐角处。

（八）电子监管码与国际物品条形码的区别

国际物品条形码简称 EAN。有 13 码和 8 码两种。EAN-13/8 是国际组织公布的非强制标准，是一类一码，主要用于 POS 扫描结算。不能分辨真假和记录产品质量，不能实现产品流通跟踪，也不适用于珠宝、农资等复杂价格或不在超市销售的产品。

电子监管码是中国政府对产品实施电子监管为每件产品赋予的标识。每件产品的电子监管码唯一，即"一件一码"，突破了传统一类一码的机制，依靠覆盖全国的国家药监网平台完成产品状态查询、追溯和管理。做到对每件产品唯一识别、全程跟踪，实现了政府监管、物流应用、商家结算、消费者查询的功能统一。

随着我国药品编码的统一管理，制订国家唯一性药品编码和药品条形码方案将促进国际药品贸易的发展和优化医药商品的生产流通质量与效率。

第四章　医药商品包装

商品化后的任何产品都需要包装，包装是现代商品生产、储运、销售和人类社会生活中不可缺少的重要组成部分。在我国国家标准中包装的定义是"为在流通过程中保护产品，方便储运，促进销售，按一定技术方法而采用的容器、材料及辅助物等的总体名称；也指为了达到上述目的而采用容器、材料和辅助物的过程中施加一定技术方法等措施"。可以看出，现代商品包装不仅仅是保护商品质量和数量的工业包装，而且还可以起到方便储运、促进销售、指导消费的作用。

医药商品包装是从保护商品质量安全、方便储运、维护其价值的目的出发的。为达到此目的，医药商品包装不仅关系到包装材料的选择、容器的结构造型、包装方法、防护措施和包装装潢的设计等，而且涉及物理学、化学、生物学、美学、经济学及广告学等多学科知识。

第一节　医药商品包装概述

医药商品是特殊的商品，医药商品包装，是医药商品品质的重要组成部分。医药商品在运输或销售之前，必须具备良好的包装，才能在整个流通领域中保持其质量和数量不受损失，便于运输和仓储管理。同时，精心设计的包装与美观适宜的装潢，能带给人们一种美好和信赖的感受，而这种感受对患者来说，是十分重要的。因此，从便于医药商品流通，实现医药商品的使用价值两方面考虑，医药商品均需要进行适当的包装。

由于现代医药商品品种繁多，其性能和用途千差万别，对包装需求的目的、方式和方法各不相同，所以包装种类也是多种多样。

一、医药商品包装的定义

医药商品包装是指生产、流通和使用过程中保护医药商品质量的安全，方便储运，促进销售，按一定技术方法所采用的容器、材料及辅助物等的总称；也指为了达到上述目的而采用容器、材料和辅助物的过程中施加一定技术方法的操作过程。

商品包装具有从属性和商品性的二重属性。就商品包装的从属性而言，包装是随着商品生产的发展和流通范围的扩大而不断产生和发展起来的，受到内装商品的影响和制约。就商品包装的商品性而言，包装与其他商品生产一样，是一般人类劳动的凝结，具有商品所具有的两个要素，即使用价值和价值。包装使用价值的发挥，有利于促进内装商品使用价值和价值的实现。

二、医药商品包装的作用与基本原则

（一）医药商品包装的作用

医药商品的包装是医药商品生产的重要环节，是其进入流通领域的必要条件，是实现医药商品使用价值和价值的必要手段。在购销、运输和储存的流通环节中，医药商品包装的主要作用如下：

1. 保护医药商品质量的安全及数量的完整　医药商品在流通过程中需经过装卸、运输、储藏、批发、零售等环节，难免会跌落、摩擦、碰撞。医药商品通过合理地包装，可以有效地防止摩擦、碰撞、破损及丢失；同时会减少因受到空气、水分、光线、微生物等作用，对医药商品质量产生的影响。

2. 有利于医药商品价值的增加及使用价值的发挥　精心构思与设计的包装，精致的装潢是一种复杂劳动，体现了很高的价值，当这种复杂劳动附加在医药商品上时，会在销售环节得到补偿，因而提高了医药商品的价值。优良的包装有利于发挥医药商品的使用价值，甚至会对患者产生心理影响，进而影响疗效。

3. 便于医药商品的计数、计量和使用　在商品流通过程中，买卖双方要对医药商品进行计数、计量，合理的包装不仅方便商品计数、计量，提高工作效率，而且便于消费者使用。

4. 促进医药商品的销售　良好的包装是无声的广告，帮助企业建立好的销售形象，特别是在国际市场上，医药商品包装的质量显得更为重要。

5. 指导医药商品的消费　由于医药商品具有较强的专业性质，一般消费者如不借助医药商品包装（如标签、说明书），很难正确掌握医药商品的使用方法。因此，医药商品包装可以指导消费者正确地了解、使用医药商品。

（二）医药商品包装的基本原则

商品包装内容可分为外观、装潢设计与造型、结构设计两方面，前者主要是通过艺术手段，造成美观的视觉形象，刺激消费者的购买欲望并通过文字说明来显示商品的内容和特色，指导消费者正确使用商品；后者要求包装的结构合理、造型美观，能够有效地保护商品，便于制造，节省材料。

由于医药商品种类繁多，形态不同，性质各异。为了更好地发挥包装对医药商品的作用，在进行商品包装时，应符合"科学、经济、安全、美观、适用"的基本原则。做到：①医药商品包装必须采用科学的术语、图案、文字等对商品的质量、用法用量、疗效及不良反应等进行恰当、科学地标识，便于储运，促进销售和消费。②在保证商品质量的前提下，力求包装材料适用、经济，以降低包装成本，合理压缩包装体积，提高运输和装卸能力，充分利用仓库容量；同时节省费用开支，提高企业工作效率及管理水平。③美观的医药商品包装，不仅具有保护商品、促进销售、方便消费的作用，而且能实现医药商品实体结构和装潢艺术的统一。

三、医药商品包装的分类

医药商品包装品目繁多，其性能、外形等方面各有差别，不同的医药商品在流通领域中对包装的要求也不同，所以医药商品的包装类别也相应地有所不同。

（一）根据包装在流通领域中的作用分类

根据包装在医药商品流通领域中的作用不同，可分为储运包装和销售包装。

1. 储运包装　储运包装是用于安全运输、储存、保护商品的较大单元的包装形式，又称为外包装或大包装。例如，纸箱、木箱、桶、集合包装、托盘包装等。储运包装一般体积较大，外形尺寸标准化程度高，坚固耐用，广泛采用集合包装，表面印有明显的识别标志，主要功能是保护商品，方便运输、装卸和储存。常见的储运包装形式有以下几种：压缩包装、拆装包装、套装包装、集合包装等。

为防止因医药商品本身的自然属性和外界环境因素对商品质量的影响，要求医药商品的储运包装采取相应的防护措施，以确保医药商品在储运过程中质量的安全，在广泛的防护措施中以防受潮、防震动、防光照、防污染、防霉变等较为重要。

2. 销售包装　销售包装是指一个商品为一个销售单元的包装形式，或若干个单体商品组成一个小的整体包装，亦称为个包装、零售包装或小包装。销售包装在直接起着保护、宣传和促进医药商品销售作用的同时，也起着保护优质名牌商品以防假冒的作用。

销售包装具有包装件小、美观、新颖、安全、卫生、易于携带、印刷装潢要求较高等特点。由于销售包装随医药商品销售给顾客，因此销售包装应结构新颖、造型美观；外表的图案、色彩及文字说明的设计要给予消费者美感，符合医药商品的特点；同时应便于陈列和展销，达到促进消费的目的。从整体看，医药商品销售包装向着艺术性和实用性的高度统一方向发展。

（二）根据运输方式分类

医药商品包装根据运输方式分为铁路运输包装、公路运输包装、船舶运输包装、航空运输包装等4类。

1. 铁路运输包装　铁路运输包装的特点是大、中、小货物均可，运费低廉，为医药商品常用运输包装，但在装卸车时，容易受到震动冲击，所以只限于铁路直接通达之处。

2. 公路运输包装　公路运输包装也是医药商品常用运输包装，但在运输途中受到震动而坏损情况较为严重。

3. 船舶运输包装　船舶运输包装较为经济，可将大量物品一次输送，但多数情况下需要经过转运才能到达目的地，如原料药商品、中药材商品的出口等，包装件上下船装卸时易受到震动。

4. 航空运输包装　航空运输包装的输送速度要比其他3种运输方式快得多，如用于急救的药品等，可迅速到达目的地。但包装件的体积、重量、经济能力等方面均受到限制。

根据医药商品性质及到达目的地的远近，常需要考虑适应两种及以上运输工具的包装，如国际贸易，也就是说，医药商品包装一定要能配合运输工具。

（三）根据销售地区分类

根据销售地区医药商品包装分为内销包装和外销包装两类。

1. 内销包装　指产品在国内流通的包装，包括医药产品包装和医药商业包装两种。产品包装是以产品运输或储存为主要目的的包装，包装对象为各种原料、半成品及成品；包装方法随流通环境与商品性质而异，对医药商品主要起保护作用。商业包装是在医药商品交易上作为商品的一个组成部分或分批所做的包装，常以零售为主，具有促进销售、提高零售作业效率的作用。

2. 外销包装　指产品流通到国外的包装。外销包装要参考出口国家的国情进行设计，如气候、风俗习惯、风土人情、时间、地点等，以满足出口国的不同要求。

（四）根据包装的技术与目的分类

随着科学技术的发展，新材料和新技术不断涌现，医药商品的包装技术得到了迅猛发展，具体体现在销售包装技术和储运包装技术两方面。

1. 销售包装技术　主要包括真空包装、充气包装、脱氧包装、无菌包装、收缩包装、条形包装、喷雾包装、儿童安全包装等。

（1）**真空包装**　指将商品装入气密性包装容器中，抽去容器内部的空气，使密封后的容器达到预定真空的包装方法。

（2）**充气包装**　系利用二氧化碳或氮气等气体置换包装容器中空气的包装方法。该方法降低了密封容器中氧气的浓度，抑制微生物的生理活动及酶的活性，达到防霉、防腐的目的。

（3）**脱氧包装**　是在真空包装和充气包装之后出现的一种新型除氧包装方法，在密封包装容器中，使用能与氧发生化学反应的脱氧剂与氧作用，从而除去氧以达到保护内装物的目的。

（4）**无菌包装**　系将产品、包装容器、材料或包装辅助物等灭菌后，在无菌的环境中进行填充和封合的包装方法。

（5）**收缩包装**　采用收缩薄膜裹包物品后对其进行适当加热处理，使薄膜收缩并紧贴于物品的包装方法。收缩薄膜是经过特殊拉伸和冷却处理的聚乙烯薄膜。

（6）**条形包装**　系指将一个或一组药片、胶囊等小型药品包封在双层连续的带状包装材料内，使每个或每组药品周围热封合形成一个单元的包装方法。每个单元可单独撕开或剪开，便于使用或销售。

（7）**喷雾包装**　系指将药物、抛射剂等装入带有特制阀门的密闭耐压容器中，使用时借助抛射剂的压力将内容物呈细雾状、泡沫状或其他形态喷出的一种包装方法。

（8）**儿童安全包装**　系能够保护儿童安全的一种包装方法。其结构设计为使多数儿童在一定时间内很难开启或难以取出一定数量药品。

（9）**危险药品包装**　危险药品通常指易燃、易爆、有毒、有腐蚀性或有辐射性的药品。危险药品包装应能控制温度、防潮、防止混杂、防震、防火并将包装与防爆、灭火等急救措施相结合。

2. 储运包装技术　主要包括防震包装、防锈包装、防虫包装、防潮包装等。

（1）**防震包装**　又称缓冲包装，指为减缓内装物受到冲击和震动，保护其免受损坏而采取的有一定防护措施的包装。防震包装技术常常在内装物和包装材料或容器之间填满缓冲材料并固定，对产品起保护作用。缓冲材料可以是丝状、颗粒状或泡沫塑料等，对不规则的或要求较高的产品，可通过现场发泡技术实现防震包装。

（2）**防锈包装**　主要包括防锈油防锈和气相防锈。前者将金属涂封，防止金属表面与空气中的氧气、水蒸气及其他有害气体等相互作用，进而达到防止金属锈蚀的目的。后者是用气相缓蚀剂，在密封包装容器中对金属制品进行防锈处理的技术。

（3）**防虫包装**　即在包装容器中放入有一定毒性和气味的驱虫剂，利用驱虫剂中的挥发性气体杀灭和驱除各种害虫。常用驱虫剂有萘、对位二氯化苯、樟脑精等。也可采用真空包装、充气包装、脱氧包装等技术，使害虫无生存环境，从而防止虫害。

（4）防潮包装　即选用防潮包装材料，以隔绝水蒸气对内装商品的影响，进而在有效期内确保商品质量的包装方法。常采用的防潮包装材料有耐油纸、铝箔纸、玻璃纸、塑料纸、塑料薄膜及金属、玻璃容器等。

（5）集合包装　集合包装又称集装化包装或组合式包装，系指为便于装卸、储存、运输和销售，将若干包装件或产品包组装在一起，形成一个适合的搬运单元或销售单元。集合包装具有安全、高效、经济、快捷的特点。常见的集合包装有集装袋、集装箱和托盘包装等。

无论哪种形式的包装，都必须有利于保护医药商品的质量，有利于医药商品的装卸、运输、储存、销售及使用。

（五）根据包装材料分类

医药商品包装根据包装材料分为塑料类、纸类、纤维织品类、金属类、玻璃类、陶瓷类、木材类和复合材料类包装等八大类。

（六）其他包装方法分类

根据包装形态不同可分为个包装、内包装和外包装三类；根据包装材料的物理性质柔软性分类，分为软包装与硬包装；根据包装容器结构形态分类，分为盒、瓶、袋、箱、筐、桶、篓、缸、笼等包装。

四、医药商品包装的基本要求

医药商品不同于普通商品，其特殊的医疗用途及种类繁多，决定了医药商品包装的基本要求。

1. 医药商品包装要符合标准化　要求包装标准化，就是使商品包装达到定型化、规格化和系列化。对于同类或同种商品的包装，包装标准化的要求可以概括为"七个统一"，即统一包装材料，统一造型结构，统一规格尺寸，统一包装容量（重量），统一包装标记，统一封装方法和统一捆扎方法。符合标准化要求的包装有利于保证医药商品质量；便于识别与计量；便于医药商品装卸、运输与储存；有利于减少运杂费；有利于现代化港口的机械化。

2. 医药商品包装应和内容物相适应　医药商品的包装主要是保护商品质量的安全，因此包装应结合所盛装医药商品的理化性质、形态等特点，分别采取不同措施，保护医药商品质量的安全及数量的完整。如遇光易分解、氧化变质的医药商品，应采用遮光容器；对瓶装的液体药品，应采取防震、防压等措施。

3. 医药商品包装应适应不同流通条件的需要　我国地域辽阔，医药商品运输路程远，耗时长，而且同一时间内各地温度与湿度差异较大，因此医药商品的包装要与运输装卸、储存时间和气候变化等条件相适应。如药品包装应按相对湿度最大的地区考虑；怕冻药品在发往寒冷地区时，加防寒措施；对出口医药商品进行包装时，应充分考虑出口国的具体情况，将因包装而影响医药商品质量的可能性降低到最低限度。

此外，医药商品包装还涉及一些具体要求，如特殊管理药品、第一类疫苗、非处方药品及外用药品的销售包装上必须印有或贴有规定的专用标志。

4. 生物制品包装的要求　《中国药典》规定，包装生物制品应在25℃以下进行，如专门规定者应按相关各论执行。

5. 一次性使用无菌医疗器械初包装的要求　一次性使用无菌医疗器械的初包装不仅要满足上述医药商品包装要求，而且必须做到：①一次性使用无菌医疗器械初包装是提供一次性使用的最小包装，若多个同一规格的产品包装在统一包装内，每一产品之间应互相隔开。②无菌产品的包装应密封，并保证产品在灭菌失效日期前无菌直至开封。③无菌包装一旦开封应立即使用，一次性使用的产品禁止二次使用；无菌包装一旦破损应禁止使用，并应有醒目的警示标志。

第二节　医药商品包装材料

医药商品包装材料是指包装药品或医疗器械的材料。医药商品是特殊商品，与医药商品直接接触的包装材料或容器必须按注册标准组织生产。包装材料的选择应从如下几方面考虑：首先与医药商品直接接触的包装材料或容器必须对人体无毒、无害，不发生组分游离或微粒脱落；能够保护内装物，防止其变质，保证其质量。其次，包装材料应易于加工、包装、填充、封合，能适应自动包装机械操作。再次，包装材料要有利于环保，有利于节省资源；材料的形、色、纹理美观，能产生陈列效果，提高商品身价，激发消费者的购买欲望。

一、医药商品包装材料的分类

医药商品常用的包装材料包括纸、塑料、玻璃、金属、陶瓷、橡胶制品、复合材料，以及木制、竹制、藤制、麻类等天然包装材料，还包括可服用医药包装材料等。

1. 纸质包装材料　纸制品原料来源广泛，成本较低；无毒、无味，对包装物品不产生污染，可以回收利用；重量较轻、加工性能好、便于成型，适合大规模机械化生产；易于印刷，图案、字迹清晰牢固；涂上防潮涂料后具有一定的防潮性能；具有一定的弹性和强度，可与塑料薄膜、铝箔等复合，成为性能更优良的包装材料；品种多样，可以满足不同医药商品的包装需要。缺点是撕破强度低、易变形。

纸质包装材料既可用于商品的外包装，又可用于内包装和包装内衬。纸质包装的用量占储运包装的50%~60%，占销售包装的40%~50%。常用的纸质包装有包装纸、袋和运输袋，纸盒和纸板盒，瓦楞纸箱，纸罐，纸筒，纸板桶等。

2. 塑料包装材料　塑料包装材料在医用包装材料中占有越来越重要的位置，塑料因具有强度高、阻隔性好、色泽鲜艳、透明美观、质轻、携带方便、价格低廉等优点而成为现代医用包装中主要的材料，可用于医药商品的内、外包装。在药品的包装方面，除了各种塑料袋（包括输血袋等）、塑料瓶等，片剂的泡罩包装是借助塑料才得以发展的一种新包装。用塑料制成的合成纸，可做到阻挡细菌透过，为实现无菌纸包装提供了条件。

但由于塑料在生产过程中加入附加剂，如增塑剂、稳定剂、抗氧剂、防腐剂及着色剂等，作为直接接触药品或一次性使用无菌医疗器械的包装材料，这些附加剂可能与医药商品发生化学反应，以致医药商品质量发生变化。塑料还具有透气、透光、易吸附等缺点，这些缺点均可加速医药商品氧化变质的速度，引起变质。此外，塑料包装物难以降解，易污染环境。

塑料编织袋适用于质地坚硬、受压不易变形、抗霉防蛀能力较强的中药材的包装。

NOTE

3. 玻璃包装材料　玻璃因具有防潮、易密封、光洁透明、化学性质较稳定、耐腐蚀、不污染内装物、造型美观、可回收利用、成本低等优点，是目前使用最多的药品包装材料之一。但玻璃也有许多缺点，如质重、质脆、易碎，还可因受到水溶液的侵蚀而释放出碱性物质和不溶性脱片。为了保证药品的质量，《中国药典》规定安瓿、大输液必须使用硬质中性玻璃；在盛装遇光易变质的药品时，应选用棕色玻璃制成的容器。

4. 金属包装材料　金属包装材料具有坚固性强、密封性好、强度大、耐压等优点。金属包装主要是以薄钢板、马口铁、镀锌铁皮、铝及铝合金等金属材料加工制作而成的包装物。该类包装耐压、密封性能好，但是成本比较高。

金属作包装材料一般用于盛装需要密封的软膏、液体药物、化学危险品、压缩气体等。

优质铝合金易开启铝盖与橡胶塞配套使用，用于严封包装抗生素粉针剂、冻干粉、输液、血浆等瓶装药品。

5. 木制及竹制、藤制、麻类等天然包装材料　木制包装材料包括天然木材和人造板材两类。

木制包装材料主要用于制造各类包装容器，如木箱、木桶、木盒、纤维板箱、胶合板箱等，作为医药商品中包装和大包装用，也可制造托盘及较重医疗器材设备的底座等。

竹材可加工成竹篾，编织各种包装容器，如竹筐、竹篓、竹箱、竹盒等，用以装中药材等，还可加工成板材，制成竹胶合板、层压板等。竹包装大多用于低档的运输包装。

藤材包括荆条、桑条、槐条、柳条等。其特点是韧性好、弹性较大、柔软、拉力强、耐冲击、耐摩擦、耐油、耐水、耐气候变化等。藤树的外皮和藤心都可作包装材料，编织成各种篮、箱、筐、篓等包装容器，用以装中药材等。藤皮可制成绳索，作捆扎材料。

麻类具有纤维强韧、柔软性好、拉力强，耐腐蚀、耐水性好等特点，常被用于制造麻袋、麻布包、麻绳等医药商品包装材料。

6. 复合材料　塑料、纸、铝箔等进行多层复合而制成的包装材料，是包装材料中的新秀。常用的有铝箔－聚乙烯复合材料、铝箔－聚氯乙烯、纸－塑复合材料等。这些复合材料具有良好的机械强度及耐生物腐蚀性能，能保持真空和耐高压性能等。

7. 橡胶制品　药品包装上使用橡胶制品最多的是各种瓶塞，主要用于严封包装的抗生素粉针剂、输液、冻干粉针、血浆等瓶装药品。因与药品直接接触，故要求其具有良好的生化稳定性和优良的密封性，以确保药品在有效期内不因空气或湿气的渗透而变质。

8. 可服用医药包装材料　主要是胶囊、微囊和辅料。常用的有食用淀粉、明胶、乙基纤维素、聚乙烯醇等。

二、医药商品常用的包装容器

医药商品是特殊商品，为了保证其质量完好，所有医药商品的包装容器必须按注册标准组织生产。国家对直接接触医药商品的包装容器的生产逐步实施生产许可证制度，有计划地淘汰质量低劣、能耗高、使用不便、破损严重的落后产品，积极推广并开发新型、优质的材料及容器。常见的包装容器有4类。

1. 密闭容器　系指能防止尘土及异物进入的容器，如玻璃瓶、塑料袋、纸盒等。密闭容器适用于受空气、二氧化碳、湿度等因素影响不大，仅为防止损失或尘埃等杂质混入的医药商品。

2. 密封容器　系指能防止挥发、吸湿、风化或异物污染的容器，如带有紧密木塞或玻璃塞的玻璃瓶、铁听等，最好用适宜的封口材料密封。密封容器适用于盛装易风化、挥发、吸湿、氧化的固体及易挥发的液体物质。

3. 熔封和严封容器　系将容器熔封或以适宜的材料严封，以防止空气、水分的侵入并防止菌污染的容器，如玻璃安瓿或输液瓶等。熔封和严封容器适用于注射剂、血浆、血清及各种输液。

4. 遮光容器　系指不透光的容器，如棕色容器或黑纸包装材料包裹的无色透明、半透明容器。遮光容器主要适用于盛装遇光易变质的物质。

三、药品包装材料的管理

药品包装材料必须适合药品质量的要求，方便储存、运输和医疗使用。

（一）对直接接触药品的包装材料和容器的管理

直接接触药品的包装材料和容器应符合国务院药品监督管理部门的有关规定，均应无毒、洁净，与内容药品应不发生化学反应，并不得影响内容药品的质量。为加强直接接触药品的包装材料和容器（以下简称"药包材"）的监督管理，保证药包材的质量，根据《药品管理法》及《药品管理法实施条例》，原国家药品监督管理局自 2004 年 7 月 20 日起施行了《直接接触药品的包装材料和容器管理办法》（局令第 13 号），制定了注册药包材产品目录，并对目录中的产品实行注册管理。实施注册管理的药包材产品目录包括：①输液瓶（袋、膜及配件）。②安瓿。③药用（注射剂、口服或者外用剂型）瓶（管、盖）。④药用胶塞。⑤药用预灌封注射器。⑥药用滴眼（鼻、耳）剂瓶（管）。⑦药用硬片（膜）。⑧药用铝箔。⑨药用软膏管（盒）。⑩药用喷（气）雾剂泵（阀门、罐、筒）。⑪药用干燥剂。

国家食品药品监督管理总局对申请注册的药包材产品进行审评，符合规定的，核发《药包材注册证》。

首次进口的药品包装材料（国外企业、中外合资境外企业生产）需取得国家食品药品监督管理总局核发的《进口药包材注册证》，并经国家食品药品监督管理总局授权的药包材检测机构检验合格后，方可在中华人民共和国境内销售、使用。

香港、澳门和台湾地区的药包材生产厂商申请药包材注册的，参照进口药包材办理，符合规定的，发给《药包材注册证》。

（二）中药材及饮片包装材料和容器的管理

中药材发运时必须有包装。每件包装上必须注明品名、产地、日期、调出单位，并附有质量合格的标志。包装必须符合国家规定的有关标准，如《药材运输包装标准》等。包装标准对包装材料的规格，包装技术要求，包件重量、体积标志等均作了明确规定，储运工作中必须遵照执行。

《药材运输包装标准》中具体规定了 300 多种常用药材的包装方法，药材包装方法必须严格按标准执行。通常贵重药材、易碎药材、易变质药材及玻璃器皿做内包装的药材，宜用纸箱装，箱内衬防潮纸或塑料薄膜，箱外涂防潮油或用麻布、麻袋等裹包，再用塑料带捆扎成十字形或井字形。质地轻泡，受压不易变形、破碎的药材宜用打包机压缩打包，并在药材外面用符

NOTE

合运输标准要求的麻布、粗平布或塑料编织布裹包，必要时内衬防潮纸，按照运输标准规定的规格尺寸打成包件。质地较软的药材，如花、叶、草类，还需在外面加竹片、荆条等支撑物，然后用麻绳、棕绳或铁丝等捆扎。

中药饮片应当选用与药材性质相适应的包装材料和容器；包装不符合规定的中药饮片，不得销售。

中药材及饮片的包装应符合六项基本要求。

1. 牢固安全　包装材料应有一定机械强度，不得在正常的装卸、运输、储藏过程中发生松散、破损及泄漏现象。要求包装材料干燥清洁，不得影响中药材及饮片质量。

2. 体积适度　要求所选包装器材、包装件体积和包装方法应适合药材自身的特点，适合储运要求。如轻泡货，每件重量应为 10~50kg；重实货，每件重量最好为 25~50kg。包装的体积大小应以搬运、堆码方便为宜。

3. 外形合理　包装外形要适合储运、堆码；一般包装件为长方体，最少每件有两个平面，避免圆球形包装。缝合、捆扎时为方便搬运，应注意留有抓提处。

4. 用料经济　在保证包装质量的前提下，应当因地制宜，就地取材，尽量采用廉价包装材料或将旧包装重复利用，以降低包装费用。但装过农药、化肥或危险品的旧包装，不得再装中药。

5. 美观整齐　同一品种的包装用料及外观必须保持一致，如包装外表颜色、体积、标识及捆扎方法等必须一致，做到整齐美观，包装的装潢设计要尽量给人以美好的感受。

6. 标志齐全　包装件外表应按国家有关规定黏贴发货标识和包装储运指示标识，并注明品名、产地、日期、调出单位等；包装件内应附中药质量检验合格证书。

四、最终灭菌医疗器械包装材料的管理

医疗器械是特殊的商品，最终灭菌医疗器械的包装材料和包装容器必须符合使用要求。中华人民共和国国家质量监督检验检疫总局与国家标准化委员会联合颁发的中华人民共和国标准《最终灭菌医疗器械的包装》GB/T 19633-2005，对最终灭菌医疗器械的包装做出了严格的规定。

最终灭菌医疗器械的包装目的是使产品在预期的使用、贮存寿命、运输和贮存条件中保持产品的无菌性。包装材料用的原材料可以是初次使用的材料，也可以是回收材料，但前提是应了解所有原材料特别是回收材料的来源、历史和可追溯性，并能对它们加以控制，以确保最终产品完全符合 GB/T 19633-2005。

（一）包装材料通用要求

一般包装材料，如包裹材料、纸、塑料薄膜等，应符合下列要求：①材料不应有足以影响其性能和安全性的释放物和异味，对与之接触的医疗器械不应产生不良影响。②材料上不应有穿孔、裂缝、开裂、皱褶或局部薄厚不均等影响材料功能的缺陷。③质量应与生产者的标称值一致。④材料应具有可接受的清洁度水平。⑤应确定最低物理特性，如拉伸强度、厚度变化、抗撕裂、气体渗入和胀破强度，以满足医疗器械、包装和灭菌过程或最终包装的要求。⑥应确定各化学性能的特性值，如 pH 值、氯和硫的含量，以满足医疗器械包装和灭菌过程的要求。⑦在使用条件下，不论是灭菌前、灭菌中或灭菌后，包装材料和（或）系统不应释放出足以损害健康的毒性物质。⑧如有必要，应结合医疗器械的预定使用来评价包装材料和（或）系统的生物相容性。

（二）涂黏合层包装材料要求

涂黏合层包装材料除具备上述通用要求外，还应满足以下要求：①涂层应是连续的，不应出现空白或裂纹，以免导致在密封处形成间断。②涂布量应与生产者标示值一致。③材料所规定的最小密封强度应得到证实。

（三）成型包装要求

灭菌前、灭菌中及灭菌后，材料、黏接剂涂层、印墨或化学指示物等成分不应与产品发生反应、污染产品及向产品迁移或对产品产生副作用。

成型包装，如纸袋、热封袋和筒，除具备上述通用要求、涂黏合层包装材料要求外，还应满足如下要求：①包装应满足生产者和制造者对密封宽度、胀破和（或）密封强度所提出的技术规范。②印于包装上的过程指示物应符合 GB 18282.1（ISO11140-1）。③具有可剥开特性的包装，其剥开层应连续、均匀，不应因材料剥离或撕裂而影响内装物的无菌性。

纸袋、可热封的袋和筒除具有性能要求外，还有结构和包装设计要求。

（四）可重复使用容器要求

可重复使用容器除具备包装通用材料要求，还应满足下列要求：①每一容器应有一指示系统，当闭合完好性被破坏时，能提供清晰的指示。②在从灭菌器内取出、运输和贮存过程中，灭菌剂的释放口应具有微生物屏障；包装材料的微生物屏障特性对保障包装完好性和产品的安全性十分重要。③密封垫（或）圈应具有 GB/T 19633-2005 中规定的微生物屏障。④容器的结构应易于目力检测所有基本部件，在重复使用之前，生产者应规定用目力检测的接收准则。⑤生产者应规定服务、清洁过程及检测、维护和部件更换方式。

（五）标签系统适应性要求

标签系统应满足以下要求：①不对包装材料和（或）系统与所用灭菌过程的适应性有不利影响。②不会因所用的灭菌过程而导致难以辨认。③不使用会引起墨迹向医疗器械迁移、与包装材料和（或）系统发生反应从而损害包装材料的墨打印或书写。④固定在包装材料和（或）系统表面的标签，其黏接系统应能经得起灭菌过程和制造者规定的贮存和运输条件。

此外，包装材料在贮存过程中，可能会变质，因此制造者应按 GB/T 19633-2005 中规定，采用适当的方法为保持其特性提供必要的保护，确保包装材料的特性保持在规定的限度内，并按 GB/T 19633-2005 相关要求，对最终灭菌医疗器械包装进行检测，如无菌包装完好性的目力检测、密封强度检测等。

第三节　医药商品包装标识

包装标识是包装辅助物，是为了方便商品的储运、装卸、销售和使用，在商品的包装容器上用醒目的图形及文字所做的特定记号和说明，如包装储运指示标识。医药商品包装标识是指在包装上标有反映医药商品主要特征的图形、符号及文字说明。

一、医药商品包装标识的分类

常见的医药商品包装标识有运输包装收发货标识、包装储运指示标识等。

1. 运输包装收发货标识 收发货标识又称识别标识，系指在商品的外包装件上商品的分类图示标识、其他标识及文字说明、排列格式的总称。主要供收发货人识别的标识，通常由简单的几何图形和文字组成。收发货标识的运用可使货物在装卸时易于识别，防止贵重物品被窃取等。如分类标识、品名、供货号、货号、规格、重量（毛重、净重）、生产单位、体积、生产日期、有效期限、收货地址和单位、发货单位、数量、运输号码、发运件数等。其中分类标识必须有，其余各项合理选用。

2. 包装储运指示标识 指示标识又称操作标识，系根据商品运输、装卸、储存等方面所提出的要求及需要注意的有关事项，以确保商品安全，正确对待货物的图案标识。指示标识通常由图形和文字组成，符合 GB/T 191-2008（包装储运图示标志）。

3. 特殊管理药品包装标识 特殊管理的药品，即麻醉药品、精神药品、医用毒性药品、放射性药品。该类药品其包装上必须印有相应特殊管理药品标识，见图4-1。

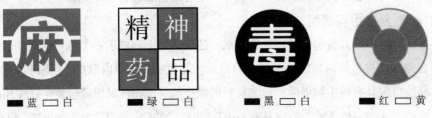

■ 蓝 □ 白　　　■ 绿 □ 白　　　■ 黑 □ 白　　　■ 红 □ 黄

图4-1　特殊药品的包装标识

4. 纳入国家免疫规划疫苗、非处方药及外用药标识 疫苗生产企业、批发企业应在其供应的纳入国家免疫规划疫苗的最小外包装的显著位置，标明"免费"字样及卫生和计划生育委员会规定的"免疫规划"专用标识。非处方药应在其销售包装的显著位置印有专用标识，甲类非处方药印有红色椭圆形底色内标注白色"OTC"的标识，乙类非处方药印有绿色椭圆形底色内标注白色"OTC"的标识。外用药应在其销售包装的显著位置印有红色方框底色内标注白色"外"字的专用标识。

5. 危险药品包装标识 危险品必须在其包装上印有相应的有国家标准的危险货物包装标识。

6. 无菌器具包装上的标识 包装的标识不仅是用来正确指导无菌器具的运输、贮存、拆包和使用，更重要的是从标识上能评价、识别优质产品。对无菌器具包装上的标识应有以下要求：

（1）标识应明显、清晰、牢固 包装上的标识应明显、清晰、牢固，不应因经受所采用的灭菌、运输和贮存而脱落或模糊不清。

（2）标识应不影响内装物的质量 单包装上的标识应印制在表面上，要考虑油墨向包装内部迁移而影响内装物的质量。

（3）无菌器具单包装上的标识 ①产品的名称、型号或规格。②"无菌"字样或无菌图形符号，"用后销毁"等字样。③无热原。④"包装破损禁止使用"字样的警示。⑤一次性使用说明或图形符号。⑥产品的生产批号，以"批"字开头或图形符号。⑦失效年月、有效期。⑧制造商名称、地址和商标。⑨如配有针头，应注明规格。⑩输液器应标识滴管滴出20滴或60滴蒸馏水相当于1mL±0.1mL的说明。⑪注射器的开口处应标在按手处。⑫应有正确的生产许可证和医疗器械注册证号。

（4）中包装上的标识 ①产品的名称、型号、数量。②产品生产批号或日期。③失效年月。④制造商名称、地址和商标。

（5）外包装上的标识 ①产品的名称、型号和数量。②"无菌"字样或图形符号。③产品生产批号或日期。④灭菌批号或日期。⑤失效年月及灭菌的化学指示标识。⑥一次性使用的说明或图形符号。⑦制造商名称、地址和商标。⑧毛重、体积（长×宽×高）。⑨"怕湿""怕热""怕压"等字样。⑩外包装、中包装、单包装上的相同标识一致。⑪单包装各封口处的规范。

二、医药商品包装上的条形码

条形码是商品的识别标识，是由一组按一定编码规则排列的条、空符号，用以表示一定的字符、数字及符号组成的信息。条码系统是由条码符号设计、制作及扫描阅读组成的自动识别系统。具有输入速度快、准确度高、可靠性强、成本低等优点，在当今的自动识别技术中占有重要的地位。每一种物品的编码都是唯一的，故又称商品代码。它能反映出该商品的有关资料，如商品生产的国家和地区、生产厂商的名称等。商品采用条形码是企业进入国际市场的必备条件。

常用的商品条码的标准码由13位数码组成，第1~12位为产品代码，第13位为校验码，是为了防止误入而设置的。其中前3位是国别码；中间4位为制造商号，代表一个企业，具有唯一性；后5位是实际产品代码。目前我国已有许多医药企业使用了条形码。

一维条码自出现以来，受到人们的普遍关注，发展速度十分迅速，提高了工作效率，并为管理的科学化和现代化做出了很大贡献。但由于一维条码仅仅是对"物品"的标识，而不是对"物品"的描述，故一维条码的使用，不得不依赖数据库。在没有数据库和不便联网的地方，一维条码的使用受到了较大的限制，有时甚至变得毫无意义。同时要用一维条码表示汉字的场合，显得十分不便，且效率低。现代高新技术的发展，迫切要求用条码在有限的几何空间内表示更多的信息，从而满足千变万化信息的需要。二维条码的产生，解决了一维条码无法解决的问题。二维条码具有高密度、高可靠性等特点，可以表示数据文件（包括汉字文件）、图像等，成为实现存储、携带并自动识读的最理想方法。

三、药品说明书与标签的管理

说明书与标签是介绍药品特性、指导患者合理用药和普及医药知识的媒介，是药品的重要包装内容之一，也是药品信息的重要来源之一，因此药品说明书和标签的文字表述必须科学、规范、准确。世界各国对药品说明书与标签的要求都非常严格，如美国、英国、日本等国的药政法规都明确规定药品说明书是医疗上的重要文件，是医生开方和药师配方的依据，具有科学及法律上的意义。我国药品说明书和标签由国家食品药品监督管理总局予以核准。为规范管理，原国家食品药品监督管理局于2006年3月15日颁布《药品说明书和标签管理规定》，自2006年6月1日起施行。

（一）药品说明书的管理

根据《药品管理法》规定，药品必须附有说明书。药品说明书是载明药品重要信息的法定文件，也是医师、药师、护士和患者治病用药的科学依据。根据《药品说明书和标签管理规定》，药品说明书的基本作用是指导安全、合理使用药品。

　　药品说明书可以作为药品管理领域一系列法律事实的认定依据，包括判定假药劣药、虚假药品广告和药品召回对象的认定依据。

　　药品说明书包括药品批准文号、法定通用名称、主要成分、适应证或功能主治、用法与用量、规格、装量、生产企业、不良反应、注意事项、生产日期、批号、有效期及储藏要求等项内容。

　　我国药品说明书在药品注册申请时一并向国家食品药品监督管理总局申报，经批准后方可使用。药品说明书应当包含药品安全性、有效性的重要科学数据、结论和信息；应当列出全部活性成分或者组方中的全部中药药味，注射剂和非处方药还应当列出所用的全部辅料名称，药品处方中含有可能引起严重不良反应的成分或者辅料的，应当予以说明。生产企业应当主动跟踪药品上市后的安全性、有效性情况，需要对药品说明书进行修改的，应当及时提出申请。生产企业未及时修改说明书或未将药品不良反应在说明书中充分说明的，由此引起的不良后果由该生产企业承担。药品说明书应当充分包含药品不良反应信息，详细注明药品不良反应；其核准日期和修改日期应在说明书中醒目标示。

（二）药品标签的管理

　　药品的标签是指药品包装上印有或者贴有的内容，分为内标签和外标签。内标签指直接接触药品的包装的标签，外标签指内标签以外的其他包装标签。药品的标签内容不得超出说明书的范围，不得印有暗示疗效、误导使用和不适当宣传产品的文字和标识。

　　药品的内标签应当包含药品通用名称、适应证或功能主治、规格、用法用量、生产日期、产品批号、有效期、生产企业等内容。包装尺寸过小无法全部标明上述内容的，至少应当标注药品通用名称、规格、产品批号、有效期等内容。标签必须贴牢、贴正；凡封签、标签有破损的，不得出厂和销售。特殊管理药品、非处方药品及外用药品的标签上必须印有规定的标志。在国内销售的药品标签必须使用中文，不能使用繁体字、异体字，如加注汉语拼音或外文，必须以中文为主体。

　　药品外标签应当注明药品通用名称、成分、性状、适应证或功能主治、规格、用法用量、不良反应、禁忌、注意事项、贮藏、生产日期、产品批号、有效期、批准文号、生产企业等内容。适应证或者功能主治、用法用量、不良反应、禁忌、注意事项不能全部注明的，应当标出主要内容并注明"详见说明书"字样。用于运输、贮藏的包装的标签，至少应当注明药品通用名称、规格、贮藏、生产日期、产品批号、有效期、批准文号、生产企业，也可以根据需要注明包装数量、运输注意事项或其他标记等必要内容。

　　原料药的标签，应当注明药品名称、贮藏、生产日期、产品批号、有效期、执行标准、批准文号、生产企业，同时还需注明包装数量及运输注意事项等必要内容。

　　同一药品生产企业生产的同一药品，药品规格和包装规格均相同的，其标签的内容、格式及颜色必须一致，药品规格或者包装规格不同的，其标签应当明显区别或者规格项明显标注。同一药品生产企业生产的同一药品，分别按处方药与非处方药管理的，两者的包装颜色应当明显区别。对贮藏有特殊要求的药品，应当在标签的醒目位置注明。

　　药品标签中的有效期应当按照年、月、日的顺序标注，年份用四位数字表示，月、日用两位数字表示。有效期若标注到日，应当为起算日期对应年月日的前一天，若标注到月，应当为起算月份对应年月的前一月。

（三）药品名称和注册商标的使用

药品说明书和标签中标注的药品名称必须符合 CFDA 药品通用名称和商品名称的命名原则，并与药品批准证明文件的相应内容一致。通用名即经 CFDA 批准载入国家正式药品标准的法定药品名称。药品通用名称应当显著、突出，其字体、字号和颜色必须一致，并符合以下要求：①对于横版标签，必须在上 1/3 范围内显著位置标出；对于竖版标签，必须在右 1/3 范围内显著位置标出。②不得选用草书、篆书等不易识别的字体，不得使用斜体、中空、阴影等形式对字体进行修饰。③字体颜色应使用黑色或者白色，与相应的浅色或者深色背景形成强烈反差。④除因包装尺寸的限制而无法同行书写的，不得分行书写。⑤药品的通用名不得作为商品名进行商标注册。

商品名是由该药品生产企业命名并向所在国相关部门注册的药品的品牌名。药品商品名称不得与通用名称同行书写，其字体和颜色不得比通用名称更突出和显著，其字体以单字面积计不得大于通用名称所用字体的 1/2。药品说明书和标签中禁止使用未经注册的商标以及其他未经原国家食品药品监督管理局批准的药品名称。药品标签使用注册商标的，应当印刷在药品标签的边角，含文字的，其字体以单字面积计不得大于通用名称所用字体的四分之一。

（四）其他规定

麻醉药品、精神药品、医疗用毒性药品、放射性药品、外用药品和非处方药品等国家规定有专用标识的，其说明书和标签必须印有规定的标识。非处方药说明书单色印刷时，应在 OTC 标识下注明甲类或乙类。国家对药品说明书和标签有特殊规定的，应服从其规定。中药材、中药饮片的标签管理规定由国家食品药品监督管理总局另行制定。

《药品注册管理办法》（2007）规定，药品批准文号的格式为：国药准字 +H（Z、S、J）+4 位年号 +4 位顺序号，其中 H 代表化学药品，Z 代表中药，S 代表生物制品，J 代表进口药品分包装。

四、医疗器械说明书与标签的管理

医疗器械说明书的形式一般分为使用说明书和技术说明书，对大部分简单重复产品可将技术说明与使用说明合并为使用说明书。国家食品药品监督管理总局根据《医疗器械监督管理条例》制定了《医疗器械说明书和标签管理规定》，并于 2014 年 10 月 1 日起施行。

医疗器械说明书是由医疗器械注册人或者备案人制作，随产品提供给用户，涵盖该产品安全有效的基本信息，用以指导正确安装、调试、操作、使用、维护、保养的技术文件。

医疗器械标签是在医疗器械或者其包装上附有的用于识别产品特征和标明安全警示等信息的文字说明及图形、符号。

（一）医疗器械说明书及标签的相关规定

按照《医疗器械说明书和标签管理规定》，医疗器械说明书和标签应符合以下规定：①说明书和标签内容应当科学、真实、完整、准确，并与产品特性相一致；与经注册或者备案的相关内容一致。②说明书和标签对疾病名称、专业名词、诊断治疗过程和结果的表述，应当采用国家统一发布或者规范的专用词汇。③说明书和标签中使用的符号或者识别颜色应当符合国家相关标准的规定；无相关标准规定的，该符号及识别颜色应当在说明书中描述。④医疗器械最小销售单元应当附有说明书。⑤医疗器械的产品名称应当使用通用名称，通用名称应当符合国家食品药品监督管理总局制定的医疗器械命名规则。第二类、第三类医疗器械的产品名称应当与医疗器械注册证中的产品名称一致。⑥产品名称应当清晰地标明在说明书和标签的显著位置。⑦说明书和标签文字内容应当使用中文，中文的使用应当符合国家通用的语言文字规范。医疗器械说明书和标签可以附加其他文种，但应当以中文表述为准。⑧说明书和标签中的文字、符号、表格、数字、图形等应当准确、清晰、规范。

(二) 医疗器械说明书及标签内容

1. 医疗器械说明书内容　说明书包括以下内容：①产品名称、型号、规格；医疗器械注册证编号或者备案凭证编号；产品技术要求的编号；产品性能、主要结构组成或者成分、适用范围。②注册人或者备案人的名称、住所、联系方式及售后服务单位，进口医疗器械还应当载明代理人的名称、住所及联系方式。③生产企业的名称、住所、生产地址、联系方式及生产许可证编号或者生产备案凭证编号，委托生产的还应当标注受托企业的名称、住所、生产地址、生产许可证编号或者生产备案凭证编号。④禁忌证、注意事项、警示以及提示的内容。⑤安装和使用说明或者图示，由消费者个人自行使用的医疗器械还应当具有安全使用的特别说明。⑥产品维护和保养方法，特殊储存、运输条件、方法。⑦生产日期、使用期限或者失效日期。⑧配件清单，包括配件、附属品、损耗品更换周期及更换方法的说明等。⑨医疗器械标签所用的图形、符号、缩写等内容的解释。⑩说明书的编制或者修订日期及其他应当标注的内容。

2. 医疗器械标签内容　标签包括以下内容：①产品名称、型号、规格；医疗器械注册证编号或者备案凭证编号。②注册人或者备案人的名称、住所、联系方式，进口医疗器械还应当载明代理人的名称、住所及联系方式。③生产企业的名称、住所、生产地址、联系方式及生产许可证编号或者生产备案凭证编号，委托生产的还应当标注受托企业的名称、住所、生产地址、生产许可证编号或者生产备案凭证编号。④生产日期、使用期限或者失效日期。⑤电源连接条件、输入功率。⑥根据产品特性应当标注的图形、符号以及其他相关内容。⑦必要的警示、注意事项。⑧特殊储存、操作条件或者说明。⑨使用中对环境有破坏或者负面影响的医疗器械，其标签应当包含警示标志或者中文警示说明。⑩带放射或者辐射的医疗器械，其标签应当包含警示标志或者中文警示说明。

医疗器械标签因位置或者大小受限而无法全部标明上述内容的，至少应当标注产品名称、型号、规格、生产日期和使用期限或者失效日期，并在标签中明确"其他内容详见说明书"。

(三) 医疗器械说明书及标签中有关注意事项、警示及提示性内容

1. 医疗器械说明书中有关注意事项、警示及提示性内容　医疗器械说明书应注意：①产品使用的对象。②潜在的安全危害及使用限制。③产品在正确使用过程中出现意外时，对操作者、使用者的保护措施及应当采取的应急和纠正措施。④必要的监测、评估、控制手段。⑤一次性使用产品应当注明"一次性使用"字样或者符号，已灭菌产品应当注明灭菌方式及灭菌包装损坏后的处理方法，使用前需要消毒或者灭菌的应当说明消毒或者灭菌的方法。⑥产品需要同其他医疗器械一起安装或者联合使用时，应当注明联合使用器械的要求、使用方法、注意事项。⑦在使用过程中，与其他产品可能产生的相互干扰及可能出现的危害。⑧产品使用中可能带来的不良事件或者产品成分中含有的可能引起副作用的成分或者辅料。⑨医疗器械废弃处理时应当注意的事项，产品使用后需要处理的，应当注明相应的处理方法。⑩根据产品特性，应

当提示操作者、使用者注意的其他事项。

此外，重复使用的医疗器械应当在说明书中明确重复使用的处理过程，包括清洁、消毒、包装及灭菌的方法和重复使用的次数或者其他限制。

2. 医疗器械说明书和标签不得有下列内容　医疗器械说明书和标签不得出现：①含有"疗效最佳""保证治愈""包治""根治""即刻见效""完全无毒副作用"等表示功效的断言或者保证的。②含有"最高技术""最科学""最先进""最佳"等绝对化语言和表示的。③说明治愈率或者有效率的。④与其他企业产品的功效和安全性相比较的。⑤含有"保险公司保险""无效退款"等承诺性语言的。⑥利用任何单位或者个人的名义、形象做证明或者推荐的。⑦含有误导性说明，使人感到已经患某种疾病，或者使人误解不使用该医疗器械会患某种疾病或者加重病情的表述，以及其他虚假、夸大、误导性的内容。⑧法律、法规规定禁止的其他内容。

除以上规定外，医疗器械说明书和标签还应符合下列要求：①医疗器械说明书应当由注册申请人或者备案人在医疗器械注册或者备案时，提交食品药品监督管理部门审查或者备案，提交的说明书内容应当与其他注册或者备案资料相符合。②经食品药品监督管理部门注册审查的医疗器械说明书的内容不得擅自更改。③已注册的医疗器械发生注册变更的，申请人应当在取得变更文件后，依据变更文件自行修改说明书和标签。④说明书的其他内容发生变化的，应当向医疗器械注册的审批部门书面告知，并提交说明书更改情况对比说明等相关文件；审批部门自收到书面告知之日起 20 个工作日内未发出不予同意通知件的，说明书更改生效。⑤已备案的医疗器械，备案信息表中登载内容、备案产品技术要求及说明书其他内容发生变化的，备案人自行修改说明书和标签的相关内容。

说明书和标签不符合规定要求的，由县级以上食品药品监督管理部门按照《医疗器械监督管理条例》规定予以处罚。

第五章　医药商品储存、养护与运输

医药商品是特殊商品，其质量优劣直接关系到人民群众的用药安全及身体健康。医药商品从生产，到最后消费者使用，需要经过一系列的流通环节。在流通环节中要保证医药商品质量，满足医药市场供应，必然要依据其质量特性，合理地进行储存、养护及运输。

第一节　医药商品储存

医药商品储存是医药商品流通部门对待销商品的保管，是医药商品流通过程中必不可少的重要环节。由于医药商品在储存过程中，受自身因素和环境因素的影响，会发生质量变化。因此，医药商品储存是确保其质量，维护医药商品使用价值的一项重要工作。

一、医药商品储存的定义与任务

国家标准（GB/T 4122.1-1996）对储存的定义十分简单，认为储存就是"保护、管理、贮藏物品"。医药商品储存不仅可以调节医药商品产销在时间和地域上的差异，而且可以发挥类似蓄水池的作用。

（一）储存的定义

医药商品储存是指医药商品在离开生产领域之后、进入消费领域之前的流通过程中经过多次停留而形成的储备。在此过程中，应根据医药商品的特性、说明书或标签上注明的储藏条件，进行妥善地保管。包括商品的在库储存及运输途中、中转仓库、陈列待销的商品滞留。

（二）储存的任务

医药商品由生产到消费之间往往存在一定的时间间隔，必然使一部分医药商品停留在仓库，这决定了医药商品储存的必要性。

由于医药商品是特殊商品，有其不同的理化性质，在储存过程中，受内在因素和外在环境的影响，会发生质量变化。因此，医药商品储存和保管是医药商品质量管理的重要环节，也是保证医药商品质量的一项重要工作。

医药商品储存的任务是确保医药商品在储存过程中的安全，保证医药商品的质量，降低医药商品耗损；加强医药商品的流通，满足人民防治疾病的需要；保证医药商品安全有效，维护用户的利益；降低流通费用，最大限度实现医药商品的使用价值，加速资金周转，提高企业的经济效益。简单概括为：安全储存、避免事故；科学养护、保证质量；收发迅速、降低损耗。

二、医药商品仓库

医药商品仓库是储存医药商品的场所，根据企业的经营范围和经营规模设置不同大小的仓库。

（一）药品仓库

1. 药品仓库设置 药品仓库作为生产和流通的中转站，其设置应与药品生产的布局相适应，也应与企业药品经营规模相适应。如企业经营的品种、数量、货值、周期等。经营规模是指企业上一年的实际物流规模，包括入库量、在库量、出库量。衡量物流规模应当以上一年经营范围中各类别药品的最大量分别判断。

药品仓库选址时应考虑经济区域和药品的合理流向，以保证运输通畅。住宅用房不得用作仓库。考虑到药品的保存照管，药品仓库应建立在地质坚固、地势干燥平坦、给水充足、用电方便的地区，避免设在外环境有污染源如粉尘、热源等区域。库区应与外界建立有效的隔离措施，库房主体建筑应选用有利于保温、隔热的材料，保护库房的恒温要求；应与仓储设施规模相适应，并能满足药品安全、合理储存的要求及条件；应与经营范围相适应，使经营便于储存作业。

麻醉药品和第一类精神药品专库，必须位于库区建筑群之内，不靠外墙，采用无窗建筑形式，整体为钢筋混凝土结构。具有抗撞击能力，入口采用钢制保险库门，仓库产权归企业所有。实行双人双锁管理，配备相应的监控设备、自动报警装置和防火设施，自动报警装置应与公安机关报警系统联网。专人负责管理，建立专用账册，入库双人验收，出库双人复核。

第二类精神药品、医疗用毒性药品、药品类易制毒化学品、蛋白同化制剂、肽类激素，应储存于专库或者药品仓库中的专柜，建立专用账册，实行专人管理。

如经营生物制品及冷藏、冷冻药品，应配备与其经营规模和品种相适应的冷库，冷库容积应不少于 $50m^3$。如专营体外诊断试剂企业的仓库面积不少于 $60m^2$，并设有不小于 $20m^3$ 的冷库。冷库设计应当符合国家相关标准要求。冷库应当合理划分冷库收货验收、储存、包装材料预冷、装箱发货、待处理药品存放等区域，并有明显标示。配备相应的冷藏、冷冻储运设施设备及温湿度自动监测系统，并对设施设备进行维护管理。经营疫苗，应在同一个仓库地址设置至少两个独立冷库，两个独立冷库容积之和不少于 $50m^3$。"独立冷库"是指具有独立风机系统、制冷系统和库房。

经营中药材、中药饮片，应当分别设置专用库房，养护场所可以共用。中药样品室（柜）收集的样品只能用于在对地产中药材收购时作为验收的对照。

2. 药品仓库的库区布局

（1）仓库总平面布局 按照《药品经营质量管理规范》及《药品经营质量管理规范实施细则》的相关规定，药品仓库应划分待验库（区）、合格品库（区）、发货库（区）、不合格库（区）、退货库（区）等专用场所，经营中药饮片还应划分零货称取专库（区）。以上各库（区）均应设有明显标志。总平面布局应考虑：①方便仓库作业和药品的安全储存，最大限度地利用仓库的面积。②能有效划分各储存作业区、辅助作业区、办公生活区。③特殊区域的药品和其他药品有区别，不能混淆。④库房的建造、改造和维护要符合药品储存温湿度控制、安全管理的要求，便于堆垛、搬运、装卸等操作；有利于充分使用仓库设施和机械设备，符合仓库安全及消防要求，方便搬运装卸等操作。⑤库区和库房的人流、物流走向要合理，能有效防止污染、交叉污染、混淆和差错。

库区分区管理的基本要求，应当做到办公区、生活区的人员活动不得交叉，不得对药品储存作业造成干扰。储存作业区（库房、装卸作业场所、运输车辆停放场所、保管员工作室等）、辅助作业区（票据管理室、物料间等）、办公生活区（非物流办公室、宿舍、车库、食堂等）分开一定距离，实现有效隔离。室外装卸、搬运、接收、发运等作业场所应通过设置顶棚、雨篷等防护措施，防止药品被雨雪等污染。

（2）仓储作业区布置　仓储作业区是药品库房的主要区域，包括库房、装卸作业场所等。库房地面应平整，不起尘。库房内墙、屋顶应平整、光洁，无脱落物、裂痕、霉斑、水迹等。门窗结构严密，库房门应设空气幕等隔离措施，无鼠、鸟等可进入的缝隙。有符合安全用电要求的照明设备。配备通风、排水、防潮设备。配备自动监测记录库房温湿度的设备。如经营中药材、中药饮片、特殊管理药品、冷藏冷冻药品和疫苗的还应有专用的库房或相适应的冷库。仓库应配备有避免阳光直射的避光设备，应有完好、有效的通风的设施设备，有风帘、挡鼠板、灭蝇灯、粘鼠胶等防虫、防鼠设备。库房内应划分专用的零货储存区，便于零货拣选。有专用于零货拣选、拼箱发货操作及复核的作业区域和设备，如零货箱、周转箱、运输箱、封口胶、标签等设备。

库房应当有验收、发货、退货的专用场所。人工作业的库房储存药品按质量状态实行色标管理：待验药品、退货药品区为黄色，与其他区域有效隔离。待验区域应符合待验药品的储存温度要求。合格品区、零货称取区、待发药品区为绿色。不合格药品区为红色，需单独存放，并有明显标志。冷库药品、特殊管理药品，必须有专用的待验区。验收设施设备要清洁，不得污染药品。待验区按规定配备药品电子监管码扫码与数据上传设备。

药品储存作业区内不得存放与储存管理无关的物品。储存药品的货架、托盘等设施设备应当保持清洁。搬运场所应有顶棚等防晒、防雨、防热的措施。搬运和堆码药品应严格按照外包装标示要求规范操作，堆码高度符合包装图示要求。

（3）库区内部布置　对库房布置的要求是合理安排各个库房的位置，力求最短的作业路线和最少的道路占用面积，减少库内运输的距离，提高库房面积利用率。对于库区内部有横列式布局、纵列式布局、纵横式布局和倾斜式布局四种。其中横列式布局的优点是主要通道长且宽，有利于货物的存储、检查、发货；通风和采光条件好；有利于机械化作业，便于主通道业务的正常展开。其缺点是主通道占用面积多，仓库面积的利用率会受到影响。纵列式布局的优点是仓库平面利用率高。纵横式布局则综合利用上述两种布局的优点。倾斜式布局则便于叉车作业、缩小叉的回转角度、提高作业效率。库房应当有包装物料的专用库房或专用区域。

药品存放的具体要求如下：①保持药品与地面有一定距离的设备。②药品按批号堆码，不同批号的药品不得混垛，垛间距不小于5cm，与库房内墙、顶、温度调控设备及管道等设施间距不小于30cm，与地面间距不小于10cm。③药品与非药品、外用药与其他药品分开存放；中药材、中药饮片分库存放，特殊管理药品如麻醉药品、毒性药品、一类精神药品应专库存放，双人双锁保管；二类精神药品应专库存放。④按包装标示的温度要求储存药品，包装上没有标示具体温度的，按照《中国药典》规定的贮藏要求储存，如阴凉处系指不超过20℃；凉暗处系指避光并不超过20℃；冷处系指2℃~10℃；常温系指10℃~30℃；储存药品相对湿度为

35%~75%。

（4）自动监测、记录库房温湿度 在药品库房或仓间安装的自动监测点终端数量及位置应当符合以下要求：①每一独立的药品库房或仓间至少安装 2 个测点终端，并均匀分布，对库房温湿度实行 24 小时连续、自动的检测和实时记录；当温湿度不在规定范围时能自动报警，如声光报警和短信报警及系统报警，配有备用发电机或安装双回路电路，或配有备用制冷机组，保管员或养护员能及时采取措施。②平面仓库面积在 300m² 以下的，至少安装 2 个测点终端；300m² 以上的，每增加 300m² 至少增加 1 个测点终端，不足 300m² 的按 300m² 计算；平面仓库测点终端安装的位置，不得低于药品货架或药品堆码垛高度的 2/3 位置。③高架仓库或全自动立体仓库的货架层高在 4.5~8m 之间的，每 300m² 面积至少安装 4 个测点终端，每增加 300m² 至少增加 2 个测点终端，并均匀分布在货架上、下位置。④货架层高在 8m 以上的，每 300m² 面积至少安装 6 个测点终端，每增加 300m² 至少增加 3 个测点终端，并均匀分布在货架的上、中、下位置，不足 300m² 的按 300m² 计算；高架仓库或全自动立体仓库上层测点终端安装的位置，不得低于最上层货架存放药品的最高位置。

冷库应具有自动调控温湿度的功能。冷库应配备温湿度自动监测系统，可实时采集、显示、记录、传送储存过程中的温湿度数据，具有远程及就地实时报警功能，且可通过计算机读取和存储所记录的监测数据。冷库安装的测点终端数量及位置应当符合以下要求：①每一独立仓库至少安装 2 个测点终端，并均匀分布。②平面仓库面积在 100m² 以下的，至少安装 2 个测点终端；100m² 以上的，每增加 100m² 至少增加 1 个测点终端，不足 100m² 的按 100m² 计算；平面仓库测点终端安装的位置，不得低于药品货架或药品堆码垛高度的 2/3 位置。③高架仓库或全自动立体仓库的货架层高在 4.5~8m 之间的，每 100m² 面积至少安装 4 个测点终端，每增加 100m² 至少增加 2 个测点终端，并均匀分布在货架上、下位置。④货架层高在 8m 以上的，每 100m² 面积至少安装 6 个测点终端，每增加 100m² 至少增加 3 个测点终端，并均匀分布在货架的上、中、下位置，不足 100m² 的按 100m² 计算；高架仓库或全自动立体仓库上层测点终端安装的位置，不得低于最上层货架存放药品的最高位置。

此外，冷库应有电力保障措施，配有备用发电机组或双回路供电系统。发生电力故障时，应能够及时开启备用发电机或切换供电线路，以保证冷库制冷用电不间断。

储存特殊管理药品的专用仓库还应具有相应的安全保卫措施。

3. 药品仓库经济指标 为了仓库的运营，可通过测算仓容利用指标、存货周转指标、仓储成本效益指标和仓储作业质量指标来确定仓储的效益和效率。仓储成本主要有仓储持有成本（资金占用成本、仓储维护成本、仓储运作成本、物品损耗成本）、订货成本、缺货成本和在途库存持有成本（入库在途商品和出库在途商品）等。仓储成本合理化应做到仓储低成本（确保物流总成本最小）、仓储高效率（快进、快出、高利用、保管好）和仓储优质服务。仓储成本不合理的表现有仓储时间过长，仓储的数量不合理，仓储条件不足或过剩，仓储结构失衡（仓储货物的品种、规格失调，各个品种之间仓储期限、数失调，地点选择不合理）。改善这些现象可以从库存分类管理和控制库存数量两方面入手。对于库存数量，可以采用定量进货法和定期进货法来控制。而对于库存分类则有 ABC 分类法和 CVA 分类法两种。ABC 分类法又叫帕累托分析法，其中 A 类存货品种数少、销售额大；C 类存货品种数多，销售额小，是不重要的库存；B 类存货品种数、销售额处于中等。CVA 管理法又称关键因素分析法，主要由于

ABC 分类法中 C 类货物得不到足够的重视，往往因此而导致生产停工，因此引进 CVA 管理法来对 ABC 分类法进行有益的补充，它是将货物分为最高优先级、较高优先级、中等优先级、较低优先级四个等级，对不同等级的物资，允许缺货的程度是不同的。

（二）医疗器械仓库

作为从事医疗器械经营活动的单位，应当有与经营规模和经营范围相适应的经营场所和贮存条件。医疗器械贮存作业区、辅助作业区应当与办公区和生活区分开一定距离或者有隔离措施。

库房的条件应当符合医疗器械 GSP 要求：①库房内外环境整洁，无污染源。②库房内墙光洁，地面平整，房屋结构严密。③有防止室外装卸、搬运、接收、发运等作业受异常天气影响的措施。④库房有可靠的安全防护措施，能够对无关人员进入实行可控管理。

库房应当配备与经营范围和经营规模相适应的设施设备，包括：①医疗器械与地面之间有效隔离的设备，包括货架、托盘等。②避光、通风、防潮、防虫、防鼠等设施。③符合安全用电要求的照明设备。④包装物料的存放场所。⑤有特殊要求的医疗器械应配备的相应设施设备。库房温度、湿度应当符合所经营医疗器械说明书或者标签标示的要求。对有特殊温湿度贮存要求的医疗器械，应当配备有效调控及监测温湿度的设备或者仪器。批发需要冷藏、冷冻贮存运输的医疗器械，应当配备以下设施设备：①与其经营规模和经营品种相适应的冷库。②用于冷库温度监测、显示、记录、调控、报警的设备。③能确保制冷设备正常运转的设施（如备用发电机组或者双回路供电系统）。④企业应当根据相应的运输规模和运输环境要求配备冷藏车、保温车，或者冷藏箱、保温箱等设备。⑤对有特殊温度要求的医疗器械，应当配备符合其贮存要求的设施设备。

医疗器械仓库应当按质量状态采取控制措施，实行分区或分类管理，仓库应划分待验区、合格品区、发货区、不合格品区、退货区等专用区域，以上各区应有明显标志。合格品和发货区使用绿色标识；待验区使用黄色标识；不合格区使用红色标识；退货产品应当单独存放。

医疗器械仓库的温度、湿度控制应当符合医疗器械说明书和标签标示的要求，并进行记录。医疗器械应当根据产品特性，按照以下规定储存：①性质相互抵触的医疗器械应隔离存放。②橡胶、乳胶、塑料和高分子产品应防止阳光直射，远离热源，避免与酸碱、油类和腐蚀性气体接触。③医用电子电气设备应严格防潮。④X 光胶片应存放于阴凉、干燥库内，并远离放射源和化学物理污染源。⑤需无菌使用的医疗器械储存区域应避光、通风，具有防尘、防污染、防蚊蝇、防虫鼠和防异物混入等设施。

为便于出入和消防，器械在储存堆垛时，要留出一定的距离，通称"五距"。即顶距：距顶房 50cm（人字形屋顶以不超过大梁为准）；灯距：50cm；墙距：30cm；柱距：10~20cm；垛距：100cm 以上，以便于垛下通风散潮。堆垛医疗器械时，应严格遵守医疗器械外包装图示标志的要求。效期产品应按效期顺序码放。

三、医药商品入库

（一）药品入库

购货单位首先确定供货单位的合法性，经质量管理部门审核同意方可采购，采购回来的药品要办理入库手续，由送货人员向收货员逐件交接，验收员验收合格才能办理入库手续。

1. 资质审核 明确首营企业、首营品种的审核要求。首营企业是指采购药品时,与本企业首次发生供需关系的药品生产或经营企业。首营品种是指本企业首次采购的药品。采购与购进的区别在于采购仅指商流过程,购进是指采购和收货验收的商流及物流过程。

首营企业的审核,应当查验加盖其公章原印章的以下资料,确认真实、有效:《药品生产许可证》或者《药品经营许可证》复印件、营业执照复印件及其上一年度企业年度报告公示情况、《药品生产质量管理规范》认证证书或者《药品经营质量管理规范》认证证书复印件、相关印章、随货同行单(票)样式、开户户名、开户银行及账号、《税务登记证》和《组织机构代码证》复印件。

首营品种应当审核药品的合法性,索取加盖供货单位公章原印章的药品生产或者进口批准证明文件复印件并予以审核,审核无误的方可采购。需向供货单位索取的文件:《药品注册批件》或《再注册批件》《药品补充申请批件》。进口药品需向供货单位索取的文件:《进口药品注册证》《医药产品注册证》或《进口药品批件》。进口麻醉药品、精神药品、生物制品、中药材除取得《进口药品注册证》(或《医药产品注册证》)或《进口药品批件》外,还应取得《进口准许证》、"进口药品通关单"或"进口药品检验报告书"、《生物制品批签发合格证》、《进口生物制品检验报告书》,进口中药材应索取《进口药材批件》复印件。应当核实、留存供货单位销售人员以下资料:加盖供货单位公章原印章的销售人员身份证复印件,加盖供货单位公章原印章和法定代表人印章或者签名的授权书,授权书应当载明被授权人姓名、身份证号码,以及授权销售的品种、地域、期限、供货单位及供货品种相关资料。

企业与供货单位签订的质量保证协议至少包括以下内容:明确双方质量责任,供货单位应当提供符合规定的资料且对其真实性、有效性负责,供货单位应当按照国家规定开具发票,药品质量符合药品标准等有关要求,药品包装、标签、说明书符合有关规定,药品运输的质量保证及责任、质量保证协议的有效期限。

2. 收货 入库是从药品生产企业、药品经营企业发送的药品,到达仓库或库房进行接货、验收、入库、入账等一系列工作。药品仓库管理人员应提前了解进货部门签订的进货合同或采购进货计划及到货时间等信息,提前做好收货准备工作。

药品到达仓库时,收货人员应当检查运输工具是否密闭,拆除药品的运输防护包装后,检查药品外包装是否完好,对出现破损、污染、雨淋、腐蚀、标识不清等情况,应当拒收;药品到货时收货人员按照随货同行单,核对药品实物。根据运输单据所载明的启运日期,检查是否符合协议约定的在途时限,对不符合约定时限的,应当报质量管理部门处理。供货方委托运输药品的,企业采购部门应当提前向供货单位索要委托的承运方式、承运单位、启运时间等信息,并将上述情况提前告知收货人员。要逐一核对承运方式、承运单位、启运时间等信息,不一致的应当通知采购部门并报质量管理部门处理。应当查验随货同行单(票)及相关的药品采购记录。无随货同行单(票)或无采购记录的应当拒收。随货同行单(票)记载的供货单位、生产厂商及药品的通用名称、剂型、规格、批号、数量、收货单位、收货地址、发货日期等内容与采购记录及本企业实际情况不符的,应当拒收,并通知采购部门处理。应当根据随货同行单(票)核对药品实物。随货同行单(票)中药品的通用名称、剂型、规格、批号、数量、生产厂商等内容与药品实物不符的,应当拒收,并通知采购部门进行处理。收货过程中,收货人员对于随货同行单(票)内容中除数量以外的其他内容与采购记录、药品实物不符的,经采购部门向供货单位核实确认后，由供货单位提供正确的随货同行单（票）后，方可收货。对于随货同行单（票）与采购记录、药品实物数量不符的，经供货单位确认后，应当按照采购制度由采购部门确定并调整采购数量后，方可收货。供货单位对随货同行单（票）与采购记录、药品实物不相符的内容不予确认的，到货的药品应当拒收，存在异常情况的，报质量管理部门处理。

在冷藏、冷冻药品到货时，应当查验冷藏车、车载冷藏箱或保温箱的温度状况，核查并留存运输过程和到货时的温度记录。收货人员根据运输单据所载明的启运日期，检查是否符合协议约定的在途时限，对不符合约定时限的，应当报质量管理部门处理。收货须做好记录，内容包括药品名称、数量、生产企业、发货单位、发运地点、启运时间、运输方式、温控方式、到货时间、收货人员等。供货方委托运输药品的，企业采购部门应当提前向供货单位索要委托的承运方式、承运单位、启运时间等信息，并将上述情况提前告知收货人员。收货人员在药品到货后，要逐一核对承运方式、承运单位、启运时间等信息，不一致的应当通知采购部门并报质量管理部门处理。在收货时发现有异常情况如货单不符、冷藏温度不符合要求的可以拒收。应当将核对无误的药品放置于相应的待验区域内，并在随货同行单（票）上签字。收货人员对符合收货要求的药品，通知验收人员验收。"品种特性要求"是指药品温度特性、储存分区管理、特殊管理药品等要求。

3. 验收　验收人员按照验收规定，对到货药品进行逐批抽样验收。同一批号的样品应当至少检查一个最小包装；对于破损和拼箱的药品抽样，应逐件开箱检查至最小包装。冷藏药品应在冷库进行。验收药品应当按照药品批号查验同批号的检验报告书，如从生产企业购进，应当有加盖质量检验原印章的检验报告书原件；如从批发企业购进，应加盖批发企业质量管理专用章原印章。

验收人员对抽样药品的外观、包装、标签、说明书逐一进行检查、核对。如查运输储存包装的封条有无损坏，包装上是否清晰注明药品通用名称、规格、生产厂商、生产批号、生产日期、有效期、批准文号、贮藏、包装规格及储运图示标志，以及特殊管理的药品、外用药品、非处方药的标识等标记。检查最小包装的封口是否严密、牢固，有无破损、污染或渗液，包装及标签印字是否清晰，标签黏贴是否牢固。检查每一最小包装的标签是否有药品通用名称、成分、性状、适应证或功能主治、规格、用法用量、不良反应、禁忌、注意事项、贮藏、生产日期、产品批号、有效期、批准文号、生产企业等内容。对注射剂瓶、滴眼剂瓶等因标签尺寸限制无法全部注明上述内容的，至少标明药品通用名称、规格、产品批号、有效期等内容。中药蜜丸蜡壳至少注明药品通用名称。

特殊管理的药品、外用药品的包装、标签及说明书上均有规定的标识和警示说明。处方药和非处方药的标签及说明书上有相应的警示语或忠告语，非处方药的包装有国家规定的专有标识；蛋白同化制剂和肽类激素及含兴奋剂类成分的药品有"运动员慎用"警示标识。进口药品的包装、标签以中文注明药品通用名称、主要成分及注册证号，并有中文说明书。中药饮片的包装或容器与药品性质相适应并符合药品质量要求。中药饮片的标签需注明品名、包装规格、产地、生产企业、产品批号、生产日期。整件包装上有品名、产地、生产日期、生产企业等，并附有质量合格的标志。实施批准文号管理的中药饮片，还需注明批准文号。中药材包装应标明品名、规格、产地、供货单位、收购日期、发货日期等。实施批准文号管理的中药材，还需注明批准文号。验收地产中药材时，如果对到货中药材存在质量疑问，应将实物与企业中药样品室（柜）中收集的相应样品进行比对，确认后方可收货。

验收实施批签发管理的生物制品时，应当有加盖供货单位药品检验专用章或质量管理专用章原印章的《生物制品批签发合格证》复印件。验收进口药品应当有加盖供货单位质量管理专用章原印章的相关证明文件：①《进口药品注册证》或《医药产品注册证》。②进口麻醉药品、精神药品及蛋白同化制剂、肽类激素应当有《进口准许证》。③进口药材应当有《进口药材批件》。④《进口药品检验报告书》或注明"已抽样"字样的《进口药品通关单》。⑤进口国家规定的实行批签发管理的生物制品，必须有批签发证明文件和《进口药品检验报告书》。抽样检查一般不影响药品质量的最小单元。对于外包装及封签完整的原料药品、实施批签发管理的药品、贴有法定机构封签的诊断试剂等可以免抽样。

验收抽取的样品应当具有代表性。对到货的同一批号的整件药品按照堆码情况随机抽样检查。整件数量在两件及以下的，应当全部抽样检查；整件数量在两件以上至50件以下的，至少抽样检查3件；整件数量在50件以上的，每增加50件，至少增加抽样检查1件，不足50件的按50件计。对抽取的整件药品应当开箱抽样检查，从每整件的上、中、下不同位置随机抽取3个最小包装进行检查，对于销售退回或存在封口不牢、标签污损、有明显重量差异或外观异常等情况的，至少再增加一倍抽样数量，进行再检查。对于破损、污染等异常情况和拼箱的药品抽样，应逐件开箱检查，并检查至每批次的最小销售单元。

中药材验收记录包括品名、产地、供货单位、到货数量、验收合格数量等内容，实施批准文号管理的中药材，还要记录批准文号。中药饮片验收记录包括品名、规格、批号、产地、生产日期、生产厂商、供货单位、到货数量、验收合格数量等内容，实施批准文号管理的中药饮片还要记录批准文号。

直调药品的验收，供货企业应当与购货单位签订委托验收协议，明确质量责任；购货单位应当指定专门验收人员负责直调药品的验收，建立专门的直调药品验收记录。验收当日应当将验收记录相关信息传递给委托验收方。

验收结束，应当将抽取完好的样品放回原包装，加封并标示，做好验收记录。认真填写质量验收记录，并签名盖章。

4. 入库 企业应当建立入库记录，验收合格的药品放入合格药品库，验收不合格的药品放入不合格库。对实施电子监管的药品，在入库前必须进行电子监管码扫描，并及时将数据上传至中国电子监管系统平台。

（二）医疗器械入库

1. 资质审核 企业应当审核供货者的合法资格、所购入医疗器械的合法性并获取加盖供货者公章的相关证明文件或者复印件，包括：①营业执照。②医疗器械生产或经营的许可证或者备案凭证。③医疗器械注册证或备案凭证。④销售人员身份证复印件，加盖本企业公章的授权书原件。授权书应当载明授权销售的品种、地域、期限，注明销售人员的身份证号码。必要时，企业可以派人对供货者进行现场核查，对供货者质量管理情况进行评价；发现供货方存在违法违规经营行为时，应当及时向企业所在地食品药品监督管理部门报告。

2. 收货 收货人员在接收医疗器械时，应当核实运输方式及产品是否符合要求，并对照相关采购记录和随货同行单与到货的医疗器械进行核对。交货和收货双方应当对交运情况当场签字确认。对不符合要求的货品应当立即报告质量负责人并拒收。

随货同行单应当包括供货者，生产企业及生产企业许可证号（或者备案凭证编号），医疗器械的名称、规格（型号）、注册证号或备案凭证编号、生产批号或者序列号、数量、储运条件，以及收货单位、收货地址、发货日期等内容，并加盖供货者出库印章。

收货人员对符合收货要求的医疗器械，应当按品种特性要求放于相应待验区域，或者设置状态标示，并通知验收人员进行验收。需要冷藏、冷冻的医疗器械应当在冷库内待验。

3. 验收 验收工作应当在合同约定的期限内完成。验收尚未完成的医疗器械，不得使用。

验收人员应当对医疗器械的外观、包装、标签及合格证明文件等进行检查、核对，并做好验收记录，包括医疗器械的名称、规格（型号）、注册证号或者备案凭证编号、生产批号或者序列号、生产日期和有效期（或者失效期）、生产企业、供货者、到货数量、到货日期、验收合格数量、验收结果等内容；并标记验收人员姓名和验收日期。验收不合格的还应当注明不合格事项及处置措施。

对需要冷藏、冷冻的医疗器械进行验收时，应当对其运输方式及运输过程的温度记录、运输时间、到货温度等质量控制状况进行重点检查并记录，不符合温度要求的应当拒收。

企业委托为其他医疗器械生产经营企业提供贮存、配送服务的医疗器械经营企业进行收货和验收时，委托方应当承担质量管理责任。委托方应当与受托方签订具有法律效力的书面协议，明确双方的法律责任和义务，并按照协议承担和履行相应的质量责任和义务。

4. 入库 企业应当建立入库记录，验收合格的医疗器械应当及时入库登记；验收不合格的，应当注明不合格事项，并放置在不合格品区，按照有关规定采取退货、销毁等处置措施。

第二节　医药商品养护

医药商品种类繁多，影响医药商品质量的因素错综复杂，一般来说，影响医药商品质量的主要因素包括医药商品本身的内在因素和储存环境的外界因素。两种因素相互影响、相互促进。因此，科学的储存条件和养护方法对医药商品的质量至关重要。

一、医药商品养护的定义

医药商品养护是指运用现代科学技术与方法对储存过程中的医药商品进行保养与维护，通过科学的养护，可以减少损耗，保证医药商品质量，提高企业经济效益。

二、医药商品养护的原则

医药商品储存过程中，因其自身的理化性质及受到外界各种因素的影响，可能会引起医药商品质量变化。当医药商品外观性状发生变化时，应及时检查和处理。而有的医药商品，如某些抗生素的内在质量变化不一定引起外观的变化，需要用化学或其他方法检验才能确定。所以医药商品养护应坚持"预防为主""先产先出""易变先出""近期先出"及在库定期检查的原则，做到安全储存、保证质量、减少消耗、促进流通、收发迅速、避免事故。

三、影响医药商品质量的因素

影响医药商品质量的主要因素包括商品本身的内在因素和储存环境的外界因素。

（一）影响医药商品质量的内在因素

1. 影响药品质量的内在因素　药品的理化性质是影响药品质量的内在因素。

（1）药品物理性状的改变，如挥发、吸湿、潮解、风化等，使药品质量变化或不能使用。

1）挥发性：是指液态药品能变为气态扩散到空气中的性质。具有挥发性的药品如果包装不严或贮存时的温度过高，可造成挥发。如薄荷在常温下即有强烈的挥发性。

2）吸湿性：系指药品自外界空气中不同程度地吸附水蒸气的性质，且吸湿后会引起药品变性。如阿司匹林吸水后发生水解。药品的吸湿性并不限于水溶性药物，某些高分子药品和水不溶性药品同样可以吸湿。药品不纯或经混合后，吸湿性可增加。如纯度很高的氯化钠并不吸湿，但当含有少量的氯化镁杂质时，则表现出显著的吸湿性。

3）风化性：某些含结晶水的药品在干燥的空气中易失去全部或部分结晶水，虽然药效未改变但会影响药品的使用剂量。如阿托品、磷酸可待因等。

4）升华性：亦称串味。药品能够吸收空气中的有害气体或特殊臭气的性质。如淀粉、药用炭、滑石粉等。

5）熔化性：药品中的杂质影响其熔点。如氨基比林、安替比林等。

6）冻结性：以水或乙醇为溶剂的液体药品遇冷凝结成固体，会导致药品体积膨胀而引起容器破裂。

（2）药品的化学性质不稳定，同样会导致药品变质。药品化学不稳定性主要表现为水解、氧化、分解、变旋、聚合等化学反应。

1）易水解性：当药品的化学结构中含有脂酰胺、酰脲、醚苷键等时，易发生水解。如青霉素的分子结构中含有 β – 内酰胺环，在酸性、中性或碱性溶液中易发生降解反应，其降解产物均无抗菌活性。

2）易氧化性：当药品的化学结构中含有酚羟基、巯基、芳香胺、醇、醛、双键等时，易发生氧化反应。如维生素 C 在空气中易被氧化生成去氢维生素 C，使其活性降低。

3）光学异构：有些药物结构中有不对称碳原子（或其他不对称因素），因而具有旋光性。多数左旋体药物的药理作用大于右旋体，如肾上腺素的生理活性要比右旋肾上腺素大 14 倍，但这两种异构体极易互变，尤其在溶液状态更易发生。

2. 影响医疗器械质量的内在因素　医疗器械材质的理化性能及其生物兼容性是影响医疗器械质量的内在因素。

医疗器械的物理性能主要体现在材料的物理及机械性能、产品的成型加工性能和产品的使用性能等方面，对这些性能的技术要求是为了满足临床上的使用要求并保证使用安全。

医疗器械常见的物理及机械性能主要包括强度、硬度、透明度、抗疲劳性、导电性、导热性等。常见的化学性能包括抗腐蚀性、溶出物限量（如还原性、重金属含量、酸碱度）、残留物、降解物等。

医疗器械种类繁多，仅介绍几个典型医疗器械的理化性质要求。

（1）一次性使用输液（血）、注射器具　该类产品数量大，范围广，多由医用聚氯乙烯、

NOTE

聚丙烯、聚乙烯等高分子材料组成，这类产品的总体理化性能包括：①物理性能：如外观、尺寸、各种力学强度、微粒污染、各种组件的配合性能、流量、滤除效率等要求。②化学性能：金属离子、易氧化物、蒸发残渣、酸碱度、紫外吸收、材料鉴别等，对于血液和输液包装的产品还应有醇溶出物的要求。

（2）人工脏器　对于目前主要应用的人工脏器，国家标准、行业标准不是很多，对这类产品的理化性能主要应考虑以下方面：①优良的化学稳定性。②良好的物理及机械性能。当然生物性能更加重要，必须具有良好的生物兼容性。

（3）整形材料及人工器官　用于人体的整形材料主要有硅橡胶、聚甲基丙烯酸酯等。作为人体的修补材料，必须具备如下理化性能：①柔软并具有一定强度。②容易加工成所需要的复杂形状。③容易染色。④重量轻，容易清洗。同样生物性能更加重要，必须具有良好的生物兼容性。

（二）影响医药商品质量的外在因素

1. 影响药品质量的外在因素　主要有日光、空气、湿度、温度、时间及微生物等。上述因素对药品的影响往往不是单独进行的，而是互相促进、互相影响，加速了药品变质。因此，应根据药品的特性，全面考虑可能引起变质的各种因素，选适当的储存条件和保管方法，以防止药品变质或延缓其变质的速度。

（1）日光　日光中的紫外线对药品变化常起着催化作用，能加速药品的氧化、分解等。

（2）空气　空气是不同气体的混合物，主要成分为氮气、氧气、二氧化碳及氩、氖等稀有元素。此外，空气中还含有水蒸气和尘埃等。与药品的质量有关的主要是氧气、二氧化碳。氧气由于性质活泼，易使某些药物发生氧化作用而变质，许多具有还原性的药品可被空气中的氧气所氧化，如异丙肾上腺素被氧化后，可由白色变为粉红色，此时不可供药用。二氧化碳则是被药品吸收，发生碳酸化而使药品变质，如磺胺类钠盐与二氧化碳作用后，可生成难溶于水的游离磺胺而结晶析出。

（3）温度　温度过高或过低都能使药品变质。温度升高可加速药品的变质，如生物制品、血液制品在室温下保管容易失效，需要2℃~10℃低温冷藏；温度升高可加速药品的挥发与风化，如咖啡因可失去分子中的结晶水；温度升高可破坏药品的剂型，如可使栓剂、胶囊剂软化变形，使糖衣片粘连，使软膏剂熔化分层等。温度降低可使一些生物制品、含蛋白制剂、乳剂及胶体制剂析出沉淀或变性分层，如甲醛溶液在9℃以下时易聚合成为多聚甲醛而使溶液呈现浑浊或析出白色沉淀；温度降低可使许多液体制剂析出结晶，其中一些药品因结晶而失效，如葡萄糖酸钙注射液等饱和溶液久置冷处易析出结晶不再溶解，而不能药用；温度降低可致容器因药液体积增加而破裂等。

（4）湿度　相对湿度与药品质量关系密切：相对湿度大，药品容易发生潮解、长霉、生虫或分解变质；相对湿度小，会使药品发生风化或干裂。

含有结晶水的药物，常因露置在干燥的空气中，其所含结晶水的一部分或全部丢失，称为风化，如硫酸阿托品、硫酸可待因、硫酸镁、硫酸钠及明矾等。风化后的药品，其化学性质一般并未改变，但在使用时剂量难以掌握，可能因超过用量而造成事故。

大多数药品在湿度较高的情况下，能吸收空气中的水蒸气而引湿，结果导致药品稀释、潮解、变形、发霉等现象。如甘油在潮湿的空气中吸收水分而被稀释；颗粒状氯化钙易吸潮而结成团块；某些栓剂吸潮软化变形；片剂中的淀粉因吸潮而膨胀破裂。

（5）时间 有些药品因其性质或效价不稳定，尽管储存条件适宜，时间过久也会逐渐变质、失效。

药品的有效期系指药品在规定的储存条件下，能够保持质量合格的期限，要求使用单位和个人在规定的期限内使用。

2. 影响医疗器械质量的外在因素 主要有日光、空气、湿度、温度、时间及微生物等。详见本节"五、医疗器械养护"。

四、药品养护

药品养护是运用现代科学技术与方法，研究药品储存保养技术及药品质量变化规律，防止药品变质，保证药品质量。

（一）药品储存养护的基本职责

药品养护的基本工作职责是安全储存，降低损耗，科学养护，保证质量，避免事故。

对药品储存条件进行检测和调控，如温湿度、防护措施、仓储设施、设备、储存环境，以及针对药品性状采取具体质量检查、维护工作。药品储存环境温湿度超出规定范围，养护人员应及时采取通风、降温、除湿、保温等措施进行有效调控，经调控后，库房的温湿度应在规定的范围内，超标要有相应的调控前和调控后的记录。

指导和督促保管人员对药品进行合理储存与作业，并建立药品养护档案。检查改善储存条件、防护措施、卫生环境，如药品必须按包装标示的温度要求储存药品；不同类别的药品应分库或分区存放；药品储存实行色标管理，药品堆垛应符合要求。养护人员应根据库房条件、外部气候环境、药品质量特性等制定养护计划；配合保管人员进行仓间温、湿度等管理。循环养护检查一般按季度进行，每季度循环检查1次。购进药品应在入库后3个月起进行第1次库存药品的检查，养护时对库存药品的外观、包装等质量状况进行检查，并建立养护记录。对储存条件有特殊要求的或有效期较短的品种（包括首营品种、易变品种、老批号品种），应当进行重点养护。根据中药材、中药饮片的特性和包装制定养护方法，采取干燥、熏蒸等方法养护，通过晾晒、通风、干燥、吸湿、熏蒸等方法防霉变腐烂；通过曝晒、加热、冷藏、熏蒸等方法防虫害；通过密封、降温等方法防挥发；通过避光、降温等方法防变色、泛油。但对包装严密的中药饮片不宜采用熏蒸、加热等方法，应当采用冷藏、避光等方法。所采取的养护方法不得对药品造成污染。发现有问题的药品应当及时在计算机系统中锁定和记录，并通知质量管理部门处理。定期汇总、分析和上报养护检查、近效期或长时间储存的药品等质量信息，如库房药品的结构、数量、批次，发现的问题及产生原因、改进措施等。

（二）易受光、热、空气等因素影响的药品养护

药品因破损而导致液体、气体、粉末泄漏时，应当迅速采取安全处理措施，防止对储存环境和其他药品造成污染。药品破损采取的措施包括稀释、清洗、通风、覆盖、吸附、除尘、灭活等，被污染的药品不得再行销售。

1. 易受光线影响而变质的药品保管方法 凡遇光易引起变化的药品，如银盐、过氧化氢等，可采用棕色瓶或用黑色纸包裹的玻璃容器包装，以防止紫外线的射入。需要避光保存的药品，应放在阴凉干燥，且阳光不易直射的地方。门、窗可悬挂遮光用的黑布帘、黑纸，以防阳

光照入。不常用的怕光药品，可储存于严密的药箱内，存放怕光的常用药品的药橱或药架应以不透光的布帘遮蔽。见光容易氧化、分解的药物如肾上腺素、乙醚等，必须保存于密闭的遮光容器中，并尽量采用小包装。

2. 易受湿度影响而变质的药品保管方法　对易吸湿的药品，可用玻璃瓶配软木塞塞紧，蜡封，外加螺旋盖旋紧。对易挥发的药品，应密封，置于阴凉干燥处。控制药库内的湿度，以保持相对湿度在 70% 左右为宜，可辅用吸湿剂如石灰、木炭，有条件者，可设置排风扇或通风器，尤其在雷雨季节，更要采取有效的防霉措施。除上述防潮设备外，药库应根据天气条件，分别采取下列措施，如晴朗干燥的天气，可打开门窗，加强自然通风；当起雾、下雨或室外湿度高于室内时，应紧闭门窗，以防止室外潮气侵入；对少量易受潮药品，可采用石灰干燥器储存，即用木箱瓦缸等容器装入块状石灰 1/4 容量左右，石灰层上面存放药品，待石灰吸湿成粉状后，应及时换掉。

3. 易受温度影响而变质的药品保管方法　一般情况下，对多数药品储藏温度在 2℃ 以上时，温度越低，对保管越有利。对怕热药品，可根据药品不同性质要求，分别存放于"阴凉处"或"冷处"。常用的电冰箱可调节至 2℃~10℃。对挥发性大的药品如浓氨溶液、乙醚等，在温度高时容器内压力大，不应剧烈震动。开启前应充分降温，以免药液冲出（尤其是氨溶液）造成伤害事故。对易冻和怕冻的药品，必须保温储藏。保温措施有：

（1）保温箱　用严密木箱，内放瓦楞木箱，两层之间填充木屑或木箱内贴油毛毡，内放三合板箱。两层之间填充稻壳或用棉花作为保温材料，加双层盖。

（2）保暖库　有条件的地方，可建立保暖库。

4. 易燃、易爆危险品保管方法　易燃、易爆危险品系指易受光、热、空气等外来因素影响而引起自燃、助燃、爆炸或具有强腐蚀性、刺激性、剧烈毒性的药品，如果处置不当、保管不当，都能引起爆炸、燃烧等严重事故，给人民生命财产带来极大的损失。此类药品应储存于危险品库内，不得与其他药品同库储存，并远离电源。同时应有专人负责保管。危险品应分类堆放，严禁烟火。危险品的包装和封口必须坚实、牢固、密封，并应经常检查是否完整无损、渗漏，一经发现必须立即进行安全处理。

（三）不同剂型的药品养护

1. 丸剂　湿度过大易吸潮、霉变；湿度过小则易变干变硬、开裂而影响使用。另外丸剂易受虫蛀。储存时按其特性应防潮、防霉变、防虫蛀，应置干燥阴凉处；养护时检查包装应完整牢固，丸剂外观应圆整均匀、色泽一致、光滑、无裂纹。

2. 散剂　散剂易吸湿、结块、霉变，某些散剂中含有挥发性成分易挥发。储存时应按其特性密闭储存，置阴凉干燥处；养护时检查包装应完整牢固，外观干燥、无结块、色泽一致、无霉变、无异臭。

3. 颗粒剂　颗粒剂易吸湿、潮解、结块。储存时应按其特性密闭储存，置阴凉干燥避光处；养护时检查包装应完整牢固，外观应干燥、颗粒均匀、色泽一致、无结块、无潮解等现象。

4. 片剂　片剂易受温度、湿度、光线、空气的作用而开裂、霉变、变色，糖衣片易变色发黏等。储存时应置干燥、阴凉、避光处密闭保存；养护时检查包装应完整牢固，外观完整、色泽均匀、无变色。

5. 胶囊剂　胶囊剂易吸潮而发软黏在一起，遇热易软化，过于干燥则易失水开裂。中药胶囊剂遇潮易变质。储存时应置于阴凉、干燥、避光处密闭保存；养护时检查包装应完整牢固，胶囊应无结块、无变形、无破裂。

6. 酒剂、酊剂　酒剂、酊剂性质较稳定，不易受微生物影响而变质，但酒剂、酊剂易挥发。储存时应按其特性置于阴凉处密闭储存；养护时检查包装应牢固，无内容物渗漏，内容物应澄清。

7. 注射剂　注射剂气温太低时应注意防冻；粉针剂易潮，易黏瓶、结块；大输液剂不得横置倒放，严格控制堆码高度，避免压碎。储存时按其特性应置于阴凉处或冷处储存。冬季要防冻。

8. 栓剂　栓剂遇热、遇潮易软化而发黏、变形，在温热状态下易霉变，过于干燥则易先失去水分而变干开裂。储存时应置于干燥阴凉处密闭储存；养护时检查包装应完整牢固，外观应完整、光滑、无变形、无发霉等。

9. 糖浆剂　糖浆剂是指含有药物、药材提取物或芳香物质的口服浓蔗糖水溶液。易受微生物的影响而霉变、酸败、沉淀等。储存时要按其特性置于阴凉处密闭储存；养护时检查包装应完整牢固，无漏气漏液现象。糖浆剂应澄清，无酸败、异臭或其他变质现象。

（四）规定有效期的药品养护

企业应当采用计算机系统对库存药品的有效期进行自动跟踪和控制，采取近效期预警及超过有效期自动锁定停销等措施，防止过期药品销售。近效期药品预警的期限应当根据企业在供应链所处的位置、销售对象、药品正常使用完毕的合理期限等综合评估并确定。对于预警药品，在保管过程中，应经常注意期限，随时检查；超过有效期的药品应停止出库销售。

有效期并不等于保险期，因此，必须按照药品性质于规定条件下予以储存。例如储存温度和有效期有密切关系，温度超过规定，或保管不善，即使在有效期限内，也可能已降效或变质。包装容器不同，虽同一药品，有效期会不同，如注射用青霉素钠，用安瓿熔封的有效期是4年，以橡皮塞轧口小瓶（属"严封"）的有效期仅2年。同一原料药因剂型不同，有效期也会不同。如硫酸新霉素片及其软膏有效期为3年，其眼药水有效期仅1年。药品更换原包装时，应将有效期注明在变换后的容器上，以便查对。如将片剂倾至瓶内或将针剂离开针盒分别放时。

对质量可疑的药品应当立即采取停售措施，并在计算机系统中锁定，同时报告质量管理部门确认。对存在质量问题的药品，如包装、标签、说明书有破损、污染、模糊、脱落、渗液、封条损坏等，应当采取以下措施：①存放于色标为红色的不合格品专用场所，并有效隔离，不得销售。②怀疑为假药的，及时报告食品药品监督管理部门；属于特殊管理的药品，按照国家有关规定处理。③不合格药品的处理过程应当有完整的报损审批和销售记录，查明并分析原因，分清质量责任，及时总结分析，采取预防措施，防止再发生。

（五）中药商品养护

中药材种类繁多，性质各异，有的易吸热，有的具有挥发性等，应根据其特性加以妥善保管。如保管不当将会发生霉变、虫蛀、失性、变色等现象而影响质量，甚至完全失效。中草药变质的原因，除空气、湿度、日光和温度等因素的影响外，还受到昆虫和微生物的侵蚀。为使中药材的外部形态和有效成分在储存期间尽量不起变化，必须掌握各种中药材的理化性质，采取合理的保管措施，以防止霉变及防治虫蛀两项最为重要。养护方法主要有：

NOTE

1. 干燥养护方法　干燥可以除去中药中过多的水分，同时可杀死霉菌、害虫及虫卵，起到防治虫、霉，久贮不变质的效果。

2. 摊晾法　也称阴干法，即将中药置于室内或阴凉处所，使其借温热空气的流动，吹去水分而干燥，适用于芳香性叶类、花类、果皮类中药等。

3. 高温烘燥法　对含水量过高的中药，可以采用加热增温以去除水分，有火盆烘干、烘箱烘干与干燥机烘干三种方法。此法适用于大多数药材。

4. 石灰干燥法　凡中药容易变色、价值贵重、质量娇嫩、容易走油、溢糖而生霉虫蛀、回潮后不宜曝晒或烘干的品种，如人参、枸杞子、鹿茸等，可采用石灰箱、石灰缸或石灰吸潮袋的干燥法。

5. 木炭干燥法　先将木炭烘干，然后用皮纸包好，夹置于易潮易霉的中药内，可以吸收侵入的水分而防霉虫。

6. 翻垛通风法　翻垛就是将垛底中药翻到垛面，或堆成通风垛，使热气及水分散发。一般在霉雨季节或发现药材含水量较高时采用此法；并可利用电风扇、鼓风机等机械装置加速通风。

7. 密封吸湿法　利用严密的库房及缸、瓶、塑料袋或其他包装器材，将中药密封，使中药与外界空气隔绝，尽量减少湿气侵入药材的机会，保持中药原有的水分，以防霉变与虫蛀。加入石灰、硅胶等吸湿剂以吸潮，两者结合应用，更能增强干燥防虫霉的效果。贵重中药最好采用无菌真空密封。

8. 冷藏养护方法　采用低温（0℃~10℃）贮存中药，可以有效地防止不宜烘、晾中药的生虫、发霉、变色等现象发生。此法主要用于贵重中药、特别容易霉蛀的药材及无其他较好办法保管的中药。

9. 埋藏养护方法

（1）石灰埋藏法　用双层纸将药材包好，注明名称，然后置入大小适宜的缸或木箱中，以石灰恰好埋没所贮中药为度。适用于肉性和昆虫类中药。

（2）砂子埋藏法　容器用缸或木箱，砂子需充分干燥后使用。容器底部先用砂子铺平，再将中药分层平放，每层均撒盖砂子。适用于少数完整中药。

（3）糠壳埋藏法　利用糠壳的隔潮性能，将中药埋入糠中，使外界湿气不致侵入，保持药材干燥，亦可避免虫蛀、霉变。

（4）地下室贮藏法　由于气温较低，不受阳光照射，气候较干燥，对于怕光、怕热、怕风、怕潮、怕冻的中药有一定的养护作用。

10. 化学药剂养护方法　就是利用化学药剂散发的气体杀死中药害虫、霉菌的养护方法。如硫黄熏蒸：将一定数量的硫黄碎块置于瓦容器内，点燃后放入熏房，密封门、窗和一切缝隙，利用硫黄的有毒气体窒杀熏房内药材中害虫的成虫、卵、蛹和幼虫，并杀灭初萌的霉菌。磷化铝熏蒸：采用塑料帐密封货垛或全仓密封熏蒸。根据货垛体积采用在垛上和走道地面上设多点投药，药片不要直接接触包装和药材，可采用铁盘、木盘、搪瓷盘等，把药片摊开，帐幕熏蒸可将药片盘放在货垛边。

11. 对抗同贮养护方法　即将一种中药与另一种中药一起贮存，利用不同性能的中药具有相互制约虫害的作用来进行中药贮藏保管的一种养护方法。如蛤蚧常用花椒拌存，防虫蛀。

12. 气调养护方法 即在密闭条件下，人为调整空气的组成，造成低氧的环境，抑制害虫和微生物的生长繁殖及中药自身的氧化反应，以保持中药品质的一种方法。

五、医疗器械养护

医疗器械仓库应有明显的标示和区域划分，按照要求采取避光、通风、防潮、防虫、防鼠、防火等措施。医疗器械堆码应当按照包装标示要求规范操作，堆垛高度符合包装图示要求，避免损坏医疗器械包装。为了防止地面潮湿引起器械变质，底层库房、货棚及堆垛器械时，一定要用枕木、石块垫板等垫底，并且用苇席、油毡等铺垫隔潮，合理利用仓容。医疗器械应当按规格、批号分开存放，与库房地面、内墙、顶、灯、温度调控设备及管道等设施间保留有足够空隙，以便于通风散潮，便于人和物品出入。对库存医疗器械有效期进行跟踪和控制，采取近效期预警，超过有效期的医疗器械，应当禁止销售，放置在不合格品区，然后按规定进行销毁，并保存相关记录。

根据库房条件、外部环境、医疗器械有效期要求等应对医疗器械进行定期检查，建立检查记录。内容包括：①检查并改善贮存与作业流程。②检查并改善贮存条件、防护措施、卫生环境。③每天上、下午不少于2次对库房温湿度进行监测记录。④对库存医疗器械的外观、包装、有效期等质量状况进行检查。⑤对冷库温度自动报警装置进行检查、保养。

1. 塑料制品养护 塑料制品应存放于干燥、通风的阴暗场所，勿被太阳暴晒。热塑性制品不耐高温、怕热、易变形，存放时要注意。门窗要有遮光设备，仓库消防设备要完好，库内温度要保持在30℃以下，最高不超过35℃，相对湿度保持在50%~80%。储存时间不应过久。要注意防水、防冻，否则塑料会碎裂。勿与能析出挥发性气味的有机溶液和酸类同时存放。塑料制品应防止碰击与重压，商品堆码要避免底层承重过大。注意仓库卫生，防止受潮生霉。

2. 医用橡胶制品养护 宜存放于空气流通的阴暗场所，勿被太阳直接暴晒。橡胶制品不要互相挤压、折叠，成卷的橡皮布为了避免接触、挤压，最好将其卷轴的两端水平地悬挂在木架上。不要接近挥发性气体（如汽油、石油、苯等）、酸性或碱性物质及煤气，不要长期玷污油料。贮存温度为0℃~30℃，相对湿度80%以下。货架与地面的距离在10cm以上，距热源1m以上。

3. 塑胶制品养护 塑胶制品应存放于干燥、通风的阴暗场所，勿被太阳暴晒。室内应有良好的密封、吸潮设备。严格控制室内温度和湿度，温度应保持在30℃以下，相对湿度应保持在75%以下。塑胶制品不能重压、折叠，并应远离放射源和化学物理污染源。

4. 搪瓷制品养护 搪瓷制品库内温度应保持在35℃以下，相对湿度应保持在50%~80%。

5. 卫生材料、敷料养护 卫生材料、敷料应存贮在干燥、通风的场所，库内应有良好的密封、吸潮设备。卫生材料、敷料入库时要严格验收，重点检查外表有无残损、摩擦，有无沾染泥水、油污或雨淋、潮湿现象，以及含水量是否超过安全范围。严格控制室内温度、湿度，温度应保持在30℃以下，相对湿度应保持在75%以下。

6. 木制品养护 木制品加强库内温湿度管理，库内温度控制在35℃以下，相对湿度控制在60%~80%。

7. 皮革制品养护 皮革制品必须存放在干燥、阴凉、清洁的库内，温度控制在30℃以下，相对湿度保持在 60%~75%。

对储存的医疗器械进行定期检查与保养，对储存设备进行定期维护，并做好相应的记录。对过期、失效、淘汰的医疗器械或直接接触产品的包装破损的无菌医疗器械及其他不合格的医疗器械，应当及时处理，不得使用。

第三节　医药商品运输

医药商品运输是指借助于运输工具，实现医药商品从产地到销地的商品实体空间位移，包括集货、分配、搬运、中转、装入、卸下、分散等一系列操作。医药商品只有完成这种空间位移，才能促进医药生产、经营企业发展，满足消费者需求。因此，医药商品运输是医药商品流通过程中不可缺少的重要环节，是医药商品实现其价值与使用价值的必要条件。

一、医药商品运输的原则

组织医药商品运输时，要统筹安排，保证重点，贯彻"及时、准确、安全、经济"的原则，特别是急救医药商品更要分秒必争、发扬救死扶伤的人道主义精神。此外，要考虑加速车船周转，节省社会运力，减少费用开支，提高运输效率。

通过选择合理运输路线和运输方式，有效地利用运输工具，可以使医药商品从生产领域有序地进入消费领域，有利于加速医药商品流转，满足人民防治疾病的需要；消除运输中的浪费现象，有利于减少医药商品在途损耗，提高运输质量；降低流通费用，加速资金周转，提高企业的经济效益，增加企业的利润。

二、医药商品出库

（一）药品出库

1. 购货单位审核　销售药品前应审核购货单位的证明文件、采购人员及提货人员的身份，审核合格方可销售。对购货单位合法资质进行审核，其目的在于保障药品销售对象资质、渠道合法，药品实际销售真实。采购人员是指经购货单位法定代表人授权，负责给本单位采购药品及办理相关事宜的人员。提货人员是指经购货单位法定代表人授权，代表购货单位提取所采购的药品并履行签收手续的人员。若购货单位为药品生产企业，应审核其《营业执照》及其年检证明、《药品生产许可证》、《药品生产质量管理规范认证证书》、《组织机构代码证》、《税务登记证》复印件；若购货单位为药品经营企业，应审核其《营业执照》、《药品经营许可证》、《药品经营质量管理规范认证证书》复印件；若购货单位为医疗机构，应审核其《医疗机构执业许可证》，营利性的医疗机构还应有《营业执照》及其年检证明复印件，若销售终止妊娠药品，还应有《母婴保健技术职业机构许可证》或《计划生育技术服务机构执业许可证》。采购人员及提货人员的身份审核材料包括采购人员及提货人员法人委托书以及被委托人身份证明；法人委托书应当载明被委托人姓名、身份证号码、委托期限、委托范围等内容，并有法定代表人印章或签名；以上资料应合法，且加盖其公章原印章并在效期内。

2. 出库复核　严格审核购货单位的生产范围、经营范围或者诊疗范围，并按照相应的范围销售药品。通过计算机系统对各购货单位的法定资质能够自动识别并审核，防止超出经营方式或经营范围的销售行为发生。

药品出库时应当对照销售记录进行复核，发现以下情况不得出库，并报告质量管理部门处理：①药品包装出现破损、污染、封口不牢、衬垫不实、封条损坏等问题。②包装内有异常响动或者液体渗漏。③标签脱落、字迹模糊不清或者标识内容与实物不符。④药品已超过有效期。⑤其他异常情况的药品。药品出库复核应当建立记录，包括购货单位及药品的通用名称、剂型、规格、数量、批号、有效期、生产厂商、出库日期、质量状况和复核人员等内容。

特殊管理药品出库复核应符合专门管理要求。严格执行出库复核制度，认真核对实物与销售出库单是否相符，确保药品送达购买方《药品经营许可证》所载明的仓库地址、药品零售企业注册地址或者医疗机构的药库；销售麻醉药品、精神药品、含特殊药品复方制剂的，在药品送达后，购买方应查验货物，无误后由入库员在随货同行单上签字。随货同行单原件留存，复印件加盖收货印章后及时返回销售方。

3. 发货　拼箱发货是指将零货药品集中拼装至同一包装箱内发货的方式。代用包装是指专用的包装纸箱、标准周转箱、重复使用的其他包装纸箱。当使用重复使用的其他包装纸箱的代用包装箱时，应当加贴可明显识别的药品拼箱标志，以防止代用包装原标识内容造成误导和错判。通过对药品拼箱发货使用的代用包装进行规范管理，确保拼箱有醒目标识，易于辨认。

冷链装箱、装车的作业要求：①冷藏、冷冻药品的装箱、装车等项作业应由专人负责，并经过冷链培训。②使用冷藏车运送冷藏、冷冻药品的，启运前应当按照经过验证的标准操作规程进行操作。③使用冷藏箱、保温箱运送冷藏药品的，应当按照经过验证的标准操作规程，进行药品包装和装箱的操作。

冷藏箱、保温箱预冷是指在使用前，应当在冷藏库中对拟使用的冷藏箱或保温箱进行开盖预冷处理，使箱体内壁材料充分预冷，达到规定的控制温度范围后，再进行装箱作业的过程。装箱前将冷藏箱、保温箱预热或预冷至符合药品包装标示的温度范围内。按照验证确定的条件，在保温箱内合理配备与温度控制及运输时限相适应的蓄冷剂。药品装箱后，冷藏箱启动动力电源和温度监测设备，保温箱启动温度监测设备，检查设备运行正常后，将箱体密闭。冷藏、冷冻药品装箱、封箱等作业活动，必须在冷库内完成。

使用冷藏车运送冷藏、冷冻药品的，启运前应当按照经过验证的标准操作规程进行操作。提前打开制冷机组和温度监测设备，对车厢内预热或预冷至规定的温度。开始装车时关闭制冷机组，并尽快完成药品装车。药品装车完毕，及时关闭车厢厢门，检查厢门密闭情况，并上锁。启动温度调控设备，检查温度调控和监测设备运行状况，运行正常方可启运。

车载冷藏箱、保温箱的预冷时间、蓄冷剂放置的数量应有记录可查，冷藏车的预冷应记录开启预冷时间、温度达到时间及室外温度状况、设备运转状况等。冷藏、冷冻药品发运记录内容包括运输工具、启运时间、启运温度等。

（二）医疗器械出库

医疗器械出库时，应当对医疗器械进行核对，发现以下情况不得出库，并报告质量管理机构或专（兼）职质量管理人员处理：①医疗器械包装出现破损、污染、封口不牢、封条损坏等问题。②标签脱落、字迹模糊不清或者标识内容与实物不符。③医疗器械超过有效期。④国家明令淘汰或召回的医疗器械。⑤存在其他异常情况的医疗器械。

搬运装卸时要轻拿轻放，严格按照医疗器械外包装图示要求堆放。

三、医药商品运输工具

运输医药商品，应当根据医药商品的包装、质量特性并针对车况、道路、天气等因素，选用适宜的运输工具，并采取相应措施（包括温度控制、装车方式、货物固定、防颠簸等措施）防止出现破损、污染等问题。运输医药商品应当使用封闭式货物运输工具，一般指符合《中华人民共和国道路运输管理条例》的厢式货车、集装箱货车、普通封闭式货车（面包车）。封闭式运输工具车厢体应当整体封闭、结构牢固、货箱门严密可锁闭，可有效防尘、防雨淋、防阳光直射、防污染、防遗失等，有效地保证医药商品在运输途中的质量和安全。运输设施设备的定期检查、清洁和维护应当由专人负责，并建立记录和档案。

冷藏、冷冻药品的运输应根据药品数量、运输距离、运输时间、温度要求、外部环境温度等情况，选择适宜的运输工具和温控方式，确保运输过程符合温度要求。冷藏、冷冻药品的运输须使用冷藏车或配备冷藏设备的运输车。

冷藏车的配置应符合国家相关标准要求，有制冷压缩机自动调控温度，能保证冷链药品运输温度符合要求。冷藏车厢具有防水、密闭、耐腐蚀等性能。冷藏车厢内的药品与厢内前板距离不小于10cm，与后板、侧板、底板不小于5cm。冷藏车厢内部留有保证气流充分循环的空间。车载冷藏箱及保温箱应具有外部显示和采集箱体内温度数据的功能，能保证冷链药品运输温度符合要求。冷藏箱、保温箱具有良好的保温性能。冷藏箱应具备自动调控温度的功能；保温箱配备蓄冷剂及与药品隔离的装置。

四、医药商品运输

（一）药品运输

在运输中应按照药品性质采取必要的防潮、防晒、防震和防冻措施，保证包装牢固，标识清楚。合理堆码，妥善加垫，在堆码时应注意堆放高度和宽度限制，并注意分类堆放。药品运输过程中必须各种手续完整、责任分明；各种凭证字迹清楚，项目齐全，单货相符，交接手续完备。企业应当采取运输安全管理措施，防止在运输过程中发生偷盗、侵吞、遗失、调换等事故，提高药品运输质量。

1. 对温度有特殊要求的药品运输　对有温度要求的药品运输，应根据季节温度变化和运程采取必要的保温或冷藏措施。企业应当根据药品的温度控制要求，在运输过程中采取必要的保温或者冷藏、冷冻措施。冷藏药品温度符合2℃~10℃的储藏运输条件。冷冻药品温度符合（-10℃~-25℃）的储藏运输条件。运输过程中，药品不得直接接触冰袋等蓄冷剂，防止对药品质量造成影响。

冷藏药品运输方式的选择应确保温度符合要求，应根据药品数量多少、路程、运输时间、贮存条件、外界温度等情况选择合适的运输工具。冬季应注意保温，夏季应存放在阴凉处，雨雪天气应注意防潮，冷藏冷冻药品宜采用冷藏车或冷藏（保温）箱运输。药品不得直接接触冰袋、冰排，防止药品因接触低温物质而发生冻结的现象。运输人员出行前应对冷藏车及冷藏车的制冷设备、温度记录显示仪进行检查，要确保所有的设施设备正常并符合温度要求。温度报警装置应能在临界状态下报警，应有专人及时处理，并做好温度超标报警情况的记录。冷藏车在运输途中要使用自动监测、自动调控、自动记录及报警装置，对运输过程进行温度的实时监测并记录，手工记录的温度监测数据应保留原始单据，自动温度监测数据可读取存档。冷库温度记录间隔时间每次不得超过 30 分钟，冷藏车、冷藏（保温）箱的温度记录间隔时间不超过 10 分钟 / 次，数据可读取，温度记录应当随药品移交收货方。冷藏药品的温度记录至少保留 3 年。采用保温箱运输时，根据保温箱的性能验证结果，在保温箱支持的、符合药品贮藏条件的保温时间内送达。应按规定对自动温度记录设备、温度自动监控及报警装置等设备进行校验，保持准确完好。

2. 危险药品的运输 托运、承运和自行运输麻醉药品和精神药品的，应当使用封闭车辆，专人押运，途中不停车，并采取安全保障措施，防止麻醉药品和精神药品在运输途中被盗、被抢、丢失。托运或者自行运输麻醉药品和第一类精神药品的单位，应当向所在地省级药品监督管理局申请领取运输证明。运输证明有效期为 1 年，运输时随车携带运输证明。承运人应当查验、收存运输证明副本、附件以备查验并检查货物包装。没有运输证明或货物包装不合规定的，承运人不得承运。邮寄麻醉药品和精神药品，寄件人应当提交所在省、自治区、直辖市人民政府食品药品监督管理部门出具的准予邮寄证明。运输易制毒化学品，应按相关规定申请运输许可证或者进行备案。运输危险品时运输车辆要悬挂危险品标志，采取防火、防爆措施。运输放射性药品时要按照《放射性药品管理办法》规定执行，保证人员安全。在运输途中发生被盗、被抢、丢失的，承运单位应立即报告当地公安机关，并通知收货单位，收货单位应立即报告当地食品药品监督管理部门。企业应该制定《特殊管理药品运输应急预案》，对在运输途中发生的意外事件，如发生车辆设备故障、异常天气变化、交通拥堵等情况时，要及时采取相应的应对措施。

3. 配送 在经济合理区域范围内，根据客户要求，对物品进行拣选、加工、包装、分割、组配等作业，并按时送达指定地点的物流活动。配送属于运输的范畴，是运输在功能上的延伸。

4. 药品直调 系指将已采购的药品不入本企业仓库，直接从供货单位发送到购货单位。药品直调分为"厂商直调"和"商商直调"两种。厂商直调即本企业将经营的药品从药品生产厂商直接发运至药品购进单位的经营形式；商商直调即本企业将经营的药品从药品经营企业直接发运至药品购进单位的经营方式。

非特殊情况的日常经营中，一律不得采用直调的方式经营药品。只有在发生灾情、疫情、突发事件或者临床紧急救治等特殊情况，以及其他符合国家有关规定的情形，企业可采用直调方式购销药品并建立专门的采购记录，保证有效的质量跟踪和追溯。

5. 委托运输 系指商品经营者将商品的运输活动委托给第三方物流机构。企业委托其他单位运输药品时，应当对承运方运输药品的质量保障能力进行审计，索取运输车辆的相关资料，符合要求方可委托。

对承运方运输能力进行考查，主要包括以下几方面：①企业各种证照和相关资质［包括营业执照、组织机构代码证、税务登记证（国税、地税）、道路运输经营许可证、法人代表身份证明］，信誉良好、车辆资源、运输能力、安全搬运装卸能力、质量管理体系。②具有健全的管理制度、管理台账和专门的运输安全管理人员。③承运商自有和租赁车辆具有行驶证、保险卡、营运资格证、车主身份证明及驾驶员驾驶证、从业资格证等。按规定的额度办理了车辆保险（交强险、车损险、第三者责任险）。④承运商订单跟踪、车辆定位、温度监控的能力和管理信息系统。⑤承运商运输应急管理机制和体系功能。

企业委托运输药品应当与承运方签订明确药品质量责任、遵守运输操作规程和在途时限的运输协议。《药品运输服务协议》的关键内容包括：①明晰的运输工具、运输时限、提货送达地点、操作人员等运输质量要求。②提货时，双方共同检查药品外观，确保委托方托运的药品外观包装完整，无破损、受潮等问题；如客户收货后提出药品外包装受损等问题，视为承运方运输途中产生的问题，由承运方承担损害赔偿责任；提货时，承运方应按照药品外包装箱上图示进行存储、运输，确保药品安全送达。③要求阴凉储存的药品应在整个存储、运输途中保持规定的温度，运输装卸过程中均不得将药品置于阳光下暴晒；要求冷藏存储的药品除了满足上述要求外，还应使用有资质的冷藏设施的运输车辆，在整个存储、运输途中保持规定的温度。④承运方应及时将货物发往委托方指定地点，根据收货地区路途差异，承运方应在附件约定的工作日天数内送达货物。⑤委托方将定期或不定期征询客户关于运输质量问题的意见，并根据反馈意见（包括客户投诉），取消承运方全部或部分承运业务。⑥药品送达客户后，承运方应取得有客户真实有效签章的《出库跟踪复核记录表》（即送货回执单，一式三联），并在约定时限内将上述回单的第一联交回委托方。

企业委托运输药品应当有记录，实现运输过程的质量追溯。记录至少包括发货时间、发货地址、收货单位、收货地址、货单号、药品件数、运输方式、委托经办人、承运单位，采用车辆运输的还应载明车牌号，并留存驾驶人员的驾驶证复印件。记录应当至少保存 5 年。

已装车的药品应当及时发运并尽快送达。委托运输的，企业应当要求并监督承运方严格履行委托运输协议，防止因在途时间过长影响药品质量。委托运输时应当根据运输距离和经验数据严格规定运输时限。冷藏药品应在 30 分钟内由库区转移到符合配送要求的运输设备，冷冻药品应在 15 分钟内。

企业委托其他单位运输冷藏、冷冻药品时，应当保证委托运输过程符合 GSP 要求。索取承运单位的运输资质文件、运输设施设备和监测系统证明及验证文件、承运人员资质证明、运输过程温度控制及监测等相关资料。对承运方的运输设施设备、人员资质、质量保障能力、安全运输能力、风险控制能力等进行委托前和定期审计，审计报告存档备查。承运单位冷藏、冷冻运输设施设备及自动监测系统不符合规定或未经验证的，不得委托运输。根据承运方的资质和条件，必要时对承运方的相关人员进行培训和考核。

（二）医疗器械运输

医疗器械在运输中应严格按照医疗器械外包装图示进行必要的防潮、防震和防冻措施。企业应当采取运输安全管理措施，防止在运输过程中发生偷盗、侵吞、遗失、调换等事故，提高医疗器械的运输质量。委托其他机构运输医疗器械，应对承运方运输医疗器械的质量保障能力进行考核评估，明确运输过程中的质量责任，确保运输过程中的质量安全。

对有温度要求的医疗器械、体外诊断试剂运输，应根据季节温度变化和运程采取必要的保温、冷藏措施。需要冷藏、冷冻运输的医疗器械装箱、装车作业时，应当由专人负责，并符合以下要求：①车载冷藏箱或者保温箱在使用前应当达到相应的温度要求。②在冷藏环境下完成装箱、封箱工作。③装车前应当检查冷藏车辆的启动、运行状态，达到规定温度后方可装车。

　　运输需要冷藏、冷冻医疗器械的冷藏车、车载冷藏箱、保温箱应符合医疗器械运输过程中对温度控制的要求。冷藏车具有显示温度、自动调控温度、报警、存储和读取温度监测数据的功能。

第六章　医药商品商标与品牌管理

　　医药产业是关系国民健康的重要行业，也是未来最具发展潜力的经济领域之一。对医药商品防治疾病的特殊性再怎么强调也不为过，但是随着市场经济的改革和发展以及现代经营和营销理念的深入，医药商品企业也需要顺应这种改革发展来参与市场竞争。医药商品生产和经营企业除了关注医药商品的质量、包装、运输、储存和养护以及广告宣传外，对医药商品商标和品牌的关注将更加有助于商品价值的实现和价值增值。

　　医药商品的商标注册及管理等在具有普遍性的同时还有很多特殊性。

第一节　医药商品商标管理

　　商标是市场经济的产物，是生产经营者在其商品上使用的标识。商标的作用在于使消费者能够区别商品的来源。商标注册及管理对于医药商品企业创名牌、争效益、保证药品质量、提高竞争力有着重要的意义。

一、商标的定义

（一）商标的由来及发展

　　商标的起源可以追溯到上古时代的"图腾"。在英语里，商标曾用"brand"来表示，现在更多使用"trademark"来表达商标的含义。"brand"本意是烙印，欧洲先民们早先用来表示牲口的权属，"brand"一词的沿用也侧面说明了商标起源。但真正的商标是随着商品交换的愈发频繁而产生的。总的来说，商标是伴随着人类社会从自然经济发展为商品经济过程中的产物。

　　随着商品生产和商品交换的发展，生产者逐渐认识到，在自己的产品上使用标记的重要性，这样可以使消费者凭标记识别、购买自己的产品。商标在封建时代的初期就初步繁荣起来。到北宋时期，山东济南一家专门制造细针的刘家"功夫针"铺所使用的"白兔"商标，既有图形，又有"兔儿为记"的字样。这是我国至今发现的较早的比较完备的商标。

　　鸦片战争以后，帝国主义强迫我国签订了许多不合理的商约。清光绪三十年（1904年），我国的第一部正式商标法规诞生了，当时叫《商标注册试办章程》。旧商标法建立后，我国商标进入了一个较为混乱的时期。从设计风格来看，一部分商标在继承传统商标的基础上又出现了一些带有民间风味的商标图形，这些商标往往以神话故事、民间故事作为主要题材。如大同药店的"寿星牌"商标，在风格上与民间吉祥图案相似。这类商标图案具有意、音、图紧密相连的民间图案的特点。还有一些商标的命名是根据当时的铺名而来，如剪刀行业的"张小泉"、中药行业中的"同仁堂"等商标从新中国成立一直沿用到现在。

新中国成立后，商标工作受到多方面的重视。为了适应新的形势，1950年我国政府颁布了《商标注册暂行条例》和《商标注册暂行条例实施细则》。这是新中国成立以后最早的经济立法之一，并对旧中国遗留下来的不健康商标进行了清理。

1963年国务院颁布了《商标管理条例》。该条例对管理商标、监督商标质量起了很大作用，使我国商标的使用与管理逐步走向正规化。不仅如此，商标的设计工作也有很大的发展。设计者把古代、近代与现代各个时期的商标、标志图形的特点进行了整合和应用。如"永久牌"自行车商标、"蝴蝶牌"化妆品商标，构思巧妙，造型严谨，民族性强。

"文革"期间商标的管理和设计几乎停止甚至有倒退的痕迹。党的十一届三中全会以来，我国商标的管理和设计工作又重新受到重视。1979年9月召开了全国商标工作会议，恢复了全国商标统一注册，同时也恢复了许多过去的名牌商标，极大地调动了企业的积极性。1982年8月，五届人大常委会第二十四次会议批准颁布了《中华人民共和国商标法》（以下简称商标法）。随着市场经济改革的深入和经济贸易的深化，《商标法》经历了1993年、2001年和2013年3次修正，我国商标及管理逐步走上了一条健康发展的道路。新《商标法》自2014年5月1日起施行。

（二）商标的定义

商标，英文为trademark或brand，俗称"牌子"。从文献来看，其定义主要有以下几种：

《布莱克法律词典》（第九版）中将商标定义为识别某商品、服务或与其相关具体个人或企业的显著标志，可以是图形或文字，也可以声音、气味或立体图像来表示。

世界贸易组织的《与贸易有关的知识产权协议》对商标作了如下定义："任何一种能够将一个企业的商品或服务区别于其他企业的商品或服务的标记或标记的组合均为商标"。

世界知识产权组织官方网站的定义：商标是将某商品或服务标明是某具体个人或企业所生产或提供的商品或服务的显著标志。

我国《商标法》规定，"任何能够将自然人、法人或者其他组织的商品与他人的商品区别开的可视性标志，包括文字、图形、字母、数字、声音、三维标志和颜色组合等，以及上述要素的组合，均可以作为商标申请注册"。本法有关商品商标的规定，适用于服务商标。

以声音标志申请商标注册的，应当在申请书中予以声明，提交符合要求的声音样本，对申请注册的声音商标进行描述，说明商标的使用方式。对声音商标进行描述，应当以五线谱或者简谱对申请用作商标的声音加以描述并附加文字说明；无法以五线谱或者简谱描述的，应当以文字加以描述；商标描述与声音样本应当一致。

和其他商品一样，商标对于医药商品生产和经营意义重大，可以起到指示产品来源和所有权，区别牌子和质量以及促进宣传和销售等作用。目前，国内外知名的药品企业都拥有其产品的著名商标。国内除了"同仁堂""云南白药"等老字号医药品牌外，现代医药企业经营发展理念加强了企业对产品商标及其权利的重视。然而，由于医药商品的特殊性，其商标也具有特殊性。

《商标法》规定，"法律、行政法规规定必须使用注册商标的商品，必须申请商标注册，未经核准注册的，不得在市场销售"。

2006年3月15日，原国家食品药品监督管理局颁布的《药品说明书和标签管理规定》（局令第24号）中明确规定，药品说明书和标签中禁止使用未经注册的商标，该规定限制未注册商标在药品说明书和标签中使用。

结合相关法律规定可以看出，在未取得注册商标的情况下，药品可以不使用任何商标，但是药品商标必须使用注册商标。经国家核准注册的商标称为"注册商标"，受法律保护。也就是说，企业获得"注册商标"后，就享有使用某个品牌名称和品牌标志的专用权，这个品牌名称和品牌标志受到法律保护，其他任何企业都不得仿效使用。

总之，通过强制医药企业使用注册商标，可以实现商标的基本功能，即标明药品的出处，区别其他药品，保证药品的信誉和企业的形象，保护所有者权利。也可以督促其加强管理，切实保证药品质量，取缔非法经营，严禁滥用和仿冒商标，保护竞争，促进发展。

需要特别注意的是，我们常见的关于商标的两个标记：图形 ® 和 ®（目前国内多用 ®）常用来表示某个商标经过注册，并受法律保护。图形 ™ 表示某个标志是作为商标进行使用，但还未通过注册（™ 表示该商标已经向国家商标局提出申请，并且获得《受理通知书》，进入了异议期，这样就可以防止他人提出重复申请，也表示现有商标持有人有优先使用权。在获得《注册商标证》后，™ 也就改为 ® 了）。

（三）商标的特征

1. 显著性   商标为区别于他人商品或服务的标志，具有显著性的区别功能，从而便于消费者识别。

2. 独占性   注册商标所有人对其商标具有专用权，受到法律的保护。未经商标权所有人的许可，任何人不得擅自使用与该注册商标相同或相类似的商标，否则即构成侵犯注册商标权所有人的商标专用权，将承担相应的法律责任。

3. 价值性   商标代表着商标所有人生产或经营的质量信誉和企业信誉、形象，商标所有人通过商标的创意、设计、申请注册、广告宣传及使用，使商标具有了价值，也增加了商品的附加值。商标的价值可以通过评估确定。商标可以有偿转让，经商标所有权人同意，许可他人使用。

4. 竞争性   商标是商品信息的载体，是参与市场竞争的工具。生产经营者的竞争就是商品或服务质量与信誉的竞争，其表现形式就是商标知名度的竞争，商标知名度越高，其商品或服务的竞争力就越强。

5. 依附性   商标是用于商品或服务上的标记，与商品或服务不能分离，并依附于商品或服务。

二、商标的作用

从广义上讲，商标对商标注册人是一种奖励，使其商品或服务获得承认和经济效益，并鼓励创新。商标制度主要在于维护市场公平竞争，能使市场主体在尽可能公平的条件下进行商品或服务的生产与销售，从而促进经济贸易的发展。

商标在不同性质的社会中所起的作用有所不同，但排除社会的政治、经济因素对商标的影响外，商标一般都具有以下几方面的作用。

1. 指示商品或服务来源及所有权   商标可以成为某一企业特定商品的象征，代表商品的信誉，直接关系着对商品生产者和经营者的评价。企业也因为有自己独特的商标而显示出与众不同，进而使整个市场呈现出内在的活力。同时，商标注册人享有商标的专用权，并有权许可他人使用商标以获取报酬。指示商品或服务来源及所有权是商标最本质、最基本的作用。

2. 区别不同生产者生产商品质量的不同　　消费者根据这些商品的商标信誉去选择，而商标信誉同商品质量是紧密联系在一起的。从这个意义上说，商标是代表商品一定质量的标志。企业使用商标加强了消费者对企业的监督，有利于增强企业责任心，保证和提高商品质量，努力争创名牌。

商标不仅是区别商品和服务来源的标志，而且是企业的信誉、竞争力强弱的象征，企业信誉的具体表现方式就是商标所标示的商品为消费者带来的满足感。商标凝结了所标示商品、服务，以及该商品经营者、服务提供者的信誉。商标是企业信誉的载体。

3. 有利于消费者认牌购货　　企业用商标把商品的质量、等级、规格、花色、特点等区分开来，使消费者根据商标去识别商品、认牌购货，节约了消费者的购物时间，增强了消费者的购物信心，引导了消费者的购物取向。同时，商标也成为消费者同商品生产者和经营者之间联系的纽带。商标是消费者眼中的识别码。

4. 有利于商品广告宣传　　商标作为一种标志体现了商品的质量和信誉，自然也就成了商品广告的非常有效的手段。利用商标宣传商品，言简意赅、醒目突出、便于记忆，能够增强广告效果，给消费者留下深刻印象，以吸引诱发其"从速购买"的欲望，从而达到创名牌、扩大销路的效果。

5. 有利于美化商品　　一个设计美观的商标，等于给商品穿上了一件漂亮的外衣，可以增加商品的美感，提高商品的身价，扩大商品的销路。成功的商标设计都起到了美化商品、代表商品和服务层次的作用。当然，商品最重要的还是质量，只有在质量过硬的前提下，把商标设计得美观一些，才能真正增强竞争能力；相反，如果商品质量差，就是把商标设计得再美，也无济于事。

6. 有利于开展国际贸易　　在国际贸易中离不开商标。在出口商品上使用商标，并及时在外国进行商标注册以得到对商标的法律保护，这对维护商品的合法权益、扩大出口有着重要作用。同时，商标还标志着出口商品的技术水平，表明商品的质量，代表国家的生产水平和信誉，起到促进贸易的作用。树立商标信誉，在国际上争创驰名商标，对加强中国出口商品在国际市场上的竞争能力，促进中国对外贸易的发展非常重要。

7. 增加商品和服务的价值　　商标的评估价值能增加企业的总资产额，而且越高价值的品牌越能体现出该商标的影响力和企业的经营情况，间接反映出消费者对该商标所标示商品的接受程度。商标作为一种无形资产，还可以通过转让，许可给他人使用，或质押来转换实现其价值。

8. 有利于开展正当竞争　　商标是商品信誉好坏的标志。商品在市场上接受社会检验和监督，参与竞争，这种市场竞争是商品品种、质量、价格等多种因素的竞争，而这些信息则是通过商标这一桥梁传递给消费者的，所以，企业在市场上的公正竞争，必须借助商标的参与。商标的广泛使用，把企业推向市场，而企业则成功地运用商标取得明显经济效益，同时激励企业提高商品质量，增加品种，创立和保持商标信誉。

总之，商标是促进生产，繁荣市场，参与国际间市场竞争，维护生产者和消费者利益的一个有力工具；是企业品牌文化的精髓；也是保护商品和服务不被侵权的盾牌。

NOTE

三、商标的分类

随着商品经济的发展，商品的品种越来越多，商标的使用也越来越广泛，因而对商标种类的划分标准和角度也是多种多样的。商标可以划分为以下几个种类：

（一）根据用途分类

根据商标的使用目的来分类，可划分为联合商标、证明商标、防御商标等。

1. 联合商标　指同一商标所有人在相同或类似商品上注册的几个相同或者近似的商标，有的是文字近似，有的是图形近似，这些商标称为联合商标。这种相互近似的商标注册后，不一定都使用，其目的是为了防止他人仿冒或注册，从而更有效地保护自己的商标。

2. 证明商标　指由对某种商品或者服务具有监督能力的组织所控制，而由该组织以外的单位或者个人使用于其商品或者服务，用以证明该商品或服务的原产地、原料、制造方法、质量或其他特定品质的标志。如绿色食品标志、真皮标志等。

3. 防御商标　指驰名商标所有者，为了防止他人在不同类别的商品上使用其商标，而在非类似商品上将其商标分别注册。目前我国商标法律并没有"防御商标"的相关规定。

4. 等级商标　世界上一些大企业在商标使用和管理过程中总结的一种商标。使用等级商标的目的是区别企业系列产品的档次，常常同公司的司标或厂标配套使用。司标或厂标作为主商标，表示商品的生产商，等级商标为副商标，表示该商品的档次。我国《商标法》中没有规定。

5. 亲族商标　以一定的商标为基础，再把它与各种文字或图形结合起来，使用于同一企业的各类商品上的商标，也称"派生商标"。

6. 备用商标　指同时或分别在相同商品或类似商品上注册几个商标，注册后不一定马上使用，而是先贮存起来，一旦需要时再使用，亦称贮藏商标，

（二）根据使用者分类

1. 制造商标　即工业商标或生产商标。指商品生产企业在工业生产中使用的商标，主要突出生产阶段。

2. 销售商标　又称商品商标，即商品的标记，是商标的最基本表现形式，通常所称的商标主要指商品商标。商品商标又可分为商品生产者的产业商标和商品销售者的商业商标。

3. 服务商标　指用来区别于其他同类服务项目的标志，如航空、导游、保险和金融、邮电、饭店、电视台等单位使用的标志，就是服务商标。

4. 集体商标　指以团体、协会或其他组织名义注册，供该组织成员在商事活动中使用，以表明使用者在该组织中的成员资格的标志。

（三）根据结构分类

根据商标的结构分类，可划分为文字商标、图形商标、组合商标等。

1. 文字商标　指仅用文字构成的商标，包括中国汉字和少数民族字、外国文字和阿拉伯数字或以各种不同字组合的商标。

2. 图形商标　指仅用图形构成的商标。可分为：

（1）记号商标　指用某种简单符号构成图案的商标。

（2）几何图形商标　以较抽象的图形构成的商标。

（3）自然图形商标 以人物、动植物、自然风景等自然的物象为对象所构成的图形商标。有的以实物照片，有的则是经过加工提炼、概括与夸张等手法处理的自然图形所构成的商标。

3. 字母商标 指用拼音文字或注音符号的最小书写单位，包括拼音文字，外文字母如英文字母、拉丁字母等所构成的商标。

4. 数字商标 用阿拉伯数字、罗马数字或者是中文大写数字所构成的商标。如"999"商标。

5. 三维标志商标 又称为立体商标，用具有长、宽、高三种度量的三维立体物标志构成的商标标志。它与我们通常所见的表现在一个平面上的商标图案不同，而是以一个立体物质形态出现，这种形态可能出现在商品的外形上，也可以表现在商品的容器或其他地方。

6. 颜色组合商标 指由两种或两种以上的彩色排列、组合而成的商标。文字、图案加彩色所构成的商标，不属颜色组合商标，只是一般的组合商标。

7. 组合商标 指由两种或两种以上"成分"相结合构成的商标，也称复合商标。这里的"成分"包含文字商标、图形商标、字母商标、数字商标、三维标志商标和颜色组合商标。

8. 音响商标 以音符编成的一组音乐或以某种特殊声音作为商品或服务的商标即是音响商标。如美国一家唱片公司使用11个音符编成一组乐曲，把它灌制在他们所出售的录音带的开头，作为识别其商品的标志。该公司为保护其音响的专用权，防止他人使用、仿制而申请注册。音响商标目前只在美国等少数国家得到承认，我国《商标法》中增添了以声音标志申请商标注册的新内容，这将使得中国的商标保护制度更加完善。

9. 气味商标 以某种特殊气味作为区别不同商品和不同服务项目的商标。目前，这种商标只在个别国家如美国被承认，在中国尚不能注册为商标。

10. 位置商标 指某种商品特定部位的立体形状、图案、颜色及它们的组合，通过他们区分提供商品或服务的提供者。

（四）根据商标享誉程度分类

1. 普通商标 在正常情况下使用未受到特别法律保护的绝大多数商标。

2. 知名商标 指在较小地域范围内（如地市县级地域）有知名度的商标。它只是在我国较常出现的对某些商标的一种褒称，只是多出现在我国以地、市、县一级名誉商标评选中使用，并常在地方立法或地方行政立法出现。

3. 著名商标 指在一定地域范围内（如省级地域）较有知名度的商标。它不是国际上的专用名词，只是多出现在我国以省、（直辖）市一级名誉商标评选中使用，并常在地方立法或地方行政立法出现。

4. 驰名商标 指在较大地域范围（如全国、国际）的市场上享有较高声誉，为相关公众所普遍熟知，有良好质量信誉，并享有特别法律保护的商标。

四、商标的设计

商标的设计应该遵循以下规则：凡是商标设计中的佳作，必然具有内容与形式相统一，个性突出，形象鲜明，注目性强，便于识别和记忆，给人以美的享受等商标设计要求的基本特征。

1. 独特性 独特性是商标设计的最基本要求。商标要能区别于现有的商标，应尽量避免与各种各样已经注册、已经使用的现有商标在名称和图形上相雷同。只有富于创造性、具备自身特色的商标，才有生命力。个性特色越鲜明的商标，视觉表现的感染力就越强。

2. 视觉性 视觉性是商标所应达到的视觉效果。优秀的商标应该吸引人，给人以较强烈的视觉冲击力。因为只有引起人的注意，才能使商标所要传达的信息对人产生影响力。在商标设计中，注重对比、强调视觉形象的鲜明与生动，是产生注目性的重要形式要素。商标设计也要求在各种不同的应用中，都能保持良好的商标视觉形象，使商标无论是在商品的包装上，还是在各类媒体的宣传中，均可起到突出品牌的积极作用。

3. 通俗性 通俗性是商标易于识别、记忆和传播的重要因素。通俗性强的商标具有公众认同面大、亲切感强等特点。对于商标而言，一般通俗的商标形象，首先要有一个与众不同的响亮、动听的商标牌名，以好的牌名为基础，综合考虑商标的特点，选择最佳方案，再进行具体的图形设计。

因此尽量使商标具有讲得出、听得进、看得懂、记得住、传得开的特点。对商标设计还应追求牌名响亮、动听、顺口，造型简洁、明晰、易于识别的效果，使商标无论在听觉和视觉上都具有通俗、易记的个性特征。

4. 通用性 指商标应具有较为广泛的适应性。商标对通用性的要求，是由商标的功能和需要在不同的载体和环境中展示、宣传商标的特点所决定的。

从对商标在复制、宣传媒体的通用性角度，要求商标不仅能适应于制版印刷，还需能适应不同材料载体的复制工艺特点。如使商标的形象适应于金属材料刻、塑、铸、煅等复制工艺；适应于不干胶、霓虹灯等复制工艺；适应于快节奏的电视屏幕复制展示等。

5. 信息性 商标的信息传递有多种内容和形式。一般而言，商标信息的处理与调节，应尽量追求以简练的造型语言，表达出既内涵丰富，又有明确侧重，并且容易被观者理解的信息为最佳。优秀的商标都具有形象简洁、个性突出、信息兼容的知觉特点，能恰当地反映商品题材。

6. 文化性 文化性是商标本身的固有属性。商标中的文化性指通过商标显现民族传统、时代特色、社会风尚、企业或团体理念等精神信息。在具体的商标形象中所显现出的这些文化属性，又是商标设计者自觉或不自觉地以自己对事物的理解和构思，自然而然地融合于商标的内容与形式之中的。

7. 艺术性 艺术性是商标设计是否给人以美的享受的关键。商标的艺术性是通过巧妙的构思和技法，将商标的寓意与优美的形式有机结合时体现出来的。

8. 时代性 商标的设计还具有时代性的特征，也就是与时俱进，随着经济的发展、生活方式的改变，流行时尚元素应在商标中有所体现。

商标创意除应遵守相关的法律规定外，还应注意以下几点：①切忌模仿，步人后尘：模仿或部分模仿他人商标，将会使自身的商标失去独创性。商标设计要避免相同与近似，否则不仅失去了独创性，注册申请也很难核准。②繁简适中，易读易记：既要充分考虑易于识别和记忆，又要注意文字或图形太简单，从而失去显著特征。要简洁易识，具有时代感。③暗示特点，体现创意：要与商标指定商品或服务项目相联系，使人联想到商品或服务特点，把商标构思的立意充分体现出来。要富有寓意，给人以联想。④商标所用外文要没有姓氏的含义：一些国家的商标法规定，用姓氏名称作为商标必须征得本人同意。如本人死去不久，则要征得其法定代表机构或代理人的同意。我国有些商标所附英文恰巧就是外国人的姓氏名称或有姓氏的含义。如"紫罗兰"商标的英文"Violet"，"前进"商标的英文"Forward"，"钻石"商标的英文"Diamond"分别与英国人的威奥莱特、福沃特和戴蒙德的姓氏音相同或相近，这样的商标在国外注册时都遇到了困难，甚至无法注册。⑤商标的文字、图形、颜色等应避免有不好的含义：要尊重民俗，回避忌讳。有的国家商标法根据本国的风俗作了一些特殊规定，或者在习惯上忌用。出口商品的品牌商标设计，应注意要和各地的社会文化传统相适应，不要违背当地的风俗习惯和各国的宗教信仰，特别是各地的忌讳。如东南亚不喜欢绿色；西方国家不喜欢13；日本人不喜欢4和9等。

五、商标管理方法

（一）商标注册

1. 商标注册　商标注册是商标使用人取得商标专用权的前提和条件。

（1）商标注册条件　《商标法》中规定，国务院工商行政管理部门商标局主管全国商标注册和管理的工作。有商标注册条件的规定主要有：

自然人、法人或者其他组织在生产经营活动中，对其商品或者服务需要取得商标专用权的，应当向商标局申请商标注册；两个以上的自然人、法人或者其他组织可以共同向商标局申请注册同一商标，共同享有和行使该商标专用权；法律、行政法规规定必须使用注册商标的商品，必须申请商标注册，未经核准注册的，不得在市场销售；申请注册和使用商标，应当遵循诚实信用原则；商标使用人应当对其使用商标的商品质量负责。各级工商行政管理部门应当通过商标管理，制止欺骗消费者的行为；申请注册的商标，应当有显著特征，便于识别，并不得与他人在先取得的合法权利相冲突。商标注册人有权标明"注册商标"或者注册标记。

《商标法》第十条规定不得作为商标使用的标志：①同中华人民共和国的国家名称、国旗、国徽、国歌、军旗、军徽、军歌、勋章等相同或者近似的，以及同中央国家机关的名称、标志、所在地特定地点的名称或者标志性建筑物的名称、图形相同的。②同外国的国家名称、国旗、国徽、军旗等相同或者近似的，但经该国政府同意的除外。③同政府间国际组织的名称、旗帜、徽记等相同或者近似的，但经该组织同意或者不易误导公众的除外。④与表明实施控制、予以保证的官方标志、检验印记相同或者近似的，但经授权的除外。⑤同"红十字""红新月"的名称、标志相同或者近似的。⑥带有民族歧视性的。⑦带有欺骗性，容易使公众对商品的质量等特点或者产地产生误认的。⑧有害于社会主义道德风尚或者有其他不良影响的。

县级以上行政区划的地名或者公众知晓的外国地名，不得作为商标。但是，地名具有其他含义或者作为集体商标、证明商标组成部分的除外；已经注册的使用地名的商标继续有效。

不得作为商标注册的还有：①仅有本商品的通用名称、图形、型号的。②仅直接表示商品的质量、主要原料、功能、用途、重量、数量及其他特点的。③其他缺乏显著特征的。

（2）商标注册程序　商标申请和注册程序如下：①商标申请人或者商标代理机构按规定的商品分类表填报使用商标的商品类别和商品名称。②商标局对符合商标法有关规定的商标的注册申请进行初步审定，予以公告。③对初步审定的商标，自公告之日起三个月内无异议的予以核准注册，发给商标注册证，并予公告。

2. 药品商标注册　对药品的商标应按照《商标法》进行管理。药品商标注册不得使用

《商标法》第十条禁止作为商标的名称和图形。药品通用名称不能作为药品商标使用。生产、经销药品的企业，均可以申请商标注册。

中药企业多喜欢把药品的原料或药品的功能注册为商标，如前列康等。我国商标法明确规定，不得使用直接表示商品的质量、主要原料、功能、用途、重量、数量及其他特点的文字、图形作为商标。

药品说明书和标签中禁止使用未经注册的商标，药品商标的使用应符合以下要求：①注册商标应当印制在药品包装容器或标签的显著位置上，"注册商标"字样或注册标记应当印制在商标附近。②药品包装容器或标签过小不便印制商标和标明注册标记的，必须在其较大的包装容器或标签上印制商标并标明"注册商标"字样或注册标记。③企业在注册商标核定使用的药品范围内新增加的品种，允许使用该注册商标，但必须将每种药品的名称、生产批准号连同所使用的商标名称、注册证号分别报送国家工商行政管理局商标局，企业所在地区省、县两级工商行政管理局，卫生与计划生育委员会，国家中医药管理局备案。超出注册商标核定使用的药品范围新增加的品种，应当重新申请注册商标。④进口药品不要求必须使用在我国注册的商标，但进口药品不得侵犯我国注册的商标的专用权，如果在我国注册商标，应当遵循我国商标注册的法律和使用规定。⑤进口药品分装出售时，必须在其说明书或包装上注明原商标或使用分装企业的注册商标，否则，禁止在市场上销售。

（二）注册商标的续展、变更、转让和使用许可

1. 注册商标续展　《商标法》规定，注册商标的有效期为 10 年，自核准注册之日起计算；注册商标有效期满，需要继续使用的，商标注册人应当在期满前 6 个月内按照规定办理续展手续，在此期间未能办理的，可以给予 6 个月的宽展期。每次续展注册的有效期为 10 年，商标局应当对续展注册的商标予以公告。

2. 注册商标变更　注册商标需要变更注册人的名义、地址或者其他注册事项的，应当提出变更申请。

3. 注册商标转让　转让注册商标的，转让人和受让人应当签订转让协议，并共同向商标局提出申请。受让人应当保证使用该注册商标的商品质量；转让注册商标的，商标注册人对其在同一种商品上注册的近似的商标，或者在类似商品上注册的相同或者近似的商标，应当一并转让；对容易导致混淆或者有其他不良影响的转让，商标局不予核准，书面通知申请人并说明理由。转让注册商标经核准后，予以公告，受让人自公告之日起享有商标专用权。

注册商标转让有契约转让和继承转让，无论何种形式，都必须依法办理申请商标转让注册手续。

4. 注册商标使用许可　商标注册人可以通过签订商标使用许可合同，许可他人使用其注册商标。许可人应当监督被许可人使用其注册商标的商品质量。被许可人应当保证使用该注册商标的商品质量。

经许可使用他人注册商标的，必须在使用该注册商标的商品上标明被许可人的名称和商品产地。许可他人使用其注册商标的，许可人应当将其商标使用许可报商标局备案，由商标局公告。商标使用许可未经备案不得对抗善意第三人。

注册商标只能在批准的类别范围内使用并受到法律保护，若跨类别使用，则需另行提出申请，另行注册。

(三) 药品商标的保护

除了专利保护和行政保护外，药品应该积极寻求商标保护。中药商品生产企业商标意识淡漠、中药商标的独特性差、竞争性弱、道地中药材的注册商标少是较为突出的问题。

根据《商标法》规定，商标注册人享有商标专用权，受法律保护。商标注册人可按照《商标法》有关规定转让注册商标，也可以通过签订使用许可合同，许可他人使用其注册商标。商标权的保护范围，以核准注册的商标和核定使用的商品为限。

1. 商标侵权 商标侵权是指行为人未经商标权人许可，在相同或类似商品上使用与其注册商标相同或近似的商标，或者其他干涉、妨碍商标权人使用其注册商标，损害商标权人合法权益的其他行为。侵权人通常需承担停止侵权的责任，明知或应知是侵权的行为人还要承担赔偿的责任。情节严重的，还要承担刑事责任。

《商标法》规定，有下列行为之一的，均属侵犯注册商标专用权：①未经商标注册人许可，在同一种商品上使用与其注册商标相同的商标的。②未经商标注册人许可，在同一种商品上使用与其注册商标近似的商标，或者在类似商品上使用与其注册商标相同或者近似的商标，容易导致混淆的。③销售侵犯注册商标专用权的商品的。④伪造、擅自制造他人注册商标标识或者销售伪造、擅自制造的注册商标标识的。⑤未经商标注册人同意，更换其注册商标并将该更换商标的商品又投入市场的。⑥故意为侵犯他人商标专用权行为提供便利条件，帮助他人实施侵犯商标专用权行为的。⑦给他人的注册商标专用权造成其他损害的。

对侵犯注册商标专用权的行为，工商行政管理部门有权依法查处；涉嫌犯罪的，应当及时移送司法机关依法处理。

2. 药品商标侵权的认定和处理 对于商标侵权行为，任何人均可向侵权人所在地或侵权行为所在地县级以上工商行政管理部门控告或检举。工商行政管理部门认定为侵权的，可根据情节处以停止生产或销售、没收、罚款等；还可应被侵权人的请求责令侵权人赔偿损失；构成犯罪的，依法追究刑事责任。

由于我国商标注册采用申请在先原则，一旦企业间发生商标权的纠纷，申请日在先的企业将受法律保护。所以，确定申请日十分重要，申请日以商标局收到申请书的日期为准，商标局初步审定并公告申请在先的商标；同一天申请的，初步审定并公告使用在先的商标，驳回其他人的申请，不予公告。

第二节 医药商品品牌管理

现代企业的核心竞争力已经越来越多地和产品品牌的竞争力联系在一起。品牌意味着承诺，也意味着责任。经过多年努力，我国自主品牌建设取得成效，品牌观念正逐渐深入人心，品牌意识不断增强。与其他行业一样，医药行业也将进入品牌竞争时代。

一、品牌的定义

品牌的定义有很多，其中比较权威的是美国市场营销学会的定义：品牌是一种名称、术语、标记、符号或图案，或是它们的相互组合，用以识别企业提供给某个或某群消费者的产品

NOTE

或服务，并使之与竞争对手的产品或服务相区别。

作为企业的一种无形资产，品牌主要存在于消费者的意识中，以某种方式被消费者理解和接受，借以提高其对产品的忠诚度。品牌具有以下特征：

1. 品牌的差异化　产品差异化是创建一个产品或服务品牌所必须满足的第一个条件，公司必须将自己的产品同市场内的其他产品区分开来。

2. 品牌的关联性　指产品为潜在顾客提供的可用性程度。消费者只有在日常生活中实际看到品牌的存在，品牌才会有意义。

3. 品牌的表象性　品牌不具有独立的实体，因此必须通过一系列的物质载体来表现，使品牌形式化。品牌的直接载体主要是文字、图案和符号，间接载体主要有产品的质量、产品服务、知名度、美誉度、市场占有率。

4. 品牌的专有性或排他性　品牌是用以识别生产或销售者的产品或服务的。品牌拥有者经过法律程序的认定，享有品牌的专有权，有权要求其他企业或个人不能仿冒和伪造。这一点也是品牌的排他性。

5. 品牌的风险及不确定性　品牌创立后，在其成长的过程中，由于市场的不断变化，需求的不断提高，企业的品牌资本可能壮大，也可能缩小，甚至某一品牌在竞争中退出市场。因此品牌的建设和管理异常重要。

二、品牌的价值

1. 认知价值　这是创建一个有价值的品牌的要素。即使企业的产品同市场上的其他产品存在差异，潜在顾客发现别人也在使用这种产品，但如果他们感觉不到产品的价值，就不会去购买这种产品。

2. 品牌是企业的无形资源　品牌的价值还体现在品牌拥有者可以凭借品牌的优势不断获取利益，可以利用品牌进行市场开拓、形象扩张和资本增值。这种价值并不能像物质资产那样用实物的形式表述，但它能使企业的无形资产迅速增大，并且可以作为商品在市场上进行交易。

三、品牌的设计

品牌设计是实施品牌策划、传播企业品牌形象的重要一步。企业进行品牌设计的目的是将品牌个性化成为品牌形象，为了更好地实现这一目标，在进行品牌方案设计和实施时，应遵循下列原则：

1. 兼顾企业内外环境原则　企业导入品牌战略，会涉及企业的方方面面。因此，品牌设计必须从企业内外环境、内容结构、组织实施、传播媒介等方面综合考虑，以利于全面地贯彻落实。具体而言，就是说品牌设计要适应企业内外环境；符合企业的长远发展战略；在实施时具体措施要配套合理，以免因为某一环节的失误影响到全局。

2. 消费者为中心的原则　品牌设计的目的是表现品牌形象，只有为公众所接受和认可，设计才会成功。以消费者为中心就要做到：

（1）造型美观，简单明显，构思新颖　品牌不仅要能够给人一种美的享受，而且能使顾客产生信任感。品牌所使用的文字、图案、符号都不应该冗长、繁复，应力求简洁，给人以集中的印象。

（2）突出特色，准确定位　对目标市场不了解，品牌设计就是"无的放矢"。

（3）正确引导消费观念　消费者的需要是企业一切活动包括品牌设计的出发点和归宿。但以消费者为中心并不代表一切都迎合消费者的需要，企业坚持自我原则科学合理的引导是品牌设计的一大功能。

（4）符合传统文化和习俗　设计品牌名称和标志都特别注意各地区、各民族的风俗习惯、心理特征，尊重当地传统文化，切勿触犯禁忌。

3. 实事求是原则　品牌设计不是空中建楼阁，而是要立足于企业的现实条件，按照品牌定位的目标市场和品牌形象的传播要求进行。实事求是有利于树立起真实可靠的企业形象。

4. 创新原则　创新就是要塑造独特的企业文化和个性鲜明的企业形象。为此，品牌设计必须有创新，发掘企业独特的文化观念，设计不同凡响的视觉标志，运用新颖别致的实施手段。

5. 兼顾社会效益原则　现代社会中，越来越要求企业在追逐经济利益的同时，提升环境保护、生态平衡、社会和谐等理念内涵。因此，在品牌理念设计中也需要体现这一内涵。

品牌设计只是品牌建立的第一步骤，真正打造一个卓越品牌，还要进行品牌调研诊断、品牌规划定位、品牌传播推广、品牌调整评估等各项工作。同时要提高品牌的知名度、美誉度、忠诚度，积累品牌资产，并且年复一年，持之以恒，坚持自己的品牌定位，信守对消费者所做的承诺，使品牌形象深入人心，历久不衰。

四、品牌与商标的关系

虽然英文中"brand"同时有"商标"和"品牌"的含义，但是"品牌"不是"商标"，两者既有区别也有联系。

品牌与商标的区别在于：①"品牌"指的是产品或服务的象征，是包括公司的名称、产品或服务的商标，可以有别于竞争对手的标示、广告等构成公司独特市场形象的无形资产；而"商标"指的是符号性的识别标记。因此，品牌含义更加深刻，是一个企业总体竞争，或企业竞争力的总和。②设计和注册一个商标相对容易，而建立一个品牌则显得更加困难和复杂；另一角度来看，商标是一个法律名词，而品牌是一个经济名词。③商标掌握在注册人手中，而品牌则植根于消费者心中。

品牌与商标两者也有紧密的联系，体现在：①品牌的法律保护由商标权利来保障，商标是品牌在法律上的形式体现；商标只有根据《商标法》登记注册成为注册商标后，才受到法律的保护。例如"海尔"既是一个商标，又是一个品牌，"海尔"商标的价值表现为法律意义上的专用权和垄断，而"海尔"品牌的价值则表现为该品牌的市场份额和超额利润率。②品牌首先是独占性的商业符号，也就是商标，商标是品牌的一个组成部分，如果把品牌比作一个巨大的冰山，商标就是露出水面的冰山一角。

五、医药商品品牌管理方法

（一）品牌对医药企业的意义

医药商品品牌发展可以分为三个阶段。第一阶段是商品的功能价值深入消费者内心的过

NOTE

程；第二阶段是产生附加价值和形成品牌的阶段；第三阶段通过商品的逐步改进，品牌提升，在此阶段商品的附加价值甚至超过其功能价值。

在市场经济改革逐步深入的时代背景和新的市场环境下，中国医药企业主动或被动地走进了现代市场营销的舞台。品牌将是未来医药行业竞争的核心内容，品牌运作的成功与否将会影响企业发展壮大和未来的命运。

因此，医药商品品牌管理的意义在于创造更多的商品附加价值，诸如产品的价格、包装、口味、剂型等。一般地，医药商品品牌对医药企业的意义主要体现在两个方面：

1. 提高国际竞争力，振兴民族药业　面对有强大研发实力和市场经验丰富的国际跨国医药巨头，以及国内各类规模不等的医药企业的非差异化竞争，医药企业唯有顺应大势，转变观念，研究市场，实施品牌战略方能紧跟市场趋势，实现价值创造。医药产品的品牌建设以及与之紧密关联的企业品牌建设将是未来医药企业必须选择的发展道路。同时，具有特色的民族医药也只有加强品牌建设和管理，才能走向更广阔的市场。

2. 加速产品升级换代，促使企业快速发展　品牌建设对企业非常重要，但却是一项较为艰巨复杂的系统工程，需要逐步的、长时间的积累。而品牌树立的基础就是医药商品的质量、安全性、剂型等方面的良好信誉和市场培养。因此，医药企业做好品牌，必须努力在产品研发、创新等方面投入很多资金和精力。

（二）我国医药行业品牌发展现状

我国的许多医药企业已有了一定的品牌意识，有很多大中型医药企业已经开始走在品牌建设的道路上。但总体来说，大多数医药企业都还处于创建品牌知名度的品牌营销的初级阶段，品牌目标较为模糊，品牌管理观念相对薄弱，缺乏品牌经营意识。

1. 品牌认识模糊　具体体现为：①对优异的产品质量是品牌的关键认识不足，大部分国内企业科研实力弱，产品往往是仿制品，仅仅靠模仿领导者，是难以创造品牌的。②认为品牌就是广告，认为有销量就有品牌，往往事与愿违，短期的集中的巨大广告投入并不能轻易换来长久的高价值的品牌；建立"企业形象识别系统"是塑造品牌的重要手段；品牌塑造是企业理念识别、行为识别和视觉识别三者的有机统一。然而一些医药企业将品牌塑造等同于"视觉识别"因素之一的广告传播。③从国内医药市场的发展来看，还有一个典型的特点就是"小市场，大营销"，在行业中单个产品销售额超过10亿元人民币的是凤毛麟角，因此，每个医药商品品牌所对应的市场规模并不算大，但是各类媒体里的医药广告投放量却体现出了"大营销"的特点。④品牌意识仍然不强，只是为了完成销售任务，追求占领的市场份额，在激烈的市场竞争中急功近利。

2. 传统品牌缺乏创新　主要体现在：①不注意维护品牌的核心价值，即品牌传播时没有凸显产品的差异性，不能让消费者明确地识别并记住品牌的利益点和个性。②品牌定位不准，难以完全发挥医药商品的市场潜力。③传统医药、民族医药忽略品牌维护，主要体现在品牌商标在国外屡屡遭到抢注，当走出国门时阻力重重。

中国的医药行业已经经历了产量竞争、质量竞争、价格竞争、服务竞争，开始进入品牌竞争时代。随着医药产品同质化的日趋严重，医药企业实施自己的品牌战略已经刻不容缓。在出现了多起类似于"齐二药""欣弗"等假劣药事件之后，我国医药行业的品牌信誉度受到了很大的负面影响，同时这些事件的发生也更提升了消费者对于品牌的意识，医药企业迫切地需要也应当抓住机会进行品牌建设，迎接挑战，恢复消费者的市场信心。

（三）医药商品品牌管理策略

随着人口老龄化和疾病谱的变化以及人们健康意识和健康素养的逐步增强，消费者将会有更多的需求和能力去了解更多的医药和健康知识。用品牌来增强对消费者的承诺，用品牌来加强与消费者的沟通将显得更加重要和有效。传统的营销模式仍然会是医药行业未来重要的发展模式之一，但是可以看到未来"品牌管理"在医药行业必将越来越受到青睐和重视。

1. 医药商品品牌发展策略　医药企业在创立品牌的过程中，根据医药产品的特点和企业自身的情况，制定出适合自身的品牌发展策略。

（1）品牌建立策略　药品是关于国计民生的产品，所以在品牌塑造上有其独特的方面。企业品牌和产品品牌其实可以分开实施，处方药品的品牌推广者是医疗专业人员，非处方药品的品牌推广者初期一般是以媒体为主，但是所有的推广都离不开一个硬道理：安全有效，这是根基。

（2）品牌规划策略　医药企业可规划的品牌策略包括：①个别品牌策略，这是企业针对不同产品而采用的不同品牌的策略。②分类品牌策略，这是企业对生产经营的各类产品分别命名的一种品牌策略，这种策略考虑到对于不同用途的产品，不宜采取统一品牌策略，否则容易混淆，也难以区分其品牌所代表的产品特色。③统一品牌策略，是指企业的各种产品都以同一品牌推入市场的品牌策略；采用这种品牌策略不仅可以大大节约广告费，而且可以利用统一品牌建立广告传播体系，使用户具有强烈和深刻的印象，如三九医药股份有限公司所生产的各种药品都统一采用"999"品牌，可以利用已经成功的品牌推出新产品，使新产品能较快地打开销路。④企业与产品同名战略，其优势是推广品牌的同时也提升了企业品牌影响力。⑤主副品牌策略，以涵盖企业全部产品或若干产品的品牌作为主品牌，同时，给各个产品设计不同的副品牌，用副品牌来突出不同产品的个性。⑥品牌创新策略，是指企业改进或合并原有品牌，设立新品牌的策略。

（3）品牌定位策略　品牌定位可从以下方面考虑：①情感策略定位，品牌重点突出健康关怀。如成都地奥集团的"天地至爱，关怀今生"；中脉集团"共享健康，分享快乐"等。②企业理念定位，以企业发展理念推广和加深品牌认识，如"专注于人，专精于药"，仲景"药材好，药才好"等。③历史定位，老字号医药企业品牌可以以历史积淀来寻求消费者认同，如民生制药"始创于 1926 年"等。④消费群体定位，如哈药集团"护彤""专治儿童感冒"，养生堂药业有限公司"成长快乐"儿童维生素等。⑤首席定位，如汇仁集团"争当现代中药先锋"等。

（4）多元化经营与品牌战略　医药企业可根据自身特点，采取：①主导型产品多元化，如东阿阿胶的所有类别产品均以"东阿阿胶"品牌主导。②关联型多元化，适合进行品牌延伸，如云南白药依靠其商品的"止血消炎"功效将其品牌延伸至相关联的牙膏产品之上，有利于多元化的实现。③非关联型产品多元化，非关联型产品多元化经营中，应当使用不同的品牌发展策略，否则品牌将容易受到质疑。

2. 医药商品品牌管理步骤　品牌管理是建立、维护、巩固品牌的全过程。做好品牌管理对医药企业，尤其是对已经拥有一些优质品牌的企业尤为关键。具体包括：①深刻理解产业环境，确定医药企业核心竞争力和核心产品，并形成企业的长远发展目标及可操作的价值观（文

NOTE

化）。②建立完整的企业识别系统，并形成维护管理系统。③确认品牌与消费者的关系，进行品牌定位。④确定品牌策略，明确品牌责任归属，建立品牌机构，组织运作品牌。⑤品牌传播计划及执行、品牌跟踪与诊断，不断培养消费者的品牌忠诚度。⑥建立评估系统，跟踪品牌资产并持续投资和维护品牌。

（四）医药商品品牌管理需注意的问题

医药商品品牌管理过程中要重视品牌的培育、建设及管理，应注意以下问题：①专注医药商品质量与科技含量，品牌的核心和依托是产品，不断地进行产品创新，适应市场竞争和消费者需求，这是品牌的根本。②树立科学的品牌理念，品牌管理是一个系统的、长期的工程，包括品种的研发、生产、营销、公共关系、客户关系管理等一系列的过程，品牌的管理必须做好每一个环节甚至细节的工作，避免急功近利；品牌投资需要持续性。③条件允许情况下应在企业内部建立起专门的品牌资产管理机构和相应的品牌经理负责制。④企业自身要注重医药商品品牌的质量监督管理；品牌管理比品牌建立更应该得到重视，企业自身应该接受社会舆论体系监督，持续关注消费者品牌认知，并树立危机管理的意识，因为品牌高知名度是一把双刃剑，尤其是对于医药行业而言。⑤注重医药商品品牌管理创新，包括品牌设计、营销策略、品牌价值延伸等各个方面的创新。

总之，医药商品企业应真正重视起品牌培育、建设及管理。品牌管理应遵循"产品功效 – 品牌联想 – 品牌承诺 – 价值延伸 – 品牌情感"的轨迹进行品牌管理和品牌维护。

第七章　医药商品检验

国际标准 ISO8402-86 和国家标准 GB/T 6583-92 中对检验的定义为："对产品或服务的一种或多种特征进行测量、检查、试验、度量，并将这些特征与规定的要求进行全面比较以确定其符合性的活动。"换言之，商品检验就是根据标准和合同条款规定的质量指标，确定商品质量是否合格，通过验收与否，以及判定商品等级的工作。

医药商品检验是一项神圣而严谨的工作。检验者必须具有良好的职业道德，不得违背事实依据，否则所生产的医药商品就有可能出现难以预料的恶果，甚至会直接影响人的身体健康。

第一节　医药商品检验概述

检验在传统的商品质量管理中，一直发挥着重要的作用。由于医药商品质量本身的特殊性，在生产环节或流通环节造成质量变化而引发质量事故时有发生，预防变质和控制质量并非总是有效的，医药商品的检验依然是质量保证的关键环节和重要内容，同时，检验也是医药商品质量监督管理的重要组成部分。

一、医药商品检验的定义

医药商品检验是指商品的制造商、经销商或第三方在一定的条件下，采用某种手段和方法，依据医药商品标准、法律、法规、规章制度及政策等，对商品的质量、规格及包装等方面进行检查，并做出合格与否或通过验收与否的判定。

药品检验的标准为现行版《中国药典》、国家食品药品监督管理总局等制定的药品标准及经注册的药品标准；医疗器械的检验标准为国家规定的标准、行业标准和经注册的企业标准。检验的主体是制造商、经销商或第三方，狭义的医药商品检验即医药商品质量检验。

二、医药商品检验的目的与任务

医药商品检验的对象是药品及医疗器械。检验的目的是在一定条件下，借助科学、准确的方法与手段，对医药商品进行检验，正确地评定医药商品的质量，判断合格与否，以维护医药商品供销双方和消费者的合法权益，确保医药商品的安全有效性并保证医药商品的正常交易秩序。如药品检验在医药商品质量管理中，为保证临床用药安全起到了把关作用。

医药商品检验的任务是从医药商品的用途和使用条件出发，全面分析和研究其成分、性质、结构和外观等对医药商品质量的影响，确定其使用价值；不断探索完善医药商品质量的方向和途径，运用科学的检测手段评定商品的质量，并判定是否符合规定标准的要求；提高医药商品检验的精确性、可靠性和科学性，使检验工作更科学化和现代化；并为医药商品选择适宜的包装、养护和运输方法提供依据。

三、不同主体对医药商品的检验

医药商品检验包括生产企业对医药商品的检验、经营企业对医药商品的检验和检验机构对医药商品的检验。

（一）生产企业对医药商品的检验

医药商品生产企业检验即生产检验，是指医药商品生产企业为维护企业信誉，达到保证商品质量的目的，根据药品 GMP 及医疗器械 GMP 要求，对原材料、半成品和成品商品进行的检验活动。检验合格的商品应有"检验合格证"标识。

医药商品生产企业是保证产品质量的源头，在生产的各个环节中，检验是保证产品质量的必要手段。生产企业应对原辅料、工艺过程、医药商品出厂等每道工序进行严格的质量检验。为加强监督管理，防止企业内部监督管理不力，第三方权威检验机构驻厂已向药品行业发展。医药商品生产企业的检验是医药商品投入到市场前的内在质量检验，是确保医药商品质量的重要工作，主要包括产品生产质量控制检验和出厂合格检验。

1. 产品生产质量控制检验　我国《药品管理法》规定，药品生产企业的质量管理部门应负责药品生产全过程的质量管理和检验，企业具有质量检验人员，并有与药品生产相适应的检验场所、仪器、设备等。《医疗器械管理条例》规定，医疗器械生产活动生产企业应有与生产的医疗器械相适应的生产场地、环境条件、生产设备及专业技术人员；有对生产的医疗器械进行质量检验的机构或者专职检验人员以及检验设备等。

检验人员按照物料、中间产品和成品的标准和检验操作规程，对原料、中间产品及成品进行取样、检验、留样，并出具检验报告。

2. 产品出厂合格检验　我国《药品管理法》规定，药品生产企业必须对其生产的产品进行质量检验，不符合药品标准的，不得出厂。《医疗器械管理条例》要求医疗器械生产企业应当按照医疗器械生产质量管理规范的要求，严格按照经注册或者备案的产品技术要求组织生产，保证出厂的医疗器械符合强制性标准以及经注册或者备案的产品技术要求。

（二）经营企业对医药商品的检验

医药商品经营企业的检验为验收检验，是指医药商品的批发企业、零售企业等经营企业为了维护自身及其消费者的利益，保证其所购医药商品满足相应标准要求所进行的检验活动。

经营企业是医药商品流通环节的主体，在购销合同中应明确：①医药商品质量符合质量标准和有关质量要求。②医药商品附产品合格证。③购入进口医药商品，供应方应提供符合规定的证书及文件。④药品包装符合有关规定和货物运输要求。

1. 药品质量检验　严格按照《药品管理法》、《药品经营质量管理规范》标准和合同规定的质量条款对购进药品、售后退回药品的质量进行逐批验收。

（1）收货　具体包括：①药品到货时，验货人员应核对运输方式是否相符，检查单（票）、账和药品是否相符。②同行的单（票）应包括供货单位、生产厂商及药品通用名称、剂型、规格、批号、数量、收货单位、收货地址、发货日期等内容，并加盖供货单位药品出库专用章原印章。③对实施电子监管的药品，应按规定进行药品电子监管码扫描，并将数据及时上传至中国药品电子监管网系统平台；对未按规定加印或加贴中国电子监管码或电子监管码的印刷不符合规定要求的，应当拒收；监管码信息与药品包装信息不符的，应及时与供货方联系，未得到确认之前不得入库，必要时向当地食品药品监督管理局报告。④冷藏、冷冻药品到货时，应对其运输方式及运输过程的温度记录、运输时间等质量控制状况进行重点检查并记录，对不符合要求的应当拒收。⑤对符合收货要求的药品，要按照品种特性要求存放于相应的待验区域；冷藏、冷冻药品应在冷库内待验。

（2）验收　验收药品应按药品批号查验同批号的检验报告书。供货单位为批发企业的，检验报告书应加盖其质量管理专用章原印章。检验报告书的传递和保存可采用电子数据形式，但应保证其合法性和有效性。具体包括：①企业按照验收规定，对每次到货药品应进行逐批抽样验收，抽取的样品应具有代表性。②验收时应同时对药品的外观、包装、标签、说明书及相关的证明或文件逐一进行检查、核对；验收结束后，应将抽取的完好样品放回原包装箱，加封并标示。③特殊管理的药品应按照相关规定，在专库或专区内验收，实施双人验收制度。④验收应按有关规定做好验收记录，包括药品的通用名称、剂型、规格、批准文号、批号、生产日期、有效期、生产厂商、供货单位、到货数量、到货日期、验收合格数量、验收结果等内容；验收人员应在验收记录上签名及验收日期。⑤中药材验收记录包括品名、产地、供货单位、到货数量、验收合格数量等内容；中药饮片验收记录包括品名、规格、批号、产地、生产日期、生产厂商、供货单位、到货数量、验收合格数量等内容，实施文号管理的中药饮片还应记录批准文号。

2. 医疗器械质量检验　医疗器械经营企业、使用单位购进医疗器械时，应查验供货者的资质和医疗器械的合格证明文件，建立进货查验记录制度。从事第二类、第三类医疗器械批发业务以及第三类医疗器械零售业务的经营企业，还需建立销售记录制度。

销售记录包括：①医疗器械的名称、型号、规格、数量。②医疗器械的生产批号、有效期、销售日期。③生产企业的名称。④供货者或者购货者的名称、地址及联系方式。⑤相关许可证明文件编号等。

进货查验记录和销售记录应当真实，并按照国家食品药品监督管理总局规定的期限予以保存。

运输、贮存医疗器械，应当符合医疗器械说明书和标签标示的要求；对温度、湿度等环境条件有特殊要求的，应当采取相应措施，保证医疗器械的安全、有效。

详细内容请见第五章第一节医药商品储存中的"医药商品入库"。

（三）检验机构对医药商品的检验

检验机构的检验为第三方检验，又称公正检验、法定检验。是指医药商品处于买卖方利益之外的第三方，以公正、权威的非当事人身份，根据有关法律、合同或标准所进行的商品检验，其目的在于维护各方合法利益。第三方检验因不涉及买卖双方的经济利益，不以营利为目的，具有公正立场。医药商品检验机构的检验是根据国家法律规定，代表国家对研制、生产、经营、使用的医药商品质量进行的检验，具有比生产检验或验收检验更高的权威性，在法律上具有更强的仲裁性。

四、医药商品检验机构的职能

医药商品质量监督检验是医药商品质量监督管理的重要依据，因其不涉及买卖双方的经济利益，不以营利为目的，故具有公正性、仲裁性和权威性。医药商品检验机构的职能是依据法律、法规的授权，按照法定的程序和标准，对医药商品质量进行监督管理。检验机构进行监督检查时应当出示执法证件，保守被检查单位的商业秘密。有关单位和个人应当对医药商品检验机构的监督检查予以配合，不得隐瞒有关情况。

1. 医药商品质量监督检查　监督检查的范围包括国内生产的医药商品按国家医药商品标准进行检验；医疗机构自配的制剂按国家药品标准和制剂规范进行检验；进出口医药商品按国家食品药品监督管理总局指定的质量标准进行检验。

对医药商品进行检验时，必须填写检验报告书。检验报告书是对医药商品质量所做的技术鉴定，结论必须明确。对抽验结果不合格的医药商品，应提出处理意见，连同报告书报当地食品药品监督管理局处理。对委托检验的医药商品，合格品，报告书应详列检验项目和检验结果，发至送检单位；不合格品，报告书应详列不合格的项目及具体数据和检验结果，发至送检单位。对仲裁检验的医药商品，报告书上应详列具体数据和全部结果。

2. 医药商品生产、经营企业的监督检查　医药商品检验机构应有计划、有重点地派人深入医药商品生产、经营和使用单位进行医药商品质量监督检查，促进、帮助其提高医药商品质量。检查主要内容：①医药商品质量管理制度的执行情况。②医药商品质量监督工作开展的情况。③医药商品生产企业及医疗机构质量管理部门的检验技术和检验方法。④与医药商品质量的有关的原辅料、生产工艺、制剂的配制过程及分装储存条件等，确保生产企业的质量管理体系保持有效运行。⑤影响医药商品质量的有关生产、经营和使用单位的卫生情况等。

3. 药品标准品、对照品的管理　为求得检验结果的准确一致，医药商品检验需要对检验用的标准品、对照品进行管理。中国食品药品检定研究院负责国家标准品、对照品的统筹安排、标定、保管及分发工作。

《药品生产质量管理规范》规定，企业如需自制工作标准品或对照品，应当建立工作标准品或对照品的质量标准及制备、鉴别、检验、批准和贮存的操作规程，每批工作标准品或对照品应当用法定标准品或对照品进行标化。

五、医药商品检验的类型与内容

国家药品检验机构为中国食品药品检定研究院，由国家食品药品监督管理总局设置。省级医药商品检验机构由省级食品药品监督管理局设置，地方医药商品检验机构由省级食品药品监督管理局提出设置规划、报省级政府批准。医药商品检验机构承担依法实施医药商品审批和质量督查所需的医药商品检验工作，其检验结果具有法定性、权威性、仲裁性和公正性。

根据医药商品质量监督检验的目的和方法不同分注册检验、抽查检验、委托检验、复核（评价性）检验、技术仲裁检验、进出口检验等类型。

1. 注册检验　医药商品注册检验分类由"申请分类""申报阶段""申请事项"或"注册事项"组成。针对检验目的，医药商品注册检验内容包括：

（1）新药　新药的注册检验包括申请临床、质量标准复核、临床研究用药品检验、申请生产；已有国家标准药品的新药申请临床或生产等。

（2）进口药品　进口药品注册检验包括质量标准复核、临床研究用药品检验、国际多中心临床研究用药品检验等。

（3）新药的补充申请 新药的补充申请包括新药转正标准、新药技术转让、变更生产场地等。

药品注册检验机构为省级药品检验机构。

（4）医疗器械 第二类、第三类医疗器械实行产品注册管理。申请第二类医疗器械产品注册，注册申请人应当向所在地省、自治区、直辖市人民政府食品药品监督管理部门提交注册申请资料；申请第三类医疗器械产品注册，注册申请人应当向国家食品药品监督管理总局提交注册申请资料。

我国进口的第二类、第三类医疗器械，应当由其境外生产企业在我国境内设立的代表机构或者指定我国境内的企业法人作为代理人，向国家食品药品监督管理总局提交注册申请资料和注册申请人所在国（地区）主管部门准许该医疗器械上市销售的证明文件。

2. 抽查检验 简称抽检。系指医药商品检验机构定期或不定期对医药商品生产企业、经营企业和医疗机构的医药商品质量进行抽查和检验。抽检的重点是需要量大、应用面广、质量不稳定、储存期过长、易混淆、易变质、外观有问题的医药商品以及各级医疗机构配制的制剂。抽验是强制性检验，不收取费用。抽检结果由国家食品药品监督管理总局发布《国家药品质量检验公报》及《国家医疗器械质量公告》。抽检分为专项监督抽检和日常监督抽检。

国家专项监督抽检是由国家食品药品监督管理总局在全国范围内组织的医药商品质量监督抽查检验工作，主要包括：①全国范围内的药品同品种质量考核。②临床不良反应严重的药品的质量考核。③国家药品质量公告中公布的不合格药品。④生物制品。⑤临床不良事件严重的医疗器械的质量考核。⑥国家药品监督管理总局认为需要抽查检验的医药商品。

省级日常监督抽检是由省级食品药品监督管理局在本辖区内组织的医药商品质量监督抽查检验工作，主要包括：①新建或改建厂房生产的药品。②辖区内生产或配制的药品。③新药、新批准生产的仿制药、中药保护品种。④经营、使用量大的药品，急救药品，进口药品。⑤品种混乱的中药材。⑥医疗器械。⑦省级食品药品监督管理局认为需要监督抽查检验的医药商品。

抽查检验对药品生产、经营、使用3个环节抽样检验的覆盖面及抽检次数应掌握适当比例：①对辖区内药品生产企业每年均应当抽查检验，其具有药品生产批准文号的药品，每3年至少抽查检验1次。②对辖区内药品批发经营单位每年均应当抽查检验；对零售经营单位或个人者，每年至少应当监督检查2次，并在发现质量可疑药品时抽查检验。③对辖区内县级以上医疗机构所使用的药品，每年均应当抽查检验；对县级以下医疗机构，每年至少应当监督检查2次，并在发现质量可疑药品时抽查检验；对医疗机构配制的制剂，每年均应当抽查检验。④医疗器械抽查检验不收取任何费用，抽验合格的产品，无特殊情况，自抽样之日起1年内，各级药监部门不得对同一企业的同一种产品重复进行监督抽验。

省级以上人民政府食品药品监督管理部门应当根据抽查检验结论及时发布医药商品质量公告。

3. 委托检验 指食品药品监督管理部门设定的检验机构或无检验条件的企业（或单位）委托医药商品检验机构，对需检验的样品进行有针对性项目的检验，双方签订委托检验合同。检验完毕后，检验机构出具药品检验报告书，报告书需盖章，检验结果具有法定效力。

4. 复核检验 又称评价性检验，系对原检验结果的复验，其目的是为了证明原检验数据

NOTE

和结果的可靠性与真实性，以确保医药商品的质量。如研制新药或仿制药品、评定优质药品、鉴定新工艺等，向省食品药品监督管理局报批前，均需进行复核检验。

食品药品监督管理部门在执法工作中需要对医疗器械进行检验的，应委托有资质的医疗器械检验机构进行，并支付相关费用。当事人对检验结论有异议的，可以自收到检验结论之日起7个工作日内选择有资质的医疗器械检验机构进行复检。复检结论为最终检验结论。

5. 技术仲裁检验　系对有质量争议的医药商品进行的检验，检验的机构为中国食品药品检定研究院。技术仲裁检验是公正判定、裁决有质量争议的医药商品，以保护当事人的正当权益；只对有争议的商品进行检验，必要时需抽查所涉及的企事业单位的质量保证体系条件，弄清质量责任。处理办法是由仲裁质量监督部门进行裁决或调解，技术仲裁检验是法制监督的重要组成部分。

6. 进出口检验　是对进出口医药商品实施的检验。进口的医药商品检验按我国进口医药商品管理办法和有关规定执行，由口岸医药商品检验机构进行检验；出口的医药商品按出口合同的标准检验。

第二节　药品检验

为加强和规范药品质量管理，保证抽样、检验工作的质量，促进药品质量提升，保障人民用药安全有效，根据《药品管理法》，国家食品药品监督管理总局主管全国药品质量监督抽查检验工作。省、自治区、直辖市食品药品监督管理局负责本行政区域内的药品质量监督抽查检验工作。药品检验机构，承担依法实施药品监督检查所需的药品质量检验工作。从事药品的生产、经营、使用的单位及个人，应依照规定接受监督检查，积极配合药品质量抽查检验工作的开展。

一、药品抽样

药品抽样是为了保证人民群众用药安全而对药品进行的有针对性的抽查检验。药品抽样应当按照国家食品药品监督管理总局制定的《药品抽样指导原则》进行，保证抽样的代表性。抽样操作应当规范、迅速、注意安全，抽样过程包括样品的抽取和储运，应当不得影响所抽样品和被拆包装药品的质量。

抽样时，抽样人员应当认真检查药品储存条件是否符合要求；药品包装是否按照规定印有或者贴有标签并附有说明书，字样是否清晰；标签或者说明书的内容是否与国家食品药品监督管理总局核准的内容相符；麻醉药品、精神药品、医疗用毒性药品、放射性药品、非处方药、外用药品和危险药品的标签是否印有规定的标志等。同时，应当核实被抽取药品的库存量。

（一）**药品抽样常用术语**

1. 抽样批　施行抽样的一批药品。

2. 抽样单元　施行抽样的包装件。

3. 包装件　货架上的或者库存的可直接被清点、搬运及堆放的药品包装单位。

4. 最小包装　药品大包装套小包装时的最小包装单位。对于口服、外用、喷雾制剂和

50mL 以上（含 50mL）注射液，系指直接与药品接触的包装单位，如 1 瓶、1 盒或 1 支等；对于其他灭菌制剂，系指盛装 20mL 以下（含 20mL）的安瓿或小瓶固体注射剂的包装单位，如 1 盒等。

5. 单元样品　从一个抽样单元中抽取的样品。

6. 最终样品　从不同抽样单元抽取的单元样品汇集制成的样品，供检验、复核、留样和必要时作为查处假劣药品的物证之用。

（二）抽样人员要求

抽样人员必须由专业技术人员担任，熟悉药品的性质，接受过省级以上（含省级）药品监督部门组织的抽样知识和技能的培训；有良好的职业道德和素质，执行抽样任务时不受他人意愿的影响。执行抽样任务时应当由两人以上同行，其中至少 1 人应当具有药师以上技术职称；并主动向被抽样单位或者个人出示介绍信或工作证等。

执行任务的抽样人员有权按照法律、法规的规定对已申报的新药或者新产品的研制情况和药品的生产、经营、使用等情况进行监督检查，有关单位和个人不得拒绝和隐瞒。

（三）被抽样单位资质证明

被抽样单位应当协助抽样人员进行抽样，并提供以下资料：

1. 药品生产企业　需提供：①药品生产许可证。②被抽取药品的批准证明文件、质量标准、批生产记录、药品检验报告书。③批生产量、库存量。④销售量和销售记录及主要原料进货证明等相关资料。

2. 医疗机构制剂　需提供：①医疗机构制剂许可证。②被抽取制剂的批准证明文件、质量标准、批配制记录、制剂检验报告书。③批配制量、库存量。④使用量及主要原料进货证明等相关资料。

3. 药品经营企业　需提供：①药品经营许可证。②被抽取药品的进货凭证、药品合格证明和其他标识。③进货量、库存量。④销售量和购销记录、验收记录等相关资料。

4. 医疗机构　需提供：①医疗机构执业许可证。②被抽取药品的进货凭证、药品合格证明和其他标识。③进货量、库存量。④使用量和采购记录、验收记录等相关资料。

5. 药材经销商　需提供：①被抽取的药材的来源或者产地凭证。②进货量、库存量。③销售量和购销记录等相关资料。

除此之外，还有其他被认为需要提供的资料。提供复印件的，应当与原件核对，确认无误后，由被抽样单位有关人员签字，并加盖被抽样单位公章；被抽样对象为个人的，由该个人签字、盖章。抽样人员对被抽样单位或者个人提供的资料负责保密。

（四）抽样的准备工作

抽样前应拟定本次抽样的区域、单位、品种、批数及每批抽样量的计划（抽样现场发现药品质量可疑时不受此计划的限制），准备抽样用封签和《抽样记录及凭证》及必要工具、材料。凡直接接触药品的取样工具和盛样器具应当洁净、干燥，必要时作灭菌处理。

（五）抽样

抽样的一般步骤为：①检查药品所处环境是否符合要求，确定抽样批次，检查该批药品内、外包装情况，标签上的药品名称、批准文号、批号、生产厂商名称等字样是否清晰，标签和说明书内容是否符合国家食品药品监督管理总局或者省、自治区、直辖市食品药品监督管理局所核准的内容，核实被抽取药品的库存量。②确定抽样单元数、抽样单元及抽样量。③检查抽样单元的外观情况，如发现异常情况（如受潮、受污染、破损、混有其他批号或品种，或有掺假、掺劣迹象等），应做针对性抽样。④用适当方法拆开抽样单元的包装，观察内容物的情况，如发现异常情况，应做针对性抽样。⑤用适宜取样工具抽取单元样品，制作最终样品，分3份分别装入盛样器具并签封。⑥将被拆包的抽样单元重新包封，贴上已被抽样的标记。⑦填写《抽样记录及凭证》。

抽样过程中应注意从药品进货渠道、包装等方面勘验药品的真伪，发现有假冒嫌疑的，应进行针对性抽样，并在抽样记录中注明。

（六）抽样量

药品检验机构对制剂的抽样量一般为3倍全检量，贵重药品为2倍全检量。

二、药品检验

随着科学技术的进步，药品标准将不断被完善。药品检验人员要不断学习新知识，掌握新方法，确保检验的权威性和公正性。

（一）检验相关术语

1. 检品卡 系指业务管理部门登记员根据抽样凭证进行的检品登记，审核无误后，打印，并发送到相应的业务科室。

2. 检验原始记录模板 仅打印出检验标准的要求及一些确定不变的文字资料。检验之前打印，实验时填入真实原始的实验数据（原始实验数据要求必须手写，不允许转抄）。

3. 报告书底稿 检验结束后，在原始记录书写完毕时，依据原始记录填写并打印的实验报告书底稿。

4. 正式报告书 由主管所长审核后，业务管理部门通知打印员打印正式报告书并发送至相应的部门，归档。

（二）药品的检验内容

按照药品标准对样品逐项进行检验。药品检验项目主要有理化性质、安全性、有效性及无菌检验。药品检验的具体项目是根据药品标准中规定的内容进行检验。

1. 化学药品原料及制剂检验 主要包括：①物理性状。②鉴别包括薄层色谱、液相色谱、红外光谱等。③检查包括结晶性、酸度、溶液的澄清度与颜色、相关物质、水分、炽灼残渣（灰分）、重金属、有害元素、细菌内毒素、无菌等。④含量或效价测定。

2. 生物制品检验 主要包括：①毒种的鉴定。②无菌检查。③支原体检查。④病毒外源因子检查。⑤免疫原性检查。⑥原液检定，包括抗原体含量、蛋白质含量、牛血清蛋白残留量、细胞DNA残留量。⑦化学检定，包括pH、硫柳汞含量、氢氧化铝含量等。⑧效价测定。⑨热稳定性试验。⑩异常毒性检查。

3. 中药材检验 主要包括：①药材性状。②鉴别包括显微鉴别和薄层鉴别。③检查包括水分、灰分（总灰分和酸不溶性灰分）、浸出物等。④指标性成分或有效成分的含量测定；有的药材检查项目还有重金属、有害元素和农药残留的测定等。

4. 中成药检验 主要包括：①中成药性状。②鉴别包括显微鉴别和薄层鉴别。③检查根据不同的剂型，内容有所不同，如片剂有硬度、崩解度，注射液有澄明度、细菌内毒素、热源等。④指标性成分或有效成分的含量测定。

三、假药、劣药的认定标准

食品药品监督管理部门依据《药品管理法》对涉嫌生产、经营假药、劣药等情况采取行政强制措施或紧急控制措施。对有证据证明可能危害人体健康的药品及其有关材料可以采取扣压查封等行政强制措施，并在7天内做出行政处理决定，药品需要检验的，必须自检验报告书发出之日起15天内做出行政处理决定。

（一）假药的认定标准

1. 假药 药品所含成分与国家药品标准规定的成分不符的、以非药品冒充药品或者以他种药品冒充此种药品的为假药。

2. 按假药论处 ①国务院药品监督管理部门规定禁止使用的。②依照本法必须批准而未经批准生产、进口，或者依照本法必须检验而未经检验即销售的。③变质的。④被污染的。⑤使用依照本法必须取得批准文号而未取得批准文号的原料药生产的。⑥所标明的适应证或者功能主治超出规定范围的。

（二）劣药的认定标准

1. 劣药 药品成分的含量不符合国家药品标准的为劣药。

2. 按劣药论处 ①未标明有效期或者更改有效期的。②不注明或者更改生产批号的。③超过有效期的。④直接接触药品的包装材料和容器未经批准的。⑤擅自添加着色剂、防腐剂、香料、矫味剂及辅料的。⑥其他不符合药品标准规定的。

四、假药、劣药简易快速测试方法

应用传统快速检验手段，如眼看、手摸、鼻闻、口尝等方法对药品的真伪优劣进行快速鉴别。

药品快速检验车如同一个流动的"药品检验机构"。检验项目较全、速度快、检验准确率高，它将经典化学鉴别方法、薄层色谱法、高科技检测技术和信息化手段融为一体，将实验室的固定模式转变成流动快速检验模式，能够在城乡地区机动、快速、较大范围地开展药品真假优劣的鉴定工作，最快能在2分钟内检测出药品的真伪。在质量监督过程中，利用药品检验车可及时发现可疑药品，及时处理，减少送检等环节，提高了检验的效率；及时有效地控制不合格药品的流通和使用。药品检验车适用范围较广，如偏远山区、农村和药品仓储房等，对保障落后地区人民群众的用药安全起到重要的技术支撑作用。

快速检验箱是继药品检验车之后出现的快速检验设备，也是现在食品药品监督管理部门常用的检验工具。检验箱配有微型显微镜、紫外光灯、经纬密度仪、试剂管、多种化学试剂、取证工具等设备和物品，有机地组装成药品快速定性监督检验项。以箱式实验展开平台，集药品的快速检验、常规检验和部分定量检验等功能为一体，是初步实现药品快速检验的技术保障。具有体积小，重量轻，便于携带，结构独特，操作简便等特点。快速检验箱可对千余种化学药品做初步的鉴定。其中经纬密度仪除具有对药品激光防伪标识的识别，还可对中药材和中药饮片进行外观鉴别。

快速检验被确定为问题药品，仅是初步判定，需要在药品检验机构内进行进一步检验。

NOTE

（一）药品的包装、标签及说明书检查

药品检验人员通过感觉器官对药品的包装、容器、标签进行检验，以确定是否符合规定。

药品包装必须适合药品质量的要求，方便储存、运输和医疗使用。我国《药品管理法》规定："直接接触药品的包装材料和容器，必须符合药用要求，符合保障人体健康、安全的标准，并由国家食品药品监督管理总局在审批药品时一并审批。药品生产企业不得使用未经批准的直接接触药品的包装材料和容器。对不合格的直接接触药品的包装材料和容器，由食品药品监督管理部门责令停止使用。"

1. 外包装检查内容 主要检查药品的包装是否符合质量要求，能否达到防潮、防挤压、防震动、防污染的目的；检查包装的形态、颜色有无变化；包装箱有无响动，封签封条有无破损；包装箱有无渗液、污损及破损。外包装上应清晰注明药品的分类标识、药品名称、规格、生产批号、生产日期、有效期、批准文号、贮藏及运输注意事项或其他标记，如特殊管理药品、外用药品、非处方药标识等，有关特定运输图示标志的包装印刷应清晰标明，危险药品必须符合危险药品包装标志要求。

2. 内包装检查内容 容器应符合药品质量要求，与内容物不应发生化学反应；清洁、干燥、无破损；封口严密；包装印字应清晰，瓶签黏贴牢固。检查时应注意以下几方面：①检查片剂、颗粒剂、胶囊剂时应注意薄膜塑料袋封口，伪品多采用加热钢锯条手工熔封，易出现皱缩、焦痕、袋内空气等现象。②检查针剂是否为曲颈易折安瓿，封口是否完好，铝盖有无松动等；假针剂中可能出现同盒内多厂家多批号的针剂混装现象。③有些利用回收的标签完好的旧瓶、纸盒盛装药品，常出现不同程度的污染。

3. 药品标签和说明书检查 《药品管理法》规定："药品包装必须按照规定印有或者贴有标签并附有说明书。标签或者说明书上必须注明药品的通用名称、成分、规格、生产企业、批准文号、产品批号、生产日期、有效期、适应证或者功能主治、用法、用量、禁忌、不良反应和注意事项；麻醉药品、精神药品、医疗用毒性药品、放射性药品、外用药品和非处方药的标签，必须印有规定的标志。"以上内容需逐项进行检查；同时注意标签的颜色、字体的大小、批号等印制质量。

对安瓿、注射剂、滴眼剂等因标签尺寸限制无法全部注明上述内容的，至少应标明品名、规格、批号3项；中药蜜丸蜡壳至少须注明药品名称。

假标签通常印制粗糙、模糊不清、字迹变形、色彩光洁度差、文字说明出现差错等，也有乱打商标、批准文号、批号、厂家、有效期等。

（二）药品的外观检查

打开包装容器，对药品外观性状进行检验，如眼看、手摸、鼻闻、口尝等，快速鉴别真伪优劣。

1. 重量差异 片剂、颗粒剂、糖浆剂、软膏剂、眼膏剂、注射剂、滴眼剂、酊剂等均不超过该剂型规定重量的限度。

2. 片剂 检查有无吸潮、变色、变形、裂片等。

3. 胶囊剂 检查有无软化、破裂、变形及内容物收缩、结块等现象；装液体药剂的软胶囊应无粘连，无破裂漏药，无异味。

4. 注射剂 水针剂检查澄明度、色泽有无变化；粉针剂检查是否粘瓶、结块、变色等。

5. 眼药水　检查有无浑浊、沉淀产生等。

6. 散剂　检查有无吸潮结块、发黏、生霉、变色等。

7. 栓剂　应检查有无溶化变形现象。

8. 酊剂、糖浆剂、乳剂、软膏剂及流浸膏剂　应检查有无挥发、沉淀、发霉、变色、酸败等现象。

（三）药品卫生标准检查

凡外观发霉、生虫、生活螨的药品均作不合格处理；液体制剂瓶盖周围有发霉者或活螨者作不合格处理。

第三节　医疗器械检验

为加强医疗器械产品质量监督管理，规范医疗器械产品质量监督抽验工作，根据《医疗器械监督管理条例》及相关规章，国家食品药品监督管理总局组织各级食品药品监督管理局和承担国家医疗器械质量监督抽验工作的医疗器械检验机构，对医疗器械进行抽样检验，并根据抽验结果进行公告和监管活动。

医疗器械质量监督抽验分为评价性抽验和监督性抽验。评价性抽验是指为掌握、了解医疗器械总体质量状况所进行的抽验，由国家食品药品监督管理总局组织实施；监督性抽验是指为监督医疗器械质量所进行的抽验，由省、自治区、直辖市食品药品监督管理局组织实施。

一、医疗器械抽样

医疗器械质量的判定依据为被检产品的国家标准、行业标准、注册产品标准和国家有关规定。医疗器械质量监督抽验的样品由被抽样单位无偿提供，样品的数量应符合抽验方案的要求。医疗器械质量抽样检验不收取任何费用，抽验合格的产品，无特殊情况，自抽样之日起一年内，各级药监部门不得对同一企业的同一种产品重复进行监督抽验。

（一）抽样检验计划和方案

国家食品药品监督管理总局在征求相关方面意见的基础上，根据监督检查的需要，制定出年度医疗器械质量监督抽验计划，由中国食品药品检定研究院负责制定实施抽验的计划方案。省、自治区、直辖市食品药品监督管理局根据医疗器械监管的需要，制定年度监督抽验工作方案，并提供必要的经费支持和保障。

监督抽验工作方案应包括抽验的范围、方式；抽检数量、检验标准或依据；检验项目和判定原则；工作要求及完成时限（含复验完成时限）等。

监督抽验品种遴选的基本原则：①对人体有潜在危险，对其安全性、有效性必须严格控制的医疗器械。②使用量大、范围广，可能造成大面积危害的医疗器械。③出现过质量问题的医疗器械。④投诉举报较集中的医疗器械。⑤通过医疗器械风险监测发现存在产品质量风险，需要开展监督抽验的医疗器械。⑥在既往监督抽验中被判不符合标准规定的医疗器械。⑦其他需要重点监控的医疗器械。

（二）医疗器械抽样

各级食品药品监督管理局开展医疗器械抽样时，由两名以上（含两名）医疗器械监督检查和抽样人员实施。在抽样过程中，依法对被抽样单位开展监督检查，核查其生产、经营资质和产品来源。

抽样人员在执行抽样任务时，应主动出示行政执法证件和抽样文件。被抽样单位应当配合抽样工作，并根据要求出示以下资料原件或提供复印件：①被抽样单位为医疗器械生产企业的，应当提供医疗器械生产许可证及被抽取医疗器械的产品注册证、产品标准、生产记录、检验报告、生产量、库存量、销售量和销售记录等相关资料。②被抽样单位为医疗器械经营企业的，应当提供医疗器械经营许可证及被抽取医疗器械的产品注册证、合格证明和其他标识、进货量、库存量、销售量和购销记录、验收记录等相关资料。③被抽样单位为医疗器械使用单位的，应当提供执业许可证及被抽取医疗器械的产品注册证、合格证明和其他标识、进货量、库存量、使用量和采购记录、验收记录等相关资料。④其他需要提供的资料。

以上提供复印件的，经被抽样单位有关人员签字并标明与原件相符，加盖被抽样单位印章，抽样人员应对被抽样单位提供的有关资料保密。

抽样人员应用"医疗器械抽样封签"签封所抽样品，填写"医疗器械抽样记录及凭证"，并经被抽样单位主管人员确认后签字，加盖被抽样单位印章。

抽样应当在被抽样单位存放医疗器械的现场进行，被抽样单位无正当理由不得拒绝抽样。被抽样单位应当配合完成样品确认，需要被抽样单位协助寄送样品的，被抽样单位应当协助并做交接记录。承检机构对不宜移动的医疗器械可开展现场检验，被抽样单位应配合。

生产企业因故不能提供样品的，应当说明原因并提供有关证明材料，填写未能提供被抽样品的证明；抽样人员应当检查生产现场，查阅有关生产、销售记录后，可追踪到经营企业或使用单位对产品进行抽样。

抽样中发现被抽样单位有违反《医疗器械监督管理条例》等有关规定或发现假冒产品的，应当依法处理，并终止抽样。

二、医疗器械检验

各级食品药品监督管理局应当加强对医疗器械生产经营企业和使用单位生产、经营、使用的医疗器械的抽查检验。医疗器械检验机构应当具备相应的检验条件和能力，在授检范围内开展国家医疗器械质量监督抽验工作。当事人对检验结论有异议的，可以自收到检验结论之日起7个工作日内选择有资质的医疗器械检验机构进行复核检验。承担复检工作的医疗器械检验机构应当在国家食品药品监督管理总局规定的时间内做出复核检验结论。复核检验结论为最终检验结论。

医疗器械检验机构接收样品时，应检查并记录样品的封签、包装有无破损，样品外观等状态有无异常情况；核对样品与"医疗器械抽样记录及凭证"上的记录是否相符等。

如样品与"医疗器械抽样记录及凭证"上的记录不相符的，应与抽样单位核实；如出现影响检验结果情况的，应及时报告中国食品药品检定研究院。

所抽样品不属于本次抽样范围或不符合抽验要求等情况的，医疗器械检验机构在收到样品5个工作日内，应正式函告（以传真的方式）抽样单位，由抽样单位在收到函告后2个工作日内确认退样方式和退回单位，医疗器械检验机构应在 5 个工作日内安排样品退回。

医疗器械检验机构应当制定严格的样品登记、领用、检验和留样制度。

医疗器械检验机构在收到样品后，应当在抽验方案规定的时限内完成检验，并出具检验报告；特殊情况需延期或不能完成检验的，应当报国家局批准。医疗器械检验机构应当保证检验工作公正、规范，如实填写原始记录，出具的检验报告应当内容完整、数据准确、结论明确，并对检验结果负责。原始记录及检验报告保存期不得少于 5 年。

在检验过程中发现抽验方案以外的不符合标准规定的项目，可根据监督需要补充检验项目和检验方法进行检验，同时报中国食品药品检定研究院。

医疗器械检验机构在完成检验后，应在 5 个工作日内分别将"国家医疗器械质量监督抽验结果通知书" 1 份和检验报告 2 份寄送被抽样单位所在地及标示生产单位所在地的省级局；省级局在收到检验报告后，应在 5 个工作日内送达被抽样单位或标示生产单位。医疗器械检验机构不得擅自泄露和对外公布检验结果。

对于监督抽验结果为不符合标准规定的样品，应当在监督抽验结果发布后继续保留 3 个月。监督抽验工作方案中规定返还的样品应当及时返还。因正常检验造成破坏或损耗的样品应当在返还同时说明情况。

医疗器械检验机构应及时按规定将检验任务的完成情况及相关资料报中国食品药品检定研究院。中国食品药品检定研究院负责对医疗器械检验机构的检验工作进行组织、协调、指导、督查和检验质量的考核。

第八章　医药商品经营管理

医药商品经营管理是具有资质的医药经营企业和医药商品流通中的监管部门，如工商局、税务局、食品药品监督管理总局、商务部等，对医药商品从营销渠道、价格、采购、验收、存储、养护、出库、运输、配送及售后服务等一系列经营活动进行管理的过程。我国政府宏观指导思想及具体的法律法规政策对医药商品经营产生深远的影响，同时随着互联网和信息技术的不断发展，医药商品经营的渠道、基本模式、特点、主要内容、采购流程、销售流程和监管程序也在逐渐发生变化。

第一节　医药商品经营管理概述

商业经营活动从广义上讲是指企业的经营目标、经营方针、经营思想、经营战略、经营体制等在内的产供销全过程的一切活动；狭义的商业经营活动是指市场营销活动，是在经营目标、经营方针、经营思想、经营战略指导下的市场营销机制及购销活动。而经营管理就是在商业活动中，企业为实现经营目标，使经营活动能有效运行而进行的一系列管理活动，包括对人力资源、设备、销售、物流、财务、采购等业务流程的管理。

我国《药品管理法》中，药品经营是指药品从生产者转移到患者的全过程，包括药品生产企业、药品批发企业、药品零售企业或医疗机构、患者的全过程。《药品管理法实施条例》进一步明确，目前我国食品药品监督管理部门核准的药品经营方式有批发、零售两种，其中零售包含零售连锁。《医疗器械经营监督管理办法》中的医疗器械经营是指以购销的方式提供医疗器械产品的行为，包括采购、验收、贮存、销售、运输、售后服务等，并提出医疗器械包括批发和零售两种方式。卫生材料、低值耗材的经营管理可按照相关的管理规定执行。

一、供应商管理

由商务部、发展改革委、公安部、税务总局、工商总局联合发布的 2006 年第 17 号令《零售商供应商公平交易管理办法》中明确指出，供应商是直接向零售商提供商品及相应服务的企业及其分支机构、个体工商户，包括制造商、经销商和其他中介商。该《办法》对供应商的经营活动有明确的指导和约束。而供应商管理体系的建立是医药企业商品经营管理活动中重要的内容之一。在医药行业流通环节中，医药供应商主要包括两类，医药产品生产企业和销售企业。

由于医药商品的特殊性，我国通过一系列法律法规对医药商品的供应施行严格的限制和管理。《药品管理法》对药品供应商要求开办药品生产企业，须经企业所在地省、自治区、直辖市人民政府食品药品监督管理部门批准并发给《药品生产许可证》，无《药品生产许可证》的，不得生产药品；同样，开办药品批发企业，须获得省级食品药品监督管理部门批准并发给《药品经营许可证》，无《药品经营许可证》的，不得经营药品。《医疗器械监督管理条例》及《医疗器械经营监督管理办法》对医疗器械经营行为进行规范，要求从事第二类、第三类医疗器械生产的，生产企业须经企业所在地省、自治区、直辖市人民政府食品药品监督管理部门批准并发给《医疗器械生产许可证》，无《医疗器械生产许可证》的企业，不得生产第二类、第三类医疗器械。从事第三类医疗器械经营企业须经企业所在地设区的人民政府食品药品监督管理部门批准并发给《医疗器械经营许可证》，无《医疗器械经营许可证》的，不得经营第三类医疗器械。《药品生产质量管理规范》及《医疗器械生产质量管理规范》对于制药企业及医疗器械生产企业是强制性标准，要求供应商从原料、人员、设施设备、生产过程、包装运输、质量控制等方面按国家有关法规达到质量要求。从事医药商品批发的企业，其购进、贮存、销售等记录应符合可追溯要求。

（一）合格医药供应商选择原则

在药品经营方面，《药品管理法》明确了药品生产企业、药品经营企业、医疗机构必须从具有药品生产、经营资格的企业购进药品，没有实施批准文号管理的中药材除外。在医疗器械经营活动中，《医疗器械经营监督管理办法》规定了医疗器械经营企业应当从具有资质的生产企业或者经营企业购进医疗器械，其中经营第一类医疗器械不需要备案，国家食品药品监督管理总局已于2014年5月30日发布了《第一类医疗器械产品目录》。同时，在供应商选择过程中，还应注意按照以下基本原则：①提供适应企业需求品质的医药商品。②保证医药商品的供应数量。③按时交货。④产品本身性价比高。⑤高质量的客户关系管理服务。

医药企业可依据评审情况进行分类，目的是为了避免供应商包办各种采购案件和提前防范外行人做内行事。此外，应对合格的供应商进行分级，将合格供应商按其能力划分等级。分级的目的是防止某供应商对医药企业施行垄断销售，同时可配合医药企业采购需求。

在医药企业中，选择有适度竞争关系的供应商，也是选择供应商的原则之一。传统采购管理往往倾向于一种物料有多个供应商；而现代管理的趋势是减少供应商，并建立互信、互利、互助的长期稳定合作伙伴关系。其优势体现在简化采购计划及调配，形成经济采购批量，争取优惠，减少供方的专用工艺装备费用，简化运输管理，减少库存等方面，有利于控制质量，降低成本，并缩短了同供应商建立合作伙伴关系前后的业务流程，从而降低采购成本，增加响应速度。对于供应商的选择，既可独家供应，也可多家供应。独家供应易于管理，也能以大批量的优势增强自己的谈判能力，获得更优惠的价格；但不容易把握市场动态，供应商也会因为没有竞争压力而形成惰性，不去提升产品品质、提高自身管理。对供应商实施动态选择、比较和淘汰机制，可从本质上提高整个供应链的能力，提升供应链的竞争优势。

（二）供应商评审

在选择合适的医药供应商的过程中应重点评价生产企业的服务、查询、退换货、发货是否及时。评价过程如下：

1. 调研 采购方应对供应商的各项资格和条件进行调查，并对供应商的资质进行评审。审议过程应包含财务、采购、工程、生产、质量保障等各方面的骨干人员。

2. 设计评价体系 采购方决定评审的内容，这些内容需要依据医药行业供应商管理体系来确定，因此，针对不同的体系，必须先设计好相应的评审项目和指标，但无论体系怎样搭建，其指标中都应包含医药供应商的一般经营状况、供应及制造能力、技术情况、管理绩效、品质能力等项。

3. 评价　根据实际需求成立评审组，针对每个评审项目，科学考评供应商的业绩，根据采购方的实际需求衡量项目指标对于选择医药供应商的重要性，进行评价设定和项目权数的确定，并分别给予不同分数，完成评审。

建立科学的指标体系，并依据采购方的需求运用这些指标，进行科学的评审是医药供应商评审结果的核心内容。指标中包括的质量、价格、交货时间、合同完成率等内容应根据收集、整理和加工医药供应商的历史数据来确定，因此评审医药商品供应商的资料本身工作量较大，但这些资料对选择合格的医药供应商有着重要的意义。

二、医药商品零售终端渠道

渠道是指商品从供应商，也就是生产企业到达零售商并将其销售给最终用户经过的所有通道，其中包括商品流通的途径、环节等。医药商品的零售终端渠道是指医药商品零售商与最终消费者共同完成的医药商品交换活动，主要包括互联网、医疗机构和零售药店三类。

（一）互联网

互联网是目前获取医药商品最直接、最便捷的渠道之一，也是目前消费需求增长速度最快的渠道。受《互联网药品交易服务审批暂行规定》的限制，目前通过互联网仅可零售非处方药及医疗器械。虽然零售商不能通过互联网销售处方药，但仍可在《互联网药品信息服务管理办法》的指导下，通过互联网发布处方药信息。

（二）医疗机构

医疗机构是目前消费者，也就是患者获得药品，尤其是处方药最常用的渠道。医疗机构中医药商品的进货渠道由国家统一管理，且可在医生指导下选择医药商品，相对其他零售终端，这是患者认可的正规终端。由于医药商品通过医院销售的数量较大，因此更加受到医药商品供应商的重视。

（三）零售药店

药店所处的地理位置通常是便于购买的居民聚集区，且定价通常低于医院，是消费者购买常用医药商品的主要渠道之一。消费者可在药店直接购买非处方药，有正规医院医生处方的情况下，消费者可购买处方药。目前国家通过药品电子监管码的形式对于药品的销售渠道提供辨识真伪、追根溯源等方面的信息，供消费者查询。因此零售药店已成为零售终端与消费者接触最便捷的一种形式。相较于单体药店，消费者更加信任在某一区域有一定影响力的连锁药店。

三、医药商品基础数据管理

医药商品基础数据是指医药类商品，尤其是药品在生产和流通过程中产生的与其生产企业、质量、供求情况、渠道等相关的信息。这些信息可供管理者进行质量追溯和产品召回等方面的管理，可供医药企业了解市场供求情况、渠道销售情况，亦可供消费者辨识真伪。

医药商品基础数据查询主要通过国家食品药品监督管理总局的官方网站和药品电子监管码两个渠道。

（一）国家食品药品监督管理总局的官方网站

通过国家食品药品监督管理总局的官方网站可查询到的数据包括国产药品、国产药品商品名、进口药品、进口药品商品名、药品临床试验机构名单、中药保护品种、批准的药包材、基本药物生产企业入网目录、药品注册补充申请备案情况公示、药品注册相关专利信息公开公示、GSP 认证、GMP 认证、药品注册批件发送信息、OTC 化学药品说明书范本、进口药品电子监管工作代理机构、《国家基本药物》2012 年版、药品生产企业、药品经营企业、OTC 中药说明书范本、国产医疗器械、进口医疗器械、医疗器械检测中心受检目录、医疗器械分类和标准目录、已批准的医疗器械和药品广告、可发布处方药广告的专业期刊名录、互联网药品信息服务 / 互联网药品交易服务、网上药店、执业药师资格人员名单等。

（二）药品电子监管码

药品电子监管码是一种介于条形码和电子标签之间的编码形式，药品生产企业通过监管码将药品的生产、质量等源头信息传输到药品监管网数据库中，药品流通企业通过监管码进行进货检查验收并将进货信息传输到药品监管网数据库中，在药品销售时将药品的销售信息传输到药品监管网数据库中，药品管理者、消费者或供应链中的企业和医疗机构均可登陆中国药品电子监管平台，输入药品包装打印的电子监管码，查询药品监管数据库中该药品的药品通用名、剂型、制剂规格、包装规格、生产企业、生产日期、产品批号、有效期、批准文号及药品流向等数据。目前可对 2011 年 4 月 1 日前四大类药品及基本药物追根溯源，而此日后对未加入药品电子监管网数据库中且未使用药品电子监管码统一标识的基本目录药品，不得参与基本药物招标采购。

四、医药商品广告审核

（一）药品广告审核

药品广告的审核应当依据《广告法》《药品广告审查办法》《药品管理法》《药品管理法实施条例》《药品广告审查发布标准》和我国有关广告管理的其他规定执行。

1. 提交申请 发布药品广告，应向药品生产企业所在地省、自治区、直辖市人民政府食品药品监督管理部门报送有关材料。省、自治区、直辖市人民政府食品药品监督管理部门应当自收到有关材料之日起 10 个工作日内做出是否核发药品广告批准文号的决定。

发布进口药品广告，应当依照前款规定向进口药品代理机构所在地省、自治区、直辖市人民政府食品药品监督管理部门申请药品广告批准文号。

2. 审核备案 核发药品广告批准文号的，应当同时报国务院食品药品监督管理部门备案。在药品生产企业所在地和进口药品代理机构所在地以外的省、自治区、直辖市发布药品广告的，发布广告的企业应当在发布前向发布地省、自治区、直辖市人民政府食品药品监督管理部门备案。

3. 违规处理 接受备案的省、自治区、直辖市人民政府食品药品监督管理部门发现药品广告批准内容不符合药品广告管理规定的，应当交由原核发部门处理。经国务院或者省、自治区、直辖市人民政府的食品药品监督管理部门决定，责令暂停生产、销售和使用的药品，在暂停期间不得发布该品种药品广告；已经发布广告的，必须立即停止。未经省、自治区、直辖市人民政府食品药品监督管理部门批准的药品广告，使用伪造、冒用、失效的药品广告批准文号

NOTE

的广告，或者因其他广告违法活动被撤销药品广告批准文号的广告，发布广告的企业、广告经营者、广告发布者必须立即停止该药品广告的发布。对违法发布药品广告，情节严重的，省、自治区、直辖市人民政府食品药品监督管理部门可以予以公告。

（二）医疗器械广告审核

医疗器械广告的审核应当依据《广告法》《医疗器械广告审查办法》《医疗器械经营监督管理条例》《医疗器械广告审查发布标准》等规定执行。

1. 提交申请　申请医疗器械广告批准文号，应当向医疗器械生产企业所在地的医疗器械广告审查机关提出。应当填写《医疗器械广告审查表》，并附与发布内容相一致的样稿（样片、样带）和医疗器械广告电子文件，同时提交相关真实、合法、有效的证明文件，医疗器械广告审查机关应当自受理之日起 20 个工作日内，依法对广告内容进行审查，对审查合格的医疗器械广告，发给医疗器械广告批准文号。

申请进口医疗器械广告批准文号，应向《医疗器械注册登记表》中列明的代理人所在地的医疗器械广告审查机关提出，如果该产品的境外医疗器械生产企业在境内设有组织机构，则向该组织机构所在地的医疗器械广告审查机关提出。

2. 审核备案　批准的医疗器械广告，医疗器械广告审查机关应当报国家食品药品监督管理总局备案。国家食品药品监督管理总局对备案中存在问题的医疗器械广告，应当责成医疗器械广告审查机关予以纠正。对批准的医疗器械广告，食品药品监督管理部门应当通过政府网站向社会予以公布。经批准的医疗器械广告，在发布时不得更改广告内容。医疗器械广告内容需要改动的，应当重新申请医疗器械广告批准文号。

3. 违规处理　药品监督管理部门对批准的医疗器械广告发布情况进行检测检查。对违法发布的医疗器械广告，要移送同级广告监督管理机关查处。

第二节　互联网医药商品经营管理

医药商品互联网经营是指通过互联网或移动互联网销售医药商品或者提供医药商品服务的经营活动的总称。与传统医药商品经营相比较，互联网经营最大的优势在于降低交易双方的成本及管理成本。这也是医药企业选择互联网经营的主要原因。

医药商品互联网经营管理应依据《消费者权益保护法》《产品质量法》《反不正当竞争法》《合同法》《商标法》《广告法》《侵权责任法》和《电子签名法》等网络交易通用的法律、法规，特别是从 2014 年 3 月 15 日起实施的由国家工商行政管理总局颁布的《网络交易管理办法》，该《办法》要求互联网商品经营者销售商品，消费者有权自收到商品之日起 7 日内退货。这些法律法规为规范互联网商品交易及有关服务，保护消费者和经营者的合法权益，促进互联网经济持续健康发展提供了管理保障。此外，医药商品互联网经营管理还应遵循医药类商品互联网经营的法律法规，尤其是《互联网药品交易服务审批暂行规定》《互联网药品信息服务管理办法》，这两个规定管理所涉及的范围包括通过互联网提供药品、医疗器械、直接接触药品的包装材料和容器交易服务的网络经营活动。

根据这些规定的内容，在我国唯一一类不能在网络中直接销售的医药商品是处方药。

一、医药商品互联网经营

（一）医药商品互联网经营的优势

自 2004 年起，原国家食品药品监督管理局就开始颁布一系列关于医药商品互联网交易和信息网站的管理规定，医药商品网络经营活动在 2005 年底正式开始实施。目前，我国医药产品网络经营主要是围绕着企业与企业之间、企业与医疗机构之间和企业与消费者之间的经营形式展开的，企业大部分的医药产品主要通过医疗机构和实体药店销售到消费者手中，网络经营所占的市场份额很小。据调查，起步较早、运营较好的医药商品网站的销售额也只相当于 1~2 个实体店的销售额。由此可见，医药商品网络经营未来发展空间巨大。而对医药商品网络经营的审核管理严格是各个国家的共性，在我国，只有取得《互联网药品信息服务资格证书》《互联网药品交易服务资格证书》"两证"才能在网络中宣传、销售医药商品。与传统销售相比，网络经营医药商品的优势主要体现在以下三个方面：

1. 覆盖面广 医药商品网络经营利用互联网平台，开展电子商务，突破了空间地域的限制，可以将业务拓展到实体店无法覆盖的范围。据调查医药商品网络经营过程中，买方通过网络购买有 60% 左右是出于医药商品企业实体销售无法覆盖的区域。

2. 成本低 医药商品网络经营成本大大降低，省去了销售人员费用和中间的渠道费用，使医药商品成本急剧降低，通过网络出售的医药商品销售成本能降价 10% 以上。

3. 利于消费者隐私保护 在销售医药商品过程中，消费者在网上下单，网络经营企业利用物流体系进行货物配送，更好地保护了消费者隐私。有部分商家还提供了平常化包装，药品外包装和普通包裹一样。

网上卖药相对于实体药店其弊端也是明显的，主要体现在诚信体系和物流体系上。

（二）医药商品网络经营模式

目前，医药商品网络经营的模式主要分为以下四种形式。

1. 企业间的电子商务模式（B to B） B to B 模式包含了医疗机构及药品生产、销售企业之间的经营。医药商品既有普通商品的特性，又有其特殊性。为保证医药商品流通、使用的安全，对其中的每一个环节，如库房面积、温度、设备设施、信息系统和医药商品批号等都要制定严格的管理规范和技术标准。例如 B to B 模式下的互联网药品销售企业必须具备《互联网药品交易服务资格证》和《互联网药品信息服务资格证》。目前，已获得两证可进行 B to B 交易的医药商品生产和流通企业并不多，其中多以企业自主批发的形式进行销售。虽然国家对 B to B 互联网医药商品交易模式审批较为谨慎，但对通过审批的企业从事互联网销售活动一直予以大力支持，所以，这种模式也是目前我国医药商品网络经营四种模式中最活跃的一种。

2. 企业与消费者之间的电子商务模式（B to C） B to C 模式主要指网站面向消费者销售医药商品。基于互联网的医药商品经营要遵循《互联网药品交易服务审批暂行规定》，对从事销售的企业资质、人员资质及相关管理制度和医疗设施做出了详细规定，同时还要求"医疗机构不得采用邮售、互联网交易、柜台开架自选等方式直接向公众销售处方药"。这些限制降低了 B to C 模式在医药行业的发展空间，这是由于我国目前医药信息系统没有采用统一的信息通信与共享技术标准。医疗机构、医疗保障机构、医药商品生产及销售企业不能通过互联网连接，由于医疗卫生监管机构、医疗机构、社会医疗保障机构和销售企业间未能实现网络互联互通，导致消费者不能在网络中使用医保卡购药。

3. 第三方交易平台模式　第三方交易平台主要被应用于集中采购和政府采购中，通过这种形式可为企业和医疗机构搭建一个功能先进、渠道畅通、信息安全、便于政府监管的医药电子商务网络平台。然而应该看到，地域性强且有不同的法规是我国医药商品市场的基本特征。没有时空限制的网上订单对于具有互联网医药商品销售资质的企业来说是很重要的，协调地域性的差异成为第三方交易平台发展中的最大障碍。

4. 从线上（线下）到线下（线上）的电子商务模式（O to O）　这种模式将线下的商务机会与互联网结合，让互联网成为线下交易的前台，这个概念最早来源于美国。医药商品的 O to O 主要有三种形式：第一是药急送模式，这种模式基于移动互联网平台，备受业界和投资者关注；第二是全覆盖 O to O 模式，这种模式基于覆盖全国的快速物流平台，在线上订购，并在线下快速送货；第三是体验店模式，这种模式主要是在线上查询信息，并在体验店中试用和购买。医药商品 O to O 对整个中国医药零售业产生新一轮的变革，而 2014 年是药店 O to O 的起始年。

二、网络经营的工具

通过互联网或移动互联网进行医药商品网络销售时，应根据不同医药企业或商品，选择不同类型的网络经营工具，这些工具可以帮助医药商品在线销售，其目的在于提高在线成交量。而对于无法在线销售的商品，例如处方药，可通过网络提供信息和服务，其目的则是提高曝光、赢得潜在客户的点击、提高线下销售等。同时医药企业也可以利用这些工具从多角度、多层次进行宣传，吸引消费者的注意与兴趣，为企业带来积极的效应和价值。

（一）网站推广类

在医药商品网络经营过程中，网站是最基本、最重要的一类。没有网站，很多方法将无用武之地。医药商品经营网站分为医药商品经营类和医药信息服务类两种，医药商品网站采用哪种形式取决于该类医药商品企业的经营战略、产品特性、财务预算及策划者对于企业网站的理解等因素。

（二）网络通讯类

网络通讯类工具是医药商品销售中常用的销售工具之一，它包括即时通讯工具（如 QQ、微信、阿里旺旺等）和电子邮件两类。通过即时工具推广医药商品和品牌，一般包括以下两种情况：一是网络在线交流，建立医药销售网络销售平台或者医药企业网站时一般会有即时通讯在线，这样潜在的消费者如果对网站中描述的医药商品或服务感兴趣，会主动与商家联系。二是在即时通讯过程中发布医药商品信息、促销信息或通过图片发布喜闻乐见的表情，同时增加医药企业宣传的标志和内容。通过电子邮件进行医药商品经营活动，其优势在于与消费者是一对一的信息发布，且宣传方式简洁、方便。

（三）搜索引擎类

搜索引擎是常用的网络销售工具之一，主要用于推广医药商品网站。利用搜索引擎对医药商品推广时，可通过注册搜索引擎、交换链接或付费竞价排名、关键字广告等手段，使医药商品被各大搜索引擎收录到各自的索引数据库中。还可通过搜索引擎搜索外部的相关信息，通过跟踪、整理和分析等手段，判断自身网站在同类网站中的竞争地位，发现优势与不足，提出改进方法。

三、我国医药商品网络经营管理

（一）政府宏观指导思想

我国医药商品网络经营管理的指导思想主要根据"十二五"规划中我国政府在《全国药品流通发展纲要》中提出的"广泛使用先进信息技术，运用企业资源计划管理系统（ERP）、供应链管理等新型管理方法，优化业务流程，提高管理水平。发展基于信息化的新型电子支付和电子结算方式，降低交易成本。构建全国药品市场数据、电子监管等信息平台，引导产业发展，实现药品从生产、流通到使用全过程的信息共享和反馈追溯机制及促进连锁经营发展，创新药品营销方式"等指导意见和建议。

（二）医药商品网络经营法律法规

国家食品药品监督管理总局提出，对于通过网络经营医药商品的企业除了要遵循基本的药品法律法规之外，还应遵循《药品网络经营交易服务审批暂行规定》和《药品网络经营信息服务管理办法》。医药商品网络经营交易服务包括为医药商品生产企业、医药商品经营企业和医疗机构之间的医药商品网络经营交易提供的服务；医药商品生产企业、医药商品批发企业通过自身网站与本企业成员之外的其他企业进行的医药商品网络经营交易及向个人消费者提供的医药商品网络经营交易服务。从事医药商品网络经营交易服务的企业必须经过审查验收并取得医药商品网络经营交易服务机构资格证书。医药商品网络经营交易服务机构的验收标准由国家食品药品监督管理总局统一制定。医药商品网络经营交易服务机构资格证书由国家食品药品监督管理总局统一印制，有效期5年。

为医药商品生产企业、医药商品经营企业和医疗机构之间的医药商品网络经营交易提供服务的企业，应当具备提供医药商品网络经营交易服务的网站，已获得从事医药商品网络经营信息服务的资格；拥有与开展业务相适应的场所、设施、设备，并具备自我管理和维护的能力；具备网上查询、生成订单、电子合同、网上支付等交易服务功能；具有保证上网交易资料和信息的合法性、真实性的完善的管理制度、设备与技术措施；具有保证网络正常运营和日常维护的计算机专业技术人员，具有健全的企业内部管理机构和技术保障机构；具有药学或者相关专业本科学历，熟悉药品、医疗器械相关法规的专职专业人员组成的审核部门负责网上交易的审查工作等方面的条件。

（三）医药商品网络经营发展趋势

2014年5月，国家食品药品监督管理总局起草的《互联网食品药品经营监督管理办法（征求意见稿）》提出，"互联网药品经营者应当按照药品分类管理规定的要求，凭处方销售处方药"，意味着我国首次放开处方药在互联网的销售活动，打破了以往网络不能销售处方药的禁忌。另外，该办法还提出销售过程应由"执业药师负责处方的审核及监督调配"，"未凭处方销售处方药的，责令改正，并处以1万元以上3万元以下罚款"，"允许医药电商选择第三方物流配送"等具体医药电子商务环境下的管理措施。

2015年5月7日，国务院发布的《关于大力发展电子商务加快培育经济新动力的意见》中要求制定完善互联网药品经营监督管理办法，规范药品、医疗器械等网络经营行为。

NOTE

第三节　医疗机构医药商品经营管理

医疗机构是我国医药商品经营管理过程中一个最主要的经营者，其主要表现为三个方面：一是在医疗活动中收集患者的需求，同时对这些需求加以归纳整理，并代表患者及时把需求信息反馈给医药商品生产和销售企业；二是帮助患者方便、顺利、快捷地获取所需要的医药商品；三是可通过诊断病情、利用医药商品有效治疗来保证患者享受安全、有效的消费，从而实现医药商品的价值。

在我国医药商品的市场中，80% 的销售是通过医疗机构市场完成的。

一、医疗机构医药商品采购流程管理

医疗机构是我国药品消费的主要场所，通过政府规定的招标采购制度，即医疗机构向所有的药品生产企业或药品流通企业发布所需采购的药品名单，由生产企业或经销商报价，然后由医疗机构的药事委员会进行审批，确定医疗机构最终采购的产品，而生产企业或经销商为了保住自己的市场，会尽量满足医疗机构的要求并服从医疗机构的主导地位。2015 年 2 月，国务院发布了《国务院办公厅关于完善公立医院药品集中采购工作的指导意见》，其中强调了药品集中采购要"有利于破除以药补医机制、加快公立医院特别是县级公立医院改革，有利于降低药品虚高价格、减轻人民群众用药负担，有利于预防和遏制药品购销领域腐败行为、抵制商业贿赂和有利于推动药品生产流通企业整合重组、公平竞争，促进医药产业健康发展"。该《意见》将采购的药品分为五类：第一类是临床用量大、采购金额高、多家企业生产的基本药物和非专利药品，发挥省级集中批量采购优势，由省级药品采购机构采取双信封制公开招标采购，医院作为采购主体，按中标价格采购药品。第二类是部分专利药品、独家生产药品，建立公开透明、多方参与的价格谈判机制。谈判结果在国家药品供应保障综合管理信息平台上公布，医院按谈判结果采购药品。第三类是妇儿专科非专利药品、急（抢）救药品、基础输液、临床用量小的药品和常用低价药品，实行集中挂网，由医院直接采购。第四类是临床必需、用量小、市场供应短缺的药品，由国家招标定点生产、议价采购。第五类是麻醉药品、精神药品、防治传染病和寄生虫病的免费用药、国家免疫规划疫苗、计划生育药品及中药饮片，按国家现行规定采购，确保公开透明。

医药商品采购活动由医院药剂科和制剂室、医疗器械科等主要负责，包括药品、医疗器械和卫生耗材等。一般情况下医药商品必须在医药商品招标采购中心采购，如遇临时提出并且急需医药商品也可由医院自主招标。

医院应对医药商品的采购过程进行规范管理，管理的内容包括一般医药商品的采购活动，增添任何新的品种或因医药商品短缺，需要中途购买，或癌症、危急重症患者临时用药，或个人需要的医药商品，由临床医生或药房提出购药申请的采购管理。同时，医院在采购医药商品时应该明确购药计划，由药品采购人员与医药商品经营企业联系，其他任何人员无权采购。如采购人员休假，或患者急需用医药商品，则由院长指定人员临时购买，事后向医药商品采购人员解释并补填"中途购药申请单"。医院医药商品采购情况一般按月由院长负责向药事会汇报，药事会成员有权监督各项药事规定执行情况，并有权提出质疑，由院长做出解释。

（一）药品一般采购管理

《医疗机构药事管理规定》规定医疗机构临床使用的药品由药学部门统一采购供应。经药事管理与药物治疗学委员会（组）审核同意，核医学科可以购用、调剂本专业所需的放射性药品。其他科室或者部门不得从事药品的采购、调剂活动，不得在临床使用非药学部门采购供应的药品。

根据这一规定，医疗机构可按需求定时采购药品，其中麻醉药品采购必须符合《麻醉药品和精神药品管理条例》《医疗用毒性药品管理办法》和《处方管理办法》等的有关规定；而中药饮片的采购必须按照《医院中药饮片管理规范》；药品采购除应遵循相关法律法规之外，还应按配送时间长短、伴随服务质量、小品种供应能力与采购量相平行原则，坚持按计划采购原则，急救药品、特殊药品临时采购流程便捷等原则。按照《中华人民共和国药品管理法实施条例》的要求，医疗机构购进药品，必须有真实、完整的药品购进记录。药品购进记录必须注明药品的通用名称、剂型、规格、批号、有效期、生产厂商、供货单位、购货数量、购进价格、购货日期等内容。在特殊情况下，医疗机构因临床急需进口少量药品的，应持《医疗机构执业许可证》向食品药品监督管理部门提出申请，经批准后，方可进口。进口药品应在指定医疗机构内用于特定医疗目的。

药品采购的具体程序如下：①由药库提出药品采购计划，交由药剂科主任修改审核后，再交主管院长签字同意，药品采购员在国家规范的统一药品互联网采购平台采购。②网上采购完成，即打印采购清单，监督方签字同意，采购员在清单上签字后交审计科一份、药库一份、药剂科主任一份。③采购员负责按药品采购清单的要求一一落实，采购员要及时以书面表格的形式向药房及相关科室通报新药信息。④收到药品时，药库保管员按保管程序和职责对入库药品质量、数量严格把关，收齐相关检验报告，并负责装订成册。⑤药品入库应按《药品管理法》要求做好入库记录，对不符合要求的药品应拒绝入库，同时向药品采购员报告，由采购员及时做出退货或换货等处理，采购员不能做出处理的及计划外的药品应向药剂科主任报告。⑥财会人员负责收集并核对发票上药品采购实价是否与采购清单上价格相符，若不符应先与采购员核实后冲减或从发票中核减并将清单附在相应发票后，月底交采购员签字，然后交药剂科主任签字确认，再交审计部门进行审计，审计合格后再交主管院长签字，签字后交财务部门。⑦药品付款额度由财务科根据上月药品销售情况，按一定比例确定当月付款数，药品付款计划由药剂科主任提出并做具体分配，交审计部门审计，审计完毕后交主管院长审批，再交院长批准，财务部门在规定时间内将药款付出。⑧与药品采购相关的原始资料由主管人员妥善保存，并按每季度装订成册，药品采购员每月要对药品采购工作以表格的形式进行工作总结。

在采购过程中，任何人不得私自向外发出计划，亦不能接受无计划送货。药品采购实行政府网上采购，采购过程必须有医疗机构纪检、监察或审计现场进行程序性监督，药剂科药品采购员必须提前通知医疗机构纪检、监察或审计。监督是否执行同一厂家、同一品种、同一规格网上最低价采购，对不符合规定者，院纪检、监察、审计可否决。

（二）临时申购

特殊药品、急救药品由采购员向药剂科主任、主管院级报告，同意后即可采购。新药引进要做到进出平衡，控制品种数量无大的变化。同时可以考虑淘汰部分同类的原有品种。

新药引进应采取申报人负责的原则，首先申购人应对药品使用负责，其次医疗机构临床科室主任通常不能申购其他科室所用药品。

（三）医疗器械采购管理

医疗机构采购医疗器械时应按照《医疗器械质量监督管理条例》中提出的安全、有效原则，采购能保障人体健康和生命安全的合格的医疗器械商品。医疗机构采购的器械包括：①自主采购，指价值较低的医疗器械通过规范的医疗器械采购网站，经相关部门审批后，院内组织招标活动。②招标公司采购，指价值较高的医疗器械通过规范的集中采购网站，经相关部门审批后，由医疗机构选择招标公司进行招标活动。③特殊采购，指临时提出并且急需的价值较高的本应由招标公司完成的招标程序，可由医疗机构自主招标。

器械科应根据各专业科室业务的性质和医疗、教学、科研的需要，按批准计划项目内容进行采购。流程如下：①购置医疗设备前，查验供应商提供的《医疗器械注册证》《医疗器械经营企业许可证》《医疗器械生产企业许可证》等证件复印件必须加盖经销单位公章，并核实证件的真实性与有效性。②临床科室根据医疗业务及新技术开展所需医疗设备，由使用科室向器械科提交申请，同时提交论证报告。③在医疗机构药事管理委员会进行初审通过后，器械科根据科室申请及业务开展的实际需要，同类设备相关信息、基本价格等提出审查意见，交主管院长审查，再通过院长审批，签署审批意见。④按院长审批意见及项目，根据情况实施招标采购，并按合同内容由使用科室及设备科验收商品，填写设备验收单报分管院长审批签字后办理结算手续。

（四）卫生耗材采购管理

医疗机构卫生耗材采购一般有长期供应商。经过实际使用认为商品功能符合医疗机构需求后，医疗机构即在某一厂商长期采购一种卫生耗材，便于出现问题可以随时解决，一般卫生耗材维持一周使用量的库存。由于特殊需求，如为完成某医疗项目增加需求量，也可进行临时采购。卫生耗材具体包括一次性使用无菌医疗器械、护理材料和敷料、检验试剂和材料、影像胶片和材料、高值医用耗材、"消"字号消毒材料、低值易耗医疗器械及其他医用耗材。

一般卫生耗材的采购为各科室根据各自专业需要的专科卫生材料，采购流程为首先提出专科材料申购计划，该计划报分管院长审批签字后方能进行采购。临时所需特殊卫生材料（内、外固定材料，诊断、治疗性穿刺物品，特殊导管等）或因新医疗项目开展临时需要购入的卫生材料，由所在科室负责人填写卫生材料申购表报分管院长审批后，方能购入使用。凡未经药事管理委员会审查、分管领导审批而进入医疗机构的卫生材料，库房没有资格验收，不能入库。所有卫生材料购入后必须先由库房验收，验收人员签署意见并报分管院长审批入库后，各科室方能领取使用。医药经营企业不能直接将卫生耗材交由医疗科室或个人使用。

二、医药商品进入医疗机构的渠道

医药商品进入医疗机构的渠道是指医药商品从医药经营企业向医疗机构转移所经过的通道或途径，对这类渠道进行管理能够确保渠道成员间和医疗机构相互协调，其意义在于共同谋求最大化的长远利益。为了让医疗机构对于医药商品有所了解，医药商品进入医疗机构之前通过以下7种形式进行营销。

1. 新产品医疗机构推广会　医疗机构推广会可分为针对整个区域内所有医疗机构和针对

具体某一家医疗机构的推广会，推荐医药商品进入医疗机构。

2. 学术会议推荐　企业通过参加学术会议推荐产品。医药商品经营企业可根据学术机构、医药卫生机构组织的会议时间及安排，以赞助会议的形式参与其中，并可邀请专家在会议中对医药商品进行推广，以便于进入医疗机构。

3. 长期稳定供货商的推荐　医药商品经营企业可联系已经与医疗机构建立了长期稳定供应关系的经营企业，通过其推荐医药商品进入医疗机构。

4. 医疗机构或地方药事委员会、医学会、药学会成员推荐　医疗机构的药事委员会是医疗机构为完善医药商品进入医疗机构而成立的专门机构，一般医药商品要引入医疗机构，需经过药事委员会批准。

5. 医疗机构临床科室主任或资深医生推荐　临床科室主任有推荐新的医药商品进入医疗机构的权限，并会尊重资深医生的建议，因此医药经营企业的销售人员可通过该渠道推荐医药商品进入医疗机构。

6. 政府通过行政手段推荐　医药经营企业可通过向医疗机构主管部门推荐的方式，使医药商品进入医疗机构。

7. 广告强迫　以经营非处方药品或医疗器械为主的医药经营企业可通过媒体宣传，使消费者对于某种医药商品产生印象，再由医疗机构根据消费者的需求主动将医药商品引入医疗机构。

三、医疗机构医药商品销售管理方法

在市场竞争日趋激烈的前提下，医疗机构作为医药商品经营单位，对医药商品经营管理起着举足轻重的作用，直接影响着医疗机构的生存和发展。医疗机构销售的药品主要包括化学药品、中成药、中药饮片三类，同时医疗机构也销售跟医疗活动相关的其他医药商品，如医疗器械、卫生耗材等。

（一）化学药房、中成药房药品销售管理

门诊药房药师收到处方后必须做到"四查十对"，即查处方，对科别、姓名、年龄；查药品，对药名、剂型、规格、数量；查配伍禁忌，对药品性状、用法用量；查用药合理性，对临床诊断。药剂师在审查过程中发现处方中有不利于患者用药处或其他疑问时，先联系处方医师进行干预，经医师改正并签字确认后，方可调配，经有经验的药师核对无误后方可发给患者药品。对发生严重药品滥用和用药失误的处方，应当按有关规定报告。麻、毒、精神药品的处方调配发放时，应严格遵守此类药品管理的相关规定执行。

住院患者经主治医生处方后，由病房管理人员统一取药并分发给患者。

（二）中药房药品销售管理

在我国医疗机构内，中药房负责销售中药饮片，同时提供中药饮片代煎服务。中药房内设药柜、中药煎煮室、中药库、中药炮制室。药柜一般按照中药药性、类别，分门别类摆设；中药煎煮室负责中药煎煮工作；中药库负责全院中药采购和供应；中药炮制室负责提供高效优质的中药炮制品种，及有变化（如湿度过高需晾晒等）中药材的处理工作。中药师收到处方后同样须"四查十对"。中药师在调配处方时要细心、准确，经有经验的中药师核对处方无误后方可发放药品。如需代煎中药，须通知取药时间。

住院患者中药饮片一般由医疗机构中药房煎煮，病房管理人员发给患者。

NOTE

第四节 药店医药商品经营管理

药店是指通过《药品经营质量管理规范》认证，依据《药品管理法实施条例》的相关规定，专门从事医药商品经营活动的独立经营部门。在我国药店可销售医药商品包括化学药、部分生物制品、中药和医疗器械等。按照医药市场规律，生产企业生产的医药商品通过购进、销售、调拨、贮运等经营活动，最终被消费者获得，完成从生产领域向消费领域的转移，从而满足消费者防治疾病、康复保健和防疫救灾的要求，实现医药商品的使用价值。药店销售医药商品，以方便消费者购买。国家对药店工作人员制定了相关的规章制度和从业要求。

一、可开办药店的企业类型

在我国，可开办药店的企业包括国有企业、民营企业和中药制药企业。

（一）国有企业药店

国有企业药店是我国零售药店的主要组成形式，通常由大型国有经营企业开办。这类企业大多涵盖生产和销售多个领域，本身拥有药品流通渠道资源，此前以医药商品批发为主，随着国家鼓励零售和连锁药店经营，很多企业将原有的零售业务进行整合，利用已有的批发渠道和政府支持，开办药店。如北京的金象大药店等。

（二）民营企业药店

民营企业药店是我国零售药店的组成形式之一，由民营经营企业开办。这类企业多是由于看好医药商品市场的未来发展趋势，善于在新兴行业竞争，在经过一系列的市场调研后，利用资本注入的形式收购或并购零售药店，如海王生物和复兴实业。

（三）中药制药企业药店

中药制药企业的老字号本身就价值连城。在我国，许多中药制药企业都曾采用过前店后厂的经营模式，中药制药企业开办药店主要优势在于消费者对于老品牌的认知度，如同仁堂、桐君阁、九芝堂等。

二、药店医药商品经营模式

医药商品药店经营模式包括批发、零售和零售连锁三种类型。

（一）批发经营

在我国，医药商品药店批发经营活动有两层含义：①指已经形成规模的医药集贸市场，如安徽省亳州及河北省安国、正定等地的医药集贸市场，这些集贸市场通常与单店经营模式一样有着悠久的历史，最早都是以中药材销售为主，而后成了医药商品集散地。②指医药商品互联网经营的方式，在一定程度上已经超越了单纯医药商品批发经营的模式，这也是我国医药商品经营的未来发展趋势。

（二）零售经营

单店经营是我国出现最早的药店经营模式。通常人们认为连锁经营模式出现后，单店经营会被淘汰，但由于中国医药商品本身具有区域性，目前单店经营模式在有些地区生存状况良好，这种模式一般以专业药店的形式出现，由于体制灵活，可以形成"一店一策"的特色经营药店，实施差异化经营，解决客流量问题，这也是连锁药店没有的优势。如专科药品特色药店，如肝病、心脏病、糖尿病、高血压等专科领域，通过短信、电话、邮件定期为消费者进行疾病和产品培训，向目标消费者提供系统的咨询服务。

（三）零售连锁经营

零售连锁经营是目前我国医药商品零售药店经营的主要形式，是指在一个连锁总部统一管辖下，将有着共同的理念、经济利益、服务管理规范的众多药店，以统一进货或授权特许等方式连接起来，实现统一标准化经营，共享规模效益的一种组织形式。专业化和有特色的医药商品经营企业可通过连锁经营模式做精做专，占领特色化细分市场；老字号药店可通过这种模式创新发展。这种模式还可以引导一般中小医药商品经营企业加盟或并入大型企业中，实现规模化经营。

三、药店医药商品经营程序与管理

（一）准入条件

凡符合有关工商管理和药品管理法律法规的单位和个人，均可依据《药品管理法》《药品经营质量管理规范》和国家食品药品监督管理总局《零售药店设置暂行规定》的有关规定，申请开办药店。凡属个人独资或以股份合作形式申请开办药店的，其企业负责人应当专职在新办的药店工作，并通过了药品监督管理组织的统一考试，取得执业药师资质。负责人应当具有相关专业技术职称或者高中以上学历（乡镇村区域内具有初中以上学历）和3年以上从事医、药方面的工作经历。药店必须配备药学技术人员；市县城区区域内经营处方药、甲类非处方药的药品零售企业，应当配备执业药师（从业药师）或者其他依法经资格认定的药学技术人员。经营乙类非处方药的，应当配备经过市药品监督管理局组织考核合格的业务人员。以上专业技术人员必须为本企业在职职工，不得兼任。从2016年1月1日起，未达到新版GSP要求的药店，不能从事药品经营活动。

（二）审批经营

根据《药品管理法》规定，开办药品经营企业，必须具备以下条件：①具有依法经过资格认定的药学技术人员。②具有与所经营的药品相适应的营业场所、设备、仓储设施、卫生环境。③具有与所经营药品相适应的质量管理机构或人员。④具有保证经营药品质量的规章制度。在申请开办药店时，应向所在地的市级药品监督管理机构或省、自治区、直辖市人民政府食品药品监督管理部门直接设置的县级药品监督管理机构提出申请。申领到《药品经营许可证》后，到工商行政管理部门办理登记注册。

（三）采购流程

医药商品进货应严格执行有关法律法规和政策，药店严禁从非法渠道采购医药商品。连锁经营模式必从加盟连锁公司或受公司委托的批发企业购货。在接受配送中心统一配送医药商品时，应对医药商品质量进行逐批检查验收，按送货凭证的相关项目对照实物，对品名、规格、批号、生产企业、数量等进行核对，做到票货相符。在验收过程中如发现货单不符、包装破损、质量异常等问题，应及时与药店经营企业的质量管理部门联络，在接到质量管理部门的退货通知后，再做退货处理。验收进口医药商品时，应特别注意是否有加盖医药经营企业印章的《进口药品注册证》和《进口药品检验报告书》复印件，同时应有中文标签和说明书。验收合格，质量管理人员应在送货凭证上签上"验收合格"字样并签名或盖章。医药商品购进票据应按顺序分月加封面装订成册，保存至超过有效期1年，但不得少于3年。

（四）质量监控

医药商品质量监控是药店经营的重要内容。药店在经营医药商品过程中要严格遵守有关法律、法规和药店制定的制度，向消费者正确介绍医药商品的功能、用途、使用方法、禁忌等内容，给予合理指导，不能出现采用虚假和夸大的方式误导消费者的情况。此外，药店不得采用有奖销售、附赠药品或礼品等方式进行经营。过期失效、破损、污染、裂片或花斑、泛糖泛油、霉烂变质、风化潮解、虫蛀鼠咬等不合格药品严禁上柜销售。药品销售应按规定出具销售凭证。

处方药须按照规定凭医师处方调配和销售。审方员应对处方内容进行审核并在处方上签字。处方调配或销售完毕，调配或销售人员应在处方上签字，并向消费者介绍服用方法、用药禁忌和注意事项等内容。处方调配程序为审方、计价、调配、复核和给药。处方所列药品不得擅自更改或代用。对有配伍禁忌或超剂量处方，审方员应拒绝调配或销售。如消费者确有需求，须经原处方医师更改或重新签字后方可调配或销售。销售处方药应收集处方并分月或季装订成册，消费者不愿留存处方，应按相关规定做好处方药销售记录。收集留存的处方和处方药销售记录保存不得少于2年。

各　论

第九章　抗微生物药

能够杀灭或抑制各种病原微生物，用于防治细菌、真菌、病毒、衣原体、支原体、螺旋体和立克次体等引起的各种感染病的药品，称为抗病原微生物药。可分为抗菌药和抗病毒药，其中抗菌药包括抗生素、合成抗菌药、抗分枝杆菌药（如抗结核病药和抗麻风病药）和抗真菌药等。

《国家基本药物》（2012 年版）收载了以下抗微生物药品：

1. **青霉素类**　青霉素、苄星青霉素、苯唑西林、氨苄西林、哌拉西林、阿莫西林、阿莫西林克拉维酸钾。

2. **头孢菌素类**　头孢唑林、头孢拉定、头孢氨苄、头孢呋辛、头孢曲松、头孢他啶。

3. **氨基糖苷类**　阿米卡星、庆大霉素。

4. **四环素类**　多西环素。

5. **大环内酯类**　红霉素、阿奇霉素、地红霉素、克拉霉素。

6. **其他抗生素**　克林霉素、磷霉素。

7. **磺胺类**　复方磺胺甲噁唑、磺胺嘧啶。

8. **喹诺酮类**　诺氟沙星、环丙沙星、左氧氟沙星。

9. **硝基咪唑类**　甲硝唑、替硝唑。

10. **硝基呋喃类**　呋喃妥因。

11. **抗结核病药**　异烟肼、利福平、吡嗪酰胺、乙胺丁醇、链霉素、对氨基水杨酸钠。

12. **抗麻风病药**　氨苯砜。

13. **抗真菌药**　氟康唑、制霉菌素。

14. **抗病毒药**　阿昔洛韦、利巴韦林。

第一节　青霉素类

青霉素是 β- 内酰胺抗生素，在细胞繁殖期起杀菌作用。青霉素作用机制是干扰细菌细胞壁的合成。

青霉素通过抑制细菌细胞壁四肽侧链和五肽交连桥的结合阻碍细胞壁合成从而发挥杀菌作用。

青霉素

Benzylpenicillin

【商品特征】 青霉素钠盐（或钾盐）为白色结晶性粉末；无臭或微有特异性臭；遇酸、碱或氧化剂即迅速失效，水溶液在室温放置易失效。

注射用青霉素钠（或钾）为无菌白色结晶性粉末。按干燥品计算，含青霉素钠（或钾）不得少于96.0%；按平均装量计算，含青霉素钠（或钾）应为标示量的95.0%~115.0%。

【适应证】 适用于敏感细菌所致的各种感染，如脓肿、菌血症、肺炎和心内膜炎等。以下感染应首选青霉素：①溶血性链球菌感染，如咽炎、扁桃体炎、猩红热、丹毒、蜂窝织炎和产褥热等。②肺炎链球菌感染，如肺炎、中耳炎、脑膜炎和菌血症等。③对青霉素敏感的葡萄球菌感染。④炭疽。⑤破伤风、气性坏疽等梭状芽孢杆菌感染。⑥梅毒（包括先天性梅毒）。⑦钩端螺旋体病。⑧回归热、白喉等。

本品也可用于治疗流行性脑脊髓膜炎、放线菌病、淋病等。风湿性心脏病或先天性心脏病患者进行口腔、牙科、胃肠道或泌尿生殖道手术和操作前，可用青霉素预防感染性心内膜炎发生。

【作用特点】 本品通过抑制细菌细胞壁合成而发挥杀菌作用。对溶血性链球菌等链球菌属、肺炎链球菌和不产青霉素酶的葡萄球菌具有良好抗菌作用。对肠球菌有中等强度抗菌作用。对流感嗜血杆菌和百日咳鲍特菌亦具一定抗菌活性，其他革兰阴性需氧或兼性厌氧菌对本品敏感性差。

【禁忌证】 有青霉素类药物过敏史或青霉素皮肤试验阳性患者禁用。

【用法用量】 注射用青霉素钠，成人肌内注射，每日80万~200万U，分3~4次给药。小儿肌内注射，按体重2.5万U/kg，每12小时给药1次。轻、中度肾功能损害者使用常规剂量不需减量，严重肾功能损害者应延长给药间隔或调整剂量。肌内注射时，不应以氯化钠注射液为溶剂。

【不良反应】 ①本品主要不良反应为过敏反应，一旦发生，必须就地抢救，予以保持气道畅通、吸氧及使用肾上腺素、糖皮质激素等治疗措施。毒性反应较少见。②二重感染。③肾功能不全患者应用大剂量青霉素钾可致高血钾症。④应用大剂量青霉素钠可因摄入大量钠盐而导致心力衰竭。

【注意事项】 ①应用本品前需详细询问药物过敏史并进行青霉素皮肤试验，呈阳性反应者禁用。②青霉胺过敏，有哮喘、湿疹、枯草热、荨麻疹等过敏性疾病患者应慎用本品。③青霉素水溶液须新鲜配制。

【类别】 β-内酰胺类抗生素、青霉素类。

【剂型】 注射剂。

【制剂与规格】 注射用青霉素钠：①0.12g（20万单位）。②0.24g（40万单位）。③0.48g（80万单位）。④0.6g（100万单位）。⑤0.96g（160万单位）。⑥2.4g（400万单位）。

注射用青霉素钾：①0.125g（20万单位）。②0.25g（40万单位）。③0.5g（80万单位）。④0.625g（100万单位）。

【贮藏条件】 密闭，凉暗干燥处保存。

第二节 头孢菌素类

本类抗生素的活性基团是 β- 内酰胺环，与青霉素类有着相似的理化特性、生物活性、作用机制和临床应用。早期认为唯一的作用是抑制转肽酶而干扰细菌细胞壁的合成。现已证明 β- 内酰胺化合物还可与 β- 内酰胺结合蛋白结合，由此改变细菌细胞膜的通透性，抑制蛋白质合成并释放自溶素，因此有溶菌作用，或使之不分裂而成长纤维状。

头孢曲松

Ceftriaxone

【商品特征】 头孢曲松钠为白色或类白色结晶性粉末；无臭；易溶于水，水溶液不稳定，且因浓度不同而显黄色或琥珀色。

注射用头孢曲松钠为无菌白色或类白色结晶性粉末。按无水物计算，含头孢曲松不得少于 84.0%；按平均装量计算，含头孢曲松应为标示量的 90.0%~110.0%。

【适应证】 用于敏感致病菌所致的下呼吸道感染、尿路感染、胆道感染，以及腹腔感染、盆腔感染、皮肤软组织感染、骨和关节感染、败血症、脑膜炎等及手术期感染预防。本品单剂可治疗单纯性淋病。

【作用特点】 本品为第三代头孢菌素。对肠杆菌科细菌有强大活性。对流感嗜血杆菌、淋病奈瑟菌和脑膜炎奈瑟菌有较强抗菌作用。对溶血性链球菌、金黄色葡萄球菌、肺炎球菌亦有良好作用。

【禁忌证】 对头孢菌素类抗生素过敏者禁用。

【用法用量】 肌内注射或静脉给药。①成人常用量：肌内给药每 24 小时 1~2g；或每 12 小时 0.5~1g，最高剂量为每日 4g。疗程 7~14 日。②小儿静脉给药，按体重每日 20~80mg/kg。12 岁以上小儿用成人剂量。③治疗淋病的推荐剂量为单剂肌内注射 0.25g。

【不良反应】 ①不良反应与治疗的剂量、疗程有关。②局部反应有静脉炎，此外可有皮疹、瘙痒、发热、支气管痉挛和血清病等过敏反应，头痛或头晕，腹泻、恶心、呕吐、腹痛、结肠炎、黄疸、胀气、味觉障碍和消化不良等消化道反应。

【注意事项】 ①交叉过敏反应。②有青霉素过敏性休克或即刻反应者，不宜再选用头孢菌素类。③有胃肠道疾病史者，特别是溃疡性结肠炎、局限性肠炎或抗生素相关性结肠炎者应慎用。④严重肝肾损害或肝硬化者应调整剂量。⑤肾功能不全患者肌酐清除大于 5mL/min，每日应用本品剂量少于 2g 时，不需作剂量调整。

【类别】 β- 内酰胺类抗生素、头孢菌素类。

【剂型】 注射剂。

【制剂与规格】 注射用头孢曲松钠：①0.25g。②0.5g。③1.0g。④2.0g。⑤4.0g。

【贮藏条件】 遮光，密闭，阴凉干燥处保存。

第三节　大环内酯类

大环内酯类抗生素是由链霉菌产生的一类弱碱性抗生素，分子中含有一个内酯结构的十四元环或十六元环。

阿奇霉素
Azithromycin

【商品特征】　本品为白色或类白色结晶性粉末；无臭，味苦；微有引湿性。几乎不溶于水。

阿奇霉素片为白色片或薄膜衣片；胶囊剂内容物显白色或类白色；颗粒剂为混悬颗粒。三种剂型含阿奇霉素均应为标示量的 90.0%~110.0%。

【适应证】　①化脓性链球菌引起的急性咽炎、急性扁桃体炎。②敏感细菌引起的鼻窦炎、中耳炎、急性支气管炎、慢性支气管炎急性发作。③肺炎链球菌、流感嗜血杆菌及肺炎支原体所致的肺炎。④沙眼衣原体及非多种耐药淋病奈瑟菌所致的尿道炎和宫颈炎。⑤敏感细菌引起的皮肤软组织感染。

【作用特点】　本品对化脓性链球菌、肺炎链球菌及流感杆菌具有良好的抗菌作用。对葡萄球菌属、链球菌属等革兰阳性球菌的抗菌作用较红霉素略差。对流感杆菌及卡他莫拉菌的抗菌作用较红霉素强 4~8 倍及 2~4 倍。对消化链球菌属等厌氧菌、肺炎支原体及沙眼衣原体等具良好作用。而对变形杆菌属、沙雷菌属、摩根杆菌、假单胞杆菌等革兰阴性菌通常耐药。

【禁忌证】　对阿奇霉素、红霉素或其他任何一种大环内酯类药物过敏者禁用。

【用法用量】　口服，饭前 1 小时或饭后 2 小时服用。①成人用量：沙眼衣原体或敏感淋病奈瑟菌所致性传播疾病，仅需单次口服本品 1.0g。其他感染第 1 日，0.5g 顿服；第 2~5 日，每日 0.25g 顿服，或每日 0.5g 顿服，连服 3 日。②小儿用量：治疗中耳炎、肺炎，第 1 日，按体重 10mg/kg 顿服（每日最大量不超过 0.5g）；第 2~5 日，每日按体重 5mg/kg 顿服（每日最大量不超过 0.25g）。治疗小儿咽炎、扁桃体炎，每日按体重 12mg/kg 顿服（每日最大量不超过 0.5g），连用 5 日。

【不良反应】　①服药后可出现腹痛、腹泻、恶心、呕吐等胃肠道反应。②偶尔有轻至中度头昏、头痛及发热、皮疹、关节痛等过敏反应，过敏性休克和血管神经性水肿、胆汁淤积性黄疸极为少见。③少数可出现一过性中性粒细胞减少、血清氨基转移酶升高。

【注意事项】　①进食可影响阿奇霉素的吸收，故需在饭前 1 小时或饭后 2 小时口服。②肝功能不全者慎用，严重肝病患者不应使用。③用药期间如出现血管神经性水肿、皮肤反应等，应立即停药，并采取适当措施。④治疗期间若出现腹泻症状，应考虑假膜性肠炎发生。

【类别】　大环内酯类抗生素。

【剂型】 ①片剂。②胶囊剂。③颗粒剂。

【制剂与规格】 阿奇霉素片：①0.1g。②0.125g。③0.25g。④0.5g。

阿奇霉素胶囊：①0.125g。②0.25g。

阿奇霉素颗粒剂：①0.1g。②0.125g。③0.25g。④0.5g。

【贮藏条件】 密封，阴凉干燥处保存。

第四节 喹诺酮类

喹诺酮类又称吡酮酸类或吡啶酮酸类，是人工合成的含 4- 喹诺酮基本结构的抗菌药。喹诺酮类以细菌的脱氧核糖核酸（DNA）为靶点，妨碍 DNA 回旋酶，造成细菌 DNA 的不可逆损害，达到抗菌效果。

诺氟沙星

Norfloxacin

【商品特征】 本品为类白色至淡黄色结晶性粉末；无臭，味微苦。有引湿，水中微溶。

诺氟沙星片为薄膜衣片，除去包衣后显白色或浅黄色；诺氟沙星胶囊剂内容物为白色至淡黄色颗粒或粉末。诺氟沙星片剂及胶囊剂含诺氟沙星均应为标示量的 90.0%~110.0%。

【适应证】 适用于敏感菌所致的尿路感染、淋病、前列腺炎、肠道感染和伤寒及其他沙门菌感染。

【作用特点】 本品为氟喹诺酮类抗菌药，具广谱抗菌作用，尤其对需氧革兰阴性杆菌的抗菌活性高。

【禁忌证】 对本品及喹诺酮类药过敏者禁用。

【用法用量】 空腹口服：成人每次 0.1~0.2g，每日 3~4 次；重症酌情加量，每日 1.6g，分 4 次服用。

【不良反应】 ①毒副作用较少，主要有恶心、呕吐、头晕、头痛、失眠等。②也可发生皮疹、皮肤瘙痒及光感皮炎等过敏反应及一过性转氨酶升高、白细胞减少等。

【注意事项】 ①本品宜空腹服用，并同时饮水 250mL。②大肠埃希菌对本品耐药者多见，应在给药前留取尿标本培养，参考细菌药过敏结果调整用药。③避免结晶尿的发生，宜多饮水，保持 24 小时排尿量在 1200mL 以上。④肾功能减退者需调整剂量。⑤应避免过度暴露于阳光，防止中、重度光敏反应，如发生光敏反应需停药。

【类别】 喹诺酮类抗菌药。

【剂型】 ①片剂。②胶囊剂。

【制剂与规格】 诺氟沙星片：0.1g。

诺氟沙星胶囊：0.1g。

【贮藏条件】 遮光，密封，干燥处保存。

NOTE

第五节　硝基咪唑类

硝基咪唑类药物是一类具有 5- 硝基咪唑环结构的药物，具有抗原虫和抗菌活性，同时也具有很强的抗厌氧菌作用。

甲硝唑

Metronidazole

【商品特征】　本品为白色至微黄色的结晶或结晶性粉末；微臭，味苦而略咸。水中微溶。

甲硝唑片为白色或类白色片；甲硝唑胶囊内容物为白色至微黄色的粉末。甲硝唑片剂及胶囊剂含甲硝唑均应为标示量的 93.0%~107.0%。

【适应证】　①用于杀灭阴道毛滴虫，为滴虫病的首选药。②用于厌氧菌引起的口腔、腹腔、女性生殖器、下呼吸道、骨和关节等部位的感染。③与破伤风抗毒素联合，治疗破伤风。④对四环素耐药的艰难梭菌所致的假膜性肠炎、幽门螺杆菌造成的消化性溃疡，有特殊疗效。

【作用特点】　甲硝唑对大多数厌氧菌具有强大的抗菌作用，但对需氧菌和兼性厌氧菌无效，其杀菌浓度稍高于抑菌浓度。本品可抑制阿米巴原虫氧化还原反应，使原虫氮链断裂。

【禁忌证】　有活动性中枢神经系统疾患和血液病者禁用。

【用法用量】　成人常用量：①肠道阿米巴病，每次 0.4~0.6g，每日 3 次，疗程 7 日；肠道外阿米巴病，每次 0.6~0.8g，每日 3 次，疗程 20 日。②贾第虫病，每次 0.4g，每日 3 次，疗程 5~10 日。③麦地那龙线虫病，每次 0.2g，疗程 7 日。④小袋虫病，每次 0.2g，每日 2 次，疗程 5 日。⑤皮肤利什曼病，每次 0.2g，每日 4 次，疗程 10 日。间隔 10 日后重复 1 疗程。⑥滴虫病，每次 0.2g，每日 4 次，疗程 7 日；可同时用栓剂，连用 7~10 日。⑦厌氧菌感染，口服每日 0.6~1.2g，分 3 次服，7~10 日为 1 疗程。

小儿常用量：①阿米巴病，每日按体重 35~50mg/kg，分 3 次口服，10 日为 1 疗程。②贾第虫病，每日按体重 15~25mg/kg，分 3 次口服，连服 10 日；治疗麦地那龙线虫并小袋虫并滴虫病的剂量同贾第虫病。③厌氧菌感染，口服每日按体重 20~50mg/kg。

【不良反应】　①常见恶心、厌食、腹痛、头痛、口干或口腔金属味。②偶见腹泻、失眠、虚弱、头晕、皮疹、排尿困难、感觉异常和白细胞减少。

【注意事项】　①与食物同服可减轻消化系统反应。②有肝脏疾病者应减少剂量；中枢神经系统疾病者慎用。③本品代谢产物可使尿液呈深红色。④出现运动失调或其他中枢神经系统症状时应停药；重复 1 疗程之前，应做白细胞计数；厌氧菌感染合并肾功能衰竭者，给药间隔时间应由 8 小时延长至 12 小时。⑤本品可抑制酒精代谢，用药期间应戒酒。

【类别】　抗厌氧菌药、抗滴虫药。

【剂型】　①片剂。②胶囊剂。

【制剂与规格】　甲硝唑片：0.2g。

甲硝唑胶囊：①0.2g。②0.4g。

【贮藏条件】 遮光，密封保存。

第六节 抗结核病药

结核病是由结核分枝杆菌引起的慢性传染病，可侵及多个脏器，以肺部结核感染最为常见。排菌者是重要的传染源。如能及时诊断，并给予合理治疗，大多可获临床痊愈。

利福平
Rifampicin

【商品特征】 本品为鲜红色或暗红色的结晶性粉末；无臭，无味。水中几乎不溶。

利福平片为糖衣片，除去糖衣后显鲜红色或暗红色的结晶性粉末；其胶囊剂内容物为鲜红色或暗红色的结晶性粉末。片剂及胶囊剂含利福平均应为标示量的 90.0%~110.0%。

【适应证】 ①主要与其他抗结核药联合用于结核病初治与复治，包括结核性脑膜炎的治疗。②与其他药物联合用于麻风、不典型分枝杆菌感染的治疗。③与万古霉素可联合用于甲氧西林耐药葡萄球菌所致的严重感染。④与红霉素联合用于军团菌属严重感染。⑤无症状脑膜炎奈瑟菌带菌者，以消除鼻咽部脑膜炎奈瑟菌；但不适用于脑膜炎奈瑟菌感染的治疗。

【作用特点】 本品为半合成广谱杀菌剂，对结核杆菌和其他分枝杆菌（包括麻风杆菌等）均有明显的杀菌作用。对需氧革兰阳性菌如肺炎链球菌等具良好抗菌作用；对需氧革兰阴性菌如脑膜炎奈瑟球菌等亦具高度抗菌活性。对军团菌属作用亦良好。对沙眼衣原体、性病淋巴肉芽肿及鹦鹉热等病原体均具抑制作用。

【禁忌证】 ①对本品或利福霉素类抗菌药过敏者禁用。②肝功能严重不全、胆道阻塞者和怀孕 3 个月以内的孕妇禁用。

【用法用量】 ①抗结核治疗：成人口服，每日 0.45~0.60g，空腹顿服，每日不超过 1.2g；1 个月以上小儿每日按体重 10~20mg/kg，空腹顿服，每日量不超过 0.6g。②脑膜炎奈瑟菌带菌者：成人按体重 5mg/kg，1 个月以上小儿每日按体重 10mg/kg，每 12 小时 1 次，连服 2 日。

【不良反应】 ①消化道反应最为多见，如厌食、恶心、呕吐、上腹部不适、腹泻等胃肠道反应，但均能耐受。②肝毒性，在疗程最初数周内，少数患者出现血清氨基转移酶升高、肝肿大和黄疸，大多在疗程中可自行恢复；老年人、酗酒者及营养不良、肝病或其他因素造成肝功能异常者较易发生。③大剂量间歇疗法后偶可出现畏寒、寒战、发热、不适、呼吸困难、头昏、嗜睡及肌肉疼痛等，发生频率与剂量大小及间歇时间有关。

【注意事项】 ①酒精中毒、肝功能损害者慎用。婴儿、怀孕 3 个月以上和哺乳期妇女慎用。②利福平可致肝功能不全，肝损害一旦出现，立即停药。③可能引起白细胞和血小板减少，并导致齿龈出血和感染、伤口愈合延迟等，应避免拔牙等手术并注意口腔卫生，刷牙及剔牙均需慎重。④应于餐前 1 小时或餐后 2 小时服用，清晨空腹一次服用吸收最好，因进食影响该品吸收。

【类别】　抗结核病药。

【剂型】　①片剂。②胶囊。

【制剂与规格】　利福平片：0.15g。

利福平胶囊：①0.15g。②0.3g。

【贮藏条件】　密封，阴暗干燥处保存。

第七节　抗真菌药

真菌是自然界广泛存在的一种真核微生物，迄今为止，导致人体疾病的真菌有 200 多种。真菌感染已有日益严重的趋势，在一些地区感染发病率明显升高，而许多耐药性菌株的出现，则是对真菌病治疗的更大挑战。抗真菌药已成为抗感染类药物中的重要组成部分。

氟康唑
Fluconazole

【商品特征】　本品为白色或类白色的结晶或结晶性粉末；无臭或微带特异臭，味苦。水中微溶。

氟康唑片为白色或类白色片或薄膜衣片，除去包衣后显白色或类白色；氟康唑胶囊内容物为白色或类白色粉末。氟康唑片剂和胶囊剂含氟康唑均应为标示量的 90.0%~110.0%。

【适应证】　适用于：①念珠菌病：用于治疗口咽部和食道念珠菌感染；播散性念珠菌病，包括腹膜炎、肺炎、尿路感染等；念珠菌外阴阴道炎。②隐球菌病：用于治疗脑膜以外的新型隐球菌病；治疗隐球菌脑膜炎时，本品可作为两性霉素 B 联合氟胞嘧啶初治后的维持治疗药物。③球孢子菌病。④用于接受化疗、放疗和免疫抑制治疗患者的预防治疗等。

【作用特点】　本品为三唑类广谱抗真菌药，对新型隐球菌、白色念珠菌及其他念珠菌、黄曲菌、烟曲菌、皮炎芽生菌、粗球孢子菌、荚膜组织胞浆菌等有抗菌作用。

【禁忌证】　对本品或其他吡咯类药物有过敏史者禁用。

【用法用量】　口服。成人常用量：①播散性念珠菌病，首次剂量 0.4g，以后每次 0.2g，每日 1 次，持续至少 4 周，症状缓解后至少持续 2 周。②食道念珠菌病，首次剂量 0.2g，以后每次 0.1g，每日 1 次，持续至少 3 周，症状缓解后至少持续 2 周。根据治疗反应，也可加大剂量至每次 0.4g，每日 1 次。③口咽部念珠菌病，首次剂量 0.2g，以后每次 0.1g，每日 1 次，疗程至少 2 周。④念珠菌外阴阴道炎，单剂量 0.15g。⑤预防念珠菌病，有预防用药指征者 0.2~0.4g，每日 1 次。

【不良反应】　①常见消化道反应：表现为恶心、呕吐、腹痛或腹泻等。②过敏反应：表现为皮疹，偶可发生严重的剥脱性皮炎、渗出性多形红斑。③肝毒性：治疗过程中可发生轻度一过性血清氨基转移酶升高，偶可出现肝毒性症状，尤其易发生于艾滋病和癌症患者。④可见头痛、头昏。⑤某些患者，可能出现肾功能异常。

【注意事项】　①对任何一种吡咯类药物过敏者禁用本品。②本品自肾排出，因此治疗中需定期检查肾功能；肾功能减退患者需减量应用。③避免无指征预防用药。④治疗过程中可发生轻度一过性血清氨基转移酶升高，偶可出现肝毒性症状，应定期检查肝功能。⑤本品与肝毒性药物合用、需服用本品两周以上或接受多倍于常用剂量的本品时，可使肝毒性的发生率增高，需严密观察。

【类别】　抗真菌药。

【剂型】　①片剂。②胶囊。

【制剂与规格】　氟康唑片：①50mg。②100mg。③150mg。

氟康唑胶囊：①50mg。②100mg。③150mg。

【贮藏条件】　遮光，密封，干燥处保存。

第八节　抗病毒药

病毒是最小的病原微生物，不具有细胞结构，寄生于宿主细胞内，依赖宿主细胞代谢系统进行增殖复制。

阿昔洛韦
Aciclovir

【商品特征】　本品为白色结晶性粉末；无臭，无味。热水中微溶。

阿昔洛韦片为白色至类白色片；阿昔洛韦胶囊内容物为白色至类白色粉末。阿昔洛韦片剂和胶囊剂含阿昔洛韦均应为标示量的93.0%~107.0%。

【适应证】　①单纯疱疹病毒感染：用于生殖器疱疹病毒感染初发和复发病例，对反复发作病例口服本品用作预防。②带状疱疹：用于免疫功能正常者带状疱疹和免疫缺陷者轻症病例的治疗。③水痘：用于免疫缺陷者水痘的治疗。

【作用特点】　本品是嘌呤核苷类衍生物，具有广谱抗疱疹病毒活性，对Ⅰ、Ⅱ类单纯疱疹病毒有效，并为其首选治疗药物，其次对带状疱疹病毒疗效亦佳。此外，对EB病毒、巨细胞病毒体外实验证明也有效。

【禁忌证】　对阿昔洛韦过敏者禁用。

【用法用量】　口服。①生殖器疱疹初治和免疫缺陷者皮肤黏膜单纯疱疹：成人常用量为每次0.2g，每日5次，共10日；或每次0.4g，每日3次，共5日。②复发性感染：每次0.2g，每日5次，共5日；复发性感染的慢性抑制疗法，每次0.2g，每日3次，共6个月，必要时剂量可加至每日5次，每次0.2g，共6~12个月。③带状疱疹：成人常用量为每次0.8g，每日5次，共7~10日。④水痘：2岁以上儿童按体重每次20mg/kg，每日4次，共5日，出现症状立即开始治疗；40kg以上儿童和成人常用量为每次0.8g，每日4次，共5日。

【不良反应】　常见恶心、呕吐、腹泻等胃肠道反应及头晕、头痛、关节痛；偶见皮疹、发热、乏力、失眠、咽痛、肌痉挛、淋巴结肿大。

【注意事项】　①对更昔洛韦过敏者也可能对本品过敏。②脱水或已有肝、肾功能不全者需慎用。③严重免疫功能缺陷者长期或多次应用本品治疗后，可能引起单纯疱疹病毒和带状疱疹病毒对本品耐药。④随访检查：由于生殖器疱疹患者大多易患子宫颈癌，可早期发现。

【类别】 抗病毒药。

【剂型】 ①片剂。②胶囊。

【制剂与规格】 阿昔洛韦片：0.2g。

阿昔洛韦胶囊：0.2g。

【贮藏条件】 密封保存。

第十章 镇痛、解热、抗炎、抗风湿及抗痛风药

解热镇痛抗炎药是一类具有解热、镇痛，大多数还有抗炎、抗风湿作用的药物。鉴于其化学结构和抗炎机制与甾体激素不同，故又称为非甾体抗炎药。尽管本类药物种类多，但都具有解热、镇痛、抗炎和抗风湿等共同的药理作用，仅作用强度各异，而作用机制相似，主要是抑制体内环氧化酶活性而减少局部组织前列腺素的生物合成，故也被称为前列腺素合成酶抑制药。大多数传统的解热镇痛药和抗炎药对环氧化酶无选择性，产生治疗作用的同时，也容易产生明显的不良反应，如消化道溃疡或出血等。

《国家基本药物》（2012年版）收载了以下解热、镇痛、抗炎、抗风湿及抗痛风药品：

1. 镇痛药 芬太尼、哌替啶、吗啡、布桂嗪。

2. 解热镇痛、抗炎、抗风湿药 阿司匹林、双氯芬酸钠、对乙酰氨基酚、布洛芬、吲哚美辛。

3. 抗痛风药 别嘌醇、秋水仙碱。

第一节 镇痛药

镇痛药主要作用于中枢神经系统，选择性抑制和缓解各种疼痛，减轻疼痛而致恐惧紧张和不安情绪，镇痛同时不影响其他感觉如知觉、听觉，并且能保持意识清醒。但有些镇痛药反复使用，易产上成瘾性。凡易成瘾的药物，通称"麻醉性镇痛药"。

芬太尼
Fentanyl

【**商品特征**】 本品枸橼酸盐为白色结晶性粉末；味苦；水溶液中呈酸性反应。

枸橼酸芬太尼注射液为灭菌水溶液，无色的澄明液体；含芬太尼为标示量的90%~110.0%。

【**适应证**】 本品为强效镇痛药，适用于麻醉前、中、后的镇静与镇痛，是目前复合全麻中常用的药物。用于麻醉前给药及诱导麻醉，并作为辅助用药与全麻及局麻药合用于各种手术。

【**作用特点**】 镇痛作用机制与吗啡相似，作用强度为吗啡的60~80倍。作用迅速，维持时间短，不释放组胺，对心血管功能影响小，能抑制气管插管时的应激反应。对呼吸的抑制作

NOTE

用弱于吗啡，但静脉注射过快则易抑制呼吸。有成瘾性。纳洛酮等能拮抗本品的呼吸抑制和镇痛作用。

【禁忌证】　支气管哮喘、呼吸抑制、对本品特别敏感的患者以及重症肌无力患者禁用。禁止与单胺氧化酶抑制剂合用。

【用法用量】　静脉注射。①成人全麻时初量：小手术按体重 0.001~0.002mg/kg（以芬太尼计，下同）；大手术按体重 0.002~0.004mg/kg；体外循环心脏手术时按体重 0.02~0.03mg/kg 计算全量，维持量可每隔 30~60 分钟给予初量的一半或连续静滴，每小时按体重 0.001~0.002mg/kg；全麻同时吸入氧化亚氮按体重 0.001~0.002mg/kg；局麻镇痛不全，作为辅助用药按体重 0.0015~0.002mg/kg。②成人麻醉前用药或手术后镇痛：按体重肌内或静脉注射 0.0007~0.0015mg/kg。③成人手术后镇痛：硬膜外给药，初量 0.1mg，加氯化钠注射液稀释到 8mL，每 2~4 小时可重复，维持量每次为初量的一半。④小儿镇痛：2 岁以下无规定，2~12 岁按体重 0.002~0.003mg/kg。

【不良反应】　①眩晕、视物模糊、恶心、呕吐、低血压、胆道括约肌痉挛、喉痉挛及出汗等。偶有肌肉抽搐。②严重不良反应可发生呼吸抑制、窒息、肌肉僵直及心动过缓。

【注意事项】　①特殊管理药品。②本品务必在单胺氧化酶抑制药停用 14 天以上方可给药，而且应先试用小剂量（1/4 常用量），否则会发生难以预料的、严重的并发症。③心律失常，肝、肾功能不良，慢性梗阻性肺部疾患，呼吸储备力降低及脑外伤昏迷、颅内压增高、脑肿瘤等易陷入呼吸抑制的患者慎用。④本品决非静脉全麻药，虽然大量快速静脉注射能使神智消失，但患者的应激反应依然存在，常伴有术中知晓。

【类别】　镇痛药。

【剂型】　注射剂。

【制剂与规格】　枸橼酸芬太尼注射液：2mL∶0.1mg。

【贮藏条件】　密封保存。

第二节　解热镇痛、抗炎、抗风湿药

解热镇痛抗炎药是一类具有解热镇痛，而且大多数还有抗炎、抗风湿作用的药物。这类药物虽有抗炎、抗风湿作用，但在化学结构上与肾上腺皮质激素不同，故也称为非甾体抗炎药。

阿司匹林

Aspirin

【商品特征】　本品为白色结晶或结晶性粉末；无臭或略带醋酸臭，味微酸；遇湿气缓慢水解，水中微溶。

阿司匹林片为白色片，含阿司匹林应为标示量的 95.0%~105.0%；阿司匹林肠溶片除去包衣后显白色，含阿司匹林应为标示量的 93.0%~107.0%。

【适应证】　镇痛、解热。可缓解轻度或中度的疼痛，如头痛、牙痛、神经痛、肌肉痛及月经痛、风湿痛，也用于感冒、流感等症的退热。该药小剂量使用具有抗血栓作用，用于预防一过性脑缺血发作、心肌梗死、心房颤动、人工心脏瓣膜、动静脉瘘或其他手术后的血栓形成，也可用于不稳定型心绞痛。

【作用特点】 抑制前列腺素及其他能使痛觉对机械性或化学性刺激敏感的物质（如缓激肽、组胺）的合成，属于外周性镇痛药。但不能排除中枢镇痛（可能作用于下视丘）的可能性。可抑制血小板聚集，防止血栓的形成。

【禁忌证】 ①特异体质、有过敏史或哮喘病患者禁用。②妊娠期妇女慎用，临产前 3 个月禁用。③有出血性溃疡病或其他活动性出血者禁用。④血友病或血小板减少症患者禁用。

【用法用量】 应与食物同服或用水冲服，以减少对胃肠的刺激。①解热、镇痛，每次 0.3~0.6g，每日 3 次，必要时每 4 小时 1 次。肠溶片：口服，每日 1~2 片，每日 1 次；或遵医嘱。②抗风湿，每日 3~5g（急性风湿热可用到 7~8g），分 4 次口服。③抑制血小板聚集，成人肠溶片每次用 25~50mg，每日 1 次。

【不良反应】 ①胃肠道反应：恶心、呕吐，严重者可导致上消化道出血。②过敏反应：如呼吸困难、气促、哮喘、皮肤瘙痒、荨麻疹或药疹等。③肾损害。④肝损害：少数患者出现转氨酶增高，停药后可恢复。

【注意事项】 ①用于解热连续使用不超过 3 天，用于止痛不超过 5 天，症状未缓解请咨询医师或药师。②痛风、心功能不全、月经过多及有溶血性贫血史者慎用。肝、肾功能不全者慎用。③避免与其他非甾体抗炎药合并用药。

【类别】 解热镇痛非甾体抗炎药、抗血小板聚集药。

【剂型】 片剂。

【制剂与规格】 阿司匹林片：①0.3g。②0.5g。

阿司匹林肠溶片：①25mg。②50mg。③0.1g。④0.3g。

【贮藏条件】 密封，干燥处保存。

双氯芬酸钠

Diclofenac Sodium

【商品特征】 本品为白色或类白色结晶性粉末；有刺鼻感与引湿性，水中略溶。

双氯芬酸钠肠溶片除去包衣后显白色或类白色；含双氯芬酸钠应为标示量的 90%~110.0%。

【适应证】 临床用于：①缓解类风湿关节炎、骨关节炎、脊柱关节病、痛风性关节炎、风湿性关节炎等各种关节炎的关节肿痛症状。②治疗非关节性的各种软组织风湿性疼痛，如肩痛、腱鞘炎、滑囊炎、肌痛及运动后损伤性疼痛等。③急性的轻、中度疼痛，如手术后、创伤、劳损、痛经、牙痛、头痛等。④对成人和儿童的发热有解热作用。

【作用特点】 抑制环氧化酶活性，阻断花生四烯酸向前列腺素的转化；同时间接抑制白三烯的合成。双氯芬酸钠是非甾体消炎药中作用较强的一种，对前列腺素合成的抑制作用强于阿司匹林和消炎痛等。

【禁忌证】 ①对本品过敏者禁用。对阿司匹林或其他非甾体抗炎药引起哮喘、荨麻疹或其他变态反应的患者禁用。② 12 个月以下的儿童禁用。③胃或肠道溃疡者禁用。

NOTE

【用法用量】　①肠溶片：最初每日剂量为 100~150mg。对轻度患者或需长期治疗的患者，每日剂量为 75~100mg，分 2~3 次服用。对原发性痛经，通常每日剂量 50~150mg，分次服用。最初剂量应是 50~150mg，必要时，可在若干个月经周期之内提高剂量达到最大剂量每日 200mg。症状一旦出现应立即开始治疗，并持续数日，治疗方案依症状而定。小儿常用量：按体重每日 0.5~2.0mg/kg，日最大量为 3.0mg/kg，分 3 次服用。②缓释胶囊：口服，每次 100mg，须整粒吞服，每日 1 次，或遵医嘱。

【不良反应】　①常见胃肠反应有胃不适、烧灼感、反酸、恶心等，停药或对症处理即可消失；少数可出现溃疡、出血、穿孔。②神经系统表现有头痛、眩晕、嗜睡、兴奋等。③可引起浮肿、少尿、电解质紊乱等不良反应，轻者停药并相应治疗后可消失。

【注意事项】　①有肝、肾功能损害或溃疡病史者慎用，尤其是老年人。用药期间应常规随访检查肝肾功能。②本品因含钠，对限制钠盐摄入量的患者应慎用。

【类别】　消炎镇痛非甾体抗炎药。

【剂型】　①肠溶片。②缓释（片剂；胶囊）。

【制剂与规格】　双氯芬酸钠肠溶片：25mg。

双氯芬酸钠缓释（片剂；胶囊）：①50mg。②100mg。

【贮藏条件】　避光，密封保存。

第三节　抗痛风药

痛风是体内嘌呤代谢紊乱所引起的一种疾病，表现为高尿酸血症，尿酸盐在关节、肾及结缔组织中析出结晶。急性发作时，尿酸盐微结晶沉积于关节而引起局部粒细胞浸润及炎症反应。

别嘌醇
Allopurinol

【商品特征】　本品为白色或类白色结晶性粉末；几乎无臭。易溶于氢氧化钠等碱性溶液中。

别嘌醇片为白色片，含别嘌醇应为标示量的 93.0%~107.0%。

【适应证】　本品用于：①原发性和继发性高尿酸血症，尤其是尿酸生成过多而引起的高尿酸血症。②反复发作或慢性痛风者。③痛风石。④尿酸性肾结石和（或）尿酸性肾病。⑤有肾功能不全的高尿酸血症。

【作用特点】　别嘌醇及其代谢产物氧嘌呤醇均能抑制黄嘌呤氧化酶，阻止次黄嘌呤和黄嘌呤代谢为尿酸，从而减少了尿酸的生成。使血和尿中的尿酸含量降低到溶解度以下水平，防止尿酸形成结晶沉积在关节及其他组织内，也有助于痛风患者组织内的尿酸结晶重新溶解。

【禁忌证】　对本品过敏、严重肝肾功能不全和明显血细胞低下者禁用。

【用法用量】　口服。①成人常用量：初始剂量每次 50mg，每日 1~2 次，每周可递增

50~100mg，至每日 200~300mg，分 2~3 次服。每 2 周测血和尿中尿酸水平，如已达正常水平，则不再增量，如仍高可再递增。但每日最大量不得大于 600mg。②儿童治疗继发性高尿酸血症常用量：6 岁以内每次 50mg，每日 1~3 次；6~10 岁，每次 100mg，每日 1~3 次。剂量可酌情调整。

【不良反应】　①皮疹：可呈瘙痒性丘疹或荨麻疹。②胃肠道反应：腹泻、恶心、呕吐和腹痛等。③白细胞减少，或血小板减少，或贫血，或骨髓抑制，均应考虑停药。④其他有脱发、发热、淋巴结肿大、肝毒性、间质性肾炎及过敏性血管炎等。⑤可导致剥脱性皮炎、中毒性表皮坏死松解症、重症多形红斑型药疹、药物超敏综合征、肝功能损伤、肾功能损伤等。

【注意事项】　①必须在痛风性关节炎的急性炎症症状消失后（一般在发作后 2 周左右）方开始应用。②服药期间应多饮水，并使尿液呈中性或碱性，以利尿酸排泄。③用于血尿酸和 24 小时尿尿酸过多，或有痛风石，或有泌尿系结石及不宜用促尿酸排出药者。④必须由小剂量开始，逐渐递增至有效量维持正常血尿酸和尿尿酸水平，以后逐渐减量，用最小有效量维持较长时间。

【类别】　抗痛风药。

【剂型】　片剂。

【制剂与规格】　别嘌醇片：0.1g。

【贮藏条件】　避光，密封保存。

第十一章 神经系统用药

神经系统是人体内起主导作用的功能调节系统。人体的结构与功能均极为复杂，体内各器官、系统的功能和各种生理过程都不是各自孤立地进行，而是在神经系统的直接或间接调节控制下，互相联系、相互影响、密切配合，使人体成为一个完整统一的有机体，实现和维持正常的生命活动。神经系统疾病是发生于中枢神经系统、周围神经系统、自主神经系统的以感觉、运动、意识、自主神经功能障碍为主要表现的疾病。神经系统疾病的症状体征可表现为意识障碍、感知觉障碍、运动障碍、肌张力异常等。

《国家基本药物》（2012年版）收载了以下用于神经系统的药品：

1. 抗震颤麻痹药 金刚烷胺、苯海索、多巴丝肼。

2. 抗重症肌无力药 甲硫酸新斯的明、溴吡斯的明。

3. 抗癫痫药 卡马西平、丙戊酸钠、苯妥英钠、苯巴比妥。

4. 脑血管病用药及降颅压药 尼莫地平、麦角胺咖啡因、甘露醇、倍他司汀、氟桂利嗪。

5. 中枢兴奋药 尼可刹米、胞磷胆碱钠、洛贝林。

6. 抗痴呆药 石杉碱甲。

第一节 抗震颤麻痹药

震颤麻痹又称帕金森病，是锥体外系统的疾病。其得名于英国有一个名为帕金森的医生首先描述了这些症状，如运动障碍、震颤和肌肉僵直。震颤麻痹目前公认的病因是神经细胞的退行性变，主要病变部位在黑质和纹状体。

金刚烷胺
Amantadine

【商品特征】 本品盐酸盐为白色结晶或结晶性粉末，无臭，味苦，水中易溶。

盐酸金刚烷胺片为白色片，含盐酸金刚烷胺应为标示量的93.0%~107.0%。

【适应证】 用于帕金森病、帕金森综合征、药物诱发的锥体外系疾患、一氧化碳中毒后帕金森综合征及老年人合并有脑动脉硬化的帕金森综合征。也用于防治A型流感病毒所引起的呼吸道感染。

【作用特点】 主要是促进纹状体多巴胺的合成和释放，减少神经细胞对多巴胺的再摄取，并有抗乙酰胆碱作用，从而改善帕金森病患者的症状。

【禁忌证】 ①哺乳期妇女禁用。②下列情况应慎用：有脑血管病或病史者，有反复发作的湿疹样皮疹病史、末梢性水肿、充血性心力衰竭、精神病或严重神经官能症、肾功能障碍、癫痫病史者及孕妇。

【用法用量】 口服。①帕金森病、帕金森综合征，每次 100mg，每日 1~2 次，每日最大剂量为 400mg。②抗病毒，成人每次 200mg，每日 1 次或每次 100mg，每 12 小时 1 次；1~9 岁小儿按体重每次 1.5~3mg/kg，8 小时 1 次或每次 2.2~4.4mg/kg，12 小时 1 次；9~12 岁小儿，每 12 小时口服 100mg；12 岁及 12 岁以上，用量同成人。

【不良反应】 眩晕、失眠和神经质、恶心、呕吐、厌食、口干、便秘。偶见抑郁、焦虑、幻觉、精神错乱、共济失调、头痛，罕见惊厥。少见白细胞减少、中性粒细胞减少。

【注意事项】 治疗帕金森病时不应突然停药。用药期间不宜驾驶车辆、操纵机械和高空作业。每日最后一次服药时间应在下午 4 时前，以避免失眠。

【类别】 抗帕金森病药、抗病毒药。

【剂型】 片剂。

【制剂与规格】 金刚烷胺片：0.1g。

【贮藏条件】 避光，密封保存。

第二节　抗重症肌无力药

重症肌无力是一种由神经 – 肌肉接头处传递功能障碍所引起的自身免疫性疾病，临床主要表现为部分或全身骨骼肌无力和易疲劳，活动后症状加重，休息后症状减轻。

新斯的明

Neostigmine

【商品特征】 本品甲硫酸盐为白色结晶性粉末，水中易溶。

甲硫酸新斯的明注射液为灭菌水溶液，无色的澄明液体。含甲硫酸新斯的明应为标示量的 90.0%~110.0%。

【适应证】 用于手术结束时拮抗非去极化肌肉松弛药的残留肌松作用，以及重症肌无力、手术后功能性肠胀气及尿潴留等。

【作用特点】 对腺体、眼、心血管及支气管平滑肌作用较弱，对胃肠道平滑肌能促进胃收缩和增加胃酸分泌，并促进小、大肠，尤其是结肠的蠕动，从而防止肠道弛缓、促进肠内容物向下推进。本品对骨骼肌兴奋作用较强，但对中枢作用较弱。

【禁忌证】 ①对过敏体质者禁用。②癫痫、心绞痛、室性心动过速、机械性肠梗阻或泌尿道梗阻及哮喘患者忌用。③心律失常、窦性心动过缓、血压下降、迷走神经张力升高禁用。

【用法用量】 常用量，皮下或肌内注射每次 0.25~1mg，每日 1~3 次。极量，皮下或肌内注射每次 1mg，每日 5mg。

【不良反应】 可致药疹，大剂量时可引起恶心、呕吐、腹泻、流泪、流涎等，严重时可出现共济失调、惊厥、昏迷、语言不清、焦虑不安、恐惧甚至心脏停搏。

【注意事项】 ①过量，常规给予阿托品对抗之。②甲状腺功能亢进症和帕金森症等慎用。

【类别】 抗胆碱酯酶药。

【剂型】 注射剂。

【制剂与规格】 甲硫酸新斯的明注射液：①1mL∶0.5mg。②1mL∶1mg。

【贮藏条件】 避光，密封保存。

第三节 抗癫痫药

癫痫是多种原因引起大脑局部神经元异常高频放电所致的大脑功能失调综合征。现代医学认为发生癫痫的原因可以分为两类：原发性（功能性）癫痫和继发性（症状性）癫痫。

卡马西平

Carbamazepine

【商品特征】 本品为白色或类白色结晶性粉末；几乎无臭。水中几乎不溶。

卡马西平片为白色片。含卡马西平应为标示量的95.0%~105.0%。

【适应证】 ①癫痫。②三叉神经痛和舌咽神经痛。③预防或治疗躁狂－抑郁症。④中枢性部分性尿崩症，可单用或与氯磺丙脲、氯贝丁酯等合用。⑤酒精癖的戒断综合征。

【作用特点】 本品具膜稳定作用，能降低神经细胞膜对 Na^+ 和 Ca^{2+} 的通透性，从而降低细胞的兴奋性，延长不应期；也可能增强 $\gamma-$ 氨基丁酸的突触传递功能。

【禁忌证】 以下情况禁用：①对本药相关结构药物过敏者。②房室传导阻滞者。③血清铁严重异常者。④有骨髓抑制史的患者。⑤具有肝卟啉病、严重肝功能不全等病史者。

【用法用量】 口服。①成人：初始剂量为每次100~200mg，每日1~2次；逐渐增加剂量直至最佳疗效，通常为每次400mg，每日2~3次。某些患者需加至每日1600mg，甚至每日2000mg。②儿童：按体重每日10~20mg/kg，12个月以下每日100~200mg；1~5岁，每日200~400mg；6~10岁，每日400~600mg；11~15岁，每日600~1000mg，分次服用。

【不良反应】 ①治疗初期，或初始服药量太大或老年患者服用，偶尔或经常会出现头晕、头痛、共济失调、嗜睡、疲劳、恶心、呕吐、皮肤过敏反应。②与剂量相关的不良反应通常在几天内自行减轻或减少剂量后减轻。

【注意事项】 ①与三环类抗抑郁药有交叉过敏反应。②用药期间应做全血细胞检查，以及尿常规、肝功能、眼科检查。③已用其他抗癫痫药的患者，本品用量应逐渐递增，治疗4周后可能需要增加剂量，避免自身诱导所致的血药浓度下降。④出现肝中毒或骨髓抑制症状、心血管系统不良反应或皮疹应停药。

【类别】 抗惊厥药、镇痛药。

【剂型】 片剂。

【制剂与规格】 卡马西平片：①0.1g。②0.2g。

【贮藏条件】 避光，密封保存。

第四节 脑血管病用药

脑血管病是指脑血管破裂出血或血栓形成引起的以脑部出血性或缺血性损伤症状为主要临床表现的一组疾病，又称脑血管意外或脑卒中，俗称为脑中风。

尼莫地平

Nimodipine

【商品特征】 本品为浅黄色结晶性粉末或粉末，无臭，无味，遇光不稳定。

尼莫地平片为黄色薄膜衣片或糖衣片，除去包衣后显类白色至浅黄色；尼莫地平胶囊的内容物为微黄色至淡黄色颗粒或粉末。片剂与胶囊剂中含尼莫地平应为标示量的90.0%~110.0%。

【适应证】 适用于各种原因引起的蛛网膜下隙出血后的脑血管痉挛和急性脑血管病恢复期的血液循环改善。

【作用特点】 选择性地作用于脑血管平滑肌，扩张脑血管，增加脑血流量，显著减少血管痉挛引起的缺血性脑损伤。

【禁忌证】 严重肝功能损坏者禁用。

【用法用量】 口服。①缺血性脑血管病：每日30~120mg，每日3次，连用1个月。②偏头痛：每次40mg，每日3次，12周为1个疗程。③蛛网膜下腔出血所引起的脑血管痉挛：每次40~60mg，每日3~4次，3~4周为1个疗程，手术患者当天停药，以后可以继续服用。④突发性耳聋：每日40~60mg，每日3次，5天为1个疗程，用药3~4个疗程。⑤轻、中度高血压病：高血压病合并有上述脑血管病者，每次40mg，每日3次，每日最大剂量为240mg。

【不良反应】 常见不良反应：①血压下降，下降程度与剂量有关。②肝炎。③皮肤刺痛。④胃肠道出血。⑤血小板减少。偶见一过性头晕、头痛、面潮红、呕吐、胃肠不适等。

【注意事项】 ①脑水肿及颅内压增高患者慎用。②肝功能损害者慎用。③可产生假性肠梗阻，表现为腹胀、肠鸣音减弱。④避免与β-阻断剂或其他钙拮抗剂合用。

【类别】 钙通道阻滞药。

【剂型】 ①片剂。②胶囊剂。

【制剂与规格】 ①20mg。②30mg。

【贮藏条件】 遮光，密封保存。

第五节 中枢兴奋药

中枢兴奋药是一类能提高中枢神经系统机能活动的药物。用于各种危重疾患所致的呼吸抑

NOTE

制及呼吸衰竭。根据作用部位主要分为三类：①主要兴奋大脑皮层的药物：如咖啡因、哌甲酯。②直接兴奋延髓呼吸中枢的药物：尼克刹米、回苏林。③刺激主动脉体和颈动脉体化学感受器而反射性兴奋呼吸中枢的药物：如洛贝林。

尼可刹米
Nikethamide

【商品特征】　本品为无色至浅黄色澄清油状液体，放置冷处即成结晶；略带特臭，味苦。溶于水。

尼可刹米注射液为灭菌水溶液，无色澄明液体。含尼可刹米应为标示量的 90.0%~110.0%。

【适应证】　用于中枢性呼吸抑制及各种原因引起的呼吸抑制。

【作用特点】　选择性兴奋延髓呼吸中枢，也可作用于颈动脉体和主动脉体化学感受器反射性地兴奋呼吸中枢，并提高呼吸中枢对二氧化碳的敏感性，使呼吸加深加快；对血管运动中枢有微弱兴奋作用。剂量过大可引起惊厥。

【禁忌证】　抽搐及惊厥患者禁用。

【用法用量】　皮下、肌内及静脉注射。①成人：每次 0.25~0.5g，必要时 1~2 小时重复用药，极量每次 1.25g。②儿童：6 个月以下每次 75mg，1 岁每次 0.125g，4~7 岁每次 0.175g。

【不良反应】　①常见面部刺激征、烦躁不安、抽搐、恶心呕吐等。②大剂量时可出现血压升高、心悸、出汗、面部潮红、呕吐、震颤、心律失常、惊厥，甚至昏迷。

【注意事项】　作用时间短暂，应视病情间隔给药。

【类别】　中枢兴奋药。

【剂型】　注射剂。

【制剂与规格】　尼可刹米注射液：①1.5mL∶0.375g。②2mL∶0.5g。

【贮藏条件】　避光，密封保存。

第六节　抗痴呆药

目前临床上促智药或改善认知功能的药物主要是胆碱酯酶抑制剂。与阿尔茨海默病有关的最早的病例发现之一是基底节神经元的缺失，这一区域是向皮质胆碱能神经传递的主要起始部位。抗痴呆药有多奈哌齐、艾斯能、石杉碱甲等，用于轻度至中度的阿尔茨海默病治疗。

石杉碱甲
Huperzine A

【商品特征】　本品为白色或类白色结晶性粉末；无臭，味微苦；有引湿性。水中不溶。

石杉碱甲片为白色片；石杉碱甲胶囊内容物为白色或类白色颗粒或粉末。片剂与胶囊剂石杉碱甲均应为标示量的 90.0%~110.0%。

【适应证】 适用于良性记忆障碍，可提高患者指向记忆、联想学习、图像回忆、无意义图形再认及人像回忆等能力；对正常人的学习与记忆也有增强作用；对痴呆患者和脑器质性病变引起的记忆障碍亦有改善作用。

【作用特点】 胆碱酯酶抑制剂。对真性胆碱酯酶具有选择性抑制作用，易通过血脑屏障，促进记忆再现和增强记忆保持。

【禁忌证】 癫痫、肾功能不全、机械性肠梗阻、心绞痛等患者禁用。

【用法用量】 口服。每次 0.1~0.2mg，每日 2 次，每日最多不超过 0.45mg，或遵医嘱。

【不良反应】 剂量过大时可引起头晕、恶心、胃肠道不适、乏力等反应，一般可自行消失，反应明显时减量或停药后缓解、消失。

【注意事项】 ①心动过缓、支气管哮喘者慎用。②本品为可逆性胆碱酯酶抑制剂，其用量有个体差异，一般应从小剂量开始，逐渐增量。

【类别】 胆碱酯酶抑制剂。

【剂型】 ①片剂。②胶囊。

【制剂与规格】 石杉碱甲片：50μg。

石杉碱甲胶囊：50μg。

【贮藏条件】 避光，密封保存。

第十二章　心血管系统用药

心血管系统是一个"密闭"的管道系统，心脏是泵血的肌肉性动力器官，运输血液的管道系统就是血管系统。它布散全身，负责将心脏搏出的血液输送到全身的各个组织器官，以满足机体活动所需的各种营养物质，且将代谢终产物运回心脏，通过肺、肾等器官排出体外。随着人们生活水平的提高，心血管系统疾病的发病率逐年上升，主要包括高血压病、冠心病、心绞痛、急性心肌梗死、扩张型心肌病、病态窦房结综合征、心律失常、心力衰竭等。

《国家基本药物》（2012 年版）收载了以下用于心血管系统的药品：

1. 抗心绞痛药　硝酸甘油、硝酸异山梨酯、硝苯地平、地尔硫䓬。

2. 抗心律失常药　胺碘酮、普罗帕酮、普鲁卡因胺、普萘洛尔、阿替洛尔、美托洛尔、美西律、维拉帕米。

3. 抗心力衰竭药　地高辛、去乙酰毛花苷。

4. 抗高血压药　卡托普利、依那普利、硝普钠、硫酸镁、尼群地平、硝苯地平、氨氯地平、缬沙坦、比索洛尔、吲达帕胺、酚妥拉明、复方利血平、复方利血平氨苯蝶啶、哌唑嗪。

5. 抗休克药　肾上腺素、去甲肾上腺素、异丙肾上腺素、间羟胺、多巴胺、多巴酚丁胺。

6. 调脂及抗动脉粥样硬化药　辛伐他汀。

第一节　抗心绞痛药

心绞痛是冠状动脉粥样硬化性心脏病（冠心病）的常见症状，是由于冠状动脉供血不足，心肌急剧的、暂时的缺血与缺氧所引起的临床综合征。抗心绞痛药物通过舒张冠状动脉、解除冠状动脉痉挛或促进侧支循环的形成而增加冠状动脉供血，通过减慢心率及降低收缩性等作用而降低心肌对氧的需求。

硝酸甘油
Nitroglycerin

【商品特征】　本品为无色澄明液体；有乙醇的特臭，有穿透性香甜味。微溶于水。

硝酸甘油片为白色片，含硝酸甘油应为标示量的 90.0%~115.0%。硝酸甘油注射液为灭菌无水乙醇溶液，无色的澄明液体，含硝酸甘油应为标示量的 90.0%~110.0%。

【适应证】　用于冠心病心绞痛的治疗及预防，也可用于降低血压或治疗充血性心力衰竭。

【作用特点】　本品直接松弛血管平滑肌，特别是小血管平滑肌，使全身血管扩张，外周阻力减少，静脉回流减少，减轻心脏负荷，降低心肌耗氧量，解除心肌缺氧。对心外膜冠状动脉分支也有扩张作用。可降低收缩压、舒张压和平均动脉压。

【禁忌证】 心肌梗死早期（有严重低血压及心动过速时）、严重贫血、青光眼、颅内压增高和已知对硝酸甘油过敏的患者禁用。使用枸橼酸西地那非的患者禁用，因增强硝酸甘油的降压作用。

【用法用量】 ①片剂：成人每次 0.25~0.5mg，舌下含服。每 5 分钟可重复 1 片，直至疼痛缓解。如果 15 分钟内总量达 3 片后疼痛持续存在，应立即就医。在活动或大便之前 5~10 分钟预防性使用，可避免诱发心绞痛。②注射液：用 5% 葡萄糖注射液或氯化钠注射液稀释后静脉滴注，开始剂量为 5μg/min，最好用输液泵恒速输入。用于降低血压或治疗心力衰竭，可每 3~5 分钟增加 5μg/min，如在 20μg/min 时无效可以 10μg/min 递增，以后可 20μg/min。根据个体的血压、心率和其他血流动力学参数来调整用量。

【不良反应】 ①头痛：用药后立即发生，为剧痛并呈持续性。②偶可发生眩晕、虚弱、心悸和其他体位性低血压的表现，尤其直立、制动的患者。③治疗剂量可发生明显的低血压反应，表现为恶心、呕吐、虚弱、出汗、苍白和虚脱。④晕厥、面红、药疹和剥脱性皮炎均有报告。

【注意事项】 ①缓解急性心绞痛的应使用最小剂量，过量可能导致耐受现象。片剂不可吞服。②小剂量可能发生严重低血压，尤其直立位时。舌下含服者尽可能取坐位，以免因头晕而摔倒。③诱发低血压时可合并反常性心动过缓和心绞痛加重。④可使肥厚梗阻型心肌病引起的心绞痛恶化。⑤出现视力模糊或口干，应停药。剂量过大可引起剧烈头痛。

【类别】 血管扩张药。

【剂型】 ①片剂。②注射剂。

【制剂与规格】 硝酸甘油片：0.5mg。

硝酸甘油注射液：①1mL：1mg。②1mL：2mg。③1mL：5mg。④1mL：10mg。

【贮藏条件】 片剂：遮光，密封，阴凉处保存。

注射剂：遮光，密闭，阴凉处保存。

第二节 抗心律失常药

心律失常是心动频率和节律的异常，可分为缓慢型与快速型。前者可用阿托品或拟肾上腺素类药物治疗。后者较复杂，包括房性期前收缩、房性心动过速、心房纤颤、心房扑动、阵发性室上性心动过速、室性早搏、室性心动快速及心室颤动等，应根据病情选择药物。

胺碘酮
Amiodarone

【商品特征】 本品为白色至微黄白色结晶性粉末；无臭，无味。几乎不溶于水。

盐酸胺碘酮片 / 分散片为类白色片，含盐酸胺碘酮应为标示量的 95.0%~105.0%。盐酸胺碘酮注射液为灭菌水溶液，含盐酸胺碘酮应为标示量的 90.0%~110.0%。

NOTE

【适应证】 用于危及生命的阵发性室性心动过速及室颤的预防，也可用于其他药物无效的阵发性室上性心动过速、阵发性心房扑动、心房颤动，包括合并预激综合征及持续心房颤动、心房扑动电转复后的维持治疗。

【作用特点】 本品属Ⅲ类抗心律失常药。具有轻度非竞争性的 α 及 β 肾上腺素受体阻滞剂，且具轻度Ⅰ及Ⅳ类抗心律失常药性质。主要电生理效应是延长各部心肌组织的动作电位及有效不应期，有利于消除折返激动。半衰期长，抗心律失常种类多。

【禁忌证】 严重窦房结功能异常者禁用；Ⅱ或Ⅲ度房室传导阻滞者禁用；心动过缓引起晕厥者禁用；静脉注射禁用于窦性心动过缓和窦房传导阻滞、未安置人工起搏器者及甲状腺功能异常、低血压、严重呼吸衰竭、心肌病或心力衰竭患者，以及妊娠、哺乳期妇女和 3 岁以下儿童；对本品过敏者禁用。

【用法用量】 ①片剂：口服。治疗室上性心律失常，每日 0.4~0.6g，分 2~3 次服，1~2 周后根据需要改为每日 0.2~0.4g 维持，部分患者可减至 0.2g，每周 5 天或更小剂量维持。治疗严重室性心律失常，每日 0.6~1.2g，分 3 次服，1~2 周后根据需要逐渐改为每日 0.2~0.4g 维持。②注射液：负荷滴注，先快后慢。前 10 分钟给药 150mg（15mg/min），随后 6 小时给药 360mg（1mg/min）。维持滴注，剩余 18 小时给药 540mg（0.5mg/min），将滴注速度减至 0.5mg/min。

【不良反应】 ①心动过缓，阿托品不能对抗此反应。②在停药后可出现甲状腺功能亢进或低下，需对症治疗。③负荷量时可出现便秘。④长期大量服药可产生过敏性肺炎等。

【注意事项】 ①宜饭后服或与食物（特别是奶）同服。②有交叉过敏反应，对碘过敏者对本品也可能过敏。③孕妇慎用；本品及代谢物可从乳汁中分泌，服本品者不宜哺乳。④用药期间应注意随访检查，如血压，心电图，肝、肺功能，甲状腺功能及眼科检查。

【类别】 抗心律失常药。

【剂型】 ①片剂。②注射剂。

【制剂与规格】 盐酸胺碘酮片剂：0.2g。

盐酸胺碘酮注射液：2mL：0.15g。

【贮藏条件】 片剂：遮光，密封保存。

注射剂：遮光，密闭保存。

第三节　抗心力衰竭药

心力衰竭简称心衰，是指由于心脏的收缩功能和／或舒张功能发生障碍，不能将静脉回心血量充分排出心脏，导致静脉系统血液淤积，动脉系统血液灌注不足，从而引起心脏循环障碍。临床主要表现为呼吸困难、肺淤血、腔静脉淤血和乏力。

地高辛

Digoxin

【商品特征】 本品为白色结晶或结晶性粉末；无臭，味苦。不溶于水。

地高辛片为白色片，含地高辛为标示量的 92.0%~108.0%。

【适应证】　①用于高血压、瓣膜性心脏病、先天性心脏病等急性和慢性心功能不全。②用于控制伴有快速心室率的心房颤动、心房扑动患者的心室率及室上性心动过速。

【作用特点】　本品选择性地与心肌细胞膜上的 Na^+-K^+-ATP 酶结合而抑制该酶活性，激动心肌收缩蛋白从而增加心肌收缩力。使衰竭心脏心输出量增加，并增强迷走神经张力，因而减慢心率。降低窦房结自律性，提高普肯野纤维自律性。

【禁忌证】　强心苷制剂中毒者禁用；室性心动过速、心室颤动者禁用；梗阻型肥厚型心肌病者禁用；预激综合征伴心房颤动或扑动者禁用；禁止与钙注射剂合用。

【用法用量】　口服。①成人饱和量：1~1.5mg。速给法，未用过强心苷的患者，首服 0.25~0.5mg，以后每 6~8 小时服 0.25mg，于 2~3 天内获全效；近期已用过强心苷者，则宜在 4~7 天内，分次小量服完饱和量；在获全效后，采用维持量每天 0.125~0.25mg，分 1~2 次服。②儿童饱和量：按体重新生儿 0.03~0.05mg/kg，2 岁以下 0.04~0.06mg/kg，2 岁以上 0.06~0.08mg/kg，在 24 小时内分 3~4 次服，以后维持量为全效量的 1/4，分 2 次服。

【不良反应】　①出现新的心律失常。②胃纳不佳或恶心、呕吐。③下腹痛。④异常的无力软弱。⑤视力模糊或"黄视"（中毒症状）。

【注意事项】　①急性心肌梗死后的左心衰竭应少用或慎用。②该品可通过胎盘，排入乳汁，孕妇及哺乳期妇女应权衡利弊。③新生儿、老年人慎用。④不宜与酸、碱类配伍。

【类别】　强心药。

【剂型】　片剂。

【制剂与规格】　地高辛片：0.25mg。

【贮藏条件】　密封保存。

第四节　抗高血压药

正常人的血压随内外环境变化在一定范围内波动。在整体人群，血压水平随年龄逐渐升高，以收缩压更为明显，但 50 岁后舒张压呈现下降趋势，脉压也随之加大。在未使用抗高血压药物的情况下，收缩压≥140mmHg 和（或）舒张压≥90mmHg 则定义为高血压，或收缩压≥140mmHg，舒张压＜90mmHg 称为单纯收缩期高血压。

卡托普利

Captopril

【商品特征】　本品为白色或类白色结晶性粉末；有似蒜的特臭，味咸。水中溶解。
卡托普利片为白色或类白色片，或为糖衣片或薄膜衣片。

【适应证】　①高血压症。②心力衰竭，与强心剂或利尿剂合用效果更佳。

【作用特点】　本品为竞争性血管紧张素转换酶抑制剂，控制血管紧张素Ⅰ与Ⅱ间转化，降低外周血管阻力，抑制醛固酮分泌，减少水钠潴留。此外，通过干扰缓激肽的降解扩张外周血

NOTE

管，降低肺毛细血管楔压及肺血管阻力，增加心力衰竭患者心输出量及运动耐受时间。

【禁忌证】 对本品或其他血管紧张素转换酶抑制剂过敏者禁用。

【用法用量】 口服。①高血压，每次 12.5mg，每日 2~3 次，1~2 周内增至 50mg，每日 2~3 次。②心力衰竭，开始每次 12.5mg，每日 2~3 次，必要时逐渐增至 50mg，每日 2~3 次。

【不良反应】 ①4 周内，有时出现皮疹，减量、停药或给抗组胺药后消失。②心悸，心动过速，胸痛。③咳嗽。④味觉迟钝。⑤蛋白尿。

【注意事项】 ①可见暂时性血尿素氮、肌酐浓度增高。②肾功能异常者小剂量或减少给药次数。③蛋白尿若增多，暂停或减少用量。④白细胞计数过低，暂停可以恢复。⑤出现血管神经性水肿，应停用，迅速皮下注射 1∶1000 肾上腺素 0.3~0.5mL。

【类别】 血管紧张素转移酶抑制药。

【剂型】 片剂。

【制剂与规格】 卡托普利片：①12.5mg。②25mg。

【贮藏条件】 遮光，密封保存。

第五节   抗休克药

休克是由于有效循环血量锐减、全身微循环障碍引起重要生命器官如脑、心、肺、肾、肝严重缺血、缺氧的综合征。其典型表现是面色苍白、四肢湿冷、血压降低、脉搏微弱、神志模糊。在抗休克治疗中，肾上腺素类血管活性药物占有重要地位。

肾上腺素
Epinephrine

【商品特征】 本品为白色结晶或结晶性粉末；无臭，味苦；与空气接触或受日光照射，易氧化变质。在水中极微溶解。

盐酸肾上腺素注射液为肾上腺素加盐酸适量，并加氯化钠适量使成等渗的灭菌水溶液。含肾上腺素应为标示量的 85.0%~115.0%。本品中可加适宜的稳定剂。

【适应证】 主要适用于因支气管痉挛所致严重呼吸困难，可迅速缓解药物等引起的过敏性休克，亦可用于延长浸润麻醉用药的作用时间。本品为各种原因引起的心脏骤停进行心肺复苏时的主要抢救用药。

【作用特点】 本品兼有 α 受体和 β 受体激动作用。α 受体激动引起皮肤、黏膜、内脏血管收缩。β 受体激动引起冠状血管扩张，骨骼肌、心肌兴奋，心率增快，支气管平滑肌、胃肠道平滑肌松弛。对血压的影响与剂量有关，常用剂量使收缩压上升而舒张压不升或略降，大剂量使收缩压、舒张压均升高。

【禁忌证】 高血压、器质性心脏病、冠状动脉疾病、糖尿病、甲状腺功能亢进、洋地黄中毒、外伤性及出血性休克、心源性哮喘等患者禁用。

【用法用量】 皮下注射。常用量：每次 0.25~1mg。极量：每次 1mg。

【不良反应】 ①心悸、头痛、血压升高、震颤、无力、眩晕、呕吐、四肢发凉。②有时可有心律失常，严重者可由于心室颤动而致死。③用药局部可有水肿、充血、炎症。

【注意事项】 ①下列情况慎用：器质性脑病、心血管病、青光眼、帕金森病、噻嗪类引起的循环虚脱及低血压等。②用量过大或皮下注射时误入血管后，可引起血压突然上升而导致脑溢血。③与其他拟交感药有交叉过敏反应。④可透过胎盘。

【类别】 肾上腺素受体激动药。

【剂型】 注射剂。

【制剂与规格】 盐酸肾上腺素注射液：1mL：1mg。

【贮藏条件】 遮光，密封，阴凉处保存。

第六节 调脂及抗动脉粥样硬化药

调脂及抗动脉粥样硬化药主要用于治疗血脂异常。血脂异常是动脉粥样硬化的主要致病因素，以动脉粥样硬化为基础的冠心病和缺血性脑卒中发病率正在升高。为此，对血脂异常的防治必须及早给予重视。

辛伐他汀
Simvastatin

【商品特征】 本品为白色或类白色粉末或结晶性粉末。水中不溶。

辛伐他汀片为白色或类白色片或薄膜衣片，除去包衣后显白色或类白色。含辛伐他汀应为标示量的 85.0%~115.0%。

【适应证】 主要适用于原发性高胆固醇血症和以胆固醇升高为主的混合性高脂血症。

【作用特点】 本品为甲基羟戊二酰辅酶 A（HMG-CoA）还原酶抑制剂，抑制 HMG-CoA 还原酶，使内源性胆固醇的合成减少，并使肝脏的低密度脂蛋白受体数上升，从而降低血胆固醇的水平，为血脂调节剂。

【禁忌证】 对辛伐他汀过敏的患者、对其他 HMG-CoA 还原酶抑制剂过敏者、活动性肝病或无法解释的血清转氨酶持续升高者、怀孕及哺乳期妇女禁用。

【用法用量】 治疗高胆固醇血症起始剂量为每日 10mg，晚间顿服。对于胆固醇水平轻 – 中度升高的患者，起始剂量为每日 5mg。若需调整剂量，应间隔 4 周以上，最大剂量为每日 40mg，晚间顿服。治疗冠心病，可以每日 20mg 为起始剂量。如需调整剂量，应间隔 4 周以上，最大剂量为每日 40mg，晚间顿服。

【不良反应】 ①腹痛、便秘和胃肠胀气。②有时疲乏无力和头痛。

【注意事项】 ①注意药物间相互作用。②定期复查肝功能。③不适合治疗以甘油三酯升高为主的血脂异常。

【类别】 降血脂药。

【剂型】 片剂。

【制剂与规格】 辛伐他汀片：①10mg。②20mg。

【贮藏条件】 遮光，密封，阴凉处保存。

NOTE

第十三章　呼吸系统用药

呼吸系统疾病包括上呼吸道感染、支气管炎、支气管哮喘、慢性支气管炎及其并发的肺炎、阻塞性肺气肿和肺源性心脏病等。呼吸系统疾病的药物治疗问题涉及面很广，所用药物种类多，一类是对因治疗的药物如抗菌药物、抗真菌药物、抗病毒药物、抗结核病药物等；另一类是对症治疗的药物。呼吸系统疾病的常见症状有咳嗽、咳痰、喘息与呼吸衰竭等。本章主要介绍祛痰药、镇咳药和平喘药。

《国家基本药物》（2012 年版）收载了以下用于呼吸系统的药品：

1. 祛痰药　溴己新、氨溴索。

2. 镇咳药　复方甘草、喷托维林、可待因。

3. 平喘药　沙丁胺醇、氨茶碱、茶碱、丙酸倍氯米松、异丙托溴铵。

第一节　祛痰药

痰是呼吸道炎症的产物，可刺激呼吸道黏膜引起咳嗽，并可加重感染。祛痰药可稀释痰液或液化黏痰，使之易于咳出。祛痰药按作用方式可分为 4 类：①恶心性祛痰药：如氯化铵，口服后可刺激胃黏膜，引起轻度恶心，反射性地促进呼吸道腺体的分泌增加，从而使黏痰稀释便于咯出。②刺激性祛痰药：是一些挥发性物质，如桉叶油、安息香酊等，加入沸水中，其蒸汽挥发也可刺激呼吸道黏膜，增加分泌，使痰稀释便于咯出。③痰液溶解剂：如乙酰半胱氨酸，可分解痰液中的黏性成分，使痰液液化，黏滞性降低而易咯出。④黏液调节剂：如溴己新，作用于气管和支气管的黏液产生细胞，使分泌物黏滞性降低，痰液变稀而易咯出。

溴己新

Bromhexine

【商品特征】　本品盐酸盐为白色或类白色结晶性粉末；无臭，无味。水中极微溶解。

盐酸溴己新片为白色片。含盐酸溴己新应为标示量的 93.0%~107.0%。

【适应证】　主要用于慢性支气管炎、哮喘等引起的黏痰不易咳出的患者。

【作用特点】　本品直接作用于支气管腺体，能使黏液分泌细胞的溶酶体释出，从而使黏液中的黏多糖解聚，降低黏液的黏稠度；还能引起呼吸道分泌黏性低的小分子黏蛋白，使痰液变稀，易于咳出。

【禁忌证】　对本品过敏者禁用。

【用法用量】　口服。成人，每次 1~2 片，每日 3 次。

【不良反应】　①偶有恶心、胃部不适。②可能使血清转氨酶暂时升高。

【注意事项】　①本品对胃肠道黏膜有刺激性，胃炎或胃溃疡患者慎用。②肝功能不全患者应在医师指导下使用。③对本品过敏者禁用，过敏体质者慎用。④本品性状发生改变时禁止使用。

【类别】　祛痰药。

【剂型】　片剂。

【制剂与规格】　盐酸溴己新片：8mg。

【贮藏条件】　密封保存。

第二节　镇咳药

咳嗽是呼吸系统疾病的一个主要症状。咳嗽是一种保护性反射，具有促进呼吸道的痰液和异物排出、保持呼吸道清洁与通畅的作用。

目前常用的镇咳药，根据其作用机制分为 2 类：①中枢性镇咳药：直接抑制延髓咳嗽中枢而发挥镇咳作用，如喷托维林等。②外周性镇咳药：通过抑制咳嗽反射弧中的感受器、传入神经、传出神经或效应器中任何一环节而发挥镇咳作用。有些药物兼有中枢和外周两种作用，如甘草片。

喷托维林

Pentoxyverine

【商品特征】　本品为白色或类白色结晶性或颗粒性粉末；无臭，味苦。水中易溶。

枸橼酸喷托维林片为糖衣片，除去包衣后显白色，含枸橼酸喷托维林应为标示量的 90.0%~110.0%。

【适应证】　用于上呼吸道感染引起的干咳、阵咳。对于小儿百日咳效果好。

【作用特点】　本品具有中枢及外周性镇咳作用，其镇咳作用强度约为可待因的 1/3。除对延髓的呼吸中枢有直接抑制作用外，还有轻度的阿托品样作用。可使痉挛的支气管平滑肌松弛，减低气道阻力。

【用法用量】　口服。成人：每次 1 片，每日 3~4 次；儿童：5 岁以上儿童每次 0.5 片，每日 2~3 次。

【不良反应】　①偶有轻度头痛、头晕、口干、恶心、腹胀和便秘等。②青光眼、前列腺肥大及心功能不全伴咳嗽患者慎用。

【注意事项】　①本药仅为对症治疗药，如应用 7 日症状无明显好转，应立即就医。②服药期间不得驾驶机、车、船，从事高空作业、机械作业及操作精密仪器。③老人、孕妇及哺乳期妇女应在医师指导下使用。④青光眼及心功能不全伴有肺淤血的患者慎用。

【类别】　镇咳药。

NOTE

【剂型】　片剂。

【制剂与规格】　枸橼酸喷托维林片：25mg。

【贮藏条件】　密封，干燥处保存。

可待因

Codeine

【商品特征】　本品磷酸盐为白色细微的针状结晶性粉末；无臭，有风化性。水溶液呈酸性反应。

磷酸可待因片为白片或包衣片。含磷酸可待因应为标示量的 93.0%~107.0%。

【适应证】　①镇咳，用于剧烈干咳和刺激性咳嗽，尤适用于伴有胸痛的剧烈干咳者。如痰液量较多宜并用祛痰药。②镇痛，用于中度以上疼痛。③镇静，用于局麻或全麻时。

【作用特点】　对延髓的咳嗽中枢有选择性地抑制，止咳作用迅速而强，其作用强度约为吗啡的 1/4。也有镇痛作用，其镇痛作用为吗啡的 1/12~1/7，但强于一般解热镇痛药。能抑制支气管腺体的分泌，可使痰液黏稠，难以咳出，故不宜用于多痰黏稠的患者。

【禁忌证】　对本品过敏者禁用。

【用法用量】　口服。①成人常用量：每次 15~30mg，每日 3 次；极量：每次 100mg，每日 250mg。②儿童常用量：镇痛：按体重 0.5~1.0mg/kg，每日 3 次；镇咳：为镇痛剂量的 1/3~1/2。

【不良反应】　①常见的不良反应：心理变态或幻想；呼吸微弱、缓慢或不规则；心率或快或慢、异常。②少见的不良反应：惊厥、耳鸣、震颤或不能自控的肌肉运动；荨麻疹；瘙痒、皮疹或脸肿等过敏反应；精神抑郁和肌肉强直等。③长期应用可引起依赖性。

【注意事项】　①下列情况应慎用：支气管哮喘；急腹症；胆结石；原因不明的腹泻；颅脑外伤或颅内病变；前列腺肥大病。②本品可透过胎盘，使胎儿成瘾，引起新生儿的戒断症状如过度啼哭、打喷嚏、打哈欠、腹泻、呕吐等。分娩期应用本品可引起新生儿呼吸抑制。③本品可自乳汁排出，哺乳期妇女慎用；新生儿、婴儿慎用。④重复给药可产生耐药性，久用有成瘾性。

【类别】　镇痛药、镇咳药。

【剂型】　片剂。

【制剂与规格】　磷酸可待因片：①15mg。②30mg。

【贮藏条件】　遮光，密封保存。

第三节　平喘药

哮喘是支气管广泛性阻塞引起的呼气性呼吸困难，并伴有哮鸣音的肺部变态反应性疾病，诱发的原因很多。引起支气管阻塞的发病基础是支气管平滑肌收缩（痉挛）、过多的黏液分泌及黏附在支气管壁上。平喘药物可分为：①气管扩张药。②抗炎平喘药。③过敏平喘药。

氨茶碱

Aminophylline

【商品特征】 本品为白色至微黄色的颗粒或粉末；易结块，微有氨臭，味苦，水中溶解。

氨茶碱片为白色至微黄色片；氨茶碱缓释片为薄膜衣片，除去包衣后显白色至微黄色。含无水茶碱应为氨茶碱标示量的 74.0%~84.0%，含乙二胺不得少于氨茶碱标示量的 11.25%。

氨茶碱注射液为氨茶碱的灭菌水溶液，无色至微黄色的澄明液体。含无水茶碱应为氨茶碱标示量的 74.0%~84.0%，含乙二胺应为氨茶碱标示量的 13.0%~20.0%。

【适应证】 适用于：①支气管哮喘、喘息型支气管炎、阻塞性肺气肿等缓解喘息症状。②心源性肺水肿引起的哮喘。

【作用特点】 本品对呼吸道平滑肌有直接松弛作用。

【禁忌证】 对本品过敏的患者、活动性消化溃疡和未经控制的惊厥性疾病患者禁用。

【用法用量】 ①片剂：口服。成人常用量：每次 0.1~0.2g，每日 3 次；极量：每次 0.5g，每日 1g。小儿常用量：每次按体重 3~5mg/kg，每日 3 次。②缓释片：整片吞服。每次 0.1~0.3g，每日 2 次，或遵医嘱。③注射液：静脉注射。每次 0.125~0.25g，每日 0.5~1g，每次 0.125~0.25g 用 50% 葡萄糖注射液稀释至 20~40mL，注射时间不得短于 10 分钟。

【不良反应】 茶碱的毒性常出现在血清浓度为 15~20μg/mL 时，特别是治疗开始，早期多见的有恶心、呕吐及易激动、失眠等；当血清浓度超过 20μg/mL，可出现心动过速、心律失常。

【注意事项】 ①本品不适用于哮喘持续状态或急性支气管痉挛发作的患者。②应定期监测血清茶碱浓度，以保证最大的疗效而不发生血药浓度过高的危险。

【类别】 平滑肌松弛药、利尿药。

【剂型】 ①片剂。②注射剂。

【制剂与规格】 氨茶碱片：①0.1g。②0.2g。

氨茶碱缓释片：0.1g。

氨茶碱注射液：①2mL：0.25g。②2mL：0.5g。

【贮藏条件】 片剂：遮光，密封保存。

注射剂：遮光，密闭保存。

沙丁胺醇

Salbutamol

【商品特征】 本品为白色结晶性粉末；无臭，几乎无味。水中略溶。

沙丁胺醇吸入气雾剂溶液型为含有乙醇的无色或微黄色澄清液体；混悬型为白色混悬液。含沙丁胺醇应为标示量的 90.0%~120.0%，沙丁胺醇浓度应为标示量的 80%~130%（g/g）。

【适应证】 用于预防和治疗支气管哮喘或喘息型支气管炎等伴有支气管痉挛的呼吸道疾病。

【作用特点】　本品为选择性 β_2 受体激动剂，能选择性激动支气管平滑肌的 β_2 受体，有较强的支气管扩张作用。气雾吸入时对心脏的兴奋作用比异丙肾上腺素小。

【禁忌证】　对 β_2 受体激动剂、酒精过敏者禁用。

【用法用量】　喷雾吸入。①缓解急性支气管痉挛：成人每日 3~4 次，每次 2 揿；儿童每日 3~4 次，每次 1 揿。②长期维持及预防疗法：成人每日 3~4 次，每次 2 揿；儿童每日 3~4 次，每次 1 揿。③预防运动诱发哮喘：成人运动前使用 2 揿；儿童运动前使用 1 揿。

【不良反应】　少数病例可见肌肉震颤、外周血管舒张及代偿性心率加速、头痛、不安、过敏反应。

【注意事项】　①高血压、冠心病、糖尿病、甲状腺功能亢进等患者应慎用。②长期使用可形成耐药性，不仅疗效降低，且有加重哮喘的危险，因此对经常使用本品者，应同时使用吸入或全身皮质类固醇治疗。

【类别】　β_2 肾上腺素受体激动药。

【剂型】　气雾剂。

【制剂与规格】　沙丁胺醇吸入气雾剂：①200 揿：每揿 100μg。②200 揿：每揿 140μg。

【贮藏条件】　遮光，密封保存。

第十四章 消化系统用药

消化系统疾病属常见、多发并易复发疾病。随着学习、工作及生活节奏加快和心理压力加大，其发病率呈逐年递增趋势。应用药物治疗是临床重要的治疗手段之一，新的治疗药物亦不断涌现，使药物治疗消化系统疾病的疗效不断提高。消化系统药品在我国成了继抗感染药品、心血管药品后的第三大类药品。

《国家基本药物》（2012 年版）收载了以下用于消化系统的药品：

1. 抗酸药及抗溃疡病药 复方氢氧化铝、雷尼替丁、法莫替丁、奥美拉唑、枸橼酸铋钾、胶体果胶铋。

2. 助消化药 乳酶生。

3. 胃肠解痉药及胃动力药 颠茄、山莨菪碱、阿托品、多潘立酮、甲氧氯普胺。

4. 泻药及止泻药 开塞露、酚酞、聚乙二醇、蒙脱石、复方地芬诺酯。

5. 肝病辅助治疗药 联苯双酯、精氨酸。

6. 微生态制剂 地衣芽孢杆菌活菌、双歧杆菌三联活菌。

7. 利胆药 熊去氧胆酸。

8. 炎性肠病药 小檗碱（黄连素）、柳氮磺吡啶。

第一节 抗酸药及抗溃疡病药

抗酸药及抗溃疡病药为无机弱碱性化合物，口服后能直接中和胃酸，降低胃蛋白酶分解胃壁蛋白的能力，减轻或消除胃酸对胃及十二指肠溃疡面的腐蚀和刺激作用，从而缓解疼痛，降低胃液对溃疡面的自我消化，而有利于溃疡面的愈合。

消化性溃疡的发病与黏膜局部损伤和保护机制之间的平衡失调有关。损伤因素增强或保护因素减弱，均可引起消化性溃疡。当今的治疗主要着眼于减少胃酸和增强胃黏膜的保护作用。

雷尼替丁
Rannitidine

【商品特征】 本品盐酸盐为类白色至浅黄色结晶性粉末；异臭，极易潮解。水中易溶。

盐酸雷尼替丁片为糖衣片或薄膜衣片，除去包衣显类白色至黄色结晶性粉末；胶囊剂内容物显类白色至黄色结晶性粉末。片剂与胶囊剂含盐酸雷尼替丁按雷尼替丁计均应为标示量的93.0%~107.0%。

NOTE

【适应证】　本品用于治疗十二指肠溃疡、胃溃疡、反流性食管炎、卓－艾综合征。其他胃酸分泌过多的疾病如胃肠吻合溃疡、反流性食道炎等及消化性溃疡和急性胃炎引起的出血也可用。

【作用特点】　本类药物为竞争性 H_2- 受体阻滞剂，能抑制组胺、五肽胃泌素、M胆碱受体激动剂所引起的胃酸分泌。能明显抑制基础胃酸及食物和其他因素所引起的胃酸分泌。可使胃酸减少、胃蛋白酶活性降低，而且具有速效和长效的特点。

【禁忌证】　对本品过敏者禁用；孕妇及哺乳期妇女禁用；8 岁以下儿童禁用。

【用法用量】　①治疗量：每次 150mg，每日 2 次；或每次 300mg，睡前 1 次。②维持治疗：每次 150mg，每晚 1 次。③严重肾病患者，雷尼替丁的半衰期长，剂量应减少，每次 75mg（半粒），每日 2 次。④治疗卓－艾综合征，宜用大量，每日 600~1200mg。

【不良反应】　①恶心、皮疹、便秘、乏力、头痛、头晕。②少数患者服药后引起轻度肝功能损伤，停药后肝功能可恢复正常。③长期服用利于细菌在胃内繁殖。

【注意事项】　①疑为癌性溃疡者，使用前应先明确诊断，以免延误治疗。②对肝有一定毒性，但停药后即可恢复。③肝功能不全者及老年患者，偶见服药后出现定向力障碍、嗜睡、焦虑等精神状态。④肝、肾功能不全患者慎用。⑤可降低维生素 B_{12} 的吸收，长期使用，可致 B_{12} 缺乏。

【类别】　H_2- 受体阻滞药。

【剂型】　①片剂。②胶囊剂。

【制剂与规格】　盐酸雷尼替丁片：150mg。

盐酸雷尼替丁胶囊：150mg。

【贮藏条件】　遮光，密封，凉暗干燥处保存。

奥美拉唑

Omeprazole

【商品特征】　本品为白色或类白色结晶性粉末；无臭，遇光易变色。水中不溶。

奥美拉唑肠溶片除去包衣后显白色或类白色；奥美拉唑肠溶胶囊内容物为白色或类白色肠溶小丸或颗粒。片剂与胶囊剂含奥美拉唑均应为标示量的 90.0%~110.0%。

【适应证】　本品适用于胃溃疡、十二指肠溃疡、应激性溃疡、反流性食管炎和卓－艾综合征（胃泌素瘤）。

【作用特点】　本品为质子泵抑制剂。为脂溶性弱碱性药物，易浓集于酸性环境中，因此口服后可特异地分布于胃黏膜壁细胞的分泌小管中，并在此高酸环境下转化为亚磺酰胺的活性形式，然后通过二硫键与壁细胞分泌膜中质子泵的巯基呈不可逆性地结合，生成亚磺酰胺与质子泵的复合物，从而抑制该酶活性，阻断胃酸分泌的最后步骤，因此本品对各种原因引起的胃酸分泌具有强而持久的抑制作用。

【禁忌证】　对本品过敏者禁用；严重肾功能不全者及婴幼儿禁用。

【用法用量】　口服，不可咀嚼。①消化性溃疡：每次 20mg，每日 1~2 次，每日晨起吞服或早晚各 1 次。胃溃疡疗程通常为 4~8 周，十二指肠溃疡疗程为 2~4 周。②反流性食管炎：每次 20~60mg，每日 1~2 次。晨起吞服或早晚各 1 次，疗程通常为 4~8 周。③卓 – 艾综合征：每次 60mg，每日 1 次，以后每日总剂量可根据病情调整为 20~120mg，若每日总剂量需超过 80mg 时，应分为 2 次服用。

【不良反应】 ①常见腹泻、头痛、恶心、腹痛、胃肠胀气及便秘。②偶见血清氨基转移酶增高、皮疹、眩晕、嗜睡、失眠等，可自动消失，与剂量无关。③长期服用，有发生胃黏膜细胞增生和萎缩性胃炎病例。

【注意事项】 ①治疗胃溃疡时，应首先排除溃疡型胃癌的可能性，因用本品治疗可减轻其症状，从而延误治疗。②肝肾功能不全者慎用。③服用时请不要嚼碎，以防止药物颗粒过早在胃内释放而影响疗效。

【类别】 质子泵抑制药。

【剂型】 ①片剂。②胶囊剂。

【制剂与规格】 奥美拉唑肠溶片：①10mg。②20mg。

奥美拉唑肠溶胶囊：①10mg。②20mg。

【贮藏条件】 密封，阴凉干燥处保存。

第二节　助消化药

助消化药是促进胃肠道消化过程的药物，大多数助消化药本身就是消化液的主要成分。在消化液分泌功能不足时，用它们能起到代替疗法的作用。

乳酶生

Lactasin

【商品特征】 本品为白色或淡黄色粉末；无腐败臭或其他恶臭。几乎不溶于水。

乳酶生片为白色片，一种传统的活菌素制剂。每 1g 含活屎肠球菌数不得少于 3.0×10^6cfu。

【适应证】 用于消化不良、腹胀及小儿饮食失调所引起的腹泻、绿便等。

【作用特点】 本品为活肠球菌的干燥制剂，在肠内分解糖类生成乳酸，使肠内酸度增高，从而抑制腐败菌的生长繁殖，并防止肠内发酵，减少产气，因而有促进消化和止泻作用。

【用法用量】 口服，饭前服。①成人每次 2~6 片，每日 3 次。②儿童每日 3 次，具体用量：1~3 岁，体重 10~14kg，每次 1~2 片；4~6 岁，体重 16~20kg，每次 2~3 片。7~9 岁，体重 22~26 kg，每次 2~4 片；10~12 岁，体重 28~32kg，每次 3~4 片。

【注意事项】 ①对本品过敏者禁用。②当药品性状发生改变时禁止服用。③儿童必须在成人的监护下使用。④请将此药品放在儿童不能接触到的地方。

【类别】 助消化药。

【剂型】 片剂。

【制剂与规格】 乳酶生片：①0.15g。②0.3g。

【贮藏条件】 密封，遮光，凉暗处保存。

NOTE

第三节　胃肠解痉药及胃动力药

　　胃肠解痉药主要是一些抗胆碱药，可阻断胃壁细胞的 M_3 受体，抑制胃酸分泌；阻断神经节的 M_1 受体，抑制胆碱能神经节后纤维对胃肠分泌的影响；阻断乙酰胆碱对胃黏膜中的肠嗜铬样细胞、G 细胞表面的 M 受体，减少组胺和胃泌素等物质释放，间接减少胃酸的分泌；此外，此类药物尚有解除平滑肌痉挛作用及减少分泌作用。但由于此类药物副作用较多，目前临床较少使用，主要与其他药物组成复方。常用药物有丙胺太林、甲溴阿托品、贝那替秦等。

　　胃动力药是指能恢复上部胃肠道动力，提高食管下括约肌张力，改善胃排空及加强肠蠕动的药物，主要用于治疗食管及胃肠道各种运动障碍性疾病。常用药物有多潘立酮、甲氧氯普胺。

山莨菪碱

Anisodamine

　　【商品特征】　本品氢溴酸盐为白色结晶或结晶性粉末；无臭。水中极易溶解。

　　氢溴酸山莨菪碱片为白色片，含氢溴酸山莨菪碱应为标示量的 95.0%~115.0%。

　　【适应证】　①感染中毒性休克。②血管性疾患。③多种神经痛。④平滑肌痉挛。⑤眩晕病。⑥眼底眼患。⑦突发性耳聋。⑧有机磷农药中毒。

　　【作用特点】　本品是作用于 M- 胆碱受体的抗胆碱药，有明显外周抗胆碱作用，作用与阿托品相似或稍弱，能松弛平滑肌，解除微血管痉挛，故有镇痛和改善微循环作用。其扩瞳和抑制腺体分泌的作用是阿托品的 1/20~1/10。因不能通过血脑屏障，故中枢作用较弱。与阿托品相比，具有选择性较高、毒副作用较低的优点。

　　【禁忌证】　颅内压增高、脑出血急性期、青光眼、幽门梗阻、肠梗阻及前列腺肥大者禁用。

　　【用法用量】　每次 5~10mg，每日 2~3 次。

　　【不良反应】　①口干、面红、轻度扩瞳、视近物模糊等，个别患者有心率加快及排尿困难等，多在 1~3 小时内消失，长期使用不致蓄积中毒。②用量过大时可出现阿托品样中毒症状。若口干明显时可口含酸梅或维生素 C，症状即可缓解。

　　【注意事项】　严重肺功能不全者慎用。

　　【类别】　抗胆碱药。

　　【剂型】　片剂。

　　【制剂与规格】　氢溴酸山莨菪碱片：①5mg。②10mg。

　　【贮藏条件】　遮光，密封保存。

多潘立酮

Domperidone

　　【商品特征】　本品为白色至类白色粉末；无臭。水中几乎不溶。

多潘立酮片为白色片，含多潘立酮应为标示量的 90.0%~110.0%。

【适应证】　适用于消化不良、腹胀、嗳气、恶心、呕吐、腹部胀痛。

【作用特点】　本品直接作用于胃肠壁，可增加胃肠道的蠕动和张力，促进胃排空，增加胃窦和十二指肠运动，协调幽门的收缩，同时也能增强食道的蠕动和食道下端括约肌的张力，抑制恶心、呕吐。本品不易透过血脑屏障。

【禁忌证】　①已知对多潘立酮或本品任一成分过敏者禁用。②嗜铬细胞瘤、乳癌、机械性肠梗阻、胃肠出血等患者禁用。③分泌催乳素的垂体肿瘤患者禁用。

【用法用量】　口服。成人每次 1 片，每日 3 次，饭前 15~30 分钟服用。

【不良反应】　①偶见轻度腹部痉挛、口干、皮疹、头痛、腹泻、神经过敏、倦怠、嗜睡、头晕等。②有时导致血清泌乳素水平升高、溢乳、男子乳房女性化等，但停药后即可恢复正常。③罕见情况下出现闭经。

【注意事项】　①孕妇慎用，哺乳期妇女使用本品期间应停止哺乳；建议儿童使用多潘立酮混悬液。②心脏病患者以及接受化疗的肿瘤患者应用时需慎重，有可能加重心律紊乱。③如服用过量或出现严重不良反应，应立即就医。④如正在使用其他药品，使用本品前请咨询医师或药师。⑤本品含有乳糖，可能不适用于乳糖不耐受、半乳糖血症或葡萄糖半乳糖吸收障碍的患者。

【类别】　胃肠动力药。

【剂型】　片剂。

【制剂与规格】　多潘立酮片：10mg。

【贮藏条件】　遮光，密封保存。

第四节　泻药及止泻药

泻药是指能增加肠内水分、促进肠蠕动、润滑肠道、软化粪便、促进排泄的药物。目前临床上常用的泻药有如下几种：①刺激性泻药，又称接触性泻药，是通过药物或其代谢产物刺激结肠推进性蠕动产生腹泻作用，如酚酞、比沙可啶和蒽醌类。②渗透性泻药，或称容积性泻药，口服后在肠道很少吸收，增加肠内容积而促进肠道推进性蠕动，产生导泻作用，如硫酸镁、硫酸钠、乳果糖和甘油等。③润滑性泻药，通过局部润滑并软化粪便而发挥导泻作用，如液体石蜡、甘油。

腹泻是常见症状，应针对病因进行治疗。但对于剧烈而持久的非感染性腹泻患者，应当给予止泻药物止泻，以防止机体过度脱水、电解质代谢失调、消化及营养障碍。止泻药是指可通过减少肠道蠕动或保护肠道免受刺激而达到止泻作用的药物。

开塞露（含甘油、山梨醇）

Glycerine Enema or Sorbitol Enema

【商品特征】　本品为无色或几乎无色澄明液体。

【适应证】 清洁灌肠及便秘。

【作用特点】 高渗甘油刺激肠壁引起排便反射，兼有润滑作用，使用几分钟后即引起排便，不影响营养物质吸收。

【用法用量】 将特制的塑料容器顶端塑料帽拧开，徐徐插入肛门，然后将药液挤入直肠内，引起排便。成人用量每次 20mL，小儿酌减。

【不良反应】 开塞露是通过刺激肠壁引起排便反射来帮助排便，如果经常使用，直肠被刺激次数越多，它的敏感性就越差，一旦适应了该药物将不再有反应，特别是那些大便干结且量少的患者，长期依赖开塞露排便会更困难。开塞露造成肠壁干燥，经常使用会引起习惯性便秘，也会有依赖性的。

【注意事项】 如本品形状发生改变时禁止使用。

【类别】 泻药。

【剂型】 灌肠剂。

【制剂与规格】 开塞露灌肠剂：①10mL。②20mL。

【贮藏条件】 密闭保存。

蒙脱石

Smectite

【商品特征】 本品为类白色或灰白色或微黄色或微红色细粉。水中几乎不溶。

蒙脱石散为类白色或灰白色或微黄色或微红色细粉。含蒙脱石应为标示量的95.0%~105.0%。

【适应证】 ①成人及儿童急、慢性腹泻。②食道、胃、十二指肠疾病引起的疼痛的辅助治疗，但不作解痉剂用。③外用，治疗口腔溃疡。④治疗新生儿母乳性黄疸。

【作用特点】 本品具有层纹状结构及非均匀性电荷分布，对消化道内的病毒、病菌及其产生的毒素有固定和抑制作用；对消化道黏膜有覆盖能力，并通过与黏液糖蛋白相互结合，修复和提高胃肠黏膜对致病因子的防御功能。本品不进入血液循环系统，并连同致病因子随消化道自身蠕动排出体外。

【用法用量】 将本品倒入50mL温水中，摇匀后服用。①成人：每次 1 袋，每日 3 次。急性腹泻服用本品治疗时，首次剂量加倍。②儿童：1 岁以下，每日 1 袋；1~2 岁，每日 1~2 袋；2 岁以上，每日 2~3 袋，均分 3 次服用。或遵医嘱。

【不良反应】 偶见便秘，大便干结。

【注意事项】 治疗急性腹泻时，应注意纠正脱水。儿童可安全服用，但过量服用可引起便秘。

【类别】 止泻药。

【剂型】 散剂。

【制剂与规格】 蒙脱石散：3g。

【贮藏条件】 密封，干燥处保存。

第五节　肝病辅助治疗药

肝胆系统疾病的防治比较复杂，目前尚无确定有效的药物，肝胆疾病辅助用药主要包括治疗肝昏迷、肝炎、肝硬化和利胆药，而上述各类药物仅作为一些辅助治疗措施供临床采用，其作用机制和确实疗效均有待进一步确定。

联苯双酯
Bifendate

【商品特征】　本品为白色结晶性粉末；无臭，无味。几乎不溶于水。

联苯双酯滴丸为糖衣滴丸。含联苯双酯应为标示量的 90.0%~110.0%。

【适应证】　临床用于慢性迁延性肝炎伴丙氨酸氨基转移酶（ALT）升高者，也可用于化学药物引起的 ALT 升高。

【作用特点】　本品为治疗肝炎的降酶药物，对细胞色素 P450 酶活性有明显诱导作用，从而加强对四氯化碳及某些致癌物的解毒能力；对部分肝炎患者有改善蛋白代谢作用，使白蛋白升高，球蛋白降低。

【禁忌证】　①对本品过敏者禁用。②肝硬化者禁用。③孕妇及哺乳期妇女禁用。

【用法用量】　口服。①滴丸剂：5 粒 / 次，必要时 6~10 粒 / 次，每日 3 次，连服 3 个月，ALT 正常后改为 5 粒 / 次，每日 3 次，连服 3 个月。儿童口服：按体重 0.5mg/kg，每日 3 次，连用 3~6 个月。②片剂：每次 25~50mg，每日 3 次。儿童用药剂量酌减。

【不良反应】　个别患者服用后出现口干、轻度恶心，偶有皮疹发生，一般加用抗变态反应药物后即可消失。

【注意事项】　①少数患者用药过程中 ALT 可回升，加大剂量可使之降低；停药后部分患者 ALT 反跳，但继续服药仍有效。②个别患者服药过程中可出现黄疸及病情恶化，应停药。

【剂型】　①滴丸剂。②片剂。

【类别】　肝病用药。

【制剂与规格】　联苯双酯滴丸：1.5mg。

联苯双酯片：25mg。

【贮藏条件】　密封，干燥处保存。

第六节　微生态制剂

微生态制剂，也叫活菌制剂或生菌剂，是利用正常的微生物或促进微生物生长的物质制成的活的微生物制剂。即一切能够促进正常微生物群生长繁殖及抑制致病菌生长繁殖的制剂都可称之为"微生态制剂"。微生态制剂有其他药不可替代的优点，即"患病治病，未病防病，无病保健"的效果。即使健康人也可以服用，以提高健康水平，不仅腹泻患者可以服用，而且便秘患者也可以服用。

双歧杆菌三联活菌

Live Combined Bifidobacterrium and Lactobacillus

【商品特征】　本品为白色至黄色粉末。

双歧杆菌三联活菌胶囊内容物为白色至黄色粉末。每 1g 含长型双歧杆菌不低于 1.0×10^7cfu，含保加利亚乳杆菌不低于 1.0×10^6cfu，含嗜热链球菌不低于 1.0×10^6cfu。

【适应证】　本品主治因肠道菌群失调引起的急慢性腹泻、便秘，也可用于治疗轻中型急性腹泻、慢性腹泻及消化不良、腹胀，以及辅助治疗肠道菌群失调引起的内毒素血症。

【作用特点】　本品可直接补充人体正常生理细菌，调整肠道菌群平衡，抑制并清除肠道中致病菌，减少肠源性毒素的产生，促进机体对营养物的消化，合成机体所需的维生素，激发机体免疫力。

【用法用量】　口服。每日 2 次，每次 2~4 粒，重症加倍，饭后半小时温水服用。儿童用药酌减，婴幼儿服用时可将胶囊内药粉用温开水或温牛奶冲服。

【不良反应】　未发现明显不良反应。

【注意事项】　宜用冷、温开水送服。

【类别】　微生态制剂。

【剂型】　胶囊剂。

【制剂与规格】　双歧杆菌三联活菌胶囊（含肠溶胶囊）：0.25g。

【贮藏条件】　避光，2℃~8℃保存。

第七节　利胆药

利胆药系刺激肝脏促进胆汁分泌或促进胆囊排空的药物。利胆药用于肝炎、胆囊炎、胆结石、胆囊切除后综合征等肝胆系统疾病。利胆药分为两类：①胆汁排除促进剂。②促进肝脏分泌胆汁的药物，即胆汁分泌促进剂包括胆汁水分分泌促进剂和胆汁固体成分分泌促进剂。

熊去氧胆酸

Ursodeoxycholic Acid

【商品特征】　本品为白色粉末；无臭。几乎不溶于水。

熊去氧胆酸片为白色片，含熊去氧胆酸应为标示量的 95.0%~105.0%。

【适应证】　用于胆固醇型胆结石形成及胆汁缺乏性脂肪泻，也可用于预防药物性结石形成及治疗脂肪痢（回肠切除术后）。

【作用特点】　本品可增加胆汁酸的分泌，并导致胆汁酸成分的变化，使本品在胆汁中的含量增加。本品还能显著降低人胆汁中胆固醇及胆固醇酯的摩尔浓度和胆固醇的饱和指数，从而有利于结石中胆固醇逐渐溶解。

【禁忌证】　胆道完全梗阻和严重肝功能减退者禁用。

【用法用量】　口服。①利胆：每次50mg，每日150mg。②溶胆石：每日450~600mg，或每日按体重8~10mg/kg，肥胖者需每日按体重15mg/kg，早、晚进餐时分次给予，疗程最短为6个月。6个月后超声波检查及胆囊造影无改善者可停药，如结石已有部分溶解则继续服药直至结石完全溶解。

【不良反应】　偶见的不良反应有便秘、过敏、头痛、头晕、胰腺炎和心动过速等。

【注意事项】　①长期使用本品可增加外周血小板的数量。②如治疗胆固醇结石中出现反复胆绞痛发作，症状无改善甚至加重，或出现明显结石钙化时，宜中止治疗，并进行外科手术。③本品不能溶解胆色素结石、混合结石及不透X线的结石。④孕妇及哺乳期妇女慎用。老年患者慎用。⑤若服用过量，立即以不少于1L的考来烯胺或活性炭（每100mL水中2g）洗胃，再口服氢氧化铝悬液50mL。

【类别】　胆石溶解药。

【剂型】　片剂。

【制剂与规格】　熊去氧胆酸片：50mg。

【贮藏条件】　遮光，密封保存。

第八节　炎性肠病药

炎性肠病是一种病因尚不明确的慢性非特异性肠道炎症性疾病，包括溃疡性结肠炎和克罗恩病。前者的临床主要表现为腹泻、腹痛和黏液脓血便等，是一种慢性非特异性结肠炎症，呈连续性分布。后者的临床主要表现为腹痛、腹泻、瘘管、肛门病变等，为一种慢性肉芽肿性炎症，多呈节段性、非对称性分布。炎症性肠病药物治疗的原则是依据疾病的严重程度、病变范围及分期活动期或缓解期的不同分段进行治疗，目标是控制炎症、缓解症状和继续维持治疗。

小檗碱（黄连素）
Berberine

【商品特征】　本品盐酸盐为黄色结晶性粉末；无臭。微溶于水，热水中溶解。

盐酸小檗碱片为黄色片、糖衣片或薄膜衣片，除去包衣后显黄色。含盐酸小檗碱应为标示量的93.0%~107.0%。

【适应证】　主要用于治疗胃肠炎、细菌性痢疾等肠道感染，眼结膜炎、化脓性中耳炎等有效。近来还发现本品有阻断α-受体，抗心律失常作用。

【作用特点】　抗菌谱广，体外对多种革兰阳性及阴性菌均具抑菌作用，其中对溶血性链球菌、金葡菌、霍乱弧菌、脑膜炎球菌、志贺痢疾杆菌、伤寒杆菌、白喉杆菌等有较强的抑制作用。低浓度时抑菌，高浓度时杀菌。对流感病毒、阿米巴原虫、钩端螺旋体、某些皮肤真菌

NOTE

也有一定抑制作用。体外实验证实黄连素能增强白细胞及肝网状内皮系统的吞噬能力。痢疾杆菌、溶血性链球菌、金葡菌等极易对本品产生耐药性。本品与青霉素、链霉素等并无交叉耐药性。

【禁忌证】 葡萄糖 –6– 磷酸脱氢酶缺乏的儿童及对本品过敏患者禁用。

【用法用量】 口服。①成人：每次 100~300mg，每日 3 次。②儿童：每日 3 次。1~3 岁，体重 10~15kg，每次 50~100mg；4~6 岁，体重 16~21kg，每次 100~150mg；7~9 岁，体重 22~27kg，每次 150~200mg；10~12 岁，体重 28~32kg，每次 200~250mg。

【不良反应】 不良反应较少，偶有恶心、呕吐、皮疹和药热，停药后即消失。

【注意事项】 本品可引起溶血性贫血，导致黄疸。

【类别】 抗菌药。

【剂型】 片剂。

【制剂与规格】 盐酸小檗碱片：①50mg。②100mg。

【贮藏条件】 密封保存。

第十五章　泌尿系统用药

泌尿系统由肾脏、输尿管、膀胱及有关血管、淋巴等组成。其中肾脏结构和功能复杂，是人体重要的排泄器官、内分泌器官，对维持机体功能平衡和稳定具有重要的作用。多种疾病可能涉及使用泌尿系统药物，特别是各种原因引起的水肿性疾病。

《国家基本药物》（2012 年版）收载了以下用于泌尿系统的药品：

1. 利尿药　呋塞米、氢氯噻嗪、螺内酯、氨苯蝶啶。

2. 良性前列腺增生药　坦索罗辛、特拉唑嗪。

3. 透析药　腹膜透析液。

第一节　利尿药

利尿药是一类直接作用于肾脏，影响尿液生成过程，促进电解质和水排出，达到增加尿量、消除水肿目的的药物。尿的生成过程包括肾小球滤过、肾小管和集合管重吸收及分泌，利尿药的作用是通过影响肾小球的过滤、肾小管的再吸收和分泌等功能而实现，主要是影响肾小管的再吸收。临床上根据其利尿效能将利尿药划分为高效能、中效能和低效能 3 种。

呋塞米

Furosemide

【商品特征】　本品为白色或类白色结晶性粉末；无臭。不溶于水。

呋塞米片为白色片；呋塞米注射液为呋塞米加氢氧化钠与氯化钠制成的灭菌水溶液，无色或几乎无色的澄明液体，遇光变色，但不影响疗效。片剂与注射剂含呋塞米均应为标示量的 90.0%~110.0%。

【适应证】　主要用于其他利尿药无效的各型水肿，预防和治疗急性肾功能衰竭和加速毒物排泄；也可用于促进上部尿道结石的排出和治疗高血压；静脉给药可治疗急性肺水肿和脑水肿。

【作用特点】　本品一方面作用于髓袢升支粗段，抑制 NaCl 再吸收，影响尿液的稀释和浓缩机制，而发挥强大的利尿作用。另一方面，抑制前列腺素分解酶的活性，使前列腺素 E_2 含量升高，从而具有扩张血管作用。扩张肾血管，降低肾血管阻力，使肾血流量尤其是肾皮质深部血流量增加。

【禁忌证】 ①孕妇及对磺胺类过敏者禁用。②无尿或严重肾功能损害者、糖尿病患者、有痛风病史者、严重肝功能损害者、急性心肌梗死者、胰腺炎或有此病史者、有低钾血症倾向者、红斑狼疮者、前列腺肥大者及小儿慎用。

【用法用量】 ①口服：每次 20~40mg，每日 3 次。②注射：肌内或静脉注射，每次 20mg，隔日 1 次。

【不良反应】 ①常见者与水、电解质紊乱有关，尤其是大剂量或长期应用时，如体位性低血压、休克、低钾血症、低氯血症、低氯性碱中毒、低钠血症、低钙血症及与此有关的口渴、乏力、肌肉酸痛、心律失常等。②少见有过敏反应。③耳鸣、听力障碍多见于大剂量静脉快速注射时，多为暂时性，少数为不可逆性。

【注意事项】 ①对磺胺药和噻嗪类利尿药过敏者，对本药亦可过敏。②对诊断的干扰。③有低钾血症或低钾血症倾向时，应补充钾盐。④不宜与链霉素等氨基糖苷类抗生素合用；与降压药合用时，后者剂量应酌情调整。⑤少尿或无尿患者应用最大剂量后 24 小时仍无效时应停药。

【类别】 利尿药。

【剂型】 ①片剂。②注射剂。

【制剂与规格】 呋塞米片：20mg。

呋塞米注射液：2mL：20mg。

【贮藏条件】 片剂：遮光，密封，干燥处保存。

注射剂：遮光，密闭保存。

氢氯噻嗪

Hydrochlorothiazide

【商品特征】 本品为白色结晶性粉末；无臭。不溶于水。

氢氯噻嗪片为白色片，含氢氯噻嗪应为标示量的 93.0%~107.0%。

【适应证】 本品具有利尿、降压及抗利尿作用。用于各种原因引起的水肿；可单独应用于轻度高血压，与其他降压药合用能增强降压作用，也可用于轻型尿崩症的治疗。

【作用特点】 主要抑制远端小管前段和近端小管对 Na^+ 和 Cl^- 的再吸收，从而促进肾脏对 NaCl 的排泄而产生利尿作用；排 Na^+ 使血浆渗透压降低而产生抗利尿作用；早期用药通过利尿、血流量减少而降压，长期用药则通过扩张外周血管而产生降压作用。

【禁忌证】 ①对磺胺药过敏及严重肾功能不全者禁用。②高尿酸血症或有痛风病史者及高钙血症、胰腺炎、肝功能不全、糖尿病、交感神经切除者，以及有黄疸的婴儿慎用。

【用法用量】 口服。①水肿性疾病：每次 25~50mg，每日 1~2 次，或隔日治疗，或每周连服 3~5 日。②高血压：每日 25~100mg，分 1~2 次服用，并按降压效果调整剂量。

【不良反应】 ①水、电解质紊乱，低钾血症；长期缺钾可损伤肾小管，严重失钾可引起严重快速性心律失常等异位心率。②高糖血症。③高尿酸血症，少数可诱发痛风发作。④皮疹、荨麻疹等过敏反应。

【注意事项】 ①与磺胺类药物、呋塞米、布美他尼、碳酸酐酶抑制剂有交叉反应。②对诊断的干扰。③用药期间禁食酒、甘草，以免引起严重的低血压或诱发严重的低钾血症和中风。④从最小有效剂量开始用药。⑤低钾血症者，应酌情补钾或与保钾利尿药合用。

【类别】 利尿药、抗高血压药。

【剂型】 片剂。

【制剂与规格】 氢氯噻嗪片：①10mg。②25mg。

【贮藏条件】 遮光，密闭保存。

第二节 良性前列腺增生药

前列腺增生症也称前列腺肥大，是老年男子常见疾病之一，为前列腺的一种良性病变。其发病原因与人体内雄激素与雌激素的平衡失调有关。前列腺增生的发病率随年龄递增，但有增生病变时不一定有临床症状。城镇发病率高于乡村，而且种族差异也影响增生程度。

特拉唑嗪
Terazosin

【商品特征】 本品盐酸盐为白色或类白色结晶性粉末；几乎无臭。水中略溶。

盐酸特拉唑嗪片为白色片。

【适应证】 用于治疗高血压，也可用于改善良性前列腺增生症患者的排尿症状。

【作用特点】 本品为选择性 α_1 受体阻滞剂，能降低外周血管阻力，对收缩压和舒张压都有降低作用；具有松弛膀胱和前列腺平滑肌的作用，可缓解良性前列腺肥大而引起的排尿困难症状。

【禁忌证】 对本品过敏者禁用。

【用法用量】 口服。高血压患者：每日1次，首次睡前服用。开始剂量1mg，剂量逐渐增加至出现满意疗效。常用剂量为每日1~10mg，最大剂量为每日20mg，停药后需重新开始治疗者，亦必须从1mg开始渐增剂量。良性前列腺增生患者：每次2mg，每晚睡前服用。

【不良反应】 头痛、头晕、无力、心悸、恶心、体位性低血压等。反应通常轻微，继续治疗可自行消失，必要时可减量。

【注意事项】 ①产生晕厥或直立性低血压，请勿开车或操作危险机械等。②禁擅自停药或增加剂量，如停药多日再次使用时从低剂量服用。③按时测量血压及定时回诊。④与其他降压药并用可显著降低血压。⑤与食物并服可减轻胃肠不适症状。

【类别】 抗高血压药及泌尿生殖系统药。

【剂型】 片剂。

【制剂与规格】 盐酸特拉唑嗪片：2mg。

【贮藏条件】 遮光，密封保存。

NOTE

第三节　透析药

透析液是一类含有多种离子和非离子物质的溶液，具有一定的渗透压，供血液、腹腔或体外透析用，排除体内代谢废物、毒物或过量的药物；调节体液的水–电解质平衡等，一般用于肾功能衰竭或中毒患者。

腹膜透析液

Peritoneal Dialysis Solution

【商品特征】　本品为无色的澄明液体。

【适应证】　腹膜透析液可用于急性或慢性肾功能衰竭、药物中毒、顽固性心力衰竭、电解质紊乱等腹膜透析。

【作用特点】　腹膜透析是以腹膜为半透膜，腹膜毛细血管与透析液之间进行水和溶质的交换，电解质及小分子物质从浓度高的一侧向低的一侧移动（弥散作用），水分子则从渗透浓度低的一侧向渗透浓度高的一侧移动（渗透作用）。提高透析液浓度可达到清除体内的水的目的。通过溶质浓度梯度差可使血液中尿毒物质从透析液中清除，并维持电解质及酸碱平衡，代替了肾脏的部分功能。

【禁忌证】　禁用于广泛粘连及肠梗阻、严重呼吸功能不全、腹部皮肤广泛感染、腹部手术3日以内且腹部有外科引流者及腹腔内血管疾患等。

【用法用量】　治疗急、慢性肾功能衰竭伴水潴留者，用间歇性腹膜透析每次2L，留置1~2小时，每日交换4~6次。

【不良反应】　本品主要不良反应有脱水、低钾血症、高糖血症、低钠血症等。

【注意事项】　①严格按腹膜透析进行无菌操作。②注意水、电解质、酸碱平衡。③不能静脉注射，使用前应加热至37℃左右；检查透析液是否有渗漏、颗粒。

【类别】　透析用药。

【剂型】　注射剂。

【制剂与规格】　腹膜透析液：①1000mL。②2000mL。

【贮藏条件】　遮光，密闭保存。

第十六章 血液系统用药

血液由细胞成分和体液成分组成，细胞成分中包括红细胞、白细胞及血小板，体液成分即血浆。造血组织及器官包括骨髓、脾及淋巴结。血液系统疾病指原发或主要累及血液和造血组织及器官的疾病。包括贫血（缺铁性贫血、巨幼细胞性贫血、再生障碍性贫血），白细胞疾病（白细胞减少症、中性粒细胞减少症和粒细胞缺乏症、白血病等），血栓类疾病（心、脑血管性疾病），出血性疾病等。其中心、脑血管血栓性疾病为高发性疾病，相关药物的临床使用频率高、市场销售份额量大。

《国家基本药物》（2012年版）收载了以下用于血液系统的药品：

1. 抗贫血药 硫酸亚铁、右旋糖酐铁、琥珀酸亚铁、维生素 B_{12}、叶酸、腺苷钴胺。

2. 抗血小板药 阿司匹林、双嘧达莫、氯吡格雷。

3. 促凝血药 凝血酶、维生素 K_1、甲萘氢醌、氨甲苯酸、氨甲环酸、鱼精蛋白、血友病用药。

4. 抗凝血药及溶栓药 肝素、低分子量肝素、华法林、尿激酶。

5. 血容量扩充剂 右旋糖酐、羟乙基淀粉。

第一节 抗贫血药

贫血是指循环血液中的红细胞数、血红蛋白量或红细胞比容低于正常的病理状态。临床常见贫血为缺铁性贫血、巨幼红细胞贫血。再生障碍性贫血是骨髓造血功能低下所致，治疗比较困难。缺铁性贫血可用铁剂，巨幼红细胞贫血可用叶酸和维生素 B_{12}。因红细胞容量测定较复杂，常以血红蛋白（Hb）浓度代替。我国血液病学家认为在我国海平面地区，成年男性 Hb 低于 120g/L，成年女性（非妊娠）Hb 低于 110g/L，孕妇 Hb 低于 100g/L 为贫血。

硫酸亚铁

Ferrous Sulfate

【**商品特征**】 本品为浅蓝绿色柱状结晶或颗粒；无臭，干燥空气中即风化，湿空气中即迅速氧化变质。易溶于水。

硫酸亚铁片为包衣片，除去包衣后显淡蓝绿色，含硫酸亚铁应为标示量的95.0%~110.0%。

硫酸亚铁缓释片为薄膜包衣片，除去包衣后显类白色至淡蓝绿色。含硫酸亚铁应为标示量95.0%~105.0%。

【适应证】　用于各种原因引起的缺铁性贫血。

【作用特点】　铁是红细胞中血红蛋白的组成元素。缺铁时，红细胞合成血红蛋白量减少，致使红细胞体积变小，携氧能力下降，形成缺铁性贫血，口服本品可补充铁元素，纠正缺铁性贫血。

【禁忌证】　①肝肾功能严重损害，尤其是伴有未经治疗的尿路感染者禁用。②铁负荷过高、血色病或含铁血黄素沉着症者禁用。③非缺铁性贫血者禁用。

【用法用量】　饭后口服。成人预防量：每次1片，每日1次；治疗量：每次1片，每日3次。

【不良反应】　①可见胃肠道不良反应，如恶心、呕吐、上腹疼痛、便秘。②本品可减少肠蠕动，引起便秘，并排黑便。

【注意事项】　①不应与浓茶同服。②酒精中毒、肝炎、急性感染、肠道炎症、胰腺炎、胃与十二指肠溃疡、溃疡性肠炎者慎用。③确诊为缺铁性贫血后使用，过量或出现严重不良反应，应立即就医。

【类别】　抗贫血药。

【剂型】　片剂。

【制剂与规格】　硫酸亚铁片：0.3g。

硫酸亚铁缓释片0.45g。

【贮藏条件】　密封，干燥处保存。

叶　酸

Folic Acid

【商品特征】　本品为黄色至橙黄色结晶性粉末；无臭。水中不溶。

叶酸片为黄色或橙黄色片。含叶酸应为标示量的90.0%~110.0%。

【适应证】　①各种原因引起的叶酸缺乏及叶酸缺乏所致的巨幼红细胞贫血。②妊娠期、哺乳期妇女预防给药。③慢性溶血性贫血所致的叶酸缺乏。

【作用特点】　叶酸系由蝶啶、对氨基苯甲酸及谷氨酸的残基组成的水溶性B族维生素，为机体细胞生长和繁殖必需的物质。参与体内很多重要反应及核酸和氨基酸的合成。口服后主要以还原形式在空肠近端吸收，贫血患者吸收速度较正常人快。叶酸由门静脉进入肝脏，治疗量的叶酸约90%自尿中排泄。

【禁忌证】　维生素B_{12}缺乏引起的巨幼细胞贫血者忌用。

【用法用量】　口服。成人：每次5~10mg，每日3次，直至血象恢复正常。妊娠期、哺乳期妇女预防用药：每次0.4mg，每日1次。儿童：每次5mg，每日3次。

【不良反应】　不良反应较少，罕见过敏反应。长期用药可以出现畏食、恶心、腹胀等胃肠症状。大量服用叶酸时，可使尿呈黄色。

【注意事项】　①口服大剂量叶酸，影响微量元素锌的吸收。②营养性巨幼红细胞性贫血应同时补铁，并补充蛋白质及其他B族维生素。③恶性贫血及疑有维生素B_{12}缺乏者，不单独用叶酸，否则加重维生素B_{12}的负担和神经系统症状。

【类别】 维生素类药。

【剂型】 片剂。

【制剂与规格】 叶酸片：①0.4mg。②5mg。

【贮藏条件】 遮光，密封保存。

第二节 抗血小板药

血栓是血流在心血管系统血管内面剥落处或修补处表面所形成的小块。血栓由不溶性纤维蛋白、沉积的血小板、积聚的白细胞和陷入的红细胞组成。抗血小板药是通过封闭血小板膜上的受体或血小板内血栓素合成途径等使血小板不被激活，从而抑制血小板黏附和聚集。

双嘧达莫
Dipyridamole

【商品特征】 本品为黄色结晶性粉末；无臭。水中几乎不溶。

双嘧达莫片为糖衣片或薄膜衣片，除去包衣后显黄色。含双嘧达莫应为标示量的90.0%~110.0%。

【适应证】 抗血小板聚集，扩张冠状动脉。

【作用特点】 具有抗血栓形成的作用。双嘧达莫抑制血小板聚集，高浓度可抑制血小板释放。

【禁忌证】 心梗的低血压患者禁用。

【用法用量】 口服。成人每次25~50mg，每日3次，饭前1小时服用，症状改善后可改为每日50~100mg，分次服用。

【不良反应】 ①有胃肠道反应，如头痛、眩晕、疲劳。②过敏反应如皮疹、潮红。③长期大量应用可致出血倾向。

【注意事项】 ①低血压者慎用。②12岁以下儿童使用的安全性和有效性尚未确立。③妇女妊娠期、哺乳期慎用。④与其他血小板抑制药或肝素合用时，注意出血倾向。⑤治疗缺血性心肌病，可能发生"冠状动脉窃血"，导致症状加重。

【类别】 抗血小板聚集药、冠状动脉扩张药。

【剂型】 片剂。

【制剂与规格】 双嘧达莫片：25mg。

【贮藏条件】 避光，密封保存。

第三节 促凝血药

促凝血药指能加速血液凝固或降低毛细血管通透性，促使出血停止的药物，又称止血药。用于治疗出血性疾病。

NOTE

凝血酶
Thrombin

【商品特征】　本品为白色或类白色的冻干块状物或粉末；系从猪、牛血提取精制而成的无菌制剂。每 1mL 中含有 500 单位的 0.9% 氯化钠溶液可微显浑浊。主要成分为凝血酶原，含赋形剂甘氨酸。

【适应证】　用于手术中不易结扎的小血管、毛细血管及实质性脏器出血的止血，也用于创面口腔、泌尿道及消化道等部位的止血。

【作用特点】　本品促进纤维蛋白原转化为纤维蛋白，应用于创口，使血液凝固而止血。此外，还有促进上皮细胞有丝分裂、加速创伤愈合的作用。

【禁忌证】　对本品有过敏史者禁用。

【用法用量】　①局部止血：用灭菌氯化钠注射液溶解成每毫升 50~200 单位的溶液喷雾或用本品干粉喷洒于创面。②消化道止血：用生理盐水或温开水（不超过 37℃）溶解成每毫升 10~100 单位的溶液，口服或局部灌注，也可根据出血及程度增加浓度、次数。

【不良反应】　①偶尔可致过敏反应需及时停药。②外科止血中应用本品曾有致低热反应的报道。

【注意事项】　①严禁注射，误入血管可导致血栓形成、局部坏死危及生命。②本品必须直接与创面接触，才能起止血作用。③新鲜配制使用。④孕妇只在具有明显指征，病情必须时才能使用。

【类别】　局部止血药。

【剂型】　无菌冻干粉末。

【制剂与规格】　凝血酶冻干粉：①500 单位 / 瓶。②2000 单位 / 瓶。

【贮藏条件】　密封，4℃ ~10℃ 保存。

第四节　抗凝血及溶栓药

抗凝血药可用于防治血管内栓塞或血栓形成的疾病，预防中风或其他血栓性疾病。是通过影响凝血过程中的某些凝血因子阻止凝血过程的药物。临床使用频率最高的抗凝血药包括非肠道用药抗凝血剂（如肝素）、香豆素抗凝血剂类（如华法林）、抗血小板凝集药物（如阿司匹林）等。

肝　素
Heparin

【商品特征】　本品钠盐为白色或类白色粉末，有引湿性，易溶于水。系从猪或牛的肠黏膜中提取的硫酸氨基葡聚糖，按干燥品计算，每 1mg 的效价不得少于 170 单位。

肝素钠注射液为无色或淡黄色灭菌澄明溶液，效价为标示量的 90.0%~110.0%。

【适应证】 用于防治血栓形成或栓塞性疾病（如心肌梗死、肺栓塞等），各种原因引起的弥漫性血管内凝血；也用于抗凝处理。

【作用特点】 本品能干扰血凝过程的许多环节，在体内外都有抗凝血作用。其作用机制主要是妨碍凝血激活酶的形成；阻止凝血酶原变为凝血酶；抑制凝血酶，从而妨碍纤维蛋白原变成纤维蛋白。

【禁忌证】 对肝素过敏、有自发出血倾向、血液凝固迟缓（如血友病、紫癜、血小板减少）、溃疡病、创伤、产后出血者及严重肝功能不全者禁用。

【用法用量】 成人：①深部皮下注射：首次 5000~10000 单位，以后每 8 小时 8000~10000 单位或每 12 小时 15000~20000 单位；一般均能达到满意的效果。②静脉注射：首次 5000~10000 单位之后，或按体重每 4 小时 100 单位 / 千克，氯化钠注射液稀释。③静脉滴注：每日 20000~40000 单位，加至氯化钠注射液 1000mL 中持续滴注。

儿童：①静脉注射：按体重每次注入 50 单位 / 千克，以后每 4 小时给予 50~100 单位。②静脉滴注：按体重注入 50 单位 / 千克，缓慢滴注。

【不良反应】 ①用药过多可致自发性出血。偶可引起过敏反应及血小板减少，常发生在用药初 5~9 天，故开始治疗 1 个月内应定期监测血小板计数。②可引起骨质疏松和自发性骨折。③肝功能不良者长期使用有血栓形成倾向。

【注意事项】 ①下列情况慎用：有过敏性疾病及哮喘病史；口腔手术等易致出血的操作；已口服足量的抗凝血药者；月经量过多者。②临床上一般均按部分凝血活酶时间调整用量。③妊娠后期和产后用药，有增加母体出血危险，须慎用。

【类别】 抗凝血药。

【剂型】 注射剂。

【制剂与规格】 肝素钠注射液：①2mL：5000 单位。②2mL：12500 单位。

【贮藏条件】 密闭保存。

华法林

Warfarin

【商品特征】 本品钠盐为白色结晶性粉末；无臭。水中极易溶。

华法林钠片为糖衣片或薄膜衣片，除去包衣后显白色，含华法林钠应为标示量的 93.0%~107.0%。

【适应证】 本品适用于需长期持续抗凝的患者。

【作用特点】 双香豆素类结构与维生素 K 相似，能竞争性对抗维生素 K，抑制肝细胞中凝血因子的合成。

【禁忌证】 肝肾功能损害、严重高血压、凝血功能障碍伴有出血倾向、活动性溃疡、外伤、先兆流产、近期手术、妊娠期禁用。

【用法用量】 口服。成人常用量：避免冲击治疗，口服第 1~3 日，每日 3~4mg（年老体弱及糖尿病患者半量即可），3 日后可给维持量每日 2.5~5mg。

【不良反应】 过量易致各种出血。偶见不良反应有恶心、呕吐、腹泻、瘙痒性皮疹、过敏反应及皮肤坏死。

【注意事项】 ①严格掌握适应证，在无凝血酶原测定的条件时，切不可滥用本品。②个体差异较大，治疗期间应严密观察病情。③老年人和月经期应慎用。

【类别】 抗凝血药。

【剂型】 片剂。

【制剂与规格】 华法林片：①2.5mg。②3mg。

【贮藏条件】 遮光，密封保存。

第五节　血容量扩充剂

血容量扩充剂是一类能提高血浆胶体渗透压，增加和维持血容量的药物。主要是糖类如右旋糖酐。

右旋糖酐（40，70）
Dextran（40，70）

【商品特征】 本品为白色粉末；无臭，在热水中易溶。右旋糖酐为高分子化合物，是葡萄糖的聚合物，依聚合的葡萄糖分子数目不同，分为不同分子量的产品，临床上常用的有右旋糖酐40，右旋糖酐70。

【适应证】 适用于低容量性休克及血栓栓塞性疾病。

【作用特点】 本品为血容量扩充剂，静注后能提高血浆胶体渗透压，吸收血管外水分而增加血容量，升高和维持血压。

【禁忌证】 ①充血性心力衰竭及其他血容量过多的患者禁用。②严重血小板减少、凝血障碍等出血患者禁用。③心、肝、肾功能不良患者慎用。④有过敏史者慎用。

【用法用量】 静脉滴注，每次250~500mL，每日或隔日1次，7~14次为1个疗程。

【不良反应】 偶可见过敏反应，如发热、胸闷、呼吸困难、荨麻疹等。

【注意事项】 ①首次输入时应缓慢静滴，并严密观察5~10分钟，出现所有不正常征象应立即停药。②严重肾功能不全者，应降低剂量并监测尿量和肾功能。③避免用量过大，尤其是老年人、动脉粥样硬化或补液不足者。

【类别】 血浆代用品。

【剂型】 注射剂。

【制剂与规格】 右旋糖酐氯化钠注射液（40）：500mL∶30g。

右旋糖酐葡萄糖注射液（40）：500mL∶30g。

右旋糖酐氯化钠注射液（70）：500mL∶30g。

右旋糖酐葡萄糖注射液（70）：500mL∶30g。

【贮藏条件】 25℃以下保存。

第十七章　激素及影响内分泌药

内分泌疾病是指内分泌腺或内分泌组织本身的分泌功能和（或）结构异常时发生的症候群，还包括激素来源异常、激素受体异常和由于激素或物质代谢失常引起的生理紊乱所发生的症候群。根据其病变发生在下丘脑、垂体或周围靶腺而有原发性和继发性之分。内分泌代谢性常见疾病有垂体功能减退症、甲状腺疾病、肾上腺皮质疾病、嗜铬细胞瘤、糖尿病、肥胖症、痛风、骨质疏松症等。

《国家基本药物》（2012 年版）收载了以下激素及影响内分泌的药品：

1. 下丘脑垂体激素及其类似物　绒促性素、去氨加压素。

2. 肾上腺皮质激素类药　氢化可的松、泼尼松、地塞米松。

3. 胰岛素和口服降血糖药　胰岛素、二甲双胍、格列本脲、格列吡嗪、格列美脲、阿卡波糖。

4. 甲状腺激素及抗甲状腺药　甲状腺片、左甲状腺素钠、甲巯咪唑、丙硫氧嘧啶。

5. 雄激素及同化激素　丙酸睾酮、甲睾酮、苯丙酸诺。

6. 雌激素、孕激素及抗孕激素　黄体酮、甲羟孕酮、己烯雌酚、尼尔雌醇。

7. 钙代谢调节药及抗骨质疏松药　阿法骨化醇、维生素 D_2。

第一节　下丘脑垂体激素药

下丘脑又称丘脑下部，位于大脑腹面、丘脑的下方，是调节内脏活动和内分泌活动的较高级神经中枢所在。下丘脑面积虽小，但接受很多神经冲动，为内分泌系统和神经系统的中心，具有调节垂体前叶功能、合成神经垂体激素及控制自主神经功能。

绒促性素

Chorionic Gonadotrophin

【商品特征】　本品为白色或类白色粉末；从孕妇尿中提取的绒毛膜促性腺激素。按干燥品计算，每 1mg 的效价不得少于 4500 单位。

注射用绒促性素为绒促性素加适宜的赋形剂经冷冻干燥的无菌制品，其效价应为标示量的 80.0%~125.0%。

【适应证】　①青春期前隐睾症的诊断和治疗。②垂体功能低下所致的男性不育，可单用也可与尿促性素合用。③垂体促性腺激素功能不足所致的女性无排卵性不孕。④用于体外受精，以获取多个卵母细胞。⑤女性黄体功能不全的治疗。

【作用特点】　本品由妊娠期妇女尿中提取，是胎盘滋养层细胞分泌的一种促性腺激素，具有较强的抗雌激素和较弱的雄激素活性。

【禁忌证】　①垂体增生或肿瘤忌用。②性早熟忌用。③诊断未明的阴道流血、子宫肌瘤、卵巢囊肿或卵巢肿大禁用。④男性前列腺癌或其他雄性激素依赖性肿瘤、生殖系疾病、激素性活动型性腺癌、无性腺患者忌用。⑤血栓性静脉炎禁用。

【用法用量】　成人：①男性促性腺激素功能不足所致性腺功能低下，肌内注射每次1000~4000单位，每周2~3次，持续数周至数月，如有效可连续注射。②促排卵，用于女性无排卵不孕或体外受精，于绝经后促性素末次给药后1日或于氯米芬末次给药后5~7日，肌内注射每次5000~10000单位，连续治疗3~6周期，如无效应停药。③黄体功能不全，排卵之日始隔日肌内注射1500单位，剂量根据患者的反应做调整。妊娠后，须维持原剂量直至17孕周。

儿童：①发育迟缓者睾丸功能测定，肌注每次2000单位，每日1次，连续3日。②青春期前隐睾症，肌注每次1000~5000单位，每周2~3次，出现良好效应后立即停用。总注射次数不多于10次。

【不良反应】　①用于促进排卵时，较多见者为诱发卵巢囊肿或轻到中等度的卵巢肿大，伴轻度胃胀、胃痛、盆腔痛，可在2~3周内消退。②用于治疗隐睾症时偶可发生男性性早熟，表现为痤疮、阴茎和睾丸增大、阴毛生长增多和身高生长过快，须停药观察。③较少见的不良反应有乳房肿大、头痛、易激动、精神抑郁、注射局部疼痛、易疲劳等。

【注意事项】　①如果有哮喘、癫痫、心脏病、偏头痛、肾功能损害、高血压、前列腺增生症者慎用。②发现卵巢过度刺激综合征及卵巢肿大、胸水、腹水等合并症时应停药或征求医生意见。③用本品促进排卵可增加多胎率，而使得新生儿发育不成熟，并有可能发生早产。④妊娠试验可出现假阳性，应在用药10日后进行检查。⑤除了男性促性腺激素功能不足、为促进精子生成以外不宜长期应用，以免产生抗体和抑制垂体促性腺功能。

【类别】　促性腺激素药。

【剂型】　注射剂。

【制剂与规格】　注射用绒促性素：①500单位。②1000单位。③2000单位。④5000单位。

【贮藏条件】　密闭，凉暗处保存。

第二节　肾上腺皮质激素类药

肾上腺皮质激素是肾上腺皮质所分泌的激素的总称，属甾体类化合物。临床常用的皮质激素是指糖皮质激素。

氢化可的松
Hydrocortisone

【商品特征】　本品为白色或类白色的结晶性粉末；无臭。水中不溶。

氢化可的松片为白色片，含氢化可的松应为标示量的 90.0%~110.0%。氢化可的松注射液为灭菌稀乙醇溶液，无色澄明液体，含氢化可的松应为标示量的 93.0%~107.0%。

【适应证】　①口服制剂：用于肾上腺皮质功能减退症的替代治疗及先天性肾上腺皮质增生症以及垂体功能减退症；类风湿关节炎、风湿热、痛风、哮喘、过敏性疾病；严重感染和抗休克治疗等。②注射液：抢救危重病人，如感染性休克、过敏性休克、严重的肾上腺皮质功能减退症、结缔组织病、严重的支气管哮喘等；预防和治疗移植物急性排斥反应；结核性脑膜炎、胸膜炎、关节炎、腱鞘炎；急慢性组织损伤等。

【作用特点】　本品为天然的短效糖皮质激素，抗炎作用为可的松的 1.25 倍，无须经肝脏活化可直接发挥药理作用。具有留水、留钠及排钾作用。常用于各种危重患者的抢救。

【禁忌证】　①心力衰竭或慢性营养不良等禁用。②过敏者及动脉粥样硬化者忌用。

【用法用量】　①替代治疗：每日口服 20~30mg（一般采用早晨 20mg，傍晚 10mg，以接近生理分泌节律）。②疾病治疗：静脉给药按病情严重程度，成人可用氢化可的松每次 100~500mg，每日 3~4 次；1 岁儿童每次 25mg；1~5 岁儿童每次 50mg；6~12 岁儿童每次 100mg。病情好转应及时减量或停药。软组织内注射 100~200mg；关节腔内注射 5~50mg；局部外用浓度为 0.25%~2.5%。

【不良反应】　大剂量或长期使用可引起医源性库欣综合征；静脉迅速给予大剂量时可能发生全身性的过敏反应；糖皮质激素停药后综合征等。

【注意事项】　①诱发感染：肾上腺皮质激素功能减退患者易发生感染。②对诊断的干扰。③下列情况慎用：心脏病或急性心力衰竭、全身性真菌感染、青光眼、肝功能损害、甲状腺机能减退、重症肌无力、骨质疏松、肾功能损害或结石、结核病等。④下列疾病患者不宜使用：严重的精神病和癫痫，活动性消化性溃疡病，新近胃肠吻合手术，骨折，创伤修复期，角膜溃疡，肾上腺皮质机能亢进症，高血压，糖尿病，孕妇，抗菌药物不能控制的感染如水痘、麻疹、霉菌感染，较重的骨质疏松等。⑤随访检查血糖、尿糖或糖耐量试验。

【类别】　肾上腺皮质激素药。

【剂型】　①片剂。②注射剂。

【制剂与规格】　氢化可的松片：①10mg。②20mg。

氢化可的松注射液：①2mL：10mg。②5mL：25mg。③20mL：100mg。

【贮藏条件】　片剂：遮光，密封保存。

注射剂：遮光，密闭保存。

第三节　降血糖药

糖尿病是由遗传和环境因素相互作用而引起的常见病，是一组以高血糖为特征的代谢性疾病。高血糖则是由于胰岛素分泌缺陷或其生物作用受损，或两者兼有而引起。临床常见症状有多饮、多尿、多食及消瘦等。空腹血糖 >7.0mmol/L 或餐后 2 小时血糖 >11.1mmol/L 即为糖尿病。

胰岛素

Insulin

【商品特征】 本品为白色或类白色结晶性粉末；水中几乎不溶。为猪胰中提取制得的具有降血糖作用的多肽类物质。按干燥品计算，每 1mg 的效价不得少于胰岛素 0.9315mg。

胰岛素注射液为无色或几乎无色的澄明液体，含胰岛素的无菌水溶液，其效价应为标示量的 90.0%~110.0%。

【适应证】 ①1 型糖尿病。②2 型糖尿病有严重感染、外伤、大手术等严重应激情况，以及合并心脑血管并发症、肾脏或视网膜病变等。③糖尿病酮症酸中毒、高血糖非酮症性高渗性昏迷。④长病程 2 型糖尿病血浆胰岛素水平确实较低，经合理饮食、体力活动和口服降糖药治疗控制不满意者；2 型糖尿病具有口服降糖药禁忌时，如妊娠、哺乳等。⑤体重显著减轻伴明显消瘦、营养不良者。⑥妊娠糖尿病。⑦继发于严重胰腺疾病的糖尿病。

【作用特点】 在人体内通过多种途径促进葡萄糖代谢，从而降低血糖。

【禁忌证】 过敏者及低血糖患者忌用。

【用法用量】 ①皮下注射：每日 3 次，餐前 15~30 分钟注射，必要时睡前加注 1 次小量。由小剂量开始，逐渐调整。1 型糖尿病患者每日用量介于 0.5~1U/kg。2 型糖尿病患者敏感者每日需 5~10U，一般约 20U，肥胖、对胰岛素敏感性较差者可增加。②静脉注射：用于糖尿病酮症酸中毒、高血糖高渗性昏迷的治疗。成人每小时滴入 4~6U，小儿每小时 0.1U/kg。

【不良反应】 ①低血糖反应，出汗、心悸、乏力，重者出现意识障碍、共济失调、心动过速甚至昏迷。②注射部位红肿、瘙痒、荨麻疹、血管神经性水肿、脂肪萎缩、脂肪增生。③眼屈光失调。

【注意事项】 ①低血糖反应，严重者出现低血糖昏迷，严重肝、肾病变等患者密切观察血糖。②肝、肾功能异常，甲状腺功能减退者剂量酌减。③下列情况需增加剂量：高热、甲状腺功能亢进、肢端肥大症、糖尿病酮症酸中毒、严重感染或外伤、重大手术等。④用药期间定期检查血糖、尿常规、肝肾功能、视力、眼底视网膜血管、血压及心电图等。

【类别】 降血糖药。

【剂型】 注射剂。

【制剂与规格】 胰岛素注射液（短效、中效、长效和预混）：400 单位。

【贮藏条件】 避光，密闭，于 2℃ ~8℃保存，避免冰冻。

第四节　甲状腺激素药

甲状腺激素是甲状腺所分泌的激素。在正常情况下甲状腺激素能够促进脑、骨骼和生殖器官的生长发育。此外，甲状腺激素直接作用于心肌，使心肌收缩力增强，心率加快。

甲状腺片

Thyroid Tablets

【商品特征】　本品为糖衣片或薄膜衣片，除去包衣后显淡黄色至淡棕色；每 1mg 含左甲状腺素与碘塞罗宁分别为 0.52~0.64μg 和 0.13~0.15μg。

【适应证】　用于各种原因引起的甲状腺功能减退。

【作用特点】　甲状腺功能不足时，躯体与智力发育均受影响，甲状腺片可以补充体内的甲状腺素。

【禁忌证】　①对本品过敏者禁用。②心绞痛、冠心病、快速型心律失常者禁用。

【用法用量】　口服。起始量每日 10~20mg，逐渐增加，维持量每日 40~120mg，少数每日需 160mg。

【不良反应】　心动过速，心悸，心律失常，精神兴奋，神经质，骨骼肌疼挛。

【注意事项】　①动脉硬化、心功能不全、糖尿病、高血压者慎用。②病情长，病情严重者先用小剂量，缓慢增加至生理替代剂量。③伴有垂体前叶功能减退症或肾上腺皮质功能不全者应先服用糖皮质激素，等肾上腺皮质功能恢复正常后再用本品。

【类别】　甲状腺激素药。

【剂型】　片剂。

【制剂与规格】　甲状腺片：40mg。

【贮藏条件】　遮光，密封保存。

第五节　雄激素药

雄性激素又称"男性激素"，为促进男性附性器官成熟及第二性征出现，并维持正常性欲及生殖功能的激素。以睾丸分泌的睾丸酮（睾酮）为主，属类固醇激素。

甲睾酮

Methyltestosterone

【商品特征】　本品为白色或类白色结晶性粉末；无臭，无味；微有引湿性。水中不溶。

甲睾酮片为白色片，含甲睾酮应为标示量的 90.0%~110.0%。

【适应证】　①用于男性性腺功能低下、减退者激素替代治疗；无睾症及隐睾症治疗。②绝经妇女晚期乳腺癌姑息治疗；妇科疾病，如月经过多、子宫肌瘤、子宫内膜异位症。③老年性骨质疏松及小儿再生障碍性贫血等。

【作用特点】　本品作用与天然睾丸素相同，促进男性器官及副性征的发育、成熟；对抗雌激素，抑制子宫内膜生长及垂体、性腺功能；促进蛋白质合成及骨质形成；刺激骨髓造血功能，使红细胞和血状红蛋白增加。

NOTE

【禁忌证】 ①对性激素过敏者忌用。②孕妇及前列腺癌患者禁用。

【用法用量】 男性雄性激素缺乏症，开始时每日 2 次，每次 5mg；绝经妇女乳腺癌姑息治疗，每日 1~4 次，每次 25mg。

【不良反应】 痤疮，多毛，声音变粗，月经紊乱，睾丸萎缩，精液减少。

【注意事项】 ①心、肝、肾功能不良者，前列腺肥大，高血压患者慎用。②有过敏反应者应停药。③由于口服经肝脏代谢失活，故舌下含服的疗效比口服疗效高 2 倍，剂量可减半。

【类别】 雄激素药。

【剂型】 片剂。

【制剂与规格】 甲睾酮片：5mg。

【贮藏条件】 遮光，密封保存。

第六节　孕激素药

孕激素又称"女性激素"，是促进女性附性器官成熟及第二性征出现，并维持正常性欲及生殖的激素。

黄体酮

Progesterone

【商品特征】 本品为白色或几乎白色的结晶性粉末；无臭。水中不溶。

黄体酮注射液为灭菌澄明的油溶液，无色至淡黄色。含黄体酮应为标示量的 93.0%~107.0%。

【适应证】 用于月经不调、黄体功能不足、先兆流产和习惯性流产、经前期综合征的治疗。

【作用特点】 一种天然黄体酮的合成代用品，具有孕激素样的作用。作用于子宫内膜，能使雌激素所引起的增殖期转化为分泌期，为孕卵着床及早期胚胎的营养提供有利条件并维持妊娠，能促使子宫内膜机体生长，抑制子宫兴奋，松弛平滑肌，使胚胎安全生长。大剂量时可抑制垂体促性腺激素的分泌，抑制排卵作用。

【禁忌证】 ①肝功能损害或肝脏疾病忌用。②未明确诊断的阴道出血禁用。③动脉疾病高危者禁用。④已知或可疑的乳房或生殖器官恶性肿瘤禁用。

【用法用量】 肌内注射，先兆流产时每日 20~50mg，待疼痛及出血停止后，减为每日 10~20mg；习惯性流产时自妊娠开始，每次 5~20mg，每日 1 次或每周 2~3 次，直至妊娠第 4 个月；功能性子宫出血时月经后半周期开始用药，每日 10mg，连用 5~10 日，如在用药期间月经来潮，应立即停药；闭经时应用雌激素 2~3 周后，应用本药，每日 10mg，共 6~8 日，总剂量不超过 300~350mg，疗程可重复 2~3 次。

【不良反应】 ①偶见恶心、头晕、头疼、倦怠感、荨麻疹、乳房肿胀等。②长期连续使用可出现月经减少或闭经、肝功能异常、浮肿、体重增加等，并容易发生阴道真菌感染。

　　【注意事项】　①慎用于心血管疾病、肾功能不全、糖尿病、哮喘、癫痫、偏头疼或其他可能引起体液滞留的患者。②每日用量过高时可能有嗜睡，减量可避免。③长期连续使用可使肝功能异常。

　　【类别】　孕激素类药。

　　【剂型】　注射剂。

　　【制剂与规格】　黄体酮注射液：①1mL：10mg。②1mL：20mg。

　　【贮藏条件】　遮光，密闭保存。

第十八章　抗变态反应药

变态反应又叫作超敏反应，是指机体对某些抗原如细菌、病毒、寄生虫、花粉、药物等初次应答后，再次接触相同抗原时，发生的组织损伤、生理功能紊乱和（或）组织细胞损伤为主的特异性免疫应答。引起变态反应的抗原称为变应原，变应原可以是完全抗原，如微生物、螨虫、寄生虫、花粉、异种动物血清等，也可以是半抗原，如药物和一些化学制剂。有时变性的自身成分作为自身抗原，也可引起变态反应发生。

《国家基本药物》（2012 年版）收载了以下抗变态反应药品：

氯苯那敏、苯海拉明、赛庚啶、异丙嗪、氯雷他定。

氯苯那敏

Chlorphenamine

【商品特征】　本品马来酸盐为白色结晶性粉末；无臭。水中易溶。

马来酸氯苯那敏片为白色片，含马来酸氯苯那敏应为标示量的 93.0%~107.0%。

【适应证】　①用于荨麻疹、湿疹、药疹、皮肤瘙痒等各种过敏性疾病，以及虫咬、药物及食物过敏。②对过敏性鼻炎和上呼吸道感染引起的鼻充血有效，用于鼻窦炎。③与解热镇痛药配合治疗感冒。

【作用特点】　抗组胺作用强。可与组织中释放出来的组胺竞争效应细胞上的 H_1 受体，从而制止过敏发作。对中枢抑制和抗胆碱作用较弱。

【禁忌证】　①过敏者忌用。②接受单胺氧化酶抑制药治疗的患者忌用。③癫痫病患者禁用。

【用法用量】　口服。每日 3 次，每次 4~8mg。

【不良反应】　可有嗜睡、困倦、头晕及口干等症状，还可能诱发癫痫。

【注意事项】　①对其他抗组胺药或下列药物过敏者也可能对本药过敏，如麻黄碱、肾上腺素、异丙肾上腺素等拟交感神经药；对碘过敏者对本品也可能过敏。②下列情况慎用：膀胱颈部梗阻、幽门及十二指肠梗阻、消化性溃疡所致幽门狭窄、心血管疾病、青光眼、高血压及高血压危象、甲状腺功能亢进、前列腺肥大体征明显时。③用药期间，不得驾车、船或操作危险的机器。

【类别】　抗组胺药。

【剂型】　片剂。

【制剂与规格】　马来酸氯苯那敏片：4mg。

【贮藏条件】　遮光，密封保存。

苯海拉明

Diphenhydramine

【商品特征】 本品盐酸盐为白色结晶性粉末；无臭。水中极易溶解。

盐酸苯海拉明片为糖衣片或薄膜衣片，除去包衣后显白色，含盐酸苯海拉明应为标示量的93.0%~107.0%。苯海拉明注射液为灭菌水溶液，无色澄明液体，含盐酸苯海拉明应为标示量的95.0%~105.0%。

【适应证】 ①过敏性疾病，包括皮肤过敏、过敏性鼻炎、急性过敏反应、食物及药物过敏等。②防晕止吐，也可用于防治放射病引起的恶心呕吐。③镇静、催眠。④抗帕金森病和药物所致锥体外系症状。⑤牙科局部麻醉药。

【作用特点】 本品为乙醇胺类抗组胺药，与组胺竞争结合靶细胞上的 H_1 受体，减弱组胺对血管、胃肠和支气管平滑肌的收缩作用；有较强的中枢抑制作用，可减轻眩晕、恶心、呕吐等作用；可直接作用于延髓的咳嗽中枢。

【禁忌证】 ①妊娠早期及哺乳妇女禁用。②新生儿和早产儿禁用。③重症肌无力患者禁用。④闭角型青光眼患者禁用。⑤前列腺肥大者忌用。

【用法用量】 ①口服。每次 20~50mg，每日 2~3 次，饭后服用。防晕止吐，宜在旅行前1~2 小时服用。②肌注。每次 20mg，每日 1~2 次，深部肌内注射。

【不良反应】 头晕，头痛，呆滞，嗜睡，口干，共济失调。

【注意事项】 ①幽门及十二指肠梗阻、消化性溃疡所致幽门狭窄、膀胱颈狭窄、甲状腺功能亢进、心血管病、高血压及下呼吸道感染（包括哮喘）者不宜用。②对其他乙醇胺类药物高度过敏者，对本品也可能过敏。③用药后避免驾驶车辆、高空作业和操作机器。④肾衰竭时，给药的时间间隔应延长。⑤本品的镇吐作用可给某些疾病的诊断造成困难。

【类别】 抗组胺药。

【剂型】 ①片剂。②注射剂。

【制剂与规格】 盐酸苯海拉明片：25mg。

盐酸苯海拉明注射液：1mL：20mg。

【贮藏条件】 片剂：密封保存。

注射剂：遮光，密闭保存。

赛庚啶

Cyproheptadine

【商品特征】 本品盐酸盐为白色至微黄色结晶性粉末；几乎无臭。水中微溶。

盐酸赛庚啶片为白色片，含无水盐酸赛庚啶应为标示量的 93.0%~107.0%。

【适应证】 ①过敏性疾病，如荨麻疹、丘疹性荨麻疹、湿疹、皮肤瘙痒等。②血管性水肿、接触性皮炎、食物变态反应、药物变态反应、过敏性鼻炎、花粉症、过敏性结肠炎、昆虫叮咬过敏及偏头疼等。③哮喘。

【作用特点】 具有较强的抗组胺作用，其强度超过吩噻嗪类、扑尔敏和苯海拉明等；不但能消除组胺所致的血管扩张、支气管炎、子宫痉挛，而且对各种过敏反应均有一定保护作用。此外，本品作用于 H_2 受体，阻断组胺引起的胃酸分泌。

【禁忌证】 ①孕妇、哺乳期妇女禁用。②青光眼患者禁用。③消化性溃疡患者禁用。④幽门梗阻及尿潴留患者忌用。

【用法用量】 口服，每日 2~3 次，每次 2~4mg。

【不良反应】 ①嗜睡或困倦感、口干、口苦、痰液黏稠、便秘等。②长期用药可致食欲增强、体重增加。

【注意事项】 ①服药期间不得驾驶飞机、汽车、轮船，不得从事高空作业、机械作业及操作精密仪器。②服用本品期间不得饮酒或引用含有酒精成分的饮料。③老年人及 2 岁以下小儿慎用。④作为食欲增进剂应用时，用药时间不应超过 6 个月。

【类别】 抗组胺药。

【剂型】 片剂。

【制剂与规格】 盐酸赛庚啶片：2mg。

【贮藏条件】 遮光，密封保存。

氯雷他定

Loratadine

【商品特征】 本品为白色或类白色结晶性粉末；无臭。水中几乎不溶。

氯雷他定片为白色或类白色片或薄膜衣片，薄膜衣片除去包衣后显白色或类白色；氯雷他定胶囊内容物为白色或类白色颗粒或粉末。片剂及胶囊剂含氯雷他定均应为标示量的 90.0%~110.0%。

【适应证】 ①用于缓解过敏性鼻炎有关的症状，如喷嚏、流涕、鼻痒、鼻塞及眼部痒及烧灼感。②缓解慢性荨麻疹及其他过敏性皮肤病的症状及体征。

【作用特点】 本品为强效及长效抗组胺药。对外周组胺 H_1 受体有较强的选择拮抗作用，无明显中枢镇静作用和抗胆碱作用。

【禁忌证】 ①过敏者忌用。②哺乳期妇女禁用。

【用法用量】 12 岁以上儿童及成人，每日 1 次，每次 10mg。日夜均有发作者，可早晚各 1 次，每次 5mg。2~12 岁，体重 30kg 以上儿童，每日 1 次，每次 10mg；体重 30kg 以下者，每日 1 次，每次 5mg。

【不良反应】 头疼、嗜睡、口干、视线模糊、血压改变等。

【注意事项】 ①肝功能受损者，本品的清除率少，故应减低剂量，可按隔日 10mg 服药。②药物皮试时，本药可减轻患者皮肤对所用抗原的阳性反应，故在皮试前 48 小时应停止使用本品。③2 岁以下儿童不推荐使用。

【类别】 抗组胺药。

【剂型】 ①片剂。②胶囊。

【制剂与规格】 氯雷他定片：①5mg。②10mg。

氯雷他定胶囊：①5mg。②10mg。

【贮藏条件】 遮光，密封保存。

第十九章 抗肿瘤药

肿瘤分为良性肿瘤和恶性肿瘤两大类。良性肿瘤易通过手术切除治愈；恶性肿瘤难治愈，又称为"癌症"，是严重危害人类健康的常见病、多发病。据世界卫生组织报道，全球新增癌症病例逐年上升，并预测到 2030 年，全球将新增癌症病例 2700 万，死于癌症的人数将达到 1700 万人。目前主要采用手术治疗、化学药物治疗、放射治疗、生物治疗、肿瘤热疗、射频治疗、肿瘤介入治疗和中医治疗等综合治疗方法。其中，抗肿瘤药品在临床应用中占据重要位置。近年来，随着分子肿瘤学、分子药理学和分子生物学等的发展，基因工程、组合化学、DNA 芯片和药物基因组学等先进技术的应用为抗肿瘤药物的研究和开发提供了强有力的支撑。

《国家基本药物》（2012 年版）收载了以下抗肿瘤药品：

1. 烷化剂 司莫司汀、环磷酰胺、白消安。

2. 抗代谢药 甲氨蝶呤、巯嘌呤、阿糖胞苷、羟基脲、氟尿嘧啶。

3. 抗肿瘤抗生素 丝裂霉素、依托泊苷、多柔比星、柔红霉素。

4. 抗肿瘤植物成分药 长春新碱、紫杉醇、高三尖杉酯碱。

5. 其他抗肿瘤药 顺铂、奥沙利铂、卡铂、亚砷酸、替加氟、门冬酰胺酶、亚叶酸钙、维 A 酸。

6. 抗肿瘤激素类 他莫昔芬。

7. 抗肿瘤辅助药 美司钠、昂丹司琼。

第一节 烷化剂

烷化剂是临床上较常用的一类抗肿瘤药物，是能将小的烃基转移到其他分子上的化学物质。烷化剂的共同特点是有一个或多个高度活跃的烷化基团，在体内能与细胞的蛋白质及核酸相结合，使蛋白质和核酸失去正常的生理活性，从而伤害细胞，抑制癌细胞分裂。烷化剂因对细胞有直接毒性作用，故被称为细胞毒类药物。

司莫司汀

Semustine

【商品特征】 本品为淡黄色略带微红的结晶性粉末；对光敏感。水中几乎不溶。

司莫司汀胶囊内容物为淡黄色结晶性粉末，含司莫司汀应为标示量的 90.0%~110.0%。

【适应证】 用于胃恶性淋巴瘤，也用于脑肿瘤、胃癌、结肠癌、黑色素瘤等。

NOTE

【作用特点】 本品进入体内后其分子能烷化 DNA，改变 DNA 结构，改变靶细胞的蛋白质和酶的结构和功能，达到抗肿瘤的作用。

【禁忌证】 对本药过敏者禁用，孕妇及哺乳期妇女禁用。

【用法用量】 口服。单用按体表面积计算每次 $100\sim200mg/m^2$，每 $6\sim8$ 周 1 次，$2\sim3$ 次为 1 个疗程；或每次 $36mg/m^2$，每周 1 次，6 周为 1 个疗程；或每周 $100mg/m^2$，2 个月为 1 个疗程。联用按体表面积计算每次 $75\sim150mg/m^2$，6 周给药 1 次；或 $30mg/m^2$，每周 1 次，连用 6 周。小儿每次 $100\sim130mg/m^2$，$6\sim8$ 周口服 1 次。

【不良反应】 ①骨髓抑制，呈延迟性反应，为剂量限制性毒性。白细胞或血小板减少最低点出现在用药后 $4\sim6$ 周，持续 $5\sim10$ 天，个别可持续数周。②胃肠道反应，口服后可出现暂时性恶心、呕吐等现象。③有肾毒性、口腔炎、脱发、轻度贫血及肝功能指标升高等不良反应。

【注意事项】 对骨髓、消化道及肝肾有毒性，骨髓抑制、感染、肝肾功能不全者慎用；用药期间应定期检查血象、血尿素氮、尿酸、肌酐清除率、血胆红素、转氨酶的变化及肺功能。用药结束后 3 个月内不宜接种活疫苗。具有轻度的口腔炎、脱发、肝功损伤。

【类别】 抗肿瘤药。

【剂型】 胶囊剂。

【制剂与规格】 司莫司汀胶囊：①10mg。②50mg。

【贮藏条件】 遮光，密封，冷处保存。

第二节　抗代谢药

抗代谢药是指能与体内代谢物发生特异性结合，从而影响或拮抗代谢功能的药物，通常它们的化学结构与体内的核酸或蛋白质代谢物相似，影响核酸生物合成。

巯嘌呤

Mercaptopurine

【商品特征】 本品为黄色结晶性粉末；无臭。水中极微溶解。

巯嘌呤片为淡黄色片，含巯嘌呤应为标示量的 $90.0\%\sim110.0\%$。

【适应证】 用于急性淋巴细胞白血病和绒毛膜上皮癌，也适用于急性非淋巴细胞白血病、慢性粒细胞白血病的急变期。

【作用特点】 本品在体内转变为硫代肌苷酸，抑制肌苷酸转变为腺苷酸和鸟苷酸，影响相关嘌呤的合成，影响 DNA 的合成。对处于 S 增殖周期的细胞较敏感，除能抑制细胞 DNA 的合成外，对细胞 RNA 的合成亦有轻度的抑制作用。

【禁忌证】 孕妇禁用，对本品高度敏感者禁用。

【用法用量】 口服。①绒毛膜上皮癌：成人常用量，按体重计每日 $6\sim6.5mg/kg$，每日 2 次，10 日为 1 个疗程，疗程间歇为 $3\sim4$ 周。②白血病：按体重计每日 $1.5\sim3mg/kg$，每日 $2\sim3$ 次，视血象改变调整剂量，1 个疗程为 $2\sim4$ 个月。

【不良反应】 ①骨髓抑制：可有白细胞及血小板减少，常在服药后第 5、6 天出现，停药后仍可持续 1 周左右。②肝脏损害：可致胆汁淤积，出现黄疸。③消化系统：服药量过大的患者会出现恶心、呕吐、食欲减退等症。④高尿酸血症：多见于白血病治疗初期，严重的可发生尿酸性肾病。⑤偶见口腔炎、腹泻、间质性肺炎及肺纤维化。

【注意事项】 ①本品与其他对骨髓有抑制的抗肿瘤药物或放射治疗联用时，会增强巯嘌呤的效应，需慎用。②服用本品将对白血病的诊断产生干扰作用。③用药期间应定期检查外周血象及肝、肾功能，每周应随访白细胞计数及分类、血小板计数、血红蛋白 1~2 次，对血细胞在短期内急骤下降者，应每日观察血象。

【类别】 抗肿瘤药。

【剂型】 片剂。

【制剂与规格】 巯嘌呤片：①25mg。②50mg。

【贮藏条件】 遮光，密封保存。

第三节 抗肿瘤抗生素

抗肿瘤抗生素，是一类从微生物培养液中提取的，通过直接破坏 DNA 或嵌入 DNA 而干扰转录的抗肿瘤抗生素。

丝裂霉素

Mitomycin

【商品特征】 本品为深紫色结晶性粉末；无臭。水中微溶。

注射用丝裂霉素为丝裂霉素加氯化钠作赋形剂制成的无菌粉末，青紫色粉末或灰黄色冻干粉末；遇光不稳定。含丝裂霉素应为标示量的 90.0%~110.0%。

【适应证】 用于胃癌、肺癌、乳腺癌等，也用于慢性淋巴瘤、慢性骨髓性白血病等。

【作用特点】 本品对肿瘤细胞的 G_1 期、特别是晚 G_1 期及早 S 期最敏感，在体内可与 DNA 发生交叉联结，抑制 DNA 合成，对 RNA 及蛋白合成也有一定的抑制作用。

【禁忌证】 ①水痘或带状疱疹患者禁用。②用药期间禁用活病毒疫苗接种和避免口服脊髓灰质炎疫苗。③孕妇及哺乳期妇女禁用。

【用法用量】 ①静脉注射：每次 6~8mg，以氯化钠注射剂溶解，每周 1 次；或每次 10~20mg，每 6~8 周重复治疗。②动脉注射：剂量与静脉注射相同。③腔内注射：每次 6~8mg。

【不良反应】 ①明显的骨髓抑制。②轻度食欲减低、恶心、呕吐等胃肠道反应。③轻微肝肾功能损害。④偶有心、肝、肾的毒性及间质性肺炎发生。

【注意事项】 ①用药期间应注意监测血象及肝功能。②静脉注射时应避免药液漏出血管外，如不慎漏液，以 1% 普鲁卡因注射剂局封。③本药溶解后应在 4~6 小时内应用。④本品可经动脉注射或腔内注射给药，但不可作肌内或皮下注射。

【类别】 抗肿瘤抗生素类药。

NOTE

【剂型】 注射剂。

【制剂与规格】 注射用丝裂霉素无菌粉末：①2mg。②10mg。

【贮藏条件】 遮光，密闭保存。

第四节　抗肿瘤植物成分药

植物类抗肿瘤药主要抑制蛋白质和 RNA 合成。其毒性尤其对神经系统毒性较大。

长春新碱
Vincristine

【商品特征】 本品硫酸盐为白色或类白色结晶性粉末；无臭。水中易溶。

注射用硫酸长春新碱为硫酸长春新碱的无菌冻干粉，白色或类白色的疏松体或无定形固体，有引湿性，遇光或受热变黄。含硫酸长春新碱应为标示量的 90.0%~110.0%。

【适应证】 用于急性白血病，尤其是儿童急性白血病，对急性淋巴细胞白血病疗效显著，对肺癌、卵巢癌和乳腺癌也有一定疗效。

【作用特点】 本品在体内作用于微管，抑制微管蛋白的聚合而影响纺锤体微管的形成，使有丝分裂停止于中期。还可干扰蛋白质代谢及抑制 RNA 多聚酶的活力，并抑制细胞膜类脂质的合成和氨基酸在细胞膜上的转运。

【禁忌证】 尚不明确。

【用法用量】 ①成人：剂量 1~2mg（或 1.4mg/m²），最多不大于 2mg，年龄大于 65 岁者，最大剂量每次 1mg。②儿童：按体重 75μg/kg 或 2.0mg/m²，每周 1 次静脉注射或冲入。联合化疗是连用 2 周为 1 疗程。

【不良反应】 ①神经系统毒性大，足趾麻木、腱反射迟钝或消失，外周神经炎。偶见腹痛、便秘、麻痹性肠梗阻。②轻微骨髓抑制和消化道反应。③局部组织刺激作用。④偶见血压的改变。

【注意事项】 ①仅用于静脉注射。②防止药液溅入眼内。③冲入静脉时避免日光直接照射。④肝功能异常时减量使用。

【类别】 抗肿瘤植物成分药。

【剂型】 注射剂。

【制剂与规格】 注射用硫酸长春新碱无菌粉末：1mg。

【贮藏条件】 遮光，密封，冷处保存。

第五节　抗肿瘤激素类

抗肿瘤激素类药通过改变肿瘤基因表达、分泌生长因子、诱导细胞凋亡的机制抗肿瘤。

他莫昔芬

Tamoxifen

【商品特征】　本品枸橼酸盐为白色或类白色结晶性粉末；无臭。水中几乎不溶。

枸橼酸他莫昔芬片为白色片，含枸橼酸他莫昔芬按他莫昔芬计算，应为标示量的 90.0%~110.0%。

【适应证】　用于晚期乳腺癌，或治疗后复发者。

【作用特点】　本品能与乳腺细胞的雌激素受体结合，对依赖雌激素生长的肿瘤细胞有抑制作用。

【禁忌证】　①孕妇及有血栓栓塞性疾病者禁用。②有深部静脉血栓史者禁用。③有肺栓塞史者禁用。

【用法用量】　口服。每次 10~20mg，每日 2 次。

【不良反应】　①食欲减退、恶心、呕吐、腹泻等胃肠道反应。②继发性抗雌激素作用。③神经精神症状，如头痛、眩晕、抑郁等。④大剂量长期应用可导致视力障碍。⑤偶见骨髓抑制、皮疹、脱发、体重增加、肝功异常等。

【注意事项】　①肝肾功能不全者慎用。②对长期服用本品并有血栓栓塞危险的患者，治疗期间应定期检查血象。③绝经前使用本药，应联合服用抗促性腺激素药物。

【类别】　抗肿瘤激素类药。

【剂型】　片剂。

【制剂与规格】　枸橼酸他莫昔芬片：10mg。

【贮藏条件】　遮光，密封，干燥处保存。

第二十章　维生素、矿物质类药

维生素是一类生物生长和代谢所必需的微量有机物，分为水溶性和脂溶性两大类。人类对维生素的摄取量要适中，摄取过量会导致中毒，摄取不足会导致严重的健康问题。人类所需的维生素大多数须从肉类、蛋类、蔬菜、水果及粮食制品中获得。因此，只要科学搭配、合理膳食，多数人从食物中获取的维生素就能够满足自身的需求。只有当食物供应严重不足、摄入不足，吸收利用降低，维生素需要量增加时，才需要以药物的方式补充。

矿物质，又称为无机盐及膳食矿物质，是构成人体组织、维持正常的生理功能和生化代谢等生命活动的必需元素，分为大量矿物质和微量矿物质两大类。人类所需的矿物质体内不能合成，只能通过食物和饮用水来摄取，摄取过量会导致中毒，摄取不足会导致多种疾病。

肠外营养，是指由胃肠外途径供给机体足够的氨基酸、微量元素、糖类、维生素、电解质、脂肪等物质，即使在不进食的情况下，患者也能获得正常生长。

《国家基本药物》（2012 年版）收载了以下维生素、矿物质类药品：

1. 维生素　维生素 B_1、维生素 B_2、维生素 B_6、维生素 C。

2. 矿物质　葡萄糖酸钙。

3. 肠外营养药　复方氨基酸 18AA。

第一节　维生素

维生素又名维他命，通俗地说，即维持生命的物质。在人体生长、代谢和发育过程中，维生素发挥着重要的作用。维生素既不参与构成人体细胞，也不为人体提供能量，却是保持人体健康的重要活性物质。虽然维生素在体内的含量很少，但不可或缺。

维生素 B_1
Vitamin B_1

【商品特征】　本品为白色结晶或结晶性粉末；有微弱的特臭，味苦；干燥品在空气中迅即吸收 4% 的水分。水中易溶。

维生素 B_1 注射液灭菌水溶液，为无色澄明液体。含维生素 B_1 应为标示量的 93.0%~107.0%。

【适应证】　用于防治维生素 B_1 缺乏症，如脚气病、周围神经炎及消化不良等。

【作用特点】　本品在体内与焦磷酸结合成辅酸酶，参与糖代谢中丙酮酸和α-酮戊二酸的氧化脱羧反应，是糖类代谢所必需的成分。缺乏时，氧化受阻而形成丙酮酸，致乳酸堆积，并影响机体能量供应。

【用法用量】　肌内注射：成人重型脚气病，每日3次，每次50~100mg，症状改善后改口服；小儿重型脚气病，每日10~25mg。

【不良反应】　大剂量肌内注射时，需注意过敏反应；服用过量，偶见发抖、疱疹、浮肿、神经质、心跳增快及过敏等现象。

【注意事项】　①注射时偶见过敏反应，个别可发生过敏性休克，故除特殊情况，应尽量避免采用注射方法。②大剂量应用时，测定血清茶碱浓度可受干扰；测定尿酸浓度可呈假性增高；尿胆素原可呈假阳性。③与碱性药物配伍易变质，应避免。

【类别】　维生素类药。

【剂型】　注射剂。

【制剂与规格】　维生素 B_1 注射液：①2mL∶50mg。②2mL∶100mg。

【贮藏条件】　遮光，密闭保存。

维生素 C
Vitamin C

【商品特征】　本品为白色结晶或结晶性粉末；无臭，味酸；久置色渐变微黄。水溶液显酸性反应；水中易溶。

维生素 C 注射液为灭菌水溶液，无色至微黄色澄明液体。含维生素 C 应为标示量的93.0%~107.0%。

【适应证】　用于坏血病的预防及治疗，也用于贫血、动脉硬化、癌细胞扩散等的预防，亦用于保护肝脏的解毒能力和细胞的正常代谢。

【作用特点】　本品参与羟化反应，促进胶原、神经递质的合成，类固醇的羟化，有机物或毒物的羟化解毒。本品具有还原作用，直接参与体内的氧化还原过程。本品与体内的生育酚、还原型辅酶Ⅱ协同清除自由基。

【用法用量】　肌内或静脉注射，成人每日1~3次，每次100~250mg；小儿每日100~300mg，分次注射。

【不良反应】　①长期以每日2~3g量服用可引起停药后坏血病。②长期大量服用，偶可引起尿酸盐、半胱氨酸盐或草酸盐结石。③快速静脉注射可引起头晕、晕厥。

【注意事项】　①大量服用将影响某些诊断性试验的结果。②患有半胱氨酸尿症、痛风、高草酸盐尿症、草酸盐沉积症、尿酸盐性肾结石等症的患者应慎用。③长期大量服用突然停药，有可能出现坏血病症状，故宜逐渐减量停药。

【类别】　维生素类药。

【剂型】　注射剂。

【制剂与规格】　维生素 C 注射液：①2mL∶0.5g。②5mL∶1g。

【贮藏条件】　遮光，密闭保存。

NOTE

第二节　矿物质

矿物质是构成人体组织和维持正常生理功能所必需的各种元素的总称，在人体内的总量不及体重的 5%，是人体必需的七大营养素之一。矿物质不能提供能量，体内也不能自行合成，必须由外界环境供给。某些微量元素在体内的生理作用剂量与中毒剂量非常接近，因此过量摄入不但无益反而有害。

葡萄糖酸钙
Calcium Gluconate

【商品特征】　本品为白色颗粒性粉末；无臭，无味。水中缓慢溶解。

葡萄糖酸钙片为白色片，含葡萄糖酸钙应为标示量的 95.0%~105.0%。葡萄糖酸钙注射液为灭菌水溶液，无色澄明液体，含葡萄糖酸钙应为标示量的 97.0%~107.0%；需添加钙盐或其他稳定剂，加入的钙盐按钙计算，不得超过葡萄糖酸钙中含有钙量的 5.0%。

【适应证】　用于预防和治疗钙缺乏症，也可用于荨麻疹、急性湿疹、皮炎等的止痒。

【作用特点】　本品能够促进骨骼和牙齿的发育，维持神经与肌肉的正常兴奋性，降低毛细血管通透性。

【禁忌证】　禁与氧化剂、枸橼酸盐、可溶性碳酸盐、磷酸盐及硫酸盐等配伍。

【用法用量】　①片剂：口服。每次 0.5~2g，每日 1.5~6g。②注射剂：用 10% 葡萄糖注射剂稀释后缓慢注射，每分钟不超过 5mL。成人用于低钙血症，每次 1g，需要时可重复；用于高镁血症，每次 1~2g；用于氟中毒解救，静脉注射本品 1g，1 小时后重复，如有搐搦可静注本品 3g，如有皮肤组织氟化物损伤，每平方厘米受损面积应用 10% 葡萄糖酸钙 50mg。小儿用于低钙血症，按体重 25mg/kg 缓慢静注。

【不良反应】　静脉注射可致全身发热，静注过快可产生心律失常甚至心跳停止、呕吐、恶心等症；还可致高钙血症。

【注意事项】　①若发现药液漏出血管外，应立即停止注射，并用氯化钠注射剂作局部冲洗注射。②长期或大量应用本品，血清磷酸盐浓度降低。③肾功能不全患者与呼吸性酸中毒患者慎用。④应用强心苷期间禁止静注本品。

【类别】　补钙药。

【剂型】　①片剂。②注射剂。

【制剂与规格】　葡萄糖酸钙片：0.5g。

葡萄糖酸钙注射液：10mL：1g。

【贮藏条件】　片剂：密封保存。

注射剂：密闭保存。

第三节 肠外营养药

肠外营养是指由胃肠外途径如经静脉供给患者所需要的营养要素，分为完全肠外营养和部分补充肠外营养，目的是使患者在无法正常进食的状况下仍可以维持营养状况。

复方氨基酸 18AA
Compound Amino Acid 18AA

【商品特征】 本品为无色至微黄色的澄明液体；由18种氨基酸与山梨醇配制而成的灭菌水溶液，除胱氨酸外，含其余各种氨基酸均应为标示量的80.0%~120.0%，含山梨醇应为标示量的90.0%~110.0%。

【适应证】 用于蛋白质摄入不足、吸收障碍等氨基酸不能满足机体代谢需要的患者。也用于改善术后患者的营养状况。

【作用特点】 本品在能量供给充足的情况下，可进入组织细胞，参与蛋白质的合成代谢，获得正氮平衡，并生成酶类、激素、抗体、结构蛋白，促进组织愈合，恢复正常生理功能。

【禁忌证】 严重酸中毒和充血性心力衰竭患者慎用；尿毒症、肝昏迷和氨基酸代谢障碍者禁用。

【用法用量】 静脉滴注每日250~500mL，用适量5%~12%葡萄糖注射剂混合均匀后缓慢滴注，滴速不宜超过30滴/分钟。

【不良反应】 输注过快可致心悸、恶心、呕吐等反应。

【注意事项】 ①注射后剩余的药液不能贮存再用。②本品遇冷析出结晶，应微温溶解至37℃，澄明后方可使用；若药液发生浑浊、沉淀时不可使用。③严格控制滴注速度。

【类别】 氨基酸类药。

【剂型】 注射剂。

【制剂与规格】 复方氨基酸18AA注射液：250mL：12.5g。

【贮藏条件】 密闭保存。

第二十一章 解毒药

解毒药是指在理化性质上或药理作用上能对抗或阻断中毒物质的毒性，消除毒物对人体毒害作用的药物，可分为一般性和特异性解毒药两类。生活中导致机体中毒的因素很多。由于该类患者起病急骤，病情凶险，甚至危及生命，因此必须到医院抢救。抢救步骤为：①迅速确定诊断，立即终止毒物接触，估计中毒程度。②尽快清除尚未吸收的毒物。③对已被吸收的毒物，加速毒物排泄，减少毒物的吸收。④中毒后药物的拮抗，积极对症治疗。本类药品在正常情况下临床需求小，但有"用则急需"的特点，各医院应注意保持合理储备。

《国家基本药物》（2012 年版）收载了以下临床常用解毒药品：

1. 氰化物中毒解毒药 硫代硫酸钠。

2. 有机磷酸酯类中毒解毒药 氯解磷定、碘解磷定。

3. 亚硝酸盐中毒解毒药 亚甲蓝。

4. 阿片类中毒解毒药 纳洛酮。

5. 鼠药解毒药 乙酰胺。

第一节 氰化物中毒解毒药

氰化物为剧毒物，包括氢氰酸、氰化钾和丙烯腈等。氢氰酸和丙烯腈烟雾通过皮肤和呼吸道快速吸收。氰化物能引起组织细胞缺氧、能量代谢等障碍，造成"细胞内窒息"，而血氧饱和度不受影响，血液仍呈鲜红色。呼吸中枢麻痹是氢氰酸中毒死亡的主要原因。

硫代硫酸钠

Sodium Thiosulfate

【商品特征】 本品为无色、透明的结晶或结晶性细粒；无臭，味咸；有风化性和潮解性。水中极易溶解。

硫代硫酸钠注射液为灭菌水溶液，无色澄明液体，可加适量的稳定剂。含硫代硫酸钠应为标示量的 95.0%~105.0%。

【适应证】 主要用于氰化物中毒，也可用于砷、汞、铅、铋、碘等中毒。

【作用特点】 在酶的参与下，本药所供给的硫，通过体内硫转移酶，将硫与体内游离的或已与高铁血红蛋白结合的 CN^- 相结合，变为毒性很小的硫氰酸盐，随尿排出体外而解毒。

【用法用量】 静脉注射，每次 0.5~1g。氰化物中毒，缓慢静脉注射每次 12.5~25g，必要时可在 1 小时后重复半量或全量。洗胃，口服中毒用 5% 溶液洗胃，并保留本品适量于胃中。

【不良反应】 注射用硫代硫酸钠静注后除有暂时性渗透压改变外，尚未见其他不良反应。

【注意事项】 ①静脉注射速度不宜过快，以免引起血压下降。②注射用硫代硫酸钠与亚硝酸钠从不同解毒机制治疗氰化物中毒，应先后做静脉注射，不能混合后同时静注。注射用硫代硫酸钠继亚硝酸钠静注后，立即由原针头注射注射用硫代硫酸钠。③药物过量可引起头晕、恶心、乏力、呕吐等。

【类别】 解毒药。

【剂型】 注射剂。

【制剂与规格】 硫代硫酸钠注射液：①10mL：0.5g。②20mL：1.0g。③20mL：10g。
硫代硫酸钠注射用无菌粉末：①0.32g。②0.64g。

【贮藏条件】 密闭保存。

第二节　有机磷酸酯中毒解毒药

有机磷酸酯可与乙酰胆碱牢固结合，抑制乙酰胆碱活性，使其丧失水解乙酰胆碱的能力，造成乙酰胆碱在体内大量堆积，引起中毒症状。轻者为瞳孔缩小，视力模糊，呼吸困难，恶心，呕吐，腹泻及小便失禁，心动过缓，血压下降等。严重中毒者表现为心动过速，血压先升后降，自眼睑、颜面和舌肌逐渐发展至全身的肌束颤动，甚至可因呼吸麻痹而死亡。

碘解磷定
Pralidoxime Iodide

【商品特征】 本品为黄色颗粒状结晶或结晶性粉末；无臭，遇光易变质。水中溶解。
碘解磷定注射液为灭菌水溶液，无色或几乎无色的澄明液体，加 5% 的葡萄糖做稳定剂。含碘解磷定应为标示量的 90.0%~105.0%。

【适应证】 对急性有机磷杀虫剂抑制的胆碱酯酶活力有不同程度的复活作用，用于解救多种有机磷酸酯类杀虫剂的中毒。但对马拉硫磷、敌百虫、敌敌畏、乐果、甲氟磷、丙胺氟磷、八甲磷等的中毒效果较差；对氨基甲酸酯杀虫剂所抑制的胆碱酯酶无复活作用。

【作用特点】 本品为肟类化合物，分子结构中含有的季铵基团能趋向与有机碘杀虫剂结合的已失去活性的磷酰化胆碱酯酶的阳离子部位，其亲核性基团可直接与胆碱酯酶的磷酸化基团结合而后共同脱离胆碱酯酶，使胆碱酯酶恢复原态，重新呈现活力。但是中毒时间超过 36 小时，该品的恢复效果较差。

【禁忌证】 对碘过敏患者禁用。

【用法用量】 ①成人：常用量静脉注射每次 0.5~1.0g，病情需要可重复注射。②小儿：轻度中毒每次 15mg/kg；中度中毒每次 15~30mg/kg；重度中毒每次 30mg/kg。

【不良反应】 ①恶心、呕吐、心率增快。②注射速度过快引起眩晕、视物模糊、复视、动作不协调。③剂量过大可抑制胆碱酯酶、抑制呼吸和引起癫痫发作。

NOTE

【注意事项】　①碘过敏者，改用氯解磷定。②老年人的心、肾潜在代偿功能减退，应适当减少用量和减慢静脉注射速度。

【类别】　解毒药。

【剂型】　注射剂。

【制剂与规格】　碘解磷定注射液：20mL：0.5g。

【贮藏条件】　遮光，密闭保存。

第三节　亚硝酸盐中毒解毒药

亚硝酸盐中毒主要是由于摄入过多或误服工业用亚硝酸盐而致，前者病情较缓和，如为后者引起的亚硝酸盐中毒不但病情重，而且起病快，摄入 0.2~0.5g 即可引起中毒。亚硝酸盐可作用于血管平滑肌，使血管扩张、血压下降，发生休克甚至死亡。

亚甲蓝

Methylthioninium Chloride

【商品特征】　本品为深绿色、有铜光的柱状结晶或结晶性粉末；无臭。水中易溶。

亚甲蓝注射液为灭菌水溶液，深蓝色的澄明液体，加 5% 的葡萄糖。含亚甲蓝应为标示量的 90.0%~110.0%。

【适应证】　本品对化学物亚硝酸盐、硝酸盐、苯胺、硝基苯、三硝基甲苯、苯醌、苯肼等和含有或产生芳香胺的药物引起的高铁血红蛋白血症有效。对先天性还原型二磷酸吡啶核苷高铁血红蛋白还原酶缺乏引起的高铁血红蛋白血症效果较差。对异常血红蛋白 M 伴有高铁血红蛋白血症无效。对急性氰化物中毒，能暂时延迟其毒性。

【作用特点】　亚甲蓝本身系氧化剂，根据其在体内的不同浓度，对血红蛋白有两种不同的作用。低浓度时 6- 磷酸 – 葡萄糖脱氢过程中的氢离子经还原型三磷酸吡啶核苷传递给亚甲蓝，使其转变为还原型的白色亚甲蓝；白色亚甲蓝又将氢离子传递给带三价铁的高铁血红蛋白，使其还原为带二价铁的正常血红蛋白，而白色亚甲蓝又被氧化为亚甲蓝。亚甲蓝的还原 – 氧化过程可反复进行。高浓度时，亚甲蓝不能被完全还原为白色亚甲蓝，因而起氧化作用，将正常血红蛋白氧化为高铁血红蛋白。由于高铁血红蛋白易与 CN^- 结合形成氰化高铁血红蛋白，但数分钟后二者又离解，故仅能暂时抑制 CN^- 对组织中毒的毒性。

【禁忌证】　肾功能不全患者慎用。

【用法用量】　静脉注射。①成人：亚硝酸盐中毒，每次按体重 1~2mg/kg；氰化物中毒，每次按体重 5~10mg/kg，最大剂量为 20mg/kg。②儿童：氰化物中毒，每次按体重 10mg/kg，加 5% 葡萄糖注射剂 20~40mL，缓慢静注。至口周发绀消失，再给硫代硫酸钠。硝酸、亚硝酸盐中毒，每次按体重 1~2mg/kg，缓慢静注（10 分钟以上）。

【不良反应】　本品静脉注射过速，可引起头晕、恶心、呕吐、胸闷、腹痛。剂量过大，除上述症状加剧外，还出现头痛、血压降低、心率增快伴心律失常、大汗淋漓和意识障碍。用药后尿呈蓝色，排尿时可有尿道口刺痛。

【注意事项】 ①本品不能皮下、肌内或鞘内注射，前者引起坏死，后者引起瘫痪。②6-磷酸－葡萄糖脱氢酶缺乏患者和小儿应用本品剂量过大可引起溶血。③先天性还原型二磷酸吡啶核苷高铁血红蛋白还原酶缺陷引起的高铁血红蛋白血症，每日口服0.3g和大剂量维生素C。

【类别】 解毒药。

【剂型】 注射剂。

【制剂与规格】 亚甲蓝注射液：①2mL：20mg。②5mL：50mg；③10mL：100mg。

【贮藏条件】 遮光，密闭保存。

第四节　阿片类中毒解毒药

阿片类药物包括阿片、吗啡、可待因、复方樟脑酊和罂粟碱等。轻度急性中毒患者表现为头痛、头晕、恶心呕吐等，重度中毒则表现有昏迷、瞳孔呈针尖样大小、高度呼吸抑制，称之为阿片中毒三大特征。常出现惊厥、牙齿紧闭和角弓反张等脊髓反射增强的体征，呼吸异常，并伴有急性肺水肿、瞳孔散大、呼吸麻痹而死亡。

纳洛酮

Naloxone

【商品特征】 本品盐酸盐为白色结晶或结晶性粉末；无臭。水中易溶。

盐酸纳洛酮注射液为灭菌水溶液，无色澄明液体。含盐酸纳洛酮应为标示量的90.0%~110.0%。

【适应证】 本品是临床常用的阿片受体拮抗药。主要用于：①解救麻醉性镇痛药急性中毒，有解除呼吸抑制、使患者苏醒的作用。②有解除新生儿受其母体中麻醉性镇痛药影响而致呼吸抑制的作用。③解救急性乙醇中毒患者。④促醒作用，能通过胆碱能作用而激活生理性觉醒系统使患者清醒，用于全麻催醒及抗休克和某些昏迷患者。

【作用特点】 本品为阿片受体特异拮抗药，本身无内在活性，但能竞争性拮抗各类阿片受体，对μ受体有很强的亲和力。纳洛酮生效迅速，拮抗作用强。纳洛酮同时逆转阿片激动剂所有作用，包括镇痛。另外其还具有与拮抗阿片受体不相关的回苏作用，可迅速逆转阿片镇痛药引起的呼吸抑制，可引起高度兴奋，使心血管功能亢进。本品尚有抗休克作用。不产生吗啡样的依赖性、戒断症状和呼吸抑制。

【禁忌证】 对本品过敏者禁用。

【用法用量】 肌注或静脉注射。①成人：每次0.4~0.8mg。②儿童酌减，根据病情可重复给药。重度酒精中毒0.8~1.2mg，1小时后重复给药0.4~0.8mg。

【不良反应】 本品不良反应少见，偶可出现嗜睡、恶心、呕吐、心动过速、高血压、低血压和烦躁不安等症状。

【注意事项】 ①应用纳洛酮拮抗大剂量麻醉镇痛药后，由于痛觉恢复，可产生高度兴奋。

如血压升高、心率增快、心律失常，甚至肺水肿和心室颤动。②此药作用持续时间短，其作用消失后，可使患者再度陷入昏睡和呼吸抑制，用药需注意维持药效。③心功能不全和高血压患者慎用。

【类别】　吗啡拮抗药。

【剂型】　注射剂。

【制剂与规格】　盐酸纳洛酮注射液：①1mL：0.4mg。②1mL：1mg。③2mL：2mg。

盐酸纳洛酮注射用无菌粉末：①0.4mg。②1.0mg。③2.0mg。

【贮藏条件】　密闭，干燥处保存。

第二十二章　治疗精神障碍药

精神障碍或精神疾病是指在各种因素的作用下大脑功能失调，导致认知、思维、情感、意志行为等精神活动不同程度障碍的疾病。常见类型如精神分裂症、躁狂症、抑郁症和焦虑症等。用于治疗这些疾病的药物统称为治疗精神障碍药品。

《国家基本药物》（2012年版）收载了以下治疗精神障碍药品：

1. 抗精神病药　奋乃静、氯丙嗪、氟哌啶醇、舒必利、癸氟奋乃静、氯氮平、利培酮、喹硫平、阿立哌唑、五氟利多。

2. 抗抑郁药　帕罗西汀、阿米替林、多塞平、氯米帕明。

3. 抗焦虑药　地西泮、氯硝西泮、劳拉西泮、艾司唑仑、阿普唑仑。

4. 抗躁狂药　碳酸锂。

5. 镇静催眠药　地西泮、佐匹克隆、咪达唑仑。

第一节　抗精神病药

抗精神病药是一组用于治疗精神分裂症及其他精神病性精神障碍的药物。在通常的治疗剂量并不影响患者的智力和意识，却能有效地控制患者的精神运动兴奋、幻觉、妄想、敌对情绪、思维障碍和异常行为等精神症状。

氯丙嗪

Chlorpromazine

【商品特征】　本品盐酸盐为白色或乳白色结晶性粉末；微臭。水中易溶。

盐酸氯丙嗪片为糖衣片，除去包衣后显白色，含盐酸氯丙嗪应为标示量的93.0%~107.0%。盐酸氯丙嗪注射液为灭菌水溶液，无色或几乎无色的澄明液体，含盐酸氯丙嗪应为标示量的95.0%~105.0%。

【适应证】　①用于精神分裂症、躁狂症或其他精神病性障碍；对兴奋躁动、幻觉妄想、思维障碍及行为紊乱等症状有较好的疗效。②用于各种原因所致的呕吐或顽固性呃逆。

【作用特点】　盐酸氯丙嗪为吩噻嗪类抗精神病药，其作用机制主要与其阻断中脑边缘系统及中脑皮层通路的多巴胺受体有关，作用广泛。此外，小剂量时可抑制延脑催吐化学感受区的多巴胺受体，大剂量时直接抑制呕吐中枢，产生强大的镇吐作用。

【禁忌证】　基底神经节病变、帕金森病、帕金森综合征、骨髓抑制、青光眼、昏迷及对吩

NOTE

噻嗪类药过敏者。

【用法用量】 口服。①用于精神分裂症或躁狂症，从小剂量开始，每次 25~50mg，每日 2~3 次，每隔 2~3 日缓慢逐渐递增 25~50mg，治疗剂量每日 400~600mg。②用于其他精神病，剂量应偏小。③体弱者剂量应偏小，应缓慢加量。④用于止呕，每次 12.5~25mg，每日 2~3 次。肌内注射：每次 25~50mg，每日 2 次，待患者合作后改为口服。静脉滴注：从小剂量开始，25~50mg 稀释于 500mL 葡萄糖或氯化钠注射剂中缓慢静脉滴注，每日 1 次，每隔 1~2 日缓慢增加 25~50mg，治疗剂量每日 100~200mg。不宜静脉推注。

【不良反应】 ①常见口干、上腹不适、食欲缺乏、乏力、嗜睡及体位性低血压、心悸等。②锥体外系反应，如震颤、僵直、流涎、运动迟缓、静坐不能、急性肌张力障碍。③长期大量服药引起运动障碍。④引起血浆中泌乳素浓度增加。⑤引起中毒性肝损害或阻塞性黄疸。

【注意事项】 ①患有心血管疾病，如心衰、心肌梗死等慎用。②出现迟发性运动障碍应停药。③出现过敏性皮疹及恶性综合征应立即停药并进行相应的处理。④用药后引起体位性低血压应卧床，血压过低可静脉滴注去甲肾上腺素，禁用肾上腺素。⑤肝、肾功能不全者应减量，癫痫患者慎用，不适用于有意识障碍的精神异常者。

【类别】 抗精神病药。

【剂型】 ①片剂。②注射剂。

【制剂与规格】 盐酸氯丙嗪片：①12.5mg。②25mg。③50mg。
盐酸氯丙嗪注射液：①1mL：10mg。②1mL：25mg。③2mL：50mg。

【贮藏条件】 片剂：遮光，密封保存。
注射剂：遮光，密闭保存。

第二节　抗抑郁药

抗抑郁药是指一组主要用来治疗以情绪抑郁为突出症状的精神疾病的精神药物。与兴奋药不同之处为只能使抑郁患者的抑郁症状消除，而不能使正常人的情绪提高。

阿米替林

Amitriptyline

【商品特征】 本品盐酸盐为无色结晶或白色、类白色粉末；无臭或几乎无臭。水中易溶。
盐酸阿米替林片为糖衣片或薄膜衣片，除去包衣后显白色。含盐酸阿米替林应为标示量的 90.0%~110.0%。

【适应证】 用于治疗各种抑郁症，如焦虑性或激动性抑郁症。

【作用特点】 本品为三环类抗抑郁药，镇静和抗胆碱作用较强。其作用在于抑制 5- 羟色胺和去甲肾上腺素的再摄取，对 5- 羟色胺再摄取的抑制更强。

【禁忌证】 ①严重心脏病、近期有心肌梗死发作史、癫痫、青光眼、尿潴留、甲状腺功能亢进、肝功能损害及对三环类药物过敏者禁用。②6 岁以下儿童禁用。

【用法用量】　口服。成人开始每次 25mg，每日 2~3 次，根据病情和耐受情况逐渐增至每日 150~250mg，每日 3 次，极量每日不超过 300mg，维持量每日 50~150mg。

【不良反应】　①治疗初期可出现多汗、口干、视物模糊、排尿困难、便秘等。②嗜睡、震颤、眩晕。③体位性低血压。④偶见癫痫发作、骨髓抑制及中毒性肝损害等。

【注意事项】　①肝、肾功能严重不全者，前列腺肥大者，老年或心血管疾病患者慎用。使用期间应监测心电图。②不得与单胺氧化酶抑制剂合用，应在停用单胺氧化酶抑制剂后 14 日使用本品。③有转向躁狂倾向时立即停药；用药期间不宜驾驶车辆、操作机械或高空作业。④6 岁以上儿童酌情减量。

【类别】　抗抑郁药。

【剂型】　片剂。

【制剂与规格】　盐酸阿米替林片：25mg。

【贮藏条件】　遮光，密封保存。

第三节　抗焦虑药

抗焦虑药是一种主要用于缓解焦虑和紧张的药物，以苯二氮䓬类为主。这类药物治疗效果好，安全度大，副作用小，兼具抗焦虑、松弛肌紧张、抗癫痫及镇静安眠等作用，临床应用最为广泛。

艾司唑仑

Estazolam

【商品特征】　本品为白色或类白色的结晶性粉末；无臭。水中几乎不溶。

艾司唑仑片为白色片，含艾司唑仑应为标示量的 90.0%~110.0%。

【适应证】　主要用于抗焦虑、失眠。也用于紧张、恐惧及抗癫痫和抗惊厥。

【作用特点】　本品为苯二氮䓬类抗焦虑药。可引起中枢神经系统不同部位的抑制，随着用量的加大，临床表现可自轻度的镇静到催眠甚至昏迷。①具有抗焦虑、镇静催眠作用，对人有镇静催眠作用。②抗惊厥作用，能抑制中枢内癫痫病灶异常放电的扩散，但不能阻止其异常放电。③骨骼肌松弛作用，小剂量可抑制或减少网状结构对脊髓运动神经元的易化作用，较大剂量可促进脊髓中的突触前抑制，抑制多突触反射。

【禁忌证】　慎用者：①中枢神经系统处于抑制状态的急性酒精中毒。②肝肾功能损害。③重症肌无力。④急性或易于发生的闭角型青光眼发作。⑤严重慢性阻塞性肺部病变。

【用法用量】　成人常用量，镇静：每次 1~2mg，每日 3 次；催眠：1~2mg，睡前服；抗癫痫、抗惊厥：每次 2~4mg，每日 3 次。

【不良反应】　①常见的不良反应：口干、嗜睡、头昏、乏力等，大剂量可有共济失调、震颤。②罕见的有皮疹、白细胞减少。③个别患者发生兴奋、多语、睡眠障碍，甚至幻觉。停药后，上述症状很快消失。停药可能发生撤药症状，表现为激动或忧郁。

NOTE

【注意事项】 ①用药期间不宜饮酒。②交叉过敏。③肝肾功能损害者能延长消除半衰期。④癫痫患者突然停药可导致发作；严重精神抑郁者可加重病情，甚至产生自杀倾向。⑤长期大量使用成瘾。

【类别】 抗焦虑药。

【剂型】 片剂。

【制剂与规格】 艾司唑仑片：①1mg。②2mg。

【贮藏条件】 遮光，密封保存。

第四节　抗躁狂药

抗躁狂症药又称心境稳定剂，不是简单的抗躁狂，而是具有调整情绪稳定的作用，防止双相情感障碍的复发；是对躁狂症具有较好的治疗和预防发作的药物，专属性强，对精神分裂症往往无效。

碳酸锂

Lithium Carbonate

【商品特征】 本品为白色结晶性粉末；无臭。水中微溶。

碳酸锂片为白色片，含碳酸锂应为标示量的 95.0%~105.0%。

【适应证】 主要用于治疗躁狂症。对躁狂和抑郁交替发作的双相情感性精神障碍有很好的治疗和预防复发作用，对反复发作的抑郁症有预防发作作用。也用于治疗分裂 – 情感性精神病。因锂盐无镇静作用，一般主张对严重急性躁狂患者先与氯丙嗪或氟哌啶醇合用，急性症状控制后再单用碳酸锂维持。

【作用特点】 本品以锂离子形式发挥作用，其抗躁狂发作的机制是能抑制神经末梢 Ca^{2+} 依赖性的去甲肾上腺素和多巴胺释放，促进神经细胞对突触间隙中去甲肾上腺素的再摄取，增加其转化和灭活，从而使去甲肾上腺素浓度降低，还可促进 5– 羟色胺合成和释放，而有助于情绪稳定。

【禁忌证】 肾功能不全、严重心脏疾病、脑损伤、脱水、钠耗竭患者禁用；12 岁以下儿童及妊娠期前 3 个月禁用。哺乳期妇女使用本品期间应停止哺乳。

【用法用量】 口服，成人用量按体重 20~25mg/kg 计算，躁狂症治疗剂量为每日600~2000mg，分 2~3 次服用，宜在饭后服，以减少对胃的刺激，剂量应逐渐增加并参照血锂浓度调整。维持剂量为每日 500~1000mg。老年人按情况酌减用量，从小剂量开始，缓慢增加剂量，密切关注不良反应的出现。12 岁以上儿童从小剂量开始，根据血锂浓度缓慢增加剂量。

【不良反应】 ①有头昏、恶心、呕吐、腹痛、腹泻等。②积蓄中毒时，可出现脑病综合征乃至昏迷、休克、肾功能损害，故用药时须严密观察，及时减量。脑病综合征一旦出现，立即停药，适当补充生理盐水，静注氨茶碱，以促进锂的排泄。

【注意事项】 ①钠盐能促进锂盐经肾排除，故用药期间应保持正常食盐摄入量。每周应停药1日以保安全。②用药期间应定期测定血锂浓度。③老年人锂盐排泄慢，易产生蓄积中毒，注意调整剂量。④不宜与吡罗昔康合用，否则可导致血锂浓度过高而中毒。

【类别】　抗躁狂药。

【剂型】　片剂。

【制剂与规格】　碳酸锂片：0.25g。

【贮藏条件】　密封，干燥处保存。

第五节　镇静催眠药

镇静催眠药是有效帮助或改善睡眠的药品。镇静催眠药能避免失眠对人体的严重危害，提高患者睡眠质量。镇静药和催眠药之间并没有明显界限，只有剂量的差别。小剂量的催眠药具有镇静效果。镇静药能使人安静下来，适当使用镇静药有利于患者休养。

地西泮

Diazepam

【商品特征】　本品为白色或类白色的结晶性粉末；无臭。水中几乎不溶。

地西泮片为白色片，含地西泮应为标示量的90.0%~110.0%。地西泮注射液为灭菌水溶液，几乎无色至黄绿色的澄明液体，含地西泮应为标示量的90.0%~110.0%。

【适应证】　①主要用于焦虑、镇静催眠，还可用于抗癫痫和抗惊厥。②缓解炎症引起的反射性肌肉痉挛等。③用于治疗惊恐症。④肌紧张性头痛。⑤可治疗家族性、老年性和特发性震颤。⑥可用于麻醉前给药。

【作用特点】　本品为长效苯二氮䓬类药。苯二氮䓬类为中枢神经系统抑制药，可引起中枢神经系统不同部位的抑制，随着用量的加大，临床表现可自轻度的镇静到催眠甚至昏迷。①抗焦虑、镇静催眠作用：通过刺激上行性网状激活系统内的γ-氨基丁酸（GABA）受体，提高GABA对中枢神经系统的抑制，增强脑干网状结构受刺激后的皮层和边缘性觉醒反应的抑制和阻断。②遗忘作用：本品治疗剂量时可干扰记忆通路的建立，影响近事记忆。③抗惊厥作用：可能由于增强突触前抑制，抑制皮质－丘脑和边缘系统的致痫灶引起癫痫活动的扩散，但不能消除病灶的异常活动。④骨骼肌松弛作用：主要抑制脊髓多突触传出通路和单突触传出通路。

【禁忌证】　妊娠期及哺乳期妇女、新生儿禁用。以下情况慎用：①严重的急性乙醇中毒。②重度重症肌无力。③急性或隐性发生闭角型青光眼。④低蛋白血症。⑤严重慢性阻塞性肺部病变。

【用法用量】　片剂：①成人：抗焦虑，每次2.5~10mg，每日2~4次；镇静，每次2.5~5mg，每日3次；催眠，5~10mg，睡前服；急性酒精戒断，第1日每次10mg，服3~4次，以后按需要减少到每次5mg，每日3~4次。②小儿：6个月以上，每次1~2.5mg或按体重40~200μg/kg或按体表面积1.17~6mg/m²，每日3~4次，用量根据情况酌量增减。最大剂量不超过

10mg。

注射液：静脉给药，成人：①基础麻醉或静脉全麻，10~30mg。②镇静、催眠或急性酒精戒断，开始 10mg，以后按需每隔 3~4 小时加 5~10mg。24 小时总量以 40~50mg 为限。③癫痫持续状态和严重频发性癫痫，开始静注 10mg，每隔 10~15 分钟可按需增加甚至达最大限用量。④破伤风可能需要较大剂量。静注宜缓慢，每分钟 2~5mg。

小儿：①抗癫痫、癫痫持续状态和严重频发性癫痫，出生 30 天 ~5 岁，静注为宜，每 2~5 分钟 0.2~0.5mg，最大限用量为 5mg。②5 岁以上每 2~5 分钟 1mg，最大限用量 10mg。如需要，2~4 小时后可重复治疗。③重症破伤风解痉时，出生 30 天 ~5 岁 1~2mg，必要时 3~4 小时后可重复注射；5 岁以上注射 5~10mg。小儿静注宜缓慢，3 分钟内按体重不超过 0.25mg/kg，间隔 15~30 分钟可重复。

【不良反应】①常见的有嗜睡、头昏、乏力等，大剂量可有共济失调、震颤。②罕见的有皮疹、白细胞减少。③个别发生兴奋、多语、睡眠障碍，甚至幻觉。停药后，上述症状很快消失。④长期连续用药可产生依赖性和成瘾性，停药可能发生撤药症状。

【注意事项】①交叉过敏。②肝肾功能损害者能延长本药清除半衰期。③癫痫患者突然停药可引起癫痫持续状态。④严重的精神抑郁可使病情加重，甚至产生自杀倾向。⑤避免长期大量使用成瘾。

【类别】抗焦虑药、抗惊厥药。

【剂型】①片剂。②注射剂。

【制剂与规格】地西泮片：①2.5mg。②5mg。

地西泮注射液：2mL：10mg。

【贮藏条件】片剂：密封保存。

注射剂：遮光，密闭保存。

第二十三章　皮肤科、眼科、耳鼻喉科与妇科用药

本章主要介绍皮肤科、眼科、耳鼻喉科和妇产科常用的药品。

第一节　皮肤科用药

人体皮肤表面或局部因细菌、真菌、病毒、寄生虫感染而引起一些感染性皮肤病。如由细菌感染引起的甲沟炎、痤疮等，以及其他原因引起的手足皲裂、脂溢性皮炎等。上述各种疾病的治疗，除改善皮肤的卫生状况，一般采用各种外用药物予以治疗。外用药物直接接触皮肤的损害部位而发挥作用，局部药物浓度高，效果明显，同时可避免口服、注射等其他给药方式带来的全身性不良反应。

《国家基本药物》（2012 年版）收载了以下临床常用皮肤科药品：

1. 抗感染药　红霉素、阿昔洛韦、咪康唑、磺胺嘧啶银。

2. 角质溶解药　尿素、鱼石脂、水杨酸。

3. 肾上腺皮质激素类药　氢化可的松、氟轻松。

4. 其他　维 A 酸、炉甘石、依沙吖啶。

咪康唑

Miconazole

【商品特征】　本品硝酸盐为白色或类白色结晶性粉末；无臭或几乎无臭。水中不溶。
硝酸咪康唑乳膏为白色或类白色软膏，含硝酸咪康唑应为标示量的 90.0%~110.0%。

【适应证】　皮肤癣菌、酵母菌、念珠菌等引起的皮肤、指甲感染，如头癣、手癣、脚癣、体癣、股癣、花斑癣、甲沟炎；阴道或阴茎龟头真菌感染；眼部曲菌或其他真菌感染。

【作用特点】　本品系广谱抗真菌药。其作用机制是抑制真菌细胞膜的合成及影响其代谢过程，对皮肤癣菌、念珠菌等有抗菌作用，对某些革兰阳性球菌也有一定疗效。

【禁忌证】　对硝酸咪康唑或本品其他成分过敏者禁用。孕妇及哺乳期妇女慎用。

【用法用量】　①皮肤感染：外用。涂搽于洗净的患处，早晚各 1 次，症状消失后应继续用药 10 天，以防复发。②指（趾）甲感染：尽量剪尽患甲，将本品涂擦于患处，每日 1 次，患甲松动后应继续用药至新甲开始生长。③念珠菌阴道炎：每日就寝前用涂药器将药膏（约 5g）

挤入阴道深处，必须连续用 2 周。月经期内也可用药。二次复发后再用仍然有效。

【不良反应】　偶见过敏、水疱、烧灼感、充血、瘙痒或其他皮肤刺激症状。十分罕见荨麻疹、湿疹、接触性皮炎等。

【注意事项】　①避免接触眼睛和其他黏膜如口、鼻等。②用药部位如有烧灼感、红肿等情况应停药，并将局部药物洗净，必要时向医师咨询。③用于妇科疾病时应在医师指导下使用，防止重复感染。

【类别】　抗真菌药。

【剂型】　乳膏剂。

【制剂与规格】　硝酸咪康唑乳膏：2%。

【贮藏条件】　密封保存。

第二节　眼科用药

眼科疾病主要是近视、沙眼、结膜炎、角膜炎、白内障等，以及工作紧张造成的视疲劳。眼科用药主要是针对视疲劳、干眼症、慢性结膜炎、轻度沙眼等，以明目、缓解疲劳、营养滋润、清洁护理、抗菌抑菌、止涩止痒等作用，制剂以滴眼液、眼膏为主。

《国家基本药物》（2012 年版）收载了以下临床常用眼科药品：

1. 抗感染药　氯霉素、左氧氟沙星、阿昔洛韦、红霉素、利福平。

2. 青光眼用药　毛果芸香碱、噻吗洛尔、乙酰唑胺。

3. 其他　阿托品、可的松。

红霉素

Erythromycin

【商品特征】　本品为白色或类白色的结晶或粉末；无臭。水中极微溶。

红霉素眼膏为白色至黄色的软膏，含红霉素应为标示量的 90.0%~110.0%。

【适应证】　用于沙眼、结膜炎、睑缘炎及眼外部感染。

【作用特点】　红霉素抑制细菌蛋白质合成，对革兰阳性细菌和沙眼衣原体有抗菌作用。

【用法用量】　涂于眼睑，每日 2~3 次，最后一次宜在睡前使用。

【不良反应】　偶见眼睛疼痛、视力改变、持续性发红或刺激感等过敏反应。

【注意事项】　①避免接触其他黏膜如口、鼻等。②用药部位如有烧灼感、瘙痒、红肿等情况应停药，并将局部药物洗净，必要时向医师咨询。③孕妇及哺乳期妇女应在医师指导下使用。④使用后应拧紧瓶盖，以免污染药品。

【类别】　大环内酯类抗生素。

【剂型】　眼膏剂。

【制剂与规格】　红霉素眼膏：0.5%。

【贮藏条件】　密闭，阴凉干燥处保存。

毛果芸香碱

Pilocarpine

【商品特征】 本品硝酸盐为无色结晶或白色结晶性粉末；无臭。水中易溶。

硝酸毛果芸香碱注射液为灭菌无水乙醇溶液，无色的澄明液体，含硝酸毛果芸香碱为标示量的 90.0%~110.0%。硝酸毛果芸香碱滴眼剂为灭菌无色的澄明液体，含硝酸毛果芸香碱为标示量的 90.0%~110.0%。

【适应证】 用于开角型青光眼和急、慢性闭角型青光眼及继发性闭角型青光眼，也可用于白内障人工晶体植入手术中缩瞳或阿托品类药物的中毒对症治疗。

【作用特点】 本品对平滑肌和各种腺体有直接兴奋作用，对唾液腺和汗腺作用尤为显著。直接激动 M 胆碱能受体，使虹膜括约肌收缩，瞳孔缩小，睫状肌收缩导致调节房水排出阻力减少，使青光眼的眼内压下降。

【禁忌证】 禁用于虹膜睫状体炎、瞳孔阻滞性青光眼患者及对本品过敏者。

【用法用量】 ①注射剂：皮下注射。每次 2~10mg，术中稀释后注入前房或遵医嘱。②滴眼液：慢性青光眼，0.5%~4% 的溶液每次 1 滴，每日 1~4 次。急性闭角型青光眼急性发作期，1%~2% 的溶液每次 1 滴，每 5~10 分钟滴眼 1 次，3~6 次后每 1~3 小时滴眼 1 次，直至眼压下降。

【不良反应】 滴眼液：①有眼刺痛，烧灼感，结膜充血引起睫状体痉挛，浅表角膜炎，颞侧或眼周头痛，诱发近视。②照明不足时，老年人和晶状体混浊者视力减退。

【注意事项】 ①注射剂：瞳孔缩小常引起暗适应困难，如夜间开车或从事照明不好的危险职业的患者特别小心；定期检查眼压，视力。②滴眼液：哮喘、急性角膜炎者慎用。

【类别】 缩瞳药。

【剂型】 ①注射剂。②滴眼剂。

【制剂与规格】 硝酸毛果芸香碱注射液：1mL：2mg。

硝酸毛果芸香碱滴眼剂：①5mL：25mg。②5mL：100mg。

【贮藏条件】 遮光，密封，凉暗处保存。

第三节 耳鼻喉科用药

耳鼻喉科疾病的分类主要从耳朵、鼻子、咽喉这几个部位常发生的一些疾病来分。常见的耳鼻喉科疾病主要有耳部疾病：中耳炎、耳鸣、外耳炎、耳聋、鼓膜穿孔、鼓膜修补、听力障碍；鼻部疾病：急性鼻炎、慢性鼻炎、鼻窦炎、鼻息肉、过敏性鼻炎、鼻部整形；咽喉疾病：喉炎、慢性咽炎、扁桃体炎、鼾症、声带息肉、急性咽炎等。

《国家基本药物》（2012 年版）收载了以下临床常用耳鼻喉科药品：

麻黄碱、氧氟沙星、地芬尼多、鱼肝油酸钠。

NOTE

麻黄碱

Ephedrine

【商品特征】　本品盐酸盐为白色针状结晶或结晶性粉末；无臭。水中易溶。

盐酸麻黄碱滴鼻剂为无色的澄明液体，含盐酸麻黄碱为标示量的 90.0%~110.0%。

【适应证】　用于缓解鼻黏膜充血肿胀引起的鼻塞。

【作用特点】　盐酸麻黄碱为拟肾上腺素药，可直接激动血管平滑肌的 α、β 受体，使皮肤、黏膜及内脏血管收缩。用于鼻部可作为减鼻充血剂，缓解因感冒等引起的鼻塞症状。

【禁忌证】　鼻腔干燥、萎缩性鼻炎禁用。

【用法用量】　滴鼻。每次每一鼻孔 2~4 滴，每日 3~4 次。

【不良反应】　偶见一过性轻微烧灼感、干燥感、头痛、头晕、心率加快，长期使用可致心悸、焦虑不安、失眠等。

【注意事项】　①儿童、孕妇慎用。②滴鼻时应采取立式或坐式。③连续使用不得超过 3 日，否则可产生"反跳"现象。④冠心病、高血压、甲状腺功能亢进、糖尿病、闭角型青光眼患者慎用。

【类别】　β_2 肾上腺素受体激动药。

【剂型】　滴鼻剂。

【制剂与规格】　盐酸麻黄碱滴鼻剂：1%。

【贮藏条件】　遮光，密闭保存。

氧氟沙星

Ofloxacin

【商品特征】　本品为白色至微黄色结晶性粉末；无臭，遇光渐变色。水中微溶或极微溶。

氧氟沙星滴耳剂为淡黄绿色澄明液体，含氧氟沙星应为标示量的 90.0%~110.0%。

【适应证】　用于治疗敏感菌引起的中耳炎、外耳道炎、鼓膜炎。

【作用特点】　本品为广谱抗菌药，尤其对需氧革兰阴性杆菌的抗菌活性高，对下列细菌在体外具良好抗菌作用：枸橼酸杆菌属，阴沟、产气肠杆菌等肠杆菌属，大肠埃希菌，克雷伯菌属，变形杆菌属，沙门菌属。

【禁忌证】　对本品及氟喹诺酮类药过敏的患者禁用。

【用法用量】　滴耳。成人每次 6~10 滴，每日 2~3 次。滴耳后进行约 10 分钟耳浴。根据症状适当增减滴耳次数，对小儿滴数酌减。

【不良反应】　偶有中耳痛及瘙痒感。

【注意事项】　①只用于滴耳。②若炎症已漫及鼓室周围时，除局部治疗外，应同时服用口服制药。③使用本品时若药温过低，可能会引起眩晕，因此使用温度应接近体温。④出现过敏症状时应立即停止使用。

【类别】　喹诺酮类抗菌药。

【剂型】　滴耳剂。

【制剂与规格】　氧氟沙星滴耳剂：5mL∶15mg。

【贮藏条件】　遮光，密封保存。

第四节　妇科用药

妇科用药指的是用来预防、诊断和治疗妇科疾病的药物的统称。人体的生理活动基本相同，但成年女子在生理上具有月经、妊娠、分娩、哺乳等不同于男子的特点，所以在用药上会不同。

《国家基本药物》（2012 年版）收载了以下临床常用妇科药品：

1. 子宫收缩药　缩宫素、麦角新碱、垂体后叶注射剂、米非司酮、米索前列醇、依沙吖啶。

2. 其他　咪康唑、甲硝唑、克霉唑。

缩宫素

Oxytocin

【商品特征】　本品为白色至黄褐色粉末；有吸湿性。水中易溶。

缩宫素注射液为灭菌水溶液，无色澄明或几乎澄明的液体。其效价应为标示量的91%~116%。

【适应证】　用于引产、催产、产后及流产后因宫缩无力或缩复不良而引起的子宫出血。

【作用特点】　本品为多肽类激素子宫收缩药。刺激子宫平滑肌收缩，模拟正常分娩的子宫收缩作用，导致子宫颈扩张，子宫对缩宫素的反应在妊娠过程中逐渐增加，足月时达高峰。刺激乳腺的平滑肌收缩，有助于乳汁自乳房排出。

【禁忌证】　前置胎盘、胎位不正、产道异常、经产妇或有剖宫产史者禁用。

【用法用量】　①引产或催产：静脉滴注。每次 2.5~5 单位，用氯化钠注射剂稀释至每 1mL 中含有 0.01 单位。静滴开始时每分钟不超过 0.001~0.002 单位，每 15~30 分钟增加 0.001~0.002 单位，至达到宫缩与正常分娩期相似，最快每分钟不超过 0.02 单位，通常为每分钟 0.002~0.005 单位。②控制产后出血：每分钟静滴 0.02~0.04 单位，胎盘排出后可肌内注射 5~10 单位。

【不良反应】　①偶尔有恶心、呕吐、心率加快或心律失常。②大剂量应用时可引起高血压或水滞留。

【注意事项】　下列情况应慎用：心脏病、临界性头盆不称、曾有宫腔内感染史、宫颈曾经手术治疗、宫颈癌、早产、胎头未衔接、孕妇年龄已超过 35 岁者，用药时应警惕胎儿异常及子宫破裂的可能。

【类别】　子宫收缩药。

【剂型】　注射剂。

【制剂与规格】　缩宫素注射液：①1mL∶5 单位。②1mL∶10 单位。

【贮藏条件】　密闭，凉暗处保存。

第二十四章 生物制品

生物制品是以微生物、细胞、动物或人源组织和体液等为初始原材料，用微生物学技术制成，用于预防、治疗和诊断人类疾病的制剂，如疫苗、血液制品、生物技术药物、微生态制剂、免疫调节剂、诊断制品等。

生物制品的主要特性：①分子结构复杂性。②种属特异性。③治疗针对性强、疗效高。④稳定性差。⑤基因稳定性。⑥免疫原性。⑦体内的半衰期短。⑧受体效应。⑨多效性和网络性效应。⑩检验的特殊性。

生物制品生产系统的复杂性，致使它们的同源性，批次间一致性及安全性的变化要大于化学产品，所以对生产过程的检测、GMP 步骤的要求和质量控制的要求更为严格。

使用生物制品时应严格掌握适应证，须做过敏试验的，一定要做过敏反应试验，并严格掌握使用方法、剂量及禁忌证。对含有活菌和活性毒素的生物制品的使用器具及残留物，要严格按规定妥善处理，不得随意丢弃，对于使用中发现的不良反应要及时上报药学部。

生物制品入库时必须专册登记，在库贮存应严格按《中国生物制品规程》和产品说明书规定的贮存条件分类存放。贮存期如发现质量可疑现象，应立即复检或与供应商联系，及时退货、换货。

第一节 预防类生物制品

预防类生物制品主要是疫苗，用于疾病的预防。根据其抗原来源可分为细菌类疫苗、病毒类疫苗及联合疫苗。细菌类疫苗由细菌、螺旋体或衍生物制成；病毒类疫苗由病毒、衣原体、立克次体或其衍生物制成；联合疫苗是由两种或两种以上疫苗抗原的原液配制而成的具有多种免疫原性的灭活疫苗或活疫苗。

伤寒疫苗
Typhoid Vaccine

【商品特征】 本品为乳白色混悬液，无摇不散的菌块或异物，含苯酚防腐剂。主要组成成分为经甲醛灭活的伤寒沙门菌悬液。每支伤寒疫苗装量应不低于标示量。

【适应证】 主要用于部队、港口、铁路沿线工作人员，下水道、粪便、垃圾处理人员，饮食行业、义务防疫人员及水上居民或本病流行地区的人群。

【作用特点】 接种疫苗后可刺激机体产生免疫应答，对伤寒产生抵抗力，预防伤寒。

【禁忌证】 ①对该疫苗有过敏反应病史者。②发热及患严重高血压、心脏疾病、肝脏疾病、肾脏疾病、活动性结核者。③妊娠期、月经期及哺乳期妇女。④家族和个人有惊厥史者。

【用法用量】 于上臂外侧三角肌下缘附着处皮下注射。初次注射本疫苗者，需注射 3 针，每针间隔 7~10 日。注射剂量如下：①1~6 周岁，第 1 针 0.2mL，第 2 针 0.3mL，第 3 针 0.3mL。②7~14 周岁：第 1 针 0.3mL，第 2 针 0.5mL，第 3 针 0.5mL。③14 周岁以上：第 1 针 0.5mL，第 2 针 1.0mL，第 3 针 1.0mL。

加强注射剂量与第 3 针相同。

【不良反应】 ①常见注射部位在 24 小时内轻微疼痛，局部出现红肿；有不足 5% 的人感觉轻微发热、寒战或头痛，一般可自行缓解。②严重不良反应有呼吸不畅、声音嘶哑或气喘、荨麻疹等。

【注意事项】 ①用前充分摇匀。如出现摇不散的凝块、异物，疫苗瓶有裂纹或标签不清者，均不得使用。②应备有肾上腺素等药物，以备偶有发生严重过敏反应时急救用，接受注射者在注射后应在现场观察至少 30 分钟。③儿童接种前由受接种者或家长（监护人）如实提供受种者健康状况，确保接种安全。④严禁冻结。

【类别】 预防类生物制品。

【限定剂型】 注射剂。

【制剂与规格】 伤寒疫苗注射液：5mL 含伤寒沙门菌 $6.0 \times 10^7 \sim 3.0 \times 10^8$。

【贮藏条件】 于 2℃ ~8℃ 避光保存与运输。

吸附百白破联合疫苗

Diphtheria，Tetanus and Pertussis Combined Vaccine，Adsorbed

【商品特征】 本品为乳白色混悬液，放置后佐剂下沉，摇动后即成均匀悬液。主要组成成分为百日咳疫苗原液、精制白喉类毒素及精制破伤风类毒素。每支吸附百白破联合疫苗装量应不低于标示量。

【适应证】 本品主要用于预防百日咳、白喉、破伤风。

【作用特点】 接种本疫苗后，可使机体产生体液免疫应答，用于预防百日咳、白喉、破伤风。

【禁忌证】 ①对该疫苗有过敏反应病史者。②患急性疾病、严重慢性疾病、慢性疾病的急性发作期和发热者。③患脑病、未控制的癫痫和其他进行性神经系统疾病者。④注射百日咳、白喉、破伤风疫苗后发生神经系统反应者。

【用法用量】 臀部或上臂外侧三角肌肌内注射。自 3 月龄开始免疫，至 12 月龄完成 3 针免疫，每针间隔 4~6 周，18~24 月龄注射第 4 针。每次注射剂量为 0.5mL。

【不良反应】 ①常见有注射部位出现红肿、疼痛、发痒；全身性反应可有低热、哭闹、烦躁、厌食、呕吐、精神不振等，可自行缓解。②罕见有重度发热反应；局部硬结，1~2 个月即可吸收。③极罕见有局部无菌性化脓、过敏性皮疹、休克等。

【注意事项】 ①以下情况者慎用：家族和个人有惊厥史者、患慢性疾病者、有癫痫史者、过敏体质者。②用前充分摇匀，如出现摇不散的凝块、异物及瓶有裂纹或标签不清晰者，均不

NOTE

得使用。③注射后局部可能有硬结，1~2 个月即可吸收。注射第 2 针时应换另侧部位。④应备有肾上腺素等药物，以备偶有发生严重过敏反应时急救用。接受注射者在注射后应在现场观察至少 30 分钟。⑤严禁冻结。

【类别】 预防类生物制品。

【限定剂型】 注射剂。

【制剂与规格】 吸附百白破联合疫苗注射液：5mL。

【贮藏条件】 于 2℃ ~8℃避光保存和运输。

脊髓灰质炎减毒灭活疫苗糖丸（猴肾细胞）

Poliomyelitis Vaccine in Dragee Candy（Monkey Kidney Cell），Live

【商品特征】 本品为白色固体糖丸。有效成分为Ⅰ、Ⅱ、Ⅲ型脊髓灰质炎减毒活病毒。

【适应证】 2 月龄以上的儿童脊髓灰质炎的预防。

【作用特点】 本疫苗服用后，可刺激机体产生抗脊髓灰质炎病毒的免疫力。

【禁忌证】 ①对该疫苗有过敏反应病史者以及抗生素过敏者。②患急性疾病、严重慢性疾病、慢性疾病的急性发作期、发热者。③免疫缺陷、免疫功能低下或正在接受免疫抑制剂治疗者。④妊娠期妇女。⑤患未控制的癫痫和其他进行性神经系统疾病者。

【用法用量】 ①基础免疫为 3 次，首次免疫从 2 月龄开始，连续服用 3 次，每次间隔 4~6 周，4 岁再加强免疫 1 次，每次剂量为 1 粒。②其他年龄组在需要时也可以服用。

【不良反应】 ①常见不良反应有轻度发热反应、恶心、呕吐、腹泻和皮疹。一般不需要特殊处理，必要时可对症治疗。②极罕见不良反应为引起脊髓灰质炎疫苗相关病例（VAPP）。

【注意事项】 ①有以下情况者慎用：家族和个人有惊厥史者、患慢性疾病者、有癫痫史者、过敏体质者。②本品系活疫苗，应使用 37℃以下温水送服，且勿用热水送服。③疫苗糖丸内包装开封后，切勿使消毒剂接触疫苗，并应立即使用，如未能立即用完，应置 2℃ ~8℃，并于当天内用完，剩余均应废弃。④应备有肾上腺素等药物，以备偶有发生严重过敏反应时急救用。接种后应在现场观察至少 30 分钟。⑤注射免疫球蛋白应至少间隔 3 个月以上接种本疫苗；使用不同的减毒灭活疫苗进行预防接种时，应间隔至少 1 个月以上，以免影响免疫效果。

【类别】 预防类生物制品。

【限定剂型】 丸剂。

【制剂与规格】 脊髓灰质炎减毒灭活疫苗糖丸：1g。

【贮藏条件】 于 –20℃以下或 2℃ ~8℃避光保存和运输。

重组乙型肝炎疫苗（酿酒酵母）

Recombinant Hepatitis B Vaccine（*Saccharomyces cerevisciae*）

【商品特征】 本品为乳白色混悬液体，可因沉淀而分层，易摇散。有效成分为乙型肝炎病毒表面抗原。

【适应证】 ①新生儿，特别是母亲为 HBsAg、HBeAg 阳性者。②从事医疗工作的医护人员及接触血液的实验人员和乙型肝炎易感者。

【**作用特点**】 接种本疫苗后，可刺激机体产生抗乙型肝炎病毒的免疫力，预防乙型肝炎。

【**禁忌证**】 ①对该疫苗有过敏反应病史者及甲醛过敏者。②患急性疾病、慢性疾病的急性发作期和发热者。③妊娠期妇女。④对未控制的癫痫和其他进行性神经系统疾病者。

【**用法用量**】 于上臂三角肌肌内注射。免疫程序为 3 针，分别在 0、1、6 月龄接种。新生儿第 1 针在出生后 24 小时内注射。16 岁以下人群每次 0.5mL，每瓶含 HBsAg 10μg；16 岁或以上人群每次 1.0mL，每瓶含 HBsAg 20μg。

【**不良反应**】 ①常见接种 24 小时内，在注射部位感到疼痛和触痛，多数于 2~3 日内自行消失。②罕见接种者在接种疫苗后 72 小时内，出现一过性发热反应，持续 1~2 日后可自行缓解；接种部位轻、中度的红肿、疼痛，持续 1~2 日后可自行缓解，不需处理。③极罕见出现接种部位硬结，一般 1~2 个月可自行吸收；局部无菌性化脓，一般要用注射器反复抽出脓液，严重时（破溃）需扩创清除坏死组织，病时较长，最后可吸收愈合；过敏性皮疹、阿瑟反应；过敏性休克，一般在注射疫苗后 1 小时内发生，应及时注射肾上腺素等抢救措施进行治疗。

【**注意事项**】 ①以下情况者慎用：家族和个人有惊厥史者、患慢性疾病者、有癫痫病史者、过敏体质者。②用前充分摇匀，如出现摇不散的凝块、异物及瓶子有裂纹或标签不清者，均不得使用。③疫苗瓶开启后应立即使用。④应备有肾上腺素等药物，以备偶有发生严重过敏反应时急救用。接受注射者在注射后应在现场观察至少 30 分钟。⑤注射第 1 针后出现高热、惊厥等异常情况者，一般不再注射第 2 针，对于母婴阻断的婴儿，如注射第 2、3 针应遵照医嘱。

【**类别**】 预防类生物制品。

【**限定剂型**】 注射剂。

【**制剂与规格**】 重组乙型肝炎疫苗注射液：①0.5mL。②1.0mL。

【**贮藏条件**】 于 2℃~8℃避光保存和运输。

第二节　治疗类生物制品

用于临床疾病治疗的生物制品主要有免疫血清、血液制品、抗体药物、核酸药物等。

抗蛇毒血清

Snake Antivenins

【**商品特征**】 本品为无色或淡黄色的澄明液体，无异物，久置有微量能摇散的沉淀。主要成分为经胃酶消化后的马蛇毒免疫球蛋白。每瓶抗蛇毒血清装量应不低于标示量。

【**适应证**】 用于蛇咬伤者的治疗，其中蝮蛇毒血清，对竹叶青蛇和烙铁头蛇咬伤亦有疗效。咬伤后，应迅速注射本品，愈早愈好。

【**作用特点**】 本品含有特异性抗体，具有中和相应蛇毒的作用。

【**禁忌证**】 过敏试验为阳性反应者慎用。

【用法用量】 ①通常采用静脉注射，也可做肌内或皮下注射，一次完成。②一般蝮蛇咬伤注射抗蝮蛇毒血清 6000U；五步蛇咬伤注射抗五步蛇毒血清 8000U；银环蛇或眼镜蛇咬伤注射抗银环蛇毒血清 10000U 或抗眼镜蛇毒血清 2000IU。以上剂量约可中和一条相应蛇的排毒量，视病情可酌情增减。注射前必须做过敏试验，阴性者才可全量注射。

【不良反应】 ①过敏休克。可在注射中或注射后数分钟至数十分钟内突然发生。患者突然表现沉郁或烦躁、脸色苍白或潮红、胸闷或气喘、出冷汗、恶心或腹痛、脉搏细速、血压下降，重者神志昏迷虚脱，如不及时抢救可以迅速死亡。轻者注射肾上腺素后即可缓解；重者需输液输氧，使用升压药维持血压，并使用抗过敏药物及肾上腺皮质激素等进行抢救。②血清病。主要症状为荨麻疹、发热、淋巴结肿大、局部浮肿，偶有蛋白尿、呕吐、关节痛，注射部位可出现红斑、瘙痒及水肿。一般系在注射后 7~14 日发病，称为延缓型；亦有在注射后 2~4 日发病，称为加速型。对血清病应用对症疗法，可使用钙剂或抗组织胺药物，一般数日至十数日即可痊愈。

【注意事项】 ①本品为液体制品。制品混浊，有摇不散的沉淀、异物或安瓿有裂纹、标签不清者均不能使用；安瓿打开后应一次用完。②每次注射须保存详细记录，包括姓名、性别、年龄、住址、注射次数、上次注射后的反应情况、本次过敏试验结果及注射后反应情况、所用抗血清的生产单位名称及批号等。③注射用具及注射部位应严格消毒，注射器宜专用；同时注射类毒素时，注射器须分开。④使用抗血清须特别注意防止过敏反应。注射前必须先做过敏试验并详细询问既往过敏史。凡本人及其直系亲属曾有支气管哮喘、枯草热、湿疹或血管神经性水肿等病史，或对某种物质过敏，或本人过去曾注射马血清制剂者，均须特别提防过敏反应的发生。遇有血清过敏反应，肌内注射扑尔敏。必要时，静脉注射或滴注地塞米松。⑤对蛇咬伤者，应同时注射破伤风抗毒素 1500~3000IU。

【类别】 治疗类生物制品。

【限定剂型】 注射剂。

【制剂与规格】 抗蝮蛇毒血清注射液：6000IU。

抗五步蛇毒血清注射液：2000IU。

抗眼镜蛇毒血清注射液：1000IU。

抗银环蛇毒血清注射液：10000U。

【贮藏条件】 于 2℃~8℃避光保存和运输。

抗狂犬病血清

Rabies Antiserum

【商品特征】 本品为无色或淡黄色的澄明液体，无异物，久置有少量可摇散的沉淀。主要组成成分为经胃酶消化后的马狂犬病毒免疫球蛋白。每瓶抗狂犬病血清装量应不低于标示量。

【适应证】 本品用于配合狂犬病疫苗对被疯动物严重咬伤，如头、脸、颈部或多部位咬伤者进行预防注射。

【作用特点】 本品具有特异性中和狂犬病毒的作用，被疯动物咬伤后注射愈早愈好。咬后 48 小时内注射本品，可减少发病率。对已有狂犬病症状的患者，注射本品无效。

【禁忌证】 过敏试验为阳性反应者慎用。

【用法用量】 ①受伤部位应先进行处理。若伤口曾用其他化学药品处理过时，应冲洗干净。先在受伤部位进行浸润注射，余下的血清进行肌内注射（头部咬伤可注射于颈背部肌肉）。②注射量按体重计算，每40IU/kg体重注射（特别严重可酌情增至80~100IU），在1~2日内分次注射，注射完毕后开始注射狂犬病疫苗。亦可同时注射狂犬病疫苗。

【不良反应】 ①过敏性休克。可在注射中或注射后数分钟至数十分钟内突然发生。②血清病。主要症状为荨麻疹、发热、淋巴结肿大、局部浮肿，偶有蛋白尿、呕吐、关节痛，注射部位可出现红斑、瘙痒及水肿。

【注意事项】 ①制品混浊，有摇不散的沉淀、异物或安瓿有裂纹、标签不清，过期失效者均不能使用；安瓿打开后应一次用完。②每次注射须保存详细记录。③使用抗血清须特别注意防止过敏反应。注射前必须做过敏试验并详细询问既往过敏史。凡本人及直系亲属曾有支气管哮喘、枯草热、湿疹或血管神经性水肿等病史，或对某种物质过敏，或本人过去曾注射马血清制剂者，均须特别提防过敏反应的发生。④门诊患者注射抗血清后，须观察30分钟方可离开。

【类别】 治疗类生物制品。

【限定剂型】 注射剂。

【制剂与规格】 抗狂犬病血清注射液：①2mL：400IU。②5mL：1000IU。

【贮藏条件】 于2℃~8℃避光保存与运输。

破伤风抗毒素

Tetanus Antitoxin

【商品特征】 本品为无色或淡黄色的澄明液体，久置有微量可摇散的沉淀。主要组成成分为经酶消化后的马破伤风免疫球蛋白。每瓶破伤风抗毒素装量应不低于标示量。

【适应证】 用于预防和治疗破伤风。开放性外伤（特别是创口深、污染严重者）有感染破伤风的危险时，应及时进行预防。

【作用特点】 本品含特异性抗体，具有中和破伤风毒素的作用。

【禁忌证】 过敏试验为阳性反应者慎用。

【用法用量】 皮下注射应在上臂三角肌附着处。同时注射类毒素时，注射部位须分开。肌内注射应在上臂三角肌中部或臀大肌外上部。皮下或肌内注射未发生反应者方可做静脉注射。静脉注射应缓慢，开始每分钟不超过1mL，以后每分钟不宜超过4mL。1次静脉注射不应超过40mL，儿童每1kg体重不应超过0.8mL，亦可将抗毒素加入葡萄糖注射剂、氯化钠注射剂等输液中静脉点滴。静脉注射前将安瓿在温水中加热至接近体温，注射中发生异常反应，应立即停止。

①预防：1次皮下或肌内注射1500~3000IU，儿童与成人用量相同；伤势严重者可增加用量1~2倍。经5~6日，如破伤风感染危险未消除，应重复注射。②治疗：第1次肌内或静脉注射5万~20万IU，儿童与成人用量相同；以后视病情决定注射剂量与间隔时间，同时还可以将适量的抗毒素注射于伤口周围的组织中。初生儿破伤风，24小时内分次肌内或静脉注射2万~10万IU。

【不良反应】 ①过敏性休克。可在注射中或注射后数分钟至数十分钟内突然发生。②血清病。主要症状为荨麻疹、发热、淋巴结肿大、局部浮肿，偶有蛋白尿、呕吐、关节痛，注射部位可出现红斑、瘙痒及水肿。

【注意事项】　①制品混浊，有摇不散的沉淀、异物或安瓿有裂纹、标签不清，过期失效者均不能使用。安瓿打开后应一次用完。②每次注射须保存详细记录。③注射用具及注射部位应严格消毒，注射器宜专用；同时注射类毒素时，注射器须分开。④使用抗毒素须特别注意防止过敏反应。⑤门诊患者注射抗毒素后，须观察 30 分钟始可离开。

【类别】　治疗类生物制品。

【限定剂型】　注射剂。

【制剂与规格】　破伤风抗毒素注射液：①预防用含破伤风抗毒素：1500IU。②治疗用含破伤风抗毒素 10000IU。

【贮藏条件】　于 2℃~8℃ 避光保存与运输。

外用重组人表皮生长因子
Recombinant Human Epidermal Growth Factor for External Use

【商品特征】　本品系由高效表达人表皮生长因子基因的大肠杆菌，经发酵、分离和高度纯化后获得的重组人表皮生长因子冻干制成。含适宜稳定剂，不含防腐剂和抗生素。每瓶装量应不低于标示量。

【适应证】　①适用于烧、烫、灼伤创面（包括浅Ⅱ、深Ⅱ创面），残余小创面，供皮区创面的治疗。②适用于各类慢性溃疡创面（包括糖尿病性、血管性、放射性溃疡）的治疗。③适用于各类新鲜及难愈性皮肤创面的治疗，如普通创面、足坏疽、角膜炎、鼓膜穿孔、褥疮、口腔溃疡、黄雀斑、激光手术防护等。

【作用特点】　重组人表皮生长因子能促进动物皮肤创面组织修复过程中的 DNA、RNA 和羟脯氨酸的合成，加速创面肉芽组织的生成和上皮细胞的增殖，从而缩短创面的愈合时间。

【用法用量】　将溶剂加入相应冻干粉瓶中摇匀，溶解后喷至患处或遵医嘱。

【注意事项】　①应注意清创、除痂。②感染性创面用药同时应与其他合适的抗感染药物配合使用。③供皮区创伤创面用药同时可外敷凡士林油纱。④当重组人表皮生长因子制剂的外观、性状发生改变时，应禁止使用。

【类别】　治疗类生物制品。

【限定剂型】　冻干粉针剂。

【制剂与规格】　外用重组人表皮生长因子冻干制剂：①2 万 IU。②5 万 IU。③7.5 万 IU。④10 万 IU。

【贮藏条件】　于 2℃~8℃ 避光保存与运输。

注射用重组链激酶
Recombinant Streptokinase for Injection

【商品特征】　本品为白色或微黄色疏松体，系由高效表达链激酶基因的大肠杆菌，经发酵、分离和高度纯化后获得的重组链激酶冻干制成。含适宜稳定剂，不含防腐剂和抗生素。每瓶装量应不低于标示量。

【适应证】 适用于治疗急性心肌梗死等血栓性疾病。

【作用特点】 重组链激酶能特异地溶解血栓或血块，治疗以血栓形成为主要病理变化的疾病。

【禁忌证】 ①对链激酶过敏患者禁用。②两周内有下列情况者禁用：出血、手术、外伤史、心肺复苏或不能实施压迫止血的血管穿刺；溃疡出血病史、食管静脉曲张、溃疡性结肠炎或出血性视网膜病变等患者禁用。③未控制的高血压，血压 > 180mmHg/110mmHg 或不能排除主动脉夹层动脉瘤患者，凝血障碍及出血性疾病患者禁用。④严重肝肾功能障碍者、二尖瓣狭窄合并心房颤动伴左房血栓者、感染性心内膜炎患者禁用。⑤妊娠期及哺乳期妇女禁用。

【用法用量】 急性心肌梗死静脉溶栓治疗：一般推荐本品 150 万 IU 溶解于 5% 葡萄糖溶液 100mL，静脉滴注 1 小时。争取发病 12 小时内开始治疗。对于特殊患者，如体重过低或明显超重，医生可根据具体情况适当增减剂量。

【不良反应】 ①发热、寒战、恶心呕吐、肩背痛、过敏性皮疹。②本品静脉滴注时可发生低血压，如血压下降应减慢滴注速度。③轻度过敏反应不必中断治疗，重度过敏反应需立即停止静滴并用抗组织胺药物或激素处理；过敏性休克罕见。④出血：穿刺部位出血，皮肤瘀斑，胃肠道、泌尿道或呼吸道出血；脑出血的发生率为 0.1%~0.3%。大出血时可用 6- 氨基己酸，输新鲜血浆或全血。⑤可出现再灌注心律失常，偶见缓慢心律失常、加速性室性自搏性心率、室性早搏或室颤等；偶可引起溶血性贫血、黄疸及 GPT 升高；溶栓后可发生继发性栓塞，如肺栓塞、脑栓塞或胆固醇栓塞等。

【注意事项】 ①本品应严格在临床医师的指导下用药。②急性心肌梗死溶栓治疗应尽早开始，争取发病 12 小时内开始治疗。③本品使用前用 5% 葡萄糖溶液溶解，溶解液应在 4~6 小时内使用。④用链激酶后 5 日至 12 个月内不能再用重组链激酶。⑤用本品治疗血管再通后，发生再梗死，可用其他溶栓药。与阿司匹林同时使用治疗急性心肌梗死具有良好的效果；同时事先使用抗凝剂或右旋糖酐，可增加出血危险。

【类别】 治疗类生物制品。

【限定剂型】 冻干粉针剂。

【制剂与规格】 注射用重组链激酶：10 万 IU。

【贮藏条件】 于 2℃~8℃避光保存与运输。

第二十五章　植物类中药

植物类中药是指来源于植物或与植物密切相关的药材及其炮制品，包括植物的全体、植物的某一部分、提取物、分泌物或加工品等。第三次全国中药资源调查结果表明，我国现有中药资源种类已达 12807 种，其中药用植物 11146 种，植物类中药占 80% 以上。通常根据其入药部位分为以下几类：根及根茎类中药、茎木类中药、皮类中药、叶类中药、花类中药、果实种子类中药、全草类中药、藻菌地衣类中药、树脂类及其他类中药。

第一节　根及根茎类中药

根及根茎类中药是以植物的根或地下茎为药用部位的药材及其炮制品。根类中药是指以根或以根为主带有少部分根茎的药材及其炮制品。根无节和节间之分，一般无芽和叶。根茎类中药是指以地下茎或以地下茎为主带有少部分根的药材及其炮制品，多来自被子植物和蕨类植物的地下茎，包括根状茎、块茎、球茎和鳞茎。根茎有节与节间，节上有幼芽或芽痕，常有叶柄残基、茎基或不定根。

根一般为圆柱形、圆锥形或膨大的块根，双子叶多为直根系，单子叶多为须根系。根状茎多呈圆柱形或圆锥形，块茎常呈类圆形或不规则块状，球茎多呈类球形，鳞茎常呈类圆形。蕨类植物根茎常呈扁平条状。

根及根茎类药材常依据采收时间、产地、加工方法等划分不同的规格，再依据长度、直径或规定重量中的个数等划分等级。

根及根茎类药材饮片常切制为圆片、斜片或段，少数为块。有的经过进一步炮制，形状、颜色、质地、气味等均可能发生一定的变化。

根及根茎类药材通常用袋装、箱装或篓装。由于含有大量的淀粉和糖类，易吸潮、发霉或虫蛀，需注意控制温度和湿度。含有挥发性成分的药材及其炮制品，应防止高热，不宜久储。

大　黄
Rhei Radix et Rhizoma

本品为蓼科植物掌叶大黄 *Rheum palmatum* L.、唐古特大黄 *Rheum tanguticum* Maxim. ex Balf. 或药用大黄 *Rheum officinale* Baill. 的干燥根和根茎。秋末茎叶枯萎或次春发芽前采挖，通常栽培品均在栽培 3 年以上采收。除去细根，刮去外皮，切瓣或段，绳穿成串干燥或直接干燥。

【药材产地】 掌叶大黄主产于甘肃岷县、宕昌、文县、礼县、武威，青海同仁、同德、贵德，四川阿坝与甘孜州，云南西北部，陕西陇县、凤翔等地；产量大，销全国各地及出口。唐古特大黄主产于青海与甘肃祁连山北麓，西藏东北部及四川西北部；产量居中，多自产自销。主产于青海、甘肃的大黄习称"西大黄"和"北大黄"，目前大多栽培。药用大黄主产于四川阿坝、甘孜及凉山盆地边缘，河南西部，湖北西部，陕西南部，贵州北部、西部及云南西北部；产量很小，多自产自销，因产地常加工成马蹄形，故称"马蹄大黄"；其中主产于四川、湖北、陕西毗邻的栽培大黄，习称"南大黄"；主产于四川甘孜、德格及云南的野生大黄，习称"雅黄"。

【商品特征】

1. 药材 呈类圆柱形、圆锥形、卵圆形或不规则块状，长 3~17cm，直径 3~10cm。除尽外皮者表面黄棕色至红棕色，有的可见类白色网状纹理及星点（异型维管束）散在，残留的外皮棕褐色，多具绳孔及粗皱纹。质坚实，有的中心稍松软，断面淡红棕色或黄棕色，显颗粒性；根茎髓部宽广，有星点环列或散在；根木部发达，具放射状纹理，形成层环明显，无星点。气清香，味苦而微涩，嚼之黏牙，有沙粒感。

规格等级如下：

（1）西大黄

蛋吉：均为根茎，无粗皮，呈卵圆形。

蛋片吉：为纵切成瓣的半圆形块。一面微凸，另一面较平坦，直径 8~15cm。一等：去净粗皮，纵切成瓣，表面黄棕色，体重质坚。断面淡红棕色或黄棕色，具放射状纹理及明显环纹，红肉白筋，髓部有星点环列或散在颗粒。气清香，微苦微涩。每千克 8 个以内，糠心不超过 15%。无杂质、虫蛀、霉变。二等：每千克 12 个以内，余同一等。三等：每千克 18 个以内，余同一等。

苏吉：根及根茎。为横切的段，呈不规则圆柱形，长 4~10cm，直径 3~8cm。一等：为根茎，每千克 20 个以内，糠心不超过 15%。无杂质、虫蛀、霉变。二等：根及根茎，每千克 30 个以内，余同一等。三等：每千克 40 个以内，余同一等。

水根：统货。为大黄的主根尾部及支根的加工品。呈长圆锥形或长条形。表面棕色或黄褐色，间有未除尽的栓皮。体重质坚，断面淡红色或黄褐色，具放射状纹理。长短不限，间有闷茬，小头直径不小于 1.3cm。无杂质、虫蛀、霉变。

原大黄：统货。去粗皮，纵切或横切成瓣、段，块片大小不分。表面黄褐色。断面具放射状纹理及环纹。髓部有星点散在。中部直径在 2cm 以上，糠心不超过 15%。无杂质、虫蛀、霉变。

（2）南大黄 呈类圆柱形，一端稍大，形如马蹄，长 5~15cm，直径 3~10cm。表面黄褐色或黄棕色，有少量棕色纹理。质较疏松，易折断，断面黄褐色，多孔隙，星点断续排列成环。一等：表面黄褐色，体结实。长 7cm 以上，直径 5cm 以上。无枯糠、糊黑、水根、杂质、虫蛀、霉变。二等：体轻质松。大小不分，间有水根。最小头直径不低于 1.2cm，余同一等。

（3）雅黄 一等：呈不规则的块状，形似马蹄，无粗皮。表面黄色或黄褐色，体重质坚。断面黄色或棕褐色。气微香，味苦。每只 150~250g。无枯糠、焦黑、水根、杂质、虫蛀、霉变。二等：体较轻泡，质松。每只 100~200g。余同一等。三等：未去粗皮，体质轻泡。苦味较淡。大小不分，间有直径 3.5cm 以上的根黄，余同二等。

2. 饮片

（1）大黄　为类圆形或不规则形厚片或小方块，厚 2~4mm，直径 3~10cm，斜切片长达 15cm，切面黄棕色或黄褐色，颗粒性；根茎髓部较大，星点环列或散在；根木质部发达，具明显放射状纹理，射线红色，无星点。周边黄棕色至红棕色，具类白色网纹或残存红棕色至黑棕色栓皮。质轻脆，易折断。有清香气，味苦而微涩，嚼之黏牙，有沙粒感。

（2）酒大黄　形如大黄片，表面深棕黄色，偶有焦斑。质坚实，折断面浅棕色。略有酒香气。

（3）熟大黄　形如大黄片，表面黑色。质坚实。有特异香气，味微苦。

（4）醋大黄　形如大黄片，表面深棕色至棕褐色，偶有焦斑。断面浅棕色。略有醋香气。

（5）大黄炭　形如大黄片，表面焦黑色，断面焦褐色。质轻而脆，易折断。无臭，味微苦。

（6）清宁片　为熟大黄粉末加工的圆形厚片，直径约 1.2cm，厚 2mm，表面呈黑色，质细而坚硬。具特异香气。

【检查】

1. 土大黄苷　不得检出。

2. 干燥失重　不得过 15.0%。

3. 总灰分　不得过 10.0%。

【质量要求】

1. 性状评价　以个大、表面色黄棕、体重、质坚实、有油性、锦纹及星点明显、气清香、味苦而不涩、嚼之发黏、不糠心者为佳。

2. 浸出物测定　照水溶性浸出物热浸法测定，不得少于 25.0%。

3. 含量测定　用高效液相色谱法测定，按干燥品计算，含总蒽醌以芦荟大黄素、大黄酸、大黄素、大黄酚和大黄素甲醚的总量计，不得少于 1.5%；含游离蒽醌以芦荟大黄素、大黄酸、大黄素、大黄酚和大黄素甲醚的总量计，不得少于 0.20%。

【性味功能】　性寒，味苦。泻下攻积，清热泻火，凉血解毒，逐瘀通经，利湿退黄。用于实热积滞便秘，血热吐衄，目赤咽肿，痈肿疔疮，肠痈腹痛，瘀血经闭，产后瘀阻，跌打损伤，湿热痢疾，黄疸尿赤，淋证，水肿；外治烧烫伤。

【用法用量】　内服，3~15g，用于泻下不宜久煎。外用适量，研末敷于患处。孕妇及月经期、哺乳期慎用。

【贮藏条件】　置阴凉、干燥、通风、避光处。清宁片宜密封。防蛀、防霉变。

黄　芪

Astragali Radix

本品为豆科植物蒙古黄芪 *Astragalus membranaceus*（Fisch.）Bge. var. *mongholicus*（Bge.）Hsiao 或膜荚黄芪 *Astragalus membranaceus*（Fisch.）Bge. 的干燥根。春、秋二季采挖，以秋季采挖者质较佳，除去须根和根头，晒干。

【药材产地】 蒙古黄芪主产于山西浑源、繁峙、应县，内蒙古武川、武东、固阳、集宁等地，河北沽源、张北等地。栽培或野生，以栽培品质量为佳，产于山西绵山者为道地药材，习称"西黄芪"或"绵芪"；产于内蒙古的习称"蒙芪"。膜荚黄芪主产于黑龙江牡丹江、齐齐哈尔、吉林延边、浑江、通化，辽宁铁岭、阜新、北票，内蒙古及山西等地。习称"北芪""关芪"。现北方许多省区有栽培。

【商品特征】

1. 药材 呈圆柱形，有的有分枝，上端较粗，长 30~90cm，直径 1~3.5cm。表面淡棕黄色或淡棕褐色，有不整齐的纵皱纹或纵沟。质硬而韧，不易折断，断面纤维性强，并显粉性，皮部黄白色，木部淡黄色，有放射状纹理和裂隙，老根中心偶呈枯朽状，黑褐色或呈空洞。气微，味微甜，嚼之微有豆腥味。

规格等级如下：

商品通常分为 4 个等级。特等：呈圆柱形的单条，斩去疙瘩头或喇叭头，顶端间有空心。表面灰黄色或淡褐色。质硬而韧。断面皮部黄白色，木部淡黄色或黄色，有粉性。味甘，有生豆腥气。长 70cm 以上，上中部直径 2cm 以上，末端直径不小于 0.6cm。无须根、老皮、虫蛀、霉变。一等：长 50cm 以上，上中部直径 1.5cm 以上，末端直径不小于 0.5cm。余同特等。二等：长 40cm 以上，上中部直径 1cm 以上，末端直径不小于 0.4cm。间有老皮。余同一等。三等：不分长短，上中部直径 0.7cm 以上，末端直径不小于 0.3cm。间有破短节子。余同二等。

2. 饮片

（1）黄芪 呈类圆形或椭圆形片状，直径 0.8~3.5cm，厚 2.5~3mm。周边灰黄色或浅棕褐色，有纵皱纹。切面黄白色，有形成层环纹及放射状纹理，外层有曲折裂隙，木部黄色。质坚略韧。有豆腥气，味甜。

（2）炙黄芪 形如黄芪片。周边浅棕黄色或棕褐色，略有光泽。切面皮部浅黄色，木部黄色。具蜜香气，味甜，略带黏性，嚼之有豆腥味。

【检查】

1. 水分 不得过 10.0%。

2. 总灰分 不得过 5.0%。

3. 重金属及有害元素 铅不得过 5mg/kg，镉不得过 0.3mg/kg，砷不得过 2mg/kg，汞不得过 0.2mg/kg，铜不得过 20mg/kg。

4. 有机氯农药残留量 六六六（总 BHC）不得过 0.2mg/kg，滴滴涕（总 DDT）不得过 0.2mg/kg，五氯硝基苯（PCNB）不得过 0.1mg/kg。

【质量要求】

1. 性状评价 以单枝粗长、质坚而绵、断面色黄白、粉性足、味甜、豆腥味浓者为佳。

2. 浸出物测定 照水溶性浸出物冷浸法测定，不得少于 17.0%。

3. 含量测定 用高效液相色谱法测定，按干燥品计算，含黄芪甲苷不得少于 0.040%，毛蕊异黄酮葡萄糖苷不得少于 0.020%。

【性味功能】 性微温，味甘。补气升阳，固表止汗，利水消肿，生津养血，行滞通痹，托毒排脓，敛疮生肌。用于气虚乏力，食少便溏，中气下陷，久泻脱肛，便血崩漏，表虚自汗，气虚水肿，内热消渴，血虚萎黄，半身不遂，痹痛麻木，痈疽难溃，久溃不敛。炙黄芪益气补中；用于气虚乏力，食少便溏。

【用法用量】 内服，9~30g。

【贮藏条件】 置阴凉、干燥、通风处，防潮，防蛀。饮片应密封，或真空包装。

人　参

Ginseng Radix et Rhizoma

本品为五加科植物人参 *Panax ginseng* C. A. Mey. 的干燥根和根茎。野生品称"山参"，栽培品俗称"园参"；播种在山林野生状态下的自然生长品称"林下山参"，习称"籽海"。山参随时可采，以果实成熟后（9 月份）采收最佳；林下参播种 20 年后秋季采挖；园参栽种 5~6 年后于秋天白露至秋分季节采挖，洗净经晒干或烘干。

【药材产地】 栽培人参主产于吉林抚松、集安、靖宇、安图、敦化，辽宁桓仁、宽甸、新宾、清原，黑龙江五常、尚志、宁安、东宁等地。以吉林产者为道地药材，习称"长白山人参"。

【商品特征】

1. 药材

（1）山参类　生晒山参：主根与根茎等长或较短，呈人字形、菱形或圆柱形，长 2~10cm。表面灰黄色，具纵纹，上端有紧密而深陷的环状横纹。多具 2 条主要支根，形似人体。根茎细长，上部扭曲，茎痕密生，下部常无芦碗而光滑，不定根较粗。须根稀疏，长为主根的 1~2 倍，柔韧不易折断，有明显的疣状突起（习称"珍珠疙瘩"）。气香浓厚，味甜微苦，口嚼之有清香感。

规格等级如下：

一等：主根粗短呈横灵体，支根八字分开，五形全美。有圆芦。艼中间丰满，形似枣核。皮紧细。主根上部纹紧密而深。须根清疏而长，质坚韧，有明显的珍珠疙瘩。表面牙白色或黄白色，断面白色。味甜、微苦。每支重 100g 以上，艼帽不超过主根重量的 25%。无疤痕、杂质、虫蛀、霉变。二等：每支重 55g 以上，余同一等。三等：每支重 32.5g 以上，余同一等。四等：每支重 20g 以上，余同一等。五等：每支重 12.5g 以上，艼帽不超过主根重量的 40%。余同一等。六等：根部呈横灵体、顺体、畸形体（笨体）。每支重 6.5g 以上，艼帽不大，无杂质、虫蛀、霉变。余同一等。七等：每支重 4g 以上。余同六等。八等：每支重 2g 以上。间有芦须不全的残次品。余同七等。

（2）林下参　主根多与根茎近等长或较短，呈圆柱形、菱角形或人字形，长 1~6cm。表面灰黄色，具纵皱纹，上部或中下部有环纹。支根多为 2~3 条，须根少而细长，清晰不乱，有较明显的疣状突起。根茎细长，少数粗短，中上部具稀疏或密集而深陷的茎痕。不定根较细，多下垂。

（3）园参类

生晒参：主根呈纺锤形或圆柱形，长 3~15cm，直径 1~2cm。表面灰黄色，上部或全体有疏浅断续的粗横纹及明显的纵皱，下部有支根 2~3 条，并着生多数细长的须根，须根上常有不明显的细小疣状突出。根茎（芦头）长 1~4cm，直径 0.3~1.5cm，多拘挛而弯曲，具不定根和稀疏的凹窝状茎痕（芦碗）。质较硬，断面淡黄白色，显粉性，形成层环纹棕黄色，皮部有黄棕色的点状树脂道及放射状裂隙。香气特异，味微苦、甘。

红参：表面半透明，红棕色，偶有不透明的暗黄褐色斑块，具纵沟、皱纹及细根痕；上部有时具断续的不明显环纹；下部有 2~3 条扭曲交叉的支根，并带弯曲的须根或仅具须根残迹。质硬而脆，断面平坦，角质样。气微香而特异，味甘、微苦。

边条红参：主根长圆柱形，长 13~20cm，直径 0.8~2cm。芦长 2.5~4cm，直径 4~7mm，黄色略柴质，芦碗稍大而凹陷。具有"三长"特点，即身长体圆、芦长有碗、腿长多 2~3 分枝。

白干参：形似生晒参，栓皮已刮去，表面淡黄色或类白色，环纹不明显，横纵皱少或无，质较坚实，断面白色，显菊花心。味甜、微苦。

皮尾参：不定根呈长条圆柱形，上端有茎痕而无芦，下部不带须根。长 3~6cm，直径 0.5~1cm。表面土黄色，常有褐色环纹及纵向抽皱。质较轻泡，断面白色，显菊花心。

白参须：分为直须、弯须、混须 3 种。直须上端直径约 0.3cm，中、下端渐细，长短不一，最长可达 20cm。弯须则弯曲而细乱。

白糖参：主根长 3~15cm，直径 0.7~3cm。表面淡黄白色，上端有多数断续的环纹，全体可见加工时针刺的点状针痕。下部有 2~3 个以上的支根。断面白色，有菊花心。气微香，味较甜、微苦，嚼之无渣感。

规格等级如下：

园参商品根据加工方法及大小等的不同，分为边条鲜参、普通鲜参、边条红参、普通红参、生晒参、白参须、红参须等规格。再分为不同的等级。

边条鲜参：一等：鲜货。根呈长圆柱形，芦长、身长、腿长，有 2~3 个分枝。须芦齐全，体长不短于 20cm。浆足，丰满。每支重 125g 以上，芋帽不超过 15%。不烂，无疤痕、水锈、泥土、杂质。二等：体长不短于 18.3cm。每支重 85g 以上。余同一等。三等：体长不短于 16.7cm。每支重 60g 以上。余同一等。四等：体长不短于 15cm。每支重 45g 以上。余同一等。五等：体长不短于 13.3cm。每支重 35g 以上。余同一等。六等：每支重 25g 以上。余同一等。七等：须芦齐全。浆足，丰满。每支重 12.5g 以上。八等：根呈长圆柱形，凡不合以上规格和缺须少芦、破断根条者。每支重 5g 以上。

普通鲜参：特等：鲜货。根呈圆柱形，有分枝，须芦齐全，浆足。每支重 100~150g。不烂，无疤痕、水锈、泥土、杂质。一等：每支重 62.5g 以上。余同特等。二等：每支重 41.5g 以上。余同特等。三等：每支重 31.5g 以上。余同特等。四等：每支重 25g 以上。不烂，无泥土、杂质。余同特等。五等：每支重 12.5g 以上。余同四等。六等：鲜货。根呈圆柱形，每支重 5g 以上，不合以上规格和缺须少芦折断者。

16 支边条红参：一等：根呈长圆柱形，芦长、身长、腿长，体长 18.3cm 以上，有 2~3 个分枝。表面棕红或淡棕色，有光泽，上部色较淡，有皮有肉。质坚实，断面角质样。气香，味苦。每 500g 16 支以内，每支 31.3g 以上。无中尾、黄皮、破疤、虫蛀、霉变、杂质。二等：表面棕红色或棕色，稍有黄皮、抽沟、干痕。余同一等。三等：色泽较差。有黄皮、抽沟、破痕，腿红。余同一等。

25 支边条红参：一等：根呈长圆柱形，芦长、身长、腿长，体长 16.7cm 以上，有 2~3 个分枝。表面棕红色或淡棕色，有光泽，上部色较浅，有皮有肉。质坚实，断面角质样。气香，味苦。每500g 25支以内，每支20g以上。无中尾、黄皮、破疤、虫蛀、霉变、杂质。二等：表面稍有黄皮、抽沟、干疤。余同一等。三等：色泽较差。有黄皮、抽沟、破疤，腿红。余同一等。

35支边条红参：一等：根呈长圆柱形，芦长、身长、腿长，体长15cm以上，有2~3个分枝。表面棕红色或淡棕色，有光泽，上部色较浅，有皮有肉。质坚实，断面角质样。气香，味苦。每500g 35支以内，每支14.3g以上。无中尾、黄皮、破疤、虫蛀、霉变、杂质。二等：表面稍有黄皮、抽沟、干疤。余同一等。三等：色泽较差。有黄皮、抽沟、破疤，腿红。余同一等。

45支边条红参：一等：根呈长圆柱形，芦大、身长、腿长，体长13.3cm以上，有2~3个分枝。表面棕红色或淡棕色，有光泽，上部色较淡，有皮有肉。质坚实，断面角质样。气香，味苦。每500g 45支以内，支头均匀。无中尾、黄皮、破疤、虫蛀、霉变、杂质。二等：稍有黄皮、抽沟、干疤。余同一等。三等：色泽较差。有黄皮、抽沟、破痕，腿红。余同一等。

55支边条红参：一等：根呈长圆柱形，芦长、身长、腿长，体长11.7cm以上，有2~3个分枝。表面棕红色或淡棕色，有光泽，上部色较淡，有皮有肉。质坚实，断面角质样。气香，味苦。每500g 55支以内，支头均匀。无中尾、黄皮、破疤、虫蛀、霉变、杂质。二等：稍有黄皮、抽沟、干疤。余同一等。三等：色泽较差。有黄皮、抽沟、破疤，腿红。余同一等。

80支边条红参：一等：根呈长圆柱形，芦长、身长、腿长，体长11.7cm以上。表面棕红或淡棕色，有光泽，上部色较淡，有皮有肉。质坚实，断面角质样。气香，味苦。每500g 80支以内，支头均匀。无中尾、黄皮、破疤、虫蛀、霉变、杂质。二等：稍有黄皮、抽沟、干疤。余同一等。三等：色泽较差。有黄皮、抽沟、破疤，腿红。余同一等。

小货边条红参：一等：根呈长圆柱形。表面棕红或淡棕色，有光泽，上部色较淡，有皮有肉。断面角质样。气香，味苦。支头均匀。无中尾、黄皮、破疤、虫蛀、霉变、杂质。二等：有黄皮，但不超过身长的1/2。稍有抽沟、干疤。余同一等。三等：色泽较差。有黄皮、抽沟、破疤，腿红。余同一等。

20支普通红参：一等：根呈圆柱形。表面棕红或淡棕色，有光泽。质坚实，断面角质样。无细腿、破痕、黄皮、虫蛀。气香，味苦。每500g 20支以内，每支25g以上。二等：稍有干疤、黄皮、抽沟。余同一等。三等：色泽较差。有黄皮、干疤、抽沟，腿红。余同一等。

32支普通红参：一等：根呈圆柱形。表面棕红或淡棕色，有光泽。质坚实，断面角质样。每500g 32支以内，每支15.6g以上。无细腿、破痕、黄皮、虫蛀。二等：稍有干疤、黄皮、抽沟，腿红。余同一等。三等：色泽较差。有黄皮、干疤、抽沟，腿红。余同一等。

48支普通红参：一等：根呈圆柱形。表面棕红或淡棕色，有光泽。质坚实，断面角质样。气香，味苦。每500g 48支以内，支头均匀。无细腿、破痕、黄皮、虫蛀。二等：稍有干疤、黄皮、抽沟。余同一等。三等：色泽较差。有黄皮、干疤、抽沟，腿红。余同一等。

64支普通红参：一等：根呈圆柱形。表面棕红或淡棕色，有光泽。质坚实，断面角质样。气香，味苦。每500g 64支以内，支头均匀。无细腿、破痕、黄皮、虫蛀。二等：稍有干疤、黄皮、抽沟。无细腿、虫蛀。余同一等。三等：色泽较差。有黄皮、干疤、抽沟，腿红。余同一等。

　　80 支普通红参：一等：根呈圆柱形。表面棕红或淡棕色，有光泽。质坚实，断面角质样。每 500g 80 支以内，支头均匀。无细腿、破疤、黄皮、虫蛀。二等：稍有干疤、黄皮、抽沟。余同一等。三等：色泽较差。有黄皮、干疤、抽沟，腿红。余同一等。

　　小货普通红参：一等：根呈圆柱形。表面棕红或淡红色，有光泽。质坚实，断面角质样。气香，味苦。支头均匀。无细腿、破疤、黄皮、虫蛀。二等：稍有干疤、黄皮、抽沟。余同一等。三等，色泽较差。有黄皮、干疤、抽沟，腿红。余同一等。

　　红混须：统货。根须呈长条形或弯曲状。棕红色或橙红色，有光泽，半透明。断面角质样。气香，味苦。须条长短不分，其中直须 50% 以上。无碎末、杂质、虫蛀、霉变。

　　红直须：一等：根须呈长条形，粗壮均匀。棕红色或橙色，有光泽，半透明状。断面角质样。气香，味苦。长 13.3cm 以上。无干浆、毛须、杂质、虫蛀、霉变。二等：长 13.3cm 以下，最短不低于 8.3cm。余同一等。

　　红弯须：统货。根须呈条形弯曲状，粗细不均。橙红色或棕黄色，有光泽，呈半透明状。气香，味苦。无碎末、杂质、虫蛀、霉变。

　　干浆参：统货。根呈圆柱形，体质轻泡，瘦瘦或多抽沟。表面棕黄色或黄白色。味苦。无杂质、虫蛀、霉变。

　　全须生晒参：一等：根呈圆柱形，有分枝。体轻有抽沟，有芋帽，芦须全。表面黄白色或较深，断面黄白色。气香，味苦。每支重 10g 以上，绑尾或不绑尾。无破疤、杂质、虫蛀、霉变。二等：每支重 7.5g 以上。余同一等。三等：每支重 5g 以上。余同一等。四等：大小支不分，绑尾或不绑尾。芦须不全，间有折断。余同一等。

　　生晒参：一等：根呈圆柱形，体轻有抽沟，去净芋须。表面黄白色。气香，味苦。每 500g 60 支以内。无破疤、杂质、虫蛀、霉变。二等：每 500g 80 支以内。余同一等。三等：每 500g 100 支以内。余同一等。四等：体轻有抽沟、死皮。每 500g 130 支以内。余同一等。五等：每 500g 130 支以外。余同四等。

　　白干参：一等：根呈圆柱形，去净支根。皮细，色白，芦小，质充实。断面白色。气香，味苦。每 500g 60 支以内，支条均匀。无抽沟、皱皮、水锈、杂质、虫蛀、霉变。二等：每 500g 80 支以内。余同一等。三等：表面稍有抽沟、水锈。每 500g 100 支以内。余同一等。四等：表面有抽沟、水锈。每 500g 100 支以外。余同一等。

　　皮尾参：统货。根呈圆柱形，条状，无分枝。表面灰棕色，断面黄白色，气香，味苦。无杂质、虫蛀、霉变。

　　白混须：统货。根须呈长条形或弯曲状。黄白色。气香，味苦。长短不分，其中直须占 50% 以上。无碎末、杂质、虫蛀、霉变。

　　白直参：一等：根须呈条状，有光泽。黄白色。气香，味苦。长 13.3cm 以上，条大小均匀。无水锈、破皮、杂质、虫蛀、霉变。二等：长 13.3cm 以下，最短不低于 8.3cm。余同一等。

　　白糖参：一等：根呈圆柱形，芦须齐全，体充实，支条均匀。表面和断面均为白色。味甜，微苦。不返糖，无浮糖、碎芦、杂质、虫蛀、霉变。二等：大小不分，表面黄白色，断面白色。余同一等。

　　轻糖直须：一等：根须呈长条形，红棕或棕黄色，半透明，粗条均匀，质充实。味甘、微苦。长 13.3cm 以上，不返糖，无皱皮、干浆；无杂质、虫蛀、霉变。二等：长 13.3cm 以下，不返糖。余同一等。

2. 饮片

（1）生晒参片　为圆形或椭圆形薄片，直径 1~2cm，厚 1~2mm。周边灰黄色，有纵皱纹。切面黄白色或类白色，环纹棕黄色，皮部有黄棕色树脂道小点和放射状裂隙，木部淡黄色，显菊花纹。体轻质脆，粉性。香气特异，味甜、微苦。

（2）红参片　为圆形或长椭圆形斜片，直径 1~1.5cm，厚 1~2mm。周边红棕色，有纵横皱纹。切面红棕色或棕色，环纹和树脂道小点不明显，致密无裂隙，角质样。质坚而脆。气香，味甜、微苦。

（3）白参片　为横切片或斜切片，外皮松泡，白色，质嫩而薄，断面黄白色。气微香，味甜，嚼之能溶化。

【检查】

1. 水分　不得过 12.0%。

2. 总灰分　不得过 5.0%。

3. 农药残留量　按照农药残留量测定法测定，含总六六六不得过 0.2mg/kg，总滴滴涕不得过 0.2mg/kg，五氯硝基苯不得过 0.1mg/kg，六氯苯不得过 0.1mg/kg，七氯不得过 0.05mg/kg，艾氏剂不得过 0.05mg/kg，氯丹不得过 0.1mg/kg。

【质量要求】

1. 性状评价　生晒参以根大饱满、表面色黄白、皮细纹深、质硬、气味浓者为佳。红参以身长、芦长、腿长、色棕红、皮细光泽、半透明、无黄皮者为佳。

2. 含量测定　用高效液相色谱法测定，按干燥品计算，含人参皂苷 Rg_1 和人参皂苷 Re 的总量不得少于 0.30%，人参皂苷 Rb_1 不得少于 0.20%；红参含人参皂苷 Rg_1 和人参皂苷 Re 的总量不得少于 0.25%，人参皂苷 Rb_1 不得少于 0.20%。

【性味功能】

甘、微苦，微温。大补元气，复脉固脱，补脾益肺，生津养血，安神益智。用于体虚欲脱，肢冷脉微，脾虚食少，肺虚喘咳，津伤口渴，内热消渴，气血亏虚，久病虚羸，惊悸失眠，阳痿宫冷。

红参性温，味甘、微苦。大补元气，复脉固脱，益气摄血。用于体虚欲脱，肢冷脉微，气不摄血，崩漏下血。

【用法用量】

内服，3~9g，另煎兑服；也可研粉吞服，每次 2g，每日 2 次。不宜与藜芦、五灵脂同用。

【贮藏条件】

本品属于贵重药材，应分类贮存。又富含淀粉，易虫蛀、受潮发霉，应贮藏于阴凉、通风、干燥处，密闭，防蛀。可用木盒或纸盒装，同时放少量细辛，或置于石灰缸内保存，防霉、防蛀。

地　黄

Rehmanniae Radix

本品为玄参科植物地黄 *Rehmannia glutinosa* Libosch. 的新鲜或干燥块根。秋季采挖，除去芦头、须根及泥沙，鲜用；或将地黄缓缓烘焙至约八成干。前者习称"鲜地黄"，后者习称

"生地黄"。

【药材产地】　主产于河南温县、武陟、博爱、孟州；山东、河北、山西、陕西、安徽等地亦产。以河南产量大，质量优，称"怀地黄"，为著名的"四大怀药"之一。

【商品特征】

1. 药材

（1）鲜地黄　呈纺锤形或条状，长 8~24cm，直径 2~9cm。外皮薄，表面浅红黄色，具弯曲的纵皱纹、芽痕、横长皮孔样突起及不规则疤痕。肉质，易断，断面皮部淡黄白色，可见橘红色油点，木部黄白色，导管呈放射状排列。气微，味微甜、微苦。

（2）生地黄　多呈不规则的团块状或长圆形，中间膨大，两端稍细，有的细小，长条状，稍扁而扭曲，长 6~12cm，直径 2~6cm。表面棕黑色或棕灰色，极皱缩，具不规则的横曲纹。体重，质较软而韧，不易折断，断面棕黑色或乌黑色，有光泽，具黏性。气微，味微甜。

规格等级如下：

生地黄：商品按每千克的支数分为 5 个等级。一等：呈纺锤形或条形圆根。体重质柔润，表面棕黑色或棕灰色。断面黑褐色或乌黑色，具油性，味微甜。每千克 16 支以内，无芦头、老母、生心、焦枯、杂质、虫蛀、霉变。二等：每千克 32 支以内。余同一等。三等：每千克 60 支以内。余同一等。四等：每千克 100 支以内。余同一等。五等：每千克 100 支以外，油性小，支根瘦小，最小货直径 1cm 以上。余同四等。

出口品：生地黄以每千克所含支数分等级：8 支、16 支、32 支、50 支、小生地、生地节。

2. 饮片

（1）生地黄　为不规则或类圆形厚片，直径 3~6cm，厚 2~4mm。周边灰黑色或棕灰色，皱缩不平。切面棕黑色或乌黑色，有光泽，油润黏性，中间隐显菊花心纹理。质柔润。气微，味微甜、微苦。

（2）熟地黄　为不规则的切片、碎片，表面乌黑色，有光泽，黏性大。质柔软而带韧性，不易折断，断面乌黑色，有光泽。气微，味甜。

（3）生地黄炭　形如生地黄。表面焦黑色，中心棕黑色，有蜂窝状裂隙。体轻，质酥脆，外皮焦脆，易碎。有焦糖香气及焦苦味。

（4）熟地黄炭　形如熟地黄，表面焦黑色，有光泽，较生地炭色深。

【检查】

1. 水分　生地黄：不得过 15.0%。

2. 总灰分　不得过 8.0%。

3. 酸不溶性灰分　不得过 3.0%。

【质量要求】

1. 性状评价　以个大体重、质柔软油润、断面乌黑、味甜者为佳。

2. 浸出物测定　照水溶性浸出物冷浸法测定，不得少于 65.0%。

3. 含量测定　用高效液相色谱法测定，按干燥品计算，含梓醇不得少于 0.20%，毛蕊花糖苷不得少于 0.020%。

【性味功能】

（1）鲜地黄　性寒，味甘、苦。清热生津，凉血，止血。用于热病伤阴，舌绛烦渴，温毒发斑，吐血，衄血，咽喉肿痛。

（2）生地黄　性寒，味甘。清热凉血，养阴生津。用于热入营血，温毒发斑，吐血衄血，热病伤阴，舌绛烦渴，津伤便秘；阴虚发热，骨蒸劳热，内热消渴。

（3）熟地黄　性微温，味甘。补血滋阴，益精填髓。质厚味浓，滋腻碍胃。用于血虚萎黄，心悸怔忡，月经不调，崩漏下血，肝肾阴虚，腰膝酸软，骨蒸潮热，盗汗遗精，内热消渴，眩晕，耳鸣，须发早白。

（4）生地黄炭　入血分，凉血止血。用于产后血崩等。

（5）熟地黄炭　补血止血。用于妇人血崩，虚损性出血等。

【用法用量】　内服，鲜地黄 12~30g；生地黄 10~15g；熟地黄 9~15g。

【贮藏条件】　通常鲜品埋于湿沙土中，防冻。生品用麻袋包装，贮藏于阴凉、干燥、通风处，防霉，防蛀。

当　归

Angelicae Sinensis Radix

本品为伞形科植物当归 *Angelica sinensis*（Oliv.）Diels 的干燥根。秋末采挖，除去须根和泥沙，待水分稍蒸发后，捆成小把，上棚，用烟火慢慢熏干。

【药材产地】　主产于甘肃岷县、宕昌、渭源、漳县、康乐、卓尼、临洮等地，云南维西、丽江、德钦、中甸，陕西陇县，四川南坪，贵州等地亦产。其中甘肃岷县产量最大，品质最佳，习称"岷归"或"前山当归"，被视为道地药材。

【商品特征】

1. 药材　略呈圆柱形，下部有支根 3~5 条或更多，长 15~25cm。表面黄棕色至棕褐色，具纵皱纹和横长皮孔样突起。根头（归头）直径 1.5~4cm，具环纹，上端圆钝，或具数个明显突出的根茎痕，有紫色或黄绿色的茎和叶鞘的残基；主根（归身）表面凹凸不平；支根（归尾）直径 0.3~1cm，上粗下细，多扭曲，有少数须根痕。质柔韧，断面黄白色或淡黄棕色，皮部厚，有裂隙和多数棕色点状分泌腔，木部色较淡，形成层环黄棕色。有浓郁的香气，味甘、辛、微苦。

甘肃栽培：根头上端常具有环形皱纹。支根表面有小疙瘩状的须根痕。

规格等级如下：

商品分全归和归头 2 种规格，分别以每千克的支数划分等级。

全归：特等：主根圆柱形，下部有支根多条，根梢不细于 0.2cm。表面棕黄色或黄褐色。断面黄白色或淡黄色，具油性。气芳香，味甘微苦。每千克 20 支以内。无抽苔根、杂质、虫蛀、霉变等。一等：每千克 40 支以内。余同特等。二等：每千克 70 支以内。余同特等。三等：每千克 110 支以内。余同特等。四等：每千克 110 支以外。余同特等。五等：又称"常行归"，凡不符合以上分等的小货，全归占 30%，腿渣占 70%。

归头（葫首归）：一等：纯主根。呈长圆形或拳状。表面棕黄色或黄褐色。断面黄白色或淡黄色，具油性。气芳香，味甘微苦。每千克 40 支以内。无油个、枯干等。二等：每千克 80 支以内。余同一等。三等：每千克 120 支以内。余同一等。四等：每千克 160 支以内。余同一等。

出口品：①箱归：特等：每千克 36 支以下。一等：每千克 52~56 支。二等：每千克 60~64 支。②通底归：每千克 72~76 支。

2. 饮片

（1）当归　为圆形、长圆形或长条形薄片，直径 0.3~1.5cm，厚 1~2.5mm。周边灰棕色，有纵沟、皱纹及皮孔。切面黄白色，平坦，环纹明显，浅棕色，皮部黄白色，有棕色油点，木部黄白色，紧密。质柔韧，显油润。香气浓厚，味甘微苦。

（2）酒当归　形如当归，切面皮部棕色，木部棕黄色，略有焦斑，香气浓厚，有酒香气。

（3）土炒当归　形如当归，切面皮部土黄色，木部深黄色，微有土粉，具土气。

（4）当归炭　形如当归，表面呈黑褐色，断面灰棕色。质枯脆，气味较弱。

【检查】

1. 水分　不得过 15.0%。

2. 总灰分　不得过 7.0%。

3. 酸不溶性灰分　不得过 2.0%。

【质量要求】

1. 性状评价　以主根粗长、油润、外皮色黄棕、断面色黄白、质柔韧、气味浓郁者为佳。柴性大、干枯无油或断面呈绿褐色者不可供药用。

2. 浸出物测定　照醇溶性浸出物热浸法测定，以 70% 乙醇作溶剂，不得少于 45.0%；酒当归不得少于 50.0%。

3. 含量测定　用挥发油测定法测定，按干燥品计算，含挥发油不得少于 0.4%；用高效液相色谱法测定，按干燥品计算，含阿魏酸不得少于 0.050%。

【性味功能】　性温，味甘、辛。补血活血，调经止痛，润肠通便。用于血虚萎黄，眩晕心悸，月经不调，经闭痛经，虚寒腹痛，风湿痹痛，跌仆损伤，痈疽疮疡，肠燥便秘。酒当归活血通经。用于经闭痛经，风湿痹痛，跌仆损伤。

【用法用量】　内服，6~12g。

【贮藏条件】　置阴凉、干燥处，防潮，防蛀。不宜贮存过久。

丹　参

Salviae Miltiorrhizae Radix et Rhizoma

本品为唇形科植物丹参 *Salvia miltiorrhiza* Bge. 的干燥根和根茎。春、秋二季采挖，除去泥沙，干燥。

【药材产地】　野生丹参主产于山东临沂、蒙阴、平邑、沂水、泰安、济南、临朐、沂源、莱芜，河南卢氏、灵宝、三门峡、陕县、洛宁，陕西洛南、商南、丹凤，湖北郧县、郧西、老河口，河北唐山、石家庄，山西运城、长治、榆次，安徽滁县、霍山，四川中江等地。以山东沂蒙山区产量大、质量最优，特称"山东丹参"。栽培丹参主产于四川中江、平武，山东临朐、蒙阴、平邑、沂源、莒南、莱芜、济南、泰安、莒县、沂水、日照等地，陕西商洛，河南方城、卢氏，河北安国、行唐，安徽亳州等地。近年来全国多数省区均有栽培。主产于四川中江者称为"中江丹参",为四川道地药材。

【商品特征】

1. 药材　根茎短粗,顶端有时残留茎基。根数条,长圆柱形,略弯曲,有的分枝并具须状细根,长 10~20cm,直径 0.3~1cm。表面棕红色或暗棕红色,粗糙,具纵皱纹。老根外皮疏松,多显紫棕色,常呈鳞片状剥落。质硬而脆,断面疏松,有裂隙或略平整而致密,皮部棕红色,木部灰黄色或紫褐色,导管束黄白色,呈放射状排列。气微,味微苦涩。

栽培品较粗壮,直径 0.5~1.5cm。表面红棕色,具纵皱纹,外皮紧贴不易剥落。质坚实,断面较平整,略呈角质样。

规格等级如下:

商品分野生(山丹参)统货,栽培丹参(川丹参)2 种规格。

山丹参:统货。

川丹参:一等:呈圆柱形或长条形,偶有分枝,表面紫红色,有纵皱纹。质坚实,皮细而粗壮。断面紫褐色。无纤维。味甜微苦。多为整枝,头尾齐全,主根中上部直径 1cm 以上。二等:主根中上部直径 1cm 以下,但不低于 0.4cm,有单枝及撞断的碎节。余同一等。

出口丹参:按根的粗细分为 5 等。

2. 饮片

(1)丹参　为圆形或长圆形厚片,厚 2~3mm,直径 0.2~1cm。周边棕红色、暗棕红色或紫棕色,具纵皱纹,有的成鳞片状脱落。切面红黄色或黄棕色,有裂隙或致密;皮部暗棕红色,木部有黄白色小点,放射状排列。栽培品饮片直径约至 1.5cm;切面灰棕色或黄白色,角质样,致密,体重。气微,味微苦涩。

(2)酒丹参　形同丹参片,表面红褐色,略具酒气。

【检查】

1. 水分　不得过 13.0%。

2. 总灰分　不得过 10.0%。

3. 酸不溶性灰分　不得过 3.0%。

4. 重金属及有害元素限量　铅不得过 5mg/kg,镉不得过 0.3mg/kg,砷不得过 2mg/kg,汞不得过 0.2mg/kg,铜不得过 20mg/kg。

【质量要求】

1. 性状评价　野生品以茎短、根条粗长、表面砖色、须根少、断面色白者为佳。栽培品以根条粗壮、分枝少、色棕红或紫红、皮细、质坚实者为佳。

2. 浸出物测定　照水溶性浸出物冷浸法测定,不得少于 35.0%;照醇溶性浸出物热浸法测定,以乙醇为溶剂,不得少于 15.0%。

3. 含量测定　用高效液相色谱法测定,按干燥品计算,含丹参酮 II A、隐丹参酮和丹参酮 I 的总量不得少于 0.25%,丹酚酸 B 不得少于 3.0%。

【性味功能】　性微寒,味苦。活血祛瘀,通经止痛,清心除烦,凉血消痈。用于胸痹心痛,脘腹胁痛,癥瘕积聚,热痹疼痛,心烦不眠,月经不调,痛经经闭,疮疡肿痛。

【用法用量】　内服,10~15g。不宜与藜芦同用。

【贮藏条件】　多用竹篓、麻包袋或箱盛装。置于通风、干燥处。

白　术

Atractylodis Macrocephalae Rhizoma

本品为菊科植物白术 *Atractylodes macrocephala* Koidz. 的干燥根茎。冬季下部叶枯黄、上部叶变脆时采挖 2~3 年生的根茎，除去泥土，烘干或晒干，再除去须根。

【药材产地】　主产于浙江新昌、嵊州、磐安、东阳、天台，以及安徽亳州、江西、湖南、湖北、河北等地。均为栽培。以浙江产者质优，习称"浙术"，为著名的"浙八味"之一；野生品以浙江於潜产者质量最佳，习称"於术"，为道地药材，目前已极为少见。销全国各地并出口。

【商品特征】

1. 药材　为不规则的肥厚团块，长 3~13cm，直径 1.5~7cm。表面灰黄色或灰棕色，有瘤状突起及断续的纵皱和沟纹，并有须根痕，顶端有残留茎基和芽痕。质坚硬不易折断，断面不平坦，黄白色至淡棕色，有棕黄色的点状油室散在；烘干者断面角质样，色较深或有裂隙。气清香，味甘、微辛，嚼之略带黏性。

规格等级如下：

一等：呈不规则团块状，形体完整。表面灰棕色或黄褐色。断面黄白色或灰白色。味甘、微辛。每千克 40 支以内。无焦枯、油个、虚泡、虫蛀、霉变。二等：每千克 100 支以内。余同一等。三等：呈不规则团块状或长条形。每千克 200 支以内。余同一等。四等：体形不计，但需全体是肉（包括武子、花子）。每千克 200 支以外。间有程度不严重的碎块、油个、焦枯、虚泡。无杂质、霉变。

2. 饮片

（1）白术　不规则形或类三角形纵向厚片。周边灰黄色或灰棕色，有瘤状突起及断续的纵皱纹。切面黄白色至淡棕色，有棕黄色小油点散在。气清香，味甘、微辛。

（2）土炒白术　形似白术片。表面杏黄土色，附有细土。质脆。有土香气。

（3）麸炒白术　形似白术片。表面黄棕色或棕褐色，偶见焦斑。质坚硬。有焦香气，味微甜。

【检查】

1. 水分　不得过 15.0%

2. 总灰分　不得过 5.0%。

3. 二氧化硫残留量　不得过 400mg/kg。

4. 色度　与黄色 9 号标准比色液比较，不得更深。

【质量要求】

1. 性状评价　以个大、质坚实、断面色黄白、香气浓者为佳。

2. 浸出物测定　照醇溶性浸出物热浸法测定，以 60% 乙醇作溶剂，不得少于 35.0%。

【性味功能】　性温，味苦、甘。健脾益气，燥湿利水，止汗，安胎。用于脾虚食少，腹胀泄泻，痰饮眩悸，水肿，自汗，胎动不安。

【用法用量】　内服，6~12g。

NOTE

【贮藏条件】 置阴凉、干燥处，防蛀。

川贝母

Fritillariae Cirrhosae Bulbus

本品为百合科植物川贝母 *Fritillaria cirrhosa* D. Don、暗紫贝母 *Fritillaria unibracteata* Hsiao et K. C. Hsia、甘肃贝母 *Fritillaria przewalskii* Maxim.、梭砂贝母 *Fritillaria delavayi* Franch.、太白贝母 *Fritillaria taipaiensis* P. Y. Li 或瓦布贝母 *Fritillaria unibracteata* Hsiao et K. C. Hsia var. *wabuensis*（S. Y. Tang et S. C. Yue）Z. D. Liu，S.Wang et S. C. Chen 的干燥鳞茎。按性状不同分别习称"松贝""青贝""炉贝"和"栽培品"。夏、秋二季或积雪融化后采挖，除去须根、粗皮和泥沙，晒干或低温干燥。

【药材产地】 松贝主产于四川阿坝地区石渠、德格，青海果洛，西藏昌都及云南等地。过去集散于松潘，故称"松贝"。青贝主产于四川的甘孜地区，青海玉树、果洛，西藏的昌都、山南地区，以及云南迪庆等地。炉贝主产于四川甘孜、德格，西藏昌都地区，以及那曲的索县、巴青等地。过去多集散于康定（"打箭炉"），故名"炉贝"。

1. 药材

（1）松贝 呈类圆锥形或近球形，高 0.3~0.8cm，直径 0.3~0.9cm。表面类白色。外层鳞叶 2 瓣，大小悬殊，大瓣紧抱小瓣，未抱部分呈新月形，习称"怀中抱月"；顶部闭合，内有类圆柱形、顶端稍尖的心芽和小鳞叶 1~2 枚；先端钝圆或稍尖，底部平，微凹入，中心有 1 灰褐色的鳞茎盘，偶有残存须根。质硬而脆，断面白色，富粉性。气微，味微苦。

规格等级如下：

一等：呈类圆锥形或近球形。鳞瓣 2，大瓣紧抱小瓣，未抱部分呈新月形，顶部闭口，基部平。表面类白色。体结实，质细腻，断面粉白色。味甜微苦。每 50g 240 粒以外。无黄贝、油贝、碎贝、破贝、杂质、虫蛀、霉变。二等：顶端闭合或开口，基部平或近似平。每 50g 240 粒以内。间有黄贝、油贝、碎贝、破贝。余同一等。

（2）青贝 呈类扁球形，高 0.4~1.4cm，直径 0.4~1.6cm。外层鳞叶 2 瓣，大小相近，相对抱合，顶部开裂，内有心芽和小鳞叶 2~3 枚及细圆柱形的残茎。

规格等级如下：

一等：呈扁球形或类圆形。2 鳞片大小相似。顶部闭口或微开口，基部较平。表面白色。细腻，体结实。断面粉白。味淡微苦。每 50g 190 粒以外。对开瓣不超过 20%。无黄贝、油贝、碎贝、破贝、杂质、虫蛀、霉变。二等：顶端闭口或开口，每 50g 130 粒以外。对开瓣不超过 25%。间有花黄贝、花油贝，不超过 5%。余同一等。三等：每 50g 100 粒以外。对开瓣不超过 30%。间有黄贝、油贝、碎贝不超过 5%。余同二等。四等：顶端闭合或开口较多。表面牙白色或黄白色。大小粒不分。兼有黄贝、油贝、碎贝。余同二等。

（3）炉贝 呈长圆锥形，高 0.7~2.5cm，直径 0.5~2.5cm。表面类白色或浅棕黄色，有的具棕色斑点。外层鳞叶 2 瓣，大小相近，顶部开裂而略尖，基部稍尖或较钝。

规格等级如下：

一等：呈长圆锥形，贝瓣略似马牙。表面白色。体结实。断面粉白色。味苦。大小粒不分。间有油贝、白色破瓣。无杂质、虫蛀、霉变。二等：表面黄白色或淡棕黄色，有的具棕色斑点。余同一等。

（4）栽培品　呈类扁球形或短圆柱形，高 0.5~2cm，直径 1~2.5cm。表面类白色或浅棕黄色，稍粗糙，有的具浅黄色斑点。外层鳞叶 2 瓣，大小相近，顶部多开裂而较平。

2. 饮片　呈不规则的碎块或颗粒。质硬脆，断面白色，富粉性。气微，味微苦。

【检查】

1. 水分　不得过 15.0%。

2. 总灰分　不得过 5.0%。

【质量要求】

1. 性状评价　以质坚实、粉性足、色白者为佳。通常认为松贝最优，青贝次之。

2. 浸出物测定　照醇溶性浸出物热浸法测定，以稀乙醇作溶剂，不得少于 9.0%。

3. 含量测定　用紫外 – 可见分光光度法测定，按干燥品计算，含总生物碱以西贝母碱计，不得少于 0.050%。

【性味功能】　性微寒，味苦、甘。清热润肺，化痰止咳，散结消痈。用于肺热燥咳，干咳少痰，阴虚劳嗽，痰中带血，瘰疬，乳痈，肺痈。

【用法用量】　内服，3~10g；研粉冲服，每次 1~2g。不宜与川乌、制川乌、草乌、制草乌、附子同用。

【贮藏条件】　用麻袋或塑料袋包装。本品易虫蛀、发霉且易变色，应防潮，置于通风干燥处，密封贮藏养护。

细　辛

Asari Radix et Rhizoma

本品为马兜铃科植物北细辛 *Asarum heterotropoides* Fr. Schmidt var. *mandshuricum*（Maxim.）Kitag.、汉城细辛 *Asarum sieboldii* Miq. var. *seoulense* Nakai 或华细辛 *Asarum sieboldii Miq.* 的干燥根和根茎。前二种习称为"辽细辛"。夏季果熟期或初秋采挖，除净地上部分和泥沙，阴干。

【药材产地】　北细辛主产于辽宁本溪、凤城、宽甸、桓仁，吉林延边、通化，黑龙江尚志、五常等地，分为野生和栽培两种，销全国并出口。汉城细辛主产于辽宁、吉林，有少量栽培，产量较少，常与北细辛混合收购。华细辛主产于陕西华阴、四川东部、湖南西部山区，多自产自销。东北地区产的"北细辛""辽细辛"为道地药材。

【商品特征】

1. 药材

（1）北细辛　常卷曲成团。根茎横生呈不规则圆柱状，具短分枝，长 1~10cm，直径 0.2~0.4cm；表面灰棕色，粗糙，有环形的节，节间长 0.2~0.3cm，分枝顶端有碗状的茎痕。根细长，密生节上，长 10~20cm，直径 0.1cm；表面灰黄色，平滑或具纵皱纹；有须根和须根痕；质脆，易折断，断面平坦，黄白色或白色。气辛香，味辛辣、麻舌。

栽培品的根茎多分枝，长 5~15cm，直径 0.2~0.6cm。根长 15~40cm，直径 1~2mm，须根较少。叶甚多。

（2）汉城细辛　根茎直径 0.1~0.5cm，节间长 0.1~1cm。

（3）华细辛　根茎长 5~20cm，直径 0.1~0.2cm，节间长 0.2~1cm，气味较弱。

规格等级如下：

商品按产地分为"辽细辛""汉城细辛""华细辛"三种规格。北细辛又分为野生和栽培两种规格。一般不分等级。

2. 饮片

（1）细辛　呈不规则的小段，茎、叶、花混合。根茎呈不规则圆柱形，细而弯曲，表面粗糙，有环节，上生有细根。质脆，切面黄白色。叶具长柄，柄有纵纹，叶片心形，多皱缩，破碎，灰绿色。花暗褐色，钟形。有香气，味辛辣而麻舌。

（2）蜜细辛　形如细辛，色加深，味辣、微甜。

【检查】

1. 水分　不得过 10.0%。

2. 总灰分　不得过 12.0%。

3. 酸不溶性灰分　不得过 5.0%。

4. 马兜铃酸 I 限量　用高效液相色谱法测定，不得过 0.001%。

【质量要求】

1. 性状评价　一般以根多、色灰、叶绿色、香气浓、味麻辣者为佳。

2. 浸出物测定　照醇溶性浸出物热浸法测定，乙醇作溶剂，不得少于 9.0%。

3. 含量测定　照挥发油测定法测定，按干燥品计算，含挥发油不得少于 2.0%；照高效液相色谱法测定，按干燥品计算，含细辛脂素不得少于 0.050%。

【性味功能】　性温，味辛。解表散寒，祛风止痛，通窍，温肺化饮。用于风寒感冒，头痛，牙痛，鼻塞流涕，鼻鼽，鼻渊，风湿痹痛，痰饮喘咳。

【用法用量】　内服，1~3g。散剂每次服 0.5~1g。外用适量。不宜与藜芦同用。

【贮藏条件】　置阴凉干燥处，防潮。

第二节　茎、木类中药

茎类中药指木本植物的茎，包括藤茎、茎枝、茎刺、茎髓、茎的带翅状附属物等及其饮片。木类中药指木本植物茎形成层以内的部分及饮片，通称木材，又分心材和边材，入药多用心材。茎、木类药材在性状上有相似之处，习惯将二者放在一起。

茎、木类药材的鉴别要特别注意其表面的纹理和色泽、横切（断）面上射线的颜色及密度、导管孔的大小及分布状态等。茎、木类药材的商品规格多为统货，少数划分等级。

茎类药材通常切成横向或斜向的厚片、薄片或段。木类药材饮片常为镑片、薄片、碎块或粉末。

茎、木类药材一般用袋装或箱装。本类药材含淀粉及糖类成分较少，不易虫蛀；但含有挥发油、树脂等成分的药材，易变色或散失香气，应注意密封，防止高热。

沉 香

Aquilariae Lignum Resinatum

本品为瑞香科植物白木香 *Aquilaria sinensis*（Lour.）Gilg 含有树脂的木材。全年均可采收，割取含树脂的木材，除去不含树脂的部分，阴干。

【药材产地】　国产沉香主产于海南东方、保亭，广东湛江、徐闻、肇庆等地。

【商品特征】

1. 药材　呈不规则块、片状或盔帽状，有的为小碎块。表面凹凸不平，有刀痕，偶有孔洞，可见黑褐色树脂与黄白色木部相间的斑纹；孔洞及凹窝表面多呈朽木状。质较坚实，断面刺状。气芳香，味苦。以火烧之，有油渗出并有浓烟，香气浓烈。

规格等级如下：

国产沉香按品质及表面树脂部分（俗称油格）所占比例分为 4 等。一等：身重结实，油色黑润，油格占整块 80% 以上。二等：油色黑润或棕黑色，油格占整块 60% 以上。三等：油格占整块 40% 以上。四等：质疏松轻浮，油格占整块 25% 以上。

2. 饮片

沉香粉　呈黑棕色细粉末。

【质量要求】

1. 性状评价　以色黑、质坚硬、油性足、香气浓而持久、能沉水者为佳。

2. 浸出物测定　照醇溶性浸出物热浸法测定，用乙醇作溶剂，不得少于 10.0%。

3. 指纹图谱　照高效液相色谱法测定，出现的 6 个特征峰应与对照药材参照物色谱峰中的相对应。

4. 含量测定　照高效液相色谱法测定，按干燥品计算，含沉香四醇不得少于 0.10%。

【性味功能】　性微温，味辛、苦。行气止痛，温中止呕，纳气平喘。用于胸腹胀闷疼痛，胃寒呕吐呃逆，肾虚气逆喘急。

【用法用量】　内服，1~5g。入煎剂宜后下。

【贮藏条件】　用塑料袋或纸箱包装。本品易失润、干燥、走散香气，应密闭，置阴凉干燥处，避光，防潮。

【附注】　瑞香科（Thymelaeaceae）植物沉香 *Aquilaria agallocha Roxb.* 含有树脂的木材，称为"进口沉香"。进口沉香主产于印度尼西亚、马来西亚、越南等地。呈圆柱形或不规则棒状，表面黄棕色或黄褐色，纵纹顺直明显，有时可见黑棕色树脂斑痕；质坚硬而重；能沉水或半沉水；气味较浓，燃烧时香气更浓，味微苦。一般分成 4 等。一等：醇浸出物在 25%~30% 之间。二等：醇浸出物在 20%~25% 之间。三等：醇浸出物在 17%~20% 之间。四等：醇浸出物在 15%~17% 之间。

钩 藤

Uncariae Ramulus cum Uncis

本品为茜草科植物钩藤 *Uncaria rhynchophylla*（Miq.）Miq. ex Havil.、大叶钩藤 *Uncaria*

NOTE

macrophylla Wall.、毛钩藤 *Uncaria hirsuta* Havil.、华钩藤 *Uncaria sinensis*（Oliv.）Havil. 或无柄果钩藤 *Uncaria sessilifructus* Roxb. 的干燥带钩茎枝。秋、冬二季采收，去叶，切段，晒干。

【药材产地】 钩藤主产于广西桂林、柳州、百色、南宁，广东广州、韶关，云南文山、思茅，福建三明，江西南昌、宜春，四川宜宾、广元，陕西汉中、安康，安徽芜湖，浙江杭州、衢州等地。大叶钩藤主产于广西桂林、柳州、百色、南宁，广东广州、韶关，云南文山、思茅等地。华钩藤主产于广西桂林、柳州、百色、南宁，广东广州、韶关，四川宜宾、广元等地。毛钩藤主产于广东广州、韶关，广西桂林、柳州、百色、南宁，福建三明等地。无柄果钩藤主产于广东广州、韶关，广西桂林、柳州、百色、南宁，云南文山、思茅等地。

【商品特征】

1. 药材 茎枝呈圆柱形或类方柱形，长 2~3cm，直径 0.2~0.5cm。表面红棕色至紫红色者具细纵纹，光滑无毛；黄绿色至灰褐色者有的可见白色点状皮孔，被黄褐色柔毛。多数枝节上对生两个向下弯曲的钩（不育花序梗），或仅一侧有钩，另一侧为突起的疤痕；钩略扁或稍圆，先端细尖，基部较阔；钩基部的枝上可见叶柄脱落后的窝点状痕迹和环状的托叶痕。质坚韧，断面黄棕色，皮部纤维性，髓部黄白色或中空。气微，味淡。

规格等级如下：

钩藤在商品上分为双钩藤、单钩藤、混钩藤和钩藤枝等规格。

双钩藤：净钩，无光梗及单钩梗，无枯枝、虫蛀、霉变。

单钩藤：净钩，无光梗，无枯枝、虫蛀、霉变。

混钩藤：为双钩藤和单钩藤的混合品，无光梗，无枯枝、虫蛀、霉变。一等：单钩不超过 1/3。二等：单钩不超过 1/2。

钩藤枝：干货。为无钩茎枝，无杂质、虫蛀、霉变。

2. 饮片 为段状，其他同药材。

【检查】

1. 水分 不得过 10.0%。

2. 总灰分 不得过 3.0%。

【质量要求】

1. 性状评价 以双钩、茎细、钩结实、光滑、色紫红者为佳。

2. 浸出物测定 照醇溶性浸出物热浸法测定，以乙醇作溶剂，不得少于 6.0%。

【性味功能】 性凉，味甘。息风定惊，清热平肝。用于肝风内动，惊痫抽搐，高热惊厥，感冒夹惊，小儿惊啼，妊娠子痫，头痛眩晕。

【用法用量】 内服，3~12g，入煎剂宜后下。

【贮藏条件】 通常用麻袋包装，每件 20kg 左右，贮藏于干燥通风处。

第三节 皮类中药

皮类中药通常是指来源于被子植物（主要是双子叶植物）和裸子植物的茎干、枝和根的形成层以外部分的药材及饮片。其中大多为茎干的皮，少数为枝皮或根皮。

NOTE

皮类药材的鉴别应注意形状（如平坦、卷曲、筒状、单卷状、双卷筒状），外表面（如颜色、纹理、皮孔和附属物），内表面（如油痕、纹理），横断面（如平坦、颗粒状、纤维状、层状），气味（如香气、甜味）等特征。皮类药材常横切成丝或成碎片，鉴别时应注意切面的纹理、颜色及外表面的特征等。

皮类药材常按其长度、宽度、厚度或中部直径等划分规格等级。根皮类药材一般为统货。

皮类药材一般采用袋、箱密闭包装，置阴凉、通风、干燥处保存，防蛀。

肉　桂

Cinnamomi Cortex

本品为樟科植物肉桂 *Cinnamomum cassia* Presl 的干燥树皮。多于秋季剥取，阴干。

【药材产地】　主产于广西钦州、玉林，以及广东茂名、肇庆，云南，福建等地，其中以广西产量最大。

【商品特征】

1. 药材

（1）企边桂　呈槽状或卷筒状，长 30~40cm，宽 3~10cm，厚 0.2~0.8cm。外表面灰棕色，内表面红棕色，划之显油痕。质硬而脆，断面两层间有 1 条黄棕色线纹。气香浓烈，味甜、辣。

（2）板桂　呈板片状，长 30~40cm，宽 5~10cm，厚 0.6~0.8cm。表面灰褐色，栓皮较厚。内表面棕红色或黄棕色，稍显凹凸不平。质坚硬，油性较少。气香较差，味微甜，辛辣。

（3）桂通　呈双卷状或圆筒形，长 35cm，厚 0.1~0.3cm。外表面灰棕色，内表面暗棕色。质硬而脆，断面紫红色或棕红色。气香，味微甜而辣。

（4）桂碎　呈大小不规则的片块状或短卷筒状，外表面灰棕色，断面和内表面呈棕色和棕褐色。气香，味微甜而辣。

（5）桂心　为刮去外皮者，表面红棕色。

由主产区广西制定的肉桂地方标准如下：

企边桂：甲级：皮细有彩云纹，无破裂，每片重 175g 以上，长约 43cm。乙级：皮略粗，破裂不超过 3cm，每片重 160g 以上。丙级：皮略粗，破裂不超过 4.5cm，每片重 150g 以上。丁级：皮粗细不均，多破裂，每片重 150g 以下。

板桂：甲级：外皮有光泽，含油分较足。乙级：色泽和所含油分比甲级差。丙级：色泽和所含油分比乙级差。

桂通：足干，棕色鲜明，皮薄肉厚，卷筒大小均匀，有油分，气香味甜辣，无霉变。

桂碎：足干，颜色鲜明黄净。有肉桂香甜辣气味，无结块或碎渣，无霉变，无杂质。

2. 饮片　为棕红色、棕色细丝或小碎块，质油润，气香浓烈，味甜而辛辣。

【检查】

1. 水分　不得过 15.0%。

2. 总灰分　不得过 5.0%。

【质量要求】

1. 性状评价 以体重、肉厚、外皮细、断面色紫、油性大、香气浓厚、味甜辣、嚼之渣少者为佳。

2. 含量测定 照挥发油测定法测定，按干燥品计算，含挥发油不得少于 1.2%（mL/g）；照高效液相色谱法测定，按干燥品计算，含桂皮醛不得少于 1.5%。

【性味功能】 性大热，味辛、甘。补火助阳，引火归原，散寒止痛，温通经脉。用于阳痿宫冷，腰膝冷痛，肾虚作喘，虚阳上浮，眩晕目赤，心腹冷痛，虚寒吐泻，寒疝腹痛，痛经经闭。

【用法用量】 内服，1~5g。有出血倾向者及孕妇慎用；不宜与赤石脂同用。

【贮藏条件】 肉桂通常用防压、防潮性能较好的木箱或纸箱包装，贮藏于阴凉、干燥、避风、遮光处，高温高湿季节宜密封保存。

杜 仲

Eucommiae Cortex

本品为杜仲科植物杜仲 *Eucommia ulmoides* Oliv. 的干燥树皮。4~6 月剥取，刮去粗皮，堆置"发汗"至内皮呈紫褐色，晒干。

【药材产地】 主产于贵州遵义、贵阳、安顺，四川广元、达县、万县，湖北宜昌、恩施、十堰，陕西汉中、安康，湖南常德、吉首等地。销全国各地。

【商品特征】

1. 药材 呈板片状或两边稍向内卷，大小不一，厚 3~7mm。外表面淡棕色或灰褐色，有明显的皱纹或纵裂槽纹，有的树皮较薄，未去粗皮，可见明显的皮孔。内表面暗紫色，光滑。质脆，易折断，断面有细密、银白色、富弹性的橡胶丝相连。气微，味稍苦。

规格等级如下：

商品分 4 等。特等：呈平板状，两端切齐，去净粗皮。表面呈灰褐色，内表面黑褐色，质脆。断处有胶丝相连，味微苦。整张长 70~80cm，宽 50cm 以上，厚 7mm 以上。碎块不超过 10%。无卷形、杂质、霉变。一等：呈平板状，两端切齐，去净粗皮。表面呈灰褐色，内表面黑褐色，质脆。断处有胶丝相连，味微苦。整张长 40cm 以上，宽 40cm 以上，厚 5mm 以上。余同特等。二等：整张长 40cm 以上。宽 30cm 以上，厚 3mm 以上，碎块不超过 10%。三等：凡不符合特等及一、二等标准，厚度最薄不得小于 2mm，包括枝皮、根皮、碎块，均属此等，无杂质、霉变。

2. 饮片

（1）杜仲 呈 10~15mm 的小方块或丝状；外表面淡棕色或灰褐色，有明显的皱纹或纵裂槽纹。内表面暗紫色，光滑。折断时有细密、银白色的橡胶丝相连，一般可拉至 1cm 以上才断。气微，味稍苦。

（2）盐杜仲 形如杜仲块或丝，焦黑色或灰棕色，断面白丝易黏，略具咸味。

【质量要求】

1. 性状评价 一般以皮厚、块大、内表面暗紫色、断面丝多、弹性大者为佳。

2. 浸出物测定 照醇溶性浸出物热浸法测定，用 75% 乙醇作溶剂，不得少于 11.0%。

3. 含量测定　照高效液相色谱法测定，按干燥品计算，含松脂醇二葡萄糖苷不得少于0.10%。

【**性味功能**】　性温，味甘。补肝肾，强筋骨，安胎。用于肝肾不足，腰膝酸痛，筋骨无力，头晕目眩，妊娠漏血，胎动不安。

【**用法用量**】　内服，6~10g。

【**贮藏条件**】　打捆或箱装。本品易发霉，应贮藏于阴凉、通风、干燥处保存。

黄　柏

Phellodendri Chinensis Cortex

本品为芸香科植物黄皮树 *Phellodendron chinense* Schneid. 的干燥树皮。习称"川黄柏"。剥取树皮后，除去粗皮，晒干。

【**药材产地**】　主产于四川汶川、乐山、南充，贵州贵阳、遵义、安顺，陕西宝鸡、汉中、商州、安康，湖北十堰、咸宁，云南保山等地。以四川、贵州产量大，质量最佳。

【**商品特征**】

1. 药材　呈板片状或浅槽状，长宽不一，厚 1~6mm。外表面黄褐色或黄棕色，平坦或具纵沟纹，有的可见皮孔痕及残存的灰褐色粗皮；内表面暗黄色或淡棕色，具细密的纵棱纹。体轻，质硬，断面纤维性，呈裂片状分层，深黄色。气微，味极苦，嚼之有黏性。

规格等级如下：

一等：呈平板状，去净粗皮，表面黄褐色或黄棕色，内表面暗黄色或淡棕色，体轻，质较坚硬。断面鲜黄色。气微，味极苦，长 40cm 以上，宽 15cm 以上。二等：呈板片状或卷筒状，大小不等，厚度不得小于 2mm，间有枝皮，其余同一等。

2. 饮片

（1）黄柏　呈丝条状。外表面黄褐色或黄棕色。内表面暗黄色或淡棕色，具纵棱纹。切面纤维性，呈裂片状分层，深黄色。味极苦。

（2）盐黄柏　形如黄柏丝，表面深黄色，偶有焦斑。味极苦，微咸。

（3）酒黄柏　形如黄柏丝，深黄色，偶有焦斑，略具酒气。

（4）黄柏炭　形如黄柏丝，表面焦黑色，内部深褐色或棕黑色。体轻，质脆，易折断。味苦涩。

【**检查**】

1. 水分　不得过 12.0%。

2. 总灰分　不得过 8.0%。

【**质量要求**】

1. 性状评价　以皮厚、色鲜黄、无栓皮者为佳。

2. 浸出物测定　照醇溶性浸出物冷浸法测定，用稀乙醇作溶剂，不得少于 14.0%。

3. 含量测定　照高效液相色谱法测定，按干燥品计算，含小檗碱以盐酸小檗碱计，不得少于 3.0%；含黄柏碱以盐酸黄柏碱计，不得少于 0.34%。

【**性味功能**】　性寒，味苦。清热燥湿，泻火除蒸，解毒疗疮。用于湿热泻痢，黄疸尿赤，带下阴痒，热淋涩痛，脚气痿躄，骨蒸劳热，盗汗，遗精，疮疡肿毒，湿疹湿疮。盐黄柏滋阴降火。用于阴虚火旺，盗汗骨蒸。

【用法用量】　内服，3~12g。外用适量。

【贮藏条件】　打捆，以篾席包装。本品易虫蛀、发霉、变色，应置通风、干燥处，避光保存。盐黄柏、酒黄柏应置于容器内密闭。

第四节　叶类中药

叶类中药一般采用完整的干燥叶、嫩叶及其炮制品。包括单叶、复叶的小叶，或带有部分嫩枝等，以单叶为主。

叶类药材一般均皱缩或破碎，观察其特征时常需将其浸泡在水中使湿润并展开后才能识别。叶类药材加工成饮片时一般切成宽 5~10mm 的丝或窄片。叶类药材多为统货，不分等级。叶类药材通常用袋装，置阴凉干燥处，防止变色、霉变。

大青叶

Isatidis Folium

本品为十字花科植物菘蓝 *Isatis indigotica* Fort. 的干燥叶。夏、秋二季分 2~3 次采收，除去杂质，晒干。

【药材产地】　主产于江苏南通、常州，安徽阜阳，河北安国，以及四川、河南等地，以河北安国产者为佳。销全国或自产自销。

【商品特征】

药材　多皱缩卷曲，有的破碎。完整叶片展平后呈长椭圆形至长圆状倒披针形，长 5~20cm，宽 2~6cm；上表面暗灰绿色，有的可见色较深稍突起的小点；先端钝，全缘或微波状，基部狭窄下延至叶柄呈翼状；叶柄长 4~10cm，淡棕黄色。质脆。气微，味微酸、苦、涩。

规格等级：一般为统货。

【检查】

水分　不得过 13%。

【质量要求】

1. **性状评价**　以叶大、无柄、色暗灰绿色者为佳。

2. **浸出物测定**　照醇溶性浸出物热浸法测定，用乙醇作溶剂，不得少于 16.0%。

3. **含量测定**　用高效液相色谱法测定，按干燥品计算，含靛玉红不得少于 0.020%。

【性味功能】　性寒，味苦。清热解毒，凉血消斑。用于温病高热，神昏，发斑发疹，疡腮，喉痹，丹毒，痈肿。

【用法用量】　内服，9~15g。

【贮藏条件】　本品受潮易生霉，应置通风、干燥处保存。如受潮湿，应摊开晾晒至干。

番泻叶

Sennae Folium

本品为豆科植物狭叶番泻 *Cassia angustifolia* Vahl 或尖叶番泻 *Cassia acutifolia* Delile 的干燥小叶。狭叶番泻叶开花前摘取，尖叶番泻叶果熟期摘取，晒干。

【药材产地】　狭叶番泻主产于红海以东至印度一带，以印度南端丁内未利产量最大。尖叶番泻主产于埃及尼罗河上游。现我国广东、海南、云南西双版纳也有栽培。

【商品特征】

药材

（1）狭叶番泻　呈长卵形或卵状披针形，长 1.5~5cm，宽 0.4~2cm，叶端急尖，叶基稍不对称，全缘。上表面黄绿色，下表面浅黄绿色，无毛或近无毛，叶脉稍隆起。革质。气微弱而特异，味微苦，稍有黏性。

（2）尖叶番泻　呈披针形或长卵形，略卷曲，叶端短尖或微突，叶基不对称，两面均有细短毛茸。

规格等级如下：

番泻叶规格较多，目前市场品主为印度产品，分狭叶和尖叶两种。我国进口的有一等、二等和统货三种。一等：叶大、尖、色绿，无黄叶及枝梗，碎叶及杂质不超过 5%。二等：叶尖、色绿、梗小，碎叶、黄叶及杂质不超过 8%。统货：黄叶不超过 20%，枝、碎叶及杂质不超过 12%。

【检查】

1. 杂质　不得过 6%。

2. 水分　不得过 10.0%。

【质量要求】

1. 性状评价　以叶片大、完整、色绿、枝梗少、无黄叶者为佳。

2. 含量测定　用高效液相色谱法测定，按干燥品计算，含番泻苷 A 和番泻苷 B 的总量不得少于 1.1%。

【性味功能】　性寒，味甘、苦。泻热行滞，通便，利水。主要用于热结积滞、便秘腹痛、水肿胀满。

【用法用量】　内服，2~6g。入煎剂宜后下，或开水泡服。孕妇慎用。

【贮藏条件】　竹席装，再用小压机打包。本品易发霉变质。置阴凉、通风、干燥处，避光保存，注意防潮。

第五节　花类中药

花类中药是指植物的花为药用部位的药材及其炮制品，通常包括完整的花、花序或花的某一部分。

花类药材常依据花朵的花托、萼片、花瓣、雄蕊和雌蕊的数目及其着生位置、形状、颜色、质地、大小、被毛茸与否、气味、开放花的比例等划分规格等级，部分开放的花通常为统货。花类药材经过采收、干燥运输等，常皱缩、破碎而变形，故可放入水中浸泡展平后，再进行鉴别。

花类药材通常用布袋、塑料袋或硬纸箱等包装，西红花等贵重药材可用金属盒贮存。贮存中应防潮、防压、避光。

金银花

Lonicerae japonicae Flos

本品为忍冬科植物忍冬 *Lonicera japonica* Thunb. 的干燥花蕾或带初开的花。夏初花开放前采收，干燥。

【药材产地】　主产于山东平邑、费县、苍山、沂水、日照，河南密县、登封、新密、荥阳、巩义、封丘等地，多为栽培品。以山东产量大，占全国总产量的 60% 以上。以产于河南的质优。产于河南的称"密银花"，产于山东的称"东银花"。

【商品特征】

1. 药材　呈棒状，上粗下细，略弯曲，长 2~3cm，上部直径约 3mm，下部直径约 1.5mm。表面黄白色或绿白色（贮久色渐深），密被短柔毛。偶见叶状苞片。花萼绿色，先端 5 裂，裂片有毛，长约 2mm。开放者花冠筒状，先端二唇形；雄蕊 5，附于筒壁，黄色；雌蕊 1，子房无毛。气清香，味淡、微苦。

规格等级如下：

按产区分为密银花（河南新密、巩义等产品，即"南银花"）、济银花（山东平邑、苍山等产品，即"东银花"），均分四等。

（1）密银花　一等：花蕾呈棒状，上粗下细，略弯曲。表面绿白色，花冠厚质稍硬，握之有顶手感。气清香，味甘、微苦。无开放花朵，破裂花蕾及黄条不超过 5%。无黑条、枝叶、杂质、虫蛀、霉变。二等：表面绿白色，花冠厚质稍硬，开放花朵不超过 5%，黑头、破裂花蕾及黄条不超过 10%。其余同一等。三等：表面白色或黄白色，花冠厚质稍硬，开放花朵、黑条不超过 30%。余同二等。四等：花蕾或开放的花朵兼有，色泽不分，枝叶不超过 3%。其余同二等。

（2）东银花　一等：花蕾呈棒状，肥壮。上粗下细，略弯曲。表面黄白色、青色。气清香，味甘、微苦。开放花朵不超过 5%。无嫩蕾、黑头、枝叶。二等：花蕾较瘦，开放花朵不超过 15%，黑头不超过 3%。其余同一等。三等：花蕾瘦小，开放花朵不超过 25%，黑头不超过 15%，枝叶不超过 1%。其余同二等。四等：花蕾或开放的花朵兼有，色泽不分，枝叶不超过 3%。其余同三等。

出口商品：分甲、乙两级。甲级：色泽青绿微白，花均匀，有香气，散花不超过 2%，无枝、叶，无黑头和油条，身干。乙级：色泽白绿，花均匀，有香气，散花、枝、叶不超过 5%，无黑头及油条。

2. 饮片

（1）金银花　同药材。

（2）炒金银花　表面黄色。质轻脆，易碎。

（3）蜜银花　表面黄色。有蜜糖焦香气。

（4）金银花炭　形如金银花，表面焦褐色。质轻脆，易碎。

【检查】

1. 水分　不得过 12.0%。

2. 总灰分　不得过 10.0%。

3. 酸不溶性灰分　不得过 3.0%。

4. 重金属及有害元素限量　铅不得过 5mg/kg，镉不得过 0.3mg/kg，砷不得过 2mg/kg，汞不得过 0.2mg/kg，铜不得过 20mg/kg。

【质量要求】

1. 性状评价　以花蕾多、肥壮、色青绿微白、气清香者为佳。

2. 含量测定　用高效液相色谱法测定，按干燥品计算，含绿原酸不得少于 1.5%，木犀草苷不得少于 0.050%。

【性味功能】　性寒，味甘。清热解毒，疏散风热。用于痈肿疔疮，喉痹，丹毒，热毒血痢，风热感冒，温病发热。

【用法用量】　内服，6~15g。

【贮藏条件】　纸箱或袋装，置阴凉干燥处；防潮，防蛀。

红 花

Carthami Flos

本品为菊科植物红花 *Carthamus tinctorius* L. 的干燥花。夏季花由黄变红时采摘，阴干或晒干。

【药材产地】　我国大部分地区均有栽培。主产于河南延津等地者称"怀红花"，产于四川简阳等地者称"川红花"，产于云南凤庆等地者称"云红花"，产于浙江慈溪等地者称"杜红花"，产于新疆伊犁等地者称"新疆红花"。

【商品特征】

药材　为不带子房的管状花，长 1~2cm。表面红黄色或红色。花冠筒细长，先端 5 裂，裂片呈狭条形，长 5~8mm；雄蕊 5，花药聚合成筒状，黄白色；柱头长圆柱形，顶端微分叉。质柔软。气微香，味微苦。

规格等级如下：

商品分两个等级。一等：筒状花皱缩弯曲，成团或散在。表面深红色、鲜红色，微带黄色。无枝叶、杂质。二等：表面浅红，暗红或淡黄色，其余同一等。

【检查】

1. 杂质　不得过 2%。

2. 水分　不得过 13.0%。

3. 总灰分　不得过 15.0%。

4. 酸不溶性灰分　不得过 5.0%。

5. 红色素测定　照紫外 – 可见分光光度法测定，不得低于 0.20。

【质量要求】

1. 性状评价　一般以质干、花冠长、色红艳、质柔软、无枝刺者为佳。

2. 浸出物测定　照水浸出物冷浸法测定，不得少于 30.0%。

3. 含量测定　用高效液相色谱法测定，按干燥品计算，含羟基红花黄色素 A 不得少于 1.0%，山奈素不得少于 0.050%。

【性味功能】　性温，味辛。活血通经，散瘀止痛。用于经闭，痛经，恶露不行，癥瘕痞块，胸痹心痛，瘀滞腹痛，胸胁刺痛，跌仆损伤，疮疡肿痛。

【用法用量】　内服，3~10g。孕妇慎用。

【贮藏条件】　置阴凉干燥处，防潮，防蛀。传统贮藏法，系将净红花用纸分包（每包 500~1000g），贮于石灰箱内，以保持红花鲜艳的色泽。

第六节　果实与种子类中药

果实和种子是植物体中既有联系但又不同的两个器官，在中药商品中一般不加以严格区分。果实类中药指以完整果实或果实的一部分为药用部位的药材及其炮制品。种子类中药指以种子为药用部位的药材及其炮制品，多数是成熟的种子，少数为种子的一部分。

果实种子类药材形态多样，鉴别应注意形状、大小、颜色、表面、断面、质地、气味等。果实种子类药材，有时切成厚片、丝片，或制成碎块、粉、霜等，注意观察切面、颜色、周边和气味等特征。果实种子类药材多为统货，少数按照大小、色泽、成熟程度和产地等划分等级。

果实种子类药材一般使用袋、箱或缸贮存。多含有丰富的糖类、淀粉、油脂等营养物质，易于虫蛀和泛油，应置于阴凉、通风干燥处保存。

五味子

Schisandrae Chinensis Fructus

本品为木兰科植物五味子 *Schisandra chinensis*（Turcz.）Baill. 的干燥成熟果实。习称"北五味子"。秋季果实成熟时采摘，晒干或蒸后晒干，除去果梗和杂质。

【药材产地】　主产于辽宁本溪、凤城、桓仁、新滨、宽甸，吉林桦甸、蛟河、抚松、柳河、临江、延边、通化，黑龙江阿城、宁安、虎林等地。以辽宁产质量最佳，故有"辽五味"之称。

【商品特征】

1. 药材　呈不规则的球形或扁球形，直径 5~8mm。表面红色、紫红色或暗红色，皱缩，显油润；有的表面呈黑红色或出现"白霜"。果肉柔软，种子 1~2，肾形，表面棕黄色，有光泽，种皮薄而脆。果肉气微，味酸；种子破碎后，有香气，味辛、微苦。

规格等级如下：

北五味子（辽五味）按果实表面颜色和干瘪粒的多少分为两个等级。一等：呈不规则球形或椭圆形。表面紫红色或红褐色，皱缩，肉厚，质柔润。果肉味酸，种子有香气。干瘪粒不超过 2%，无枝梗、杂质、虫蛀、霉变。二等：表面黑红、暗红或淡红色，皱缩，肉较薄。干瘪粒不超过 20%。余同一等。

2. 饮片

（1）五味子　同药材。

（2）醋五味子　形如五味子，表面乌黑色，油润，稍有光泽。有醋香气。

（3）酒五味子　形如五味子，表面紫黑色或黑褐色，质柔润或稍显油润，微具酒气。

（4）蜜五味子　形如五味子，色泽加深，略显光泽，味酸、甘。

【检查】

1. 杂质　不得过 1.0%。

2. 水分　不得过 16.0%。

3. 总灰分　不得过 7.0%。

【质量要求】

1. 性状评价　一般以个大、色紫红、肉厚、柔润光泽、气味浓者为佳。

2. 含量测定　用高效液相色谱法测定，按干燥品计算，含五味子醇甲不得少于 0.40%。

【性味功能】　性温，味酸、甘。收敛固涩，益气生津，补肾宁心。用于久嗽虚喘，梦遗滑精，遗尿尿频，久泻不止，自汗盗汗，津伤口渴，内热消渴，心悸失眠。

【用法用量】　内服，2~6g。

【贮藏条件】　以麻袋或塑料编织袋包装。本品易吸湿返潮、霉变，应置于阴凉、通风、干燥处保存，防霉，但不可干燥过度，以免失润干枯。

枸杞子

Lycii Fructus

本品为茄科植物宁夏枸杞 *Lycium barbarum* L. 的干燥成熟果实。夏、秋二季果实呈红色时采收，热风烘干，除去果梗，或晾至皮皱后，晒干，除去果梗。

【药材产地】　主产于宁夏中宁、中卫，近年来，内蒙古、甘肃、新疆等地亦大量栽培。以宁夏栽培者质量最佳，为道地药材。目前宁夏枸杞已遍布宁夏各县，并不断培育出高产优质的栽培新品种。

【商品特征】

药材　呈类纺锤形或椭圆形，长 6~20mm，直径 3~10mm。表面红色或暗红色，顶端有小突起状的花柱痕，基部有白色的果梗痕。果皮柔韧，皱缩；果肉肉质，柔润。种子 20~50 粒，类肾形，扁而翘，长 1.5~1.9mm，宽 1~1.7mm，表面浅黄色或棕黄色。气微，味甜。

规格等级如下：

商品常分宁夏枸杞子等规格。宁夏枸杞子一般分为五个等级。一等：每 50g 370 粒以内。果实椭圆形或长卵形，色泽鲜红或红色、暗红色，质柔软，多糖质，滋润，味甜。大小均匀，无油粒、破粒、杂质、虫蛀、霉变。二等：每 50g 580 粒以内。其余同一等。三等：每 50g

900 粒以内。果实暗红或橙红色，糖质较少。其余同一等。四等：每 50g 1100 粒以内。果实暗红或橙红色，糖质少。油粒不超过 15%。其余同一等。五等：色泽深浅不一，每 50g 1100 粒以外。破粒、油粒不超过 30%。余同四等。

出口商品：分特级（贡果面）、甲级（贡果王）、乙级（贡果）、丙级（超王杞）等 4 个规格。

【检查】

1. 水分　不得过 13.0%。

2. 总灰分　不得过 5.0%。

3. 重金属及有害元素限量　铅不得过 5mg/kg，镉不得过 0.3mg/kg，砷不得过 2mg/kg，汞不得过 0.2mg/kg，铜不得过 20mg/kg。

【质量要求】

1. 性状评价　以粒大、色红、肉厚、质柔润、籽少、味甜者为佳。

2. 浸出物测定　照水溶性浸出物热浸法测定，不得少于 55.0%。

3. 含量测定　照紫外 – 可见分光光度法测定，按干燥品计算，含枸杞多糖以葡萄糖计，不得少于 1.8%；照薄层色谱扫描法测定，含甜菜碱不得少于 0.30%。

【性味功能】　性平，味甘。滋补肝肾，益精明目。用于虚劳精亏，腰膝酸痛，眩晕耳鸣，阳痿遗精，内热消渴，血虚萎黄，目昏不明。

【用法用量】　内服，6~12g。

【贮藏条件】　用箱或硬纸箱内衬防潮油纸包装。本品极易虫蛀、霉变、泛油、变色，应密封，置于阴凉、干燥处保存。注意防闷热、防潮、防蛀。少量商品，可在晒干后每 0.5~1kg 为包，贮于石灰缸内，或置于缸内再喷白酒，可防霉蛀。大宗商品可用氯化苦或磷化铝熏。如有条件最好冷藏。在保管中，应防鼠害。

苦杏仁

Armeniacae Semen Amarum

本品为蔷薇科植物山杏 *Prunus armeniaca* L. var. ansu Maxim.、西伯利亚杏 *Prunus sibirica* L.、东北杏 *Prunus mandshurica*（Maxim.）Koehne 或杏 *Prunus armeniaca* L. 的干燥成熟种子。夏季采收成熟果实，除去果肉和核壳，取出种子，晒干。

【药材产地】　主产于我国北方省区，以内蒙古的东部、吉林、辽宁、河北、山西、陕西等地区产量最大，销全国各地并有出口。

【商品特征】

1. 药材　呈扁心形，长 1~1.9cm，宽 0.8~1.5cm，厚 0.5~0.8cm。表面黄棕色至深棕色，一端尖，另端钝圆，肥厚，左右不对称，尖端一侧有短线形种脐，圆端合点处向上具多数深棕色的脉纹。种皮薄，子叶 2，乳白色，富油性。气微，味苦。

规格等级：商品有魁杏仁（又名白皮）、府杏仁或京杏仁（又名红皮）两种规格，各按大小肥瘦分为 1~3 等。

2. 饮片

（1）焯苦杏仁　形如苦杏仁或分离为单瓣，无种皮，表面乳白色或黄白色，有特异的香气，味苦。

（2）炒苦杏仁　形如燀苦杏仁，表面黄色至棕黄色，微带焦斑。有香气，味苦。

【检查】

过氧化值　不得过 0.11。

【质量要求】

1. 性状评价　一般以颗粒均匀、饱满、整齐不碎者为佳。

2. 含量测定　照高效液相色谱法测定，按干燥品计算，含苦杏仁苷不得少于 3.0%。

【性味功能】　性微温，味苦；有小毒。降气止咳平喘，润肠通便。用于咳嗽气喘，胸满痰多，肠燥便秘。

【用法用量】　内服，5~10g，生品入煎剂后下。内服不宜过量，以免中毒。

【贮藏条件】　用麻袋或塑料袋装。本品易虫蛀、发霉、泛油，应置阴凉、干燥处，防蛀。夏季可用氯化苦或磷化铝熏，但不宜用硫黄熏，以免影响品质和色泽。

补骨脂

Psoraleae Fructus

本品为豆科植物补骨脂 *Psoralea corylifolia* L. 的干燥成熟果实。秋季果实成熟时采收果序，晒干，搓出果实，除去杂质。

【药材产地】　主产于重庆合川、江津、金堂、都江堰、广元，河南商丘、新乡、博爱、沁阳、信阳，安徽、陕西等地亦产，现全国各地多有栽培，少量野生。以河南产者为道地药材，习称"怀故子"。

【商品特征】

1. 药材　呈肾形，略扁，长 3~5mm，宽 2~4mm，厚约 1.5mm。表面黑色、黑褐色或灰褐色，具细微网状皱纹。顶端圆钝，有一小突起，凹侧有果梗痕。质硬。果皮薄，与种子不易分离；种子 1 枚，子叶 2，黄白色，有油性。气香，味辛、微苦。

规格等级：商品按产地分川补骨脂和怀补骨脂等。一般为统货。

2. 饮片

（1）补骨脂　同药材。

（2）炒补骨脂　形如补骨脂。微鼓起，外表有少量焦末，气香。

（3）盐补骨脂　形如补骨脂。表面黑色或黑褐色，微鼓起。气微香，味微咸。

【检查】

1. 杂质　不得过 5%。

2. 水分　不得过 9%。

3. 总灰分　不得过 8.0%。

4. 酸不溶性灰分　不得过 2.0%。

【质量要求】

1. 性状评价　以身干、颗粒饱满、黑褐色、纯净者为佳。

2. 含量测定　照高效液相色谱法测定，按干燥品计算，含补骨脂素和异补骨脂素的总量

NOTE

不得少于 0.70%。

【性味功能】 性温，味辛、苦。温肾助阳，纳气平喘，温脾止泻；外用消风祛斑。用于肾阳不足，阳痿遗精，遗尿尿频，腰膝冷痛，肾虚作喘，五更泄泻；外用治白癜风，斑秃。

【用法用量】 内服，6~10g。外用，20%~30% 酊剂涂患处。

【贮藏条件】 贮藏用麻袋装。本品吸潮后易虫蛀、发霉，故应置于干燥处保存。为防虫蛀，少量药材可在入夏前晒后放入石灰缸内保存；大量商品可用药熏。

第七节　全草类中药

全草类中药指以草本植物的全体或一部分为药用部位的中药，又称草类药材。大多数为植物地上部分，亦有带有根及根茎的全株（全草），或小灌木草质茎。

全草类药材饮片常切成不同长度的段，或横片，鉴别时应根据不同的对象注意茎、叶、花、果实、种子等的性状。全草类药材多为统货，少数依据来源、产地划分规格，或按大小分等。

全草类药材通常用袋、筐或箱装，较长大的可打包。本类药材较易变色和散失气味，贮藏时应注意密封，置于阴凉、干燥、通风处保存。

麻　黄

Ephedrae Herba

本品为麻黄科植物草麻黄 *Ephedra sinica* Stapf、中麻黄 *Ephedra intermedia* Schrenk et C. A. Mey. 或木贼麻黄 *Ephedra equisetina* Bge. 的干燥草质茎。秋季采割绿色的草质茎，晾干。

【药材产地】 主产于山西大同、浑源、山阴，河北蔚县、怀安、围场，以及内蒙古、辽宁、甘肃、陕西、宁夏、新疆等地；销全国各地，并出口。一般以山西产者质量最佳。

【商品特征】

1. 药材

（1）草麻黄　呈细长圆柱形，少分枝，直径 1~2mm。有的带少量棕色木质茎。表面淡绿色至黄绿色，有细纵脊线，触之微有粗糙感。节明显，节间长 2~6cm。节上有膜质鳞叶，长 3~4mm；裂片 2（稀 3），锐三角形，先端灰白色，反曲，基部联合成筒状，红棕色。体轻，质脆，易折断，断面略呈纤维性，周边绿黄色，髓部红棕色，近圆形。气微香，味涩、微苦。

（2）中麻黄　多分枝，直径 1.5~3mm，有粗糙感。节上膜质鳞叶长 2~3mm，裂片 3（稀 2），先端锐尖。断面髓部呈三角状圆形。

（3）木贼麻黄　较多分枝，直径 1~1.5mm，无粗糙感。节间长 1.5~3cm。膜质鳞叶长 1~2mm；裂片 2（稀 3），上部为短三角形，灰白色，先端多不反曲，基部棕红色至棕黑色。

规格等级：分为草麻黄、中麻黄、木贼麻黄 3 种规格，一般为统货。

2. 饮片

（1）麻黄　呈圆柱形的段，长 1~2cm。表面淡黄绿色至黄绿色，粗糙，有细纵脊线，节上有细小鳞叶。切面中心显红黄色。气微香，味涩、微苦。

（2）蜜麻黄　形如麻黄段。表面深黄色，微有光泽，略具黏性。有蜜香气，味甜。

（3）麻黄绒　呈松软绒状，黄绿色。

（4）蜜麻黄绒　呈松软黏结的纤维状，深黄色，微甜。

【检查】

1. 杂质　不得过 5%。

2. 水分　不得过 9.0%。

3. 总灰分　不得过 10.0%。

【质量要求】

1. 性状评价　一般以干燥、茎粗、淡绿色、内心充实、味苦涩者为佳。色变黄，手拉脱节者不可药用。

2. 含量测定　照高效液相色谱法测定，按干燥品计算，含盐酸麻黄碱和盐酸伪麻黄碱的总量不得少于 0.80%。

【性味功能】　性温，味辛、微苦。发汗散寒，宣肺平喘，利水消肿。用于风寒感冒，胸闷喘咳，风水浮肿。蜜麻黄润肺止咳。多用于表证已解，气喘咳嗽。

【用法用量】　内服，2~10g。

【贮藏条件】　置通风、干燥处，防潮。蜜麻黄密闭，置阴凉干燥处。

穿心莲

Andrographis Herba

本品为爵床科植物穿心莲 *Andrographis paniculata*（Burm. f.）Nees 的干燥地上部分。秋初茎叶茂盛时采割，晒干。

【药材产地】　主产于广东、广西、福建；此外，云南、四川、江西、浙江、江苏、山东亦产。野生和栽培均有。

【商品特征】

1. 药材　茎呈方柱形，多分枝，长 50~70cm，节稍膨大；质脆，易折断。单叶对生，叶柄短或近无柄；叶片皱缩、易碎，完整者展平后呈披针形或卵状披针形，长 3~12cm，宽 2~5cm，先端渐尖，基部楔形下延，全缘或波状；上表面绿色，下表面灰绿色，两面光滑。气微，味极苦。

规格等级：商品一般为统货。

2. 饮片　为不规则小段，茎 4 棱，断面可见白色的髓；叶片绿色或灰绿色；气微，味极苦。

【检查】

叶　不得少于 30%。

【质量要求】

1. 性状评价　以干净无杂质、色绿、叶多、味极苦者为佳。

2. 浸出物测定　照醇溶性浸出物热浸法测定，用乙醇作溶剂，不得少于 8.0%。

NOTE

3. 含量测定 照高效液相色谱法测定，按干燥品计算，含穿心莲内酯和脱水穿心莲内酯的总量不得少于 0.80%。

【性味功能】 性寒，味苦。清热解毒，凉血，消肿。用于感冒发热，咽喉肿痛，口舌生疮，顿咳劳嗽，泄泻痢疾，热淋涩痛，痈肿疮疡，蛇虫咬伤。

【用法用量】 内服，6~9g。外用适量。

【贮藏条件】 置阴凉干燥通风处。

薄 荷

Menthae Haplocalycis Herba

本品为唇形科植物薄荷 *Mentha haplocalyx* Briq. 的干燥地上部分。夏、秋二季茎叶茂盛或花开至三轮时，选晴天，分次采割，阴干或晒干。

【药材产地】 薄荷在我国各地均有分布，家种、野生均有，以家种为主。主产于江苏苏州、南通、海门、东台、淮阳、盐城、徐州、太仓，安徽铜陵、宿县、六安、滁县，江西九江、宜春、赣州、吉安、上饶，河北，浙江苋桥、淳安、开化、余杭等地。薄荷商品全部来源于家种，以江苏太仓出产的薄荷质量最佳，俗称"苏薄荷"。薄荷为我国特产药材之一，产量居世界第一位。

【商品特征】

1. 药材 茎呈方柱形，有对生分枝，长 15~40cm，直径 0.2~0.4cm；表面紫棕色或淡绿色，棱角处具茸毛，节间长 2~5cm；质脆，断面白色，髓部中空。叶对生，有短柄；叶片皱缩卷曲，完整者展平后呈宽披针形、长椭圆形或卵形，长 2~7cm，宽 1~3cm；上表面深绿色，下表面灰绿色，稀被茸毛，有凹点状腺鳞。轮伞花序腋生，花萼钟状，先端 5 齿裂，花冠淡紫色。揉搓后有特殊清凉香气，味辛凉。

规格等级如下：

商品按产区分为太仓薄荷、杭薄荷等规格；按采收季节分为"头刀薄荷"和"二刀薄荷"；按生境分野生薄荷、栽培薄荷等规格。一般不分等级。

2. 饮片

（1）薄荷 呈不规则的段。茎方柱形，表面紫棕色或淡绿色，具纵棱线，棱角处具茸毛。切面白色，中空。叶多破碎，上表面深绿色，下表面灰绿色，稀被茸毛。轮伞花序腋生，花萼钟状，先端 5 齿裂，花冠淡紫色。揉搓后有特殊清凉香气，味辛凉。

（2）蜜薄荷 形如薄荷段，表面显黄褐色，略带黏性，味微甜。

【检查】

1. 叶 不得少于 30%。

2. 水分 不得过 15.0%。

3. 总灰分 不得过 11.0%。

4. 酸不溶性灰分 不得过 3.0%。

【质量要求】

1. 性状评价 头刀薄荷分枝稍多，茎多紫褐色，较长，品质优；二刀薄荷分枝较少，茎多黄绿色，较短，偶有开花者，质次。一般均以叶多、色深绿、味清凉、香气浓者为佳，一般认为太仓头刀薄荷质最优。

2. 含量测定　照挥发油测定法，按干燥品计算，药材含挥发油不得少于 0.80%（mL/g）。

【性味功能】　性凉，味辛。疏散风热，清利头目，利咽，透疹，疏肝行气。用于风热感冒，风温初起，头痛，目赤，喉痹，口疮，风疹，麻疹，胸胁胀闷。

【用法用量】　内服，3~6g，入煎剂宜后下。

【贮藏条件】　薄荷一般为压缩打包件，每件 45kg。贮于阴凉干燥避光的库内，温度控制在 28℃以内，相对湿度 70%~75%，安全水分 11%~13%。贮藏时间不宜过长，一般 1 年左右，受潮发热，应及时摊晾，或翻垛通风，不能曝晒，虫情严重时，用磷化铝熏杀。

第八节　藻、菌及地衣类中药

藻、菌及地衣类中药是指来源于藻类、菌类和地衣类三大类低等植物的药材及炮制品，以真菌类的药材资源最为丰富。药用部位包括干燥的藻体、子实体、菌丝体、菌核和地衣体。

藻、菌及地衣类药材的鉴别，应注意形状、大小、颜色、表面特征、质地、折断面和气味等。藻、菌及地衣类药材通常切成宽丝、段、片或块，鉴别时注意形状、颜色、质地或切面的特征。藻、菌及地衣类药材多为统货，有的常根据产地、来源、加工方法划分规格，并以大小分等。

藻、菌及地衣类药材通常采用袋装或箱装，贵重药材可密封保存。藻类药材由于附有一定的盐分，极易吸潮变软。本类药材一般应置于干燥、阴凉、通风处保存，防虫蛀。

冬虫夏草

Cordyceps

本品为麦角菌科真菌冬虫夏草菌 *Cordyceps sinensis*（BerK.）Sacc. 寄生在蝙蝠蛾科昆虫幼虫上的子座和幼虫尸体的干燥复合体。夏初子座出土、孢子未发散时挖取，晒至六七成干，除去似纤维状的附着物及杂质，晒干或低温干燥。

【药材产地】　主产于四川阿坝州的松潘、理县、壤塘，甘孜州的德格、石渠、理塘、巴塘，西藏的那曲、昌都等，青海的玉树、果洛、同仁、同德，云南的香格里拉、德钦、丽江等，此外甘肃、新疆也产。销全国各地并出口。

【商品特征】

药材　由虫体与从虫头部长出的真菌子座相连而成。虫体似蚕，长 3~5cm，直径 0.3~0.8cm；表面深黄色至黄棕色，有环纹 20~30 个，近头部的环纹较细；头部红棕色；足 8 对，中部 4 对较明显；质脆，易折断，断面略平坦，淡黄白色。子座细长圆柱形，长 4~7cm，直径约 0.3cm；表面深棕色至棕褐色，有细纵皱纹，上部稍膨大；质柔韧，断面类白色。气微腥，味微苦。

规格等级如下：

根据产地划分：过去分为炉草、灌草和滇草。现在也有分为四川虫草、青海虫草和西藏虫草三种规格。

根据大小划分：目前市场上按大小分为藏草和川草。也有按每千克的条数分为若干个等级。

根据加工划分：分为散虫草和把虫草两种规格。散虫草是仅经过产地加工的商品；把装虫草又称"封虫草"，为用红线将冬虫夏草扎成的整齐的小把，再将小把捆成长方形的封装，每封 150~300g，分别称为"小封装"和"大封装"。

【质量要求】

1. 性状评价　一般以虫体饱满肥大、色黄、断面充实、色白、子座粗壮、气香浓者为佳。

2. 含量测定　照高效液相色谱法测定，按干燥品计算，含腺苷不得少于 0.010%。

【性味功能】　性平，味甘。补肾益肺，止血化痰。用于肾虚精亏，阳痿遗精，腰膝酸痛，久咳虚喘，劳嗽咯血。

【用法用量】　内服，3~9g。

【贮藏条件】　用纸袋或塑料袋包装，再装入纸箱内。本品易虫蛀、发霉、变色，应密封放阴凉干燥处，防蛀。在装箱时放入一些牡丹皮碎片，不易虫蛀。

茯　苓

Poria

本品为多孔菌科真菌茯苓 *Poria cocos*（Schw.）Wolf 的干燥菌核。多于 7~9 月采挖，挖出后除去泥沙，堆置"发汗"后，摊开晾至表面干燥，再"发汗"，反复数次至现皱纹、内部水分大部散失后，阴干，称为"茯苓个"；或将鲜茯苓按不同部位切制，阴干，分别称为茯苓块和茯苓片。

【药材产地】　野生品主产于云南丽江地区，家种茯苓主产于湖北罗田、英山、麻城，安徽金寨、霍山、岳西，河南商城，广西岑溪、昭平、苍梧、玉林，广东信宜、高州、新丰，福建尤溪、三明、沙县，云南禄劝、武定。以安徽产量大，称"安苓"；云南产"云苓"最为著名。

【商品特征】

1. 药材　茯苓个：呈类球形、椭圆形、扁圆形或不规则团块，大小不一。外皮薄而粗糙，棕褐色至黑褐色，有明显的皱缩纹理。体重，质坚实，断面颗粒性，有的具裂隙，外层淡棕色，内部白色，少数淡红色，有的中间抱有松根。气微，味淡，嚼之黏牙。

规格等级如下：

分为个苓、白苓片（平片）、白苓块、赤苓块、茯神块、骰方、白碎苓、赤碎苓、茯神木等规格，多为统货。

个苓：一等：不规则圆球形或块状，表面黑褐色或棕褐色。体坚实，皮细。断面白色。大小不分，无霉变。二等：体轻泡，皮粗，质松。断面白色至黄棕色。间有皮沙、水锈、破块、破伤。

白苓片：一等：为薄片，白色或灰白色，质细，毛边（不修边）。厚度每厘米 7 片，片面宽长不小于 3cm，无霉变。二等：厚度每厘米 5 片。余同一等。

白苓块：为扁平方块，白色，厚 0.4~0.6cm，长、宽 4~5cm。边缘的苓块可不成方形，间有长、宽 1.5cm 以上的碎块，无霉变。

赤苓块：块为赤色或浅红色，余同白苓块。

茯神块：为扁平方块，色泽不分，每块含有松木心。厚 4~6cm，长、宽 4~5cm，木心直径不超过 1.5cm，边缘的苓块可不成方形，间有长、宽 1.5cm 以上的碎块，无霉变。

骰方：呈立方形块，白色，质坚实，长、宽、厚在 1cm 以内，均匀整齐，间有不规则碎块，但不超过 10%。无粉末，无霉变。

白碎苓：碎块或碎屑，白色或灰白色。无粉末，无霉变。

赤碎苓：赤黄色，余同白碎苓。

茯神木：为茯苓中间的松根，弯曲不直，似朽木状。色泽不分，质松体轻。每根周围必须带有 2/3 的茯苓肉。松根直径不超过 2.5cm。无霉变。

2. 饮片

（1）茯苓皮　为削下的茯苓外皮。呈长条形或不规则块片，大小不一。外表面棕褐色至黑褐色，有疣状突起，内面淡棕色并常带有白色或淡红色的皮下部分。质较松软，略具弹性。气微、味淡，嚼之黏牙。

（2）茯苓片块

平片：选取质坚实的茯苓，除去皮及浅红色部分，经蒸后切 1~2mm 厚的薄片，长、宽 5~8cm。全体白色或微带红色。

茯神块：为将含松根的茯苓切成每块中央嵌有松根的方块。

骰茯苓：又称"骰方"，为原个茯苓除净皮后，切成各边均约 1cm 的立方体。生切品色白较鲜，但易碎。略蒸后切方粒，质坚实，不易破碎，但色略晦，呈米白色。

苓肉：整个茯苓除净皮后，随意切成不规则团块，大块者可达直径 4cm，小粒者约 1.5cm。

碎苓：又称"切片"，多为切平片时加工修改出来的不规则边料碎片，色白或微带红色。

（3）茯苓片　为不规则原片或块，大小不一，表面白色、淡红色或淡棕色。体重，质坚实。无臭，味淡，嚼之黏牙。

（4）朱茯苓　形如茯苓块，表面朱红色。

【检查】

1. 水分　不得过 18.0%。

2. 总灰分　不得过 2.0%。

【质量要求】

1. 性状评价　一般以色白（赤茯苓以色赤黄）、质坚实、无沙粒嵌入、嚼之黏性强者为佳。

2. 浸出物测定　照醇溶性浸出物热浸法测定，用稀乙醇作溶剂，不得少于 2.5%；

【性味功能】　性平，味甘、淡。利水渗湿，健脾，宁心。用于水肿尿少，痰饮眩悸，脾虚食少，便溏泄泻，心神不安，惊悸失眠。

【用法用量】　内服，10~15g。

【贮藏条件】　茯苓个通常用麻袋包装，每袋 30kg；茯苓块、片用纸箱内衬防潮纸包装，

NOTE

每件 20kg。置阴凉干燥处，温度在 30℃以下，相对湿度 70%~75%；或密封抽氧充氮加以养护。贮藏期间，高温高湿季节要勤检查，发现虫蛀霉变及时曝晒或烘干，除去霉迹或虫尸。

猪 苓

Polyporus

本品为多孔菌科真菌猪苓 *Polyporus umbellatus*(Pers.)Fries 的干燥菌核。春、秋二季采挖，除去泥沙，干燥。

【药材产地】 主产于贵州遵义、习水、德江等，陕西凤县、勉县、石泉、镇安、商县，云南维西、中甸、丽江、大理、凤庆，河南洛阳、嵩县、卢氏，山西霍县、沁县、宁武，河北兴隆、丰宁、青龙等地。人工栽培已获成功。以陕西、云南产量大，贵州产者最为著名。

【商品特征】

1. 药材 呈条形、类圆形或扁块状，有的有分枝，长 5~25cm，直径 2~6cm。表面黑色、灰黑色或棕黑色，皱缩或有瘤状突起。体轻，质硬，断面类白色或黄白色，略呈颗粒状。气微，味淡。

规格等级如下：

商品分川猪苓和云猪苓等规格，一般不分等级。出口商品要求体质轻而坚结、表面光滑、少皱纹、皮色黑、内色白、身干、无杂质、无虫蛀和霉变，通常分为四等。一等：1kg 32 个以内，大小均匀。二等：1kg 80 个以内，大小均匀。三等：1kg 200 个以内，大小均匀。四等：1kg 200 个以上，大小均匀。

2. 饮片 呈类圆形或不规则的厚片。外表皮黑色或棕黑色，皱缩。切面类白色或黄白色，略呈颗粒状。气微，味淡。

【检查】

1. 水分 不得过 14.0%。

2. 总灰分 不得过 12.0%。

3. 酸不溶性灰分 不得过 5.0%。

【质量要求】

1. 性状评价 一般以个大、丰满、外皮黑褐色而光滑、断面色白、无黑心空洞、体重质坚者为佳。习惯认为川猪苓质优。

2. 含量测定 照高效液相色谱法测定，按干燥品计算，含麦角甾醇不得少于 0.070%。

【性味功能】 性平，味甘、淡。利水渗湿。用于小便不利，水肿，泄泻，淋浊，带下。

【用法用量】 内服，6~12g。

【贮藏条件】 置于干燥通风处；为防止虫蛀，入夏前可用药物熏蒸。

第九节 树脂类中药

树脂类中药是指来源于植物组织的一类正常代谢产物或分泌物的药材及其炮制品。树脂类药材一般为固体或半固体，无定形，少数为液体。通常不溶于水或吸水膨胀，易溶于有机溶剂，加热则软化而后熔融，燃烧时常有浓烟，并有特殊的香气或臭气。

树脂类药材鉴别应注意观察形状、大小、颜色、表面、质地、断面、气味、水试和火试等现象。多凝聚为团块或颗粒状，表面常有光泽，质硬脆，具特异气味。

树脂类药材多为统货，少数依据来源、形状、加工方法等划分规格。

树脂类药材通常袋包后入木箱、木盒、金属盒、瓶等容器包装。一般具有特殊的气味，同时含有丰富的树脂酸、树脂醇和树脂酯等，容易散失气味和氧化，应密封，置于阴凉干燥处贮存。

乳　香

Olibanum

本品为橄榄科植物乳香树 *Boswellia carterii* Birdw. 及同属植物 *Boswellia bhaw-dajiana* Birdw. 树皮渗出的树脂。春、夏二季将较大的树干皮部切开成沟，树脂便慢慢从伤口渗出，顺沟流下，凝结成乳头粒状或块状，收集，干燥，即为乳香珠。如脂胶流散地下，或黏附树皮中，即为原乳香。

【药材产地】　主产于索马里、埃塞俄比亚及阿拉伯半岛南部；土耳其、利比亚、苏丹、埃及亦产。销世界各地。

【商品特征】

1. 药材　呈长卵形滴乳状、类圆形颗粒或黏合成大小不等的不规则块状物。大者长达2cm（乳香珠）或 5cm（原乳香）。表面黄白色，半透明，被有黄白色粉末，久存则颜色加深。质脆，遇热软化。破碎面有玻璃样或蜡样光泽。具特异香气，味微苦。

规格等级如下：

商品均为进口品，分为索马里乳香和埃塞俄比亚乳香两种规格。每种乳香又分为乳香珠和原乳香。按性状分为滴乳、乳珠、原乳、乳香米、乳香末 5 种规格，以滴乳最佳。现在多分为原乳香、一号乳香珠、二号乳香珠、豆乳香等规格。

2. 饮片

（1）醋制乳香　形如乳香颗粒或块，表面深黄色，显油亮；质坚脆，稍具醋气。

（2）炒乳香　形如乳香颗粒或块，表面油黄色，微透明，质坚脆。具特异香气。

【检查】

杂质　乳香珠不得过 2%，原乳香不得过 10.0%。

【质量要求】

1. 性状评价　一般以呈颗粒状、半透明、色黄白、质硬而脆、断面具玻璃样光泽、无杂质、搓之粉末黏手、气芳香者为佳。

2. 含量测定　照挥发油测定法测定，索马里乳香含挥发油不得少于 6.0%（mL/g），埃塞俄比亚乳香含挥发油不得少于 2.0%（mL/g）。

【性味功能】　性温，味辛、苦。活血定痛，消肿生肌。用于胸痹心痛，胃脘疼痛，痛经经闭，产后瘀阻，癥瘕腹痛，风湿痹痛，筋脉拘挛，跌打损伤，痈肿疮疡。

【用法用量】　内服，煎汤或入丸、散，3~5g；外用适量，研末调敷。孕妇及胃弱者慎用。

【贮藏条件】 本品易走失香气，受热易变色、变软、黏结成块，遇火易燃烧。宜贮藏在密闭的容器内，置于阴凉干燥处。

没 药

Myrrha

本品为橄榄科植物地丁树 *Commiphora myrrha* Engl. 或哈地丁树 *Commiphora molmol* Engl. 的干燥树脂。11 月至次年 2 月或 6~7 月，割伤树皮，树脂从伤口流出，初为淡黄白色液体，在空气中渐变为红棕色硬块。

【药材产地】 主产于索马里、埃塞俄比亚、阿拉伯半岛南部及印度等地。销世界各地。

【商品特征】

1. 药材

（1）天然没药 呈不规则颗粒性团块，大小不等。大者直径长达 6cm 以上。表面黄棕色或红棕色，近半透明部分呈棕黑色，被有黄色粉尘。质坚脆，破碎面不整齐，无光泽。有特异香气，味苦而微辛。

（2）胶质没药 呈不规则块状和颗粒，多黏结成大小不等的团块，大者直径长达 6cm 以上，表面棕黄色至棕褐色，不透明，质坚实或疏松，有特异香气，味苦而有黏性。

规格等级如下：

商品分为天然没药和胶质没药两种规格。按形状分为明没药、没药珠、全没药、黑香、马皮没药五种。按产地也可分为非洲没药、阿拉伯没药和也门没药等，习惯认为索马里产的品质最优，也门产的品质最差。现多分为 1~4 等及等外货。

2. 饮片

（1）醋没药 呈不规则小块状或类圆形颗粒状，表面棕褐色或黑褐色，有光泽。具特异香气，略有醋香气，味苦而微辛。

（2）炒没药 为小碎块或圆形颗粒，表面黑褐色或棕黑色，有光泽。气微香。

【检查】

1. 杂质 天然没药不得过 10%，胶质没药不得过 15.0%。

2. 总灰分 不得过 15.0%。

3. 酸不溶性灰分 不得过 10%。

【质量要求】

1. 性状评价 一般以黄棕色、破碎面微透明、显油润、香气浓、味苦、无杂质者为佳。

2. 含量测定 照挥发油测定法测定，含挥发油天然没药不得少于 4.0%，胶质没药不得少于 2.0%。

【性味功能】 性平，味辛、苦。散瘀定痛，消肿生肌。用于胸痹心痛，胃脘疼痛，痛经经闭，产后瘀阻，癥瘕腹痛，风湿痹痛，跌打损伤，痈肿疮疡。

【用法用量】 内服，3~5g，炮制去油，多入丸散用。孕妇及胃弱者慎用。

【贮藏条件】 用塑料袋密封，装木箱内。置阴凉干燥处，防止挥发性成分散失。本品易燃烧，注意防火。

第十节　其他类中药

其他类中药是植物类药材中上述范围内未能收载的药材及其炮制品，均直接或间接来源于植物。包括加工品、叶汁液的干燥物、蕨类植物的孢子、虫瘿等。

其他类药材鉴别应注意其形状、大小、颜色、表面、质地、断面、气味、水试和火试现象等特征，常依据来源、形状等划分规格，多为统货。少数以颜色划分等级。

其他类药材由于来源较为复杂，包装常依药材的性质而定，加工品常采用塑料袋、纸袋、玻璃瓶、金属盒、塑料盒等密封，一般药材可采用袋或箱装。置于阴凉干燥处贮存。

五倍子

Galla Chinensis

本品为漆树科植物盐肤木 *Rhus chinensis* Mill.、青麸杨 *Rhus potaninii* Maxim. 或红麸杨 *Rhus punjabensis* Stew. var. *sinica*（Diels）Rehd. et Wils. 叶上的虫瘿，主要由五倍子蚜 *Melaphis chinensis*（Bell）Baker 寄生而形成。按外形不同，分为"肚倍"和"角倍"。角倍于 9~10 月，肚倍于 6~8 月在五倍子由绿变成黄褐色时采集。用沸水煮 3~5 分钟，至表面变为半透明时，捞出晒干；或水蒸后晒干。

【药材产地】　主产于四川、云南、贵州、湖北、湖南、陕西、河南等地。销往全国各地并出口。

【商品特征】

1. 药材

（1）肚倍　呈长圆形或纺锤形囊状，长 2.5~9cm，直径 1.5~4cm。表面灰褐色或灰棕色，微有柔毛。质硬而脆，易破碎，断面角质样，有光泽，壁厚 0.2~0.3cm，内壁平滑，有黑褐色死蚜虫及灰色粉状排泄物。气特异，味涩。

（2）角倍　呈菱形，具不规则的钝角状分枝，柔毛较明显，壁较薄。

规格等级：分角倍和肚倍两种规格，一般为统货。

2. 饮片　为不规则的角质样碎片，有光泽，表面显刮毛后的痕迹。

【检查】

1. 水分　不得过 12.0%。

2. 总灰分　不得过 3.5%。

【质量要求】

1. 性状评价　一般以个大、完整、壁厚、色灰褐者为佳。

2. 含量测定　照鞣质含量测定法测定，按干燥品计算，含鞣质不得少于 50.0%；照高效液相色谱法测定，按干燥品计算，含鞣质以没食子酸计，不得少于 50.0%。

【性味功能】　性寒，味酸、涩。敛肺降火，涩肠止泻，敛汗，止血，收湿敛疮。用于肺虚久咳，肺热咳嗽，久泻久痢，自汗盗汗，消渴，便血痔血，外伤出血，痈肿疮毒，皮肤湿烂。

【用法用量】　内服，3~6g。外用适量。

【贮藏条件】　置通风干燥处，防压。

天然冰片（右旋龙脑）

Borneolum

本品为樟科植物樟 *Cinnamomum camphora*（L.）Presl 的新鲜枝、叶经提取加工制成的结晶。

【药材产地】　主产于江西吉安，湖南新晃、福建等地均有栽培。

【商品特征】

药材　本品为白色结晶性粉末或片状结晶。气清香，味辛、凉。具挥发性，点燃时有浓烟，火焰呈黄色。熔点为 204℃ ~209℃。比旋度为 +34°~+38°。在乙醇、三氯甲烷或乙醚中易溶，在水中几乎不溶。

规格等级：统货。

【检查】

1. 异龙脑　照薄层色谱法试验，供试品色谱中，在与对照品色谱相应的位置上，不得显斑点。

2. 樟脑　照气相色谱法测定，含樟脑不得过 3.0%。

【质量要求】

1. 性状评价　以片透明、色洁白、质松脆、气清香者为佳。

2. 含量测定　照气相色谱法测定，按干燥品计算，含右旋龙脑不得少于 96.0%。

【性味功能】　性凉，味辛、苦。开窍醒神，清热止痛。用于热病神昏、惊厥，中风痰厥，气郁暴厥，中恶昏迷，胸痹心痛，目赤，口疮，咽喉肿痛，耳道流脓。

【用法用量】　内服，0.3~0.9g，入丸散用。外用，研粉点敷患处。孕妇慎用。

【贮藏条件】　纸包后外加玻璃纸封，或装入塑料袋，置铁桶或木箱内，密封置于阴凉干燥处。

第二十六章　动物类中药

　　动物类中药商品是指以动物的全体或某一部分为药用部位的药材及其炮制品。包括动物的全体，如水蛭、海马等；除去内脏的干燥全体，如地龙、蛤蚧、全蝎等；动物体的某一部分，包括角、茸、骨骼、皮甲、贝壳、内脏器官等，如羚羊角、鹿茸、豹骨、鳖甲、石决明、熊胆、哈蟆油等；生理产物，如麝香、蟾酥等；病理产物，如牛黄、马宝等；排泄物，如蚕沙等；加工品，如阿胶等。

　　动物类中药商品的鉴别，一般应注意形态、大小、颜色、表面特征、质地、断面、气味、水试和火试的现象等。其中，完整的动物体应侧重以其形态特征进行动物分类学鉴定，确定其基原；蛇类要注意鳞片的特征；角类应注意其类型；骨类应注意其剖面的特征；分泌物应注意其气味、颜色等；贝壳类应注意形状、大小、表面的纹理及颜色等。

　　动物类中药商品的规格等级常依据来源、加工方法等划分规格，依据形状、大小、长度、颜色、重量等划分等级。质量没有明显区别的药材为统货。

　　动物类中药商品由于富含蛋白质和脂肪，极易虫蛀和霉变，一般应置阴凉干燥处，防虫，防霉，防变色；数量少时，可与花椒等药材同贮。

地　龙

Pheretima

　　本品为钜蚓科动物参环毛蚓 *Pheretima aspergillum*（E. Perrier）、通俗环毛蚓 *Pheretima vulgaris* Chen、威廉环毛蚓 *Pheretima guillelmi*（Michaelsen）或栉盲环毛蚓 *Pheretima pectinifera* Michaelsen 的干燥体。前者习称"广地龙"，后三者习称"沪地龙"。

　　广地龙春季至秋季捕捉，沪地龙夏季捕捉，及时剖开腹部，除去内脏和泥沙，洗净，晒干或低温干燥。

　　【药材产地】 广地龙主产于广东湛江、茂名、阳江，广西玉林、钦州、百色等地。沪地龙主产于上海奉贤、南汇等郊县及江苏，自产自销，用量较少。以广东产者为道地药材，销全国各地。

　　【商品特征】

　　1. 药材

　　（1）广地龙　呈长条状薄片，弯曲，边缘略卷，具环节。背部棕褐色至紫灰色，腹部浅黄棕色，第14~16环节为生殖带，习称"白颈"，较光亮。体轻，略呈革质，不易折断。气腥，味微咸。

　　（2）沪地龙　体小，具环节，背部棕褐色或黄褐色，第14~16环节为生殖带，较光亮。多皱缩不平。体轻，易折断，肉薄。

规格等级如下：

一般不分等级，为统货。广东产者体肥大，去内脏，做成片状，近方形，背部色黑，两侧色黄，横纹清楚，质量最佳，为出口药材。广西产者个小，未去内脏，圆筒形，质稍次，湖南产者个不完整，圆筒形未剖开。

2. 饮片

（1）地龙　为薄片状小段，其他同药材。

（2）酒地龙　形如地龙，表面棕色，偶有焦斑，略具酒气。

（3）焙地龙　形如地龙，色泽加深，微带焦斑。

【检查】

1. 杂质　不得过 6%。

2. 水分　不得过 12.0%。

3. 总灰分　不得过 10.0%。

4. 酸不溶性灰分　不得过 5.0%。

5. 重金属　不得过 30mg/kg。

6. 黄曲霉素　本品每 1kg 含黄曲霉素 B_1 不得过 5μg，黄曲霉素 G_2、黄曲霉素 G_1、黄曲霉素 B_2 和黄曲霉素 B_1 的总和不得过 10μg。

【质量要求】

1. 性状评价　一般以条大、肉厚、干燥、剖开、摊平成卷、无杂质、色棕褐、无臭味者为佳。

2. 浸出物测定　照水溶性浸出物热浸法测定，不得少于 16.0%。

【性味功能】　性寒，味咸。清热定惊，平喘，通络，利尿。用于高热神昏，惊痫抽搐，关节痹痛，肢体麻木，半身不遂，肺热喘咳，水肿尿少。

【用法用量】　内服，5~10g。

【贮藏条件】　袋装或桶贮，置干燥通风处，防霉，防蛀。

全 蝎

Scorpio

本品为钳蝎科动物东亚钳蝎 *Buthus martensii* Karsch 的干燥体。春末至秋初捕捉，除去泥沙，置沸水或盐沸水中，煮至全身僵硬，捞出，置通风处，阴干。

【药材产地】　主产于河南南阳、鹿邑、禹州，山东青州益都。河北、辽宁、湖北、北京等地亦产。传统认为河南鹿邑、禹州产品质佳，山东产量最大。销全国各地并出口。

【商品特征】

药材　体扁似蜻蜓，通身有环节。钳、螯肢各 1 对，足 4 对。尾端毒刺尖钩状。背面棕褐色，腹面黄棕色。气腥，味咸。

规格等级：按加工方法不同分为淡全蝎、盐全蝎 2 种。一般不分等级。

【检查】

黄曲霉素　本品每 1kg 含黄曲霉素 B_1 不得过 5μg，黄曲霉素 G_2、黄曲霉素 G_1、黄曲霉素

B_2 和黄曲霉素 B_1 的总和不得过 10μg。

【质量要求】

1. 性状评价 一般以身干、色鲜、完整、黄褐色者为佳。尤以淡全蝎为优。

2. 浸出物测定 照醇溶性浸出物热浸法测定，用稀乙醇作溶剂，不得少于 20.0%。

【性味功能】 性平，味辛；有毒。息风镇痉，攻毒散结，通络止痛。用于肝风内动，痉挛抽搐，小儿惊风，中风口㖞，半身不遂，破伤风，风湿顽痹，偏正头痛，疮疡，瘰疬。

【用法用量】 内服，3~6g。孕妇慎用。

【贮藏条件】 密封，置干燥处，防蛀。盐制全蝎入夏后易吸潮、发霉、变色，易生虫。袋装或木箱装。出口商品要求小木箱装，每件净重 10kg。

蟾 酥

Bufonis Venenum

本品为蟾蜍科动物中华大蟾蜍 *Bufo bufo gargarizans* Cantor 或黑眶蟾蜍 *Bufo melanostictus* Schneider 的干燥分泌物。多于夏、秋二季捕捉，洗净，挤取耳后腺及皮肤腺的白色浆液，加工，干燥。

【药材产地】 主产于江苏镇江、泰兴、苏州，河北遵化、玉田、蓟县，山东莒南、临沂，以及四川、湖南、浙江等地。辽宁、新疆、湖北亦产。销全国各地。

【商品特征】

1. 药材 呈扁圆形团块、棋子状或片状，棕褐色或红棕色。质脆，易碎，断面红棕色，角质样而微有光泽。气微腥，味初甜而后有持久的麻辣感，粉末嗅之作嚏。断面遇水呈乳白色隆起。

规格等级如下：

商品分团酥、片酥、棋子酥三种规格，一般为统货。

团酥（块酥、东酥、光东酥）：呈扁圆形、团块状或饼状，厚 4~10mm，重 67~100g。

片酥（片子酥、盆酥）：呈圆形浅盘状或长方形片状，厚约 2mm，约 15g。

棋子酥（杜酥）：呈扁圆形、似围棋子状，约重 15g。

2. 饮片

（1）蟾酥粉 呈棕褐色粉末状，气味同药材。

（2）酒蟾酥 形状同蟾酥粉，略具酒气。

（3）乳蟾酥 呈灰棕色粉末，刺激性比蟾酥粉弱。

【检查】

1. 水分 不得过 13.0%。

2. 总灰分 不得过 5.0%。

3. 酸不溶性灰分 不得过 2.0%。

【质量要求】

1. 性状评价 一般以红色或紫黑色、半透明、断面光亮如胶（角质状）、有光泽者为佳。

2. 含量测定 照高效液相色谱法测定，含华蟾酥毒基和脂蟾毒配基的总量不得少于 6.0%。

NOTE

【性味功能】　性温，味辛；有毒。解毒，止痛，开窍醒神。用于痈疽疔疮，咽喉肿痛，中暑神昏，痧胀腹痛吐泻。

【用法用量】　内服，0.015~0.03g，多入丸散用。外用适量。孕妇慎用。

【贮藏条件】　以纸包装，装硬纸盒或小木盒内。本品易发霉、黏结，应密闭，置干燥处保存，防潮。

哈蟆油

Ranae Oviductus

本品为蛙科动物中国林蛙 *Rana temporaria chensinensis* David 雌蛙的干燥输卵管。将输卵管轻轻取出，除净卵子及内脏，阴干。

【药材产地】　主产于吉林通化、抚松、桦甸、磐石、敦化、延吉、安图，辽宁清原、新宾、本溪、抚顺、宽甸、临江、凤城，黑龙江等地，销全国各地。

【商品特征】

药材　呈不规则块状，弯曲而重叠。表面黄白色，呈脂肪样光泽，偶带灰白色薄膜状干皮。摸之有滑腻感，在温水中浸泡体积可膨胀 10~15 倍。气腥，味微甘，嚼之有黏滑感。

规格等级如下：

商品一般分为 4 等。一等：黄白色，块大整齐，有光泽，不带皮膜，无血筋及卵子等其他杂物，干而不湿。二等：色黄不黑，皮膜及其他杂物不超过 1%。余同一等。三等：外表颜色较深，筋皮、卵子及其他杂物不超过 5%。余同一等。不符合一、二、三等者均属四等，但杂物不得超过 10%。

【检查】

膨胀度　不得低于 55。

【质量要求】　性状评价　一般以块大、肥厚、质干、色黄白、有光泽、无皮膜血筋者为佳。

【性味功能】　性平，味甘、咸。功能补肾益精，养阴润肺。主要用于病后体弱，神疲乏力，心悸失眠，盗汗，痨嗽咯血等。

【用法用量】　内服，5~15g，用水浸泡，炖服，或作丸剂服。

【贮藏条件】　本品易虫蛀、发霉、泛油，置通风干燥处，防潮，防蛀。

蛤　蚧

Gecko

本品为壁虎科动物蛤蚧 *Gekko gecko* Linnaeus 除去内脏的干燥体。全年均可捕捉，除去内脏，拭净，用竹片撑开，使全体扁平顺直，低温干燥。

【药材产地】　主产于广西的龙州、百色、容县、宜州、平乐等地，以及广东怀集、云浮等地。国外主产于泰国、印度尼西亚、柬埔寨、越南等。

【商品特征】

1. 药材　扁片状。头略呈扁三角状，两眼多凹陷成窟窿，口内有细齿，生于颚的边缘。

吻鳞与鼻鳞相连。背部有黄白色或灰绿色斑点散在或密集成不显著的斑纹；脊椎骨和两侧肋骨突起。四足均具 5 趾，底有吸盘。尾细而坚实，有 6~7 个明显的银灰色环带。全身密被圆形或多角形微有光泽的细鳞。气腥，味微咸。

规格等级如下：

特装：执中横量 8.6cm 以上；五装：执中横量 7.7~8.5cm；十装：执中横量 7.2~7.6cm；二十装：执中横量 6.8~7.1cm；三十装：执中横量 6.0~6.7cm；断尾蛤蚧再生尾不足 6.0cm 时均按下一等级处理。

此外，全尾蛤蚧又分广西全尾特装、全尾 20 对装、全尾 30 对装等规格。商品以"对"为单位，原以雌雄为对，现常以 1 只长尾、1 只短尾搭配出售。

2. 饮片

（1）蛤蚧　不规则片状小块，表面灰黑色或银灰色，切面黄白色或灰黄色，脊椎骨和两侧肋骨突起，气腥，味微咸。

（2）酒蛤蚧　本品形如蛤蚧块，微有酒香气，味微咸。

【质量要求】

1. 性状评价　一般以干爽、色鲜明、撑面平整、体大、肥壮、尾全（再生尾 6.0cm 以上）、不破碎、无烘焦、无破裂、无虫蛀者为佳。

2. 浸出物测定　照醇溶性浸出物热浸法测定，用稀乙醇作溶剂，不得少于 8.0%。

【性味功能】　性平，味咸。补肺益肾，纳气定喘，助阳益精。主要用于肺肾不足，虚喘气促，劳嗽咯血，阳痿，遗精。

【用法用量】　内服，3~6g，多入丸剂或酒剂。

【贮藏条件】　用纸包好，铁盒或纸箱严密封装。本品常用花椒拌存，置阴凉干燥处，防虫、防霉、防蛀。

鹿　茸

Cervi Cornu Pantotrichum

本品为鹿科动物梅花鹿 *Cervus nippon* Temminck 或马鹿 *Cervus elaphus* Linnaeus 的雄鹿未骨化密生茸毛的幼角。前者习称"花鹿茸"或"黄毛茸"，后者习称"马鹿茸"或"青毛茸"。夏、秋二季锯取鹿茸，经加工后，阴干或烘干。

【药材产地】　花鹿茸主产于吉林双阳、东丰，辽宁西丰、盖州，以及河北。马鹿茸主产于黑龙江宁安、内蒙古鄂伦春旗、吉林、新疆、青海、四川及云南。东北产者习称"东马鹿茸"；西北产者习称"西马鹿茸"。销全国各地并出口。

【商品特征】

1. 药材

（1）花鹿茸　呈圆柱状分枝，具一个分枝者习称"二杠"，主支习称"大挺"，离锯口约 1cm 处分出侧枝，习称"门庄"。外皮红棕色或棕色，多光润，表面密生红黄色或棕黄色细茸毛；分岔间具 1 条灰黑色筋脉，皮茸紧贴。锯口黄白色，外围无骨质，中部密布细孔。体轻。气微腥，味微咸。具两个分枝者，习称"三岔"，直径较二杠细，略呈弓形，微扁，枝端略尖，

NOTE

下部多有纵棱筋及突起疙瘩；皮红黄色，茸毛较稀而粗。

二茬茸与头茬茸相似，但大挺长而不圆或下粗上细，下部有纵棱筋。皮灰黄色，茸毛较粗糙，锯口外围多已骨化。体较重。无腥气。

（2）马鹿茸　较花鹿茸粗大，分枝较多，侧枝一个者习称"单门"，两个者习称"莲花"，三个者习称"三岔"，四个者习称"四岔"，或更多。商品以莲花、三岔为主。按产地分为"东马鹿茸"和"西马鹿茸"。

东马鹿茸"单门"大挺长 25~27cm，直径约 3cm。外皮灰黑色，茸毛灰褐色或灰黄色，锯口面外皮较厚，灰黑色，中部密布蜂窝状细孔，质嫩；"莲花"大挺长可达 33cm，下部有棱筋，锯口面蜂窝状小孔稍大；"三岔"皮色深，质较老；"四岔"茸毛粗而稀，大挺下部具棱筋及疙瘩，分枝顶端多无毛，习称"捻头"。

西马鹿茸大挺多不圆，顶端圆扁不一，长 30~100cm。表面有棱，多抽缩干瘪，分枝较长且弯曲，茸毛粗长，灰色或黑灰色。锯口色较深，常见骨质。气腥臭，味咸。

规格等级如下：

商品有梅花茸（即花茸）和马鹿茸两类，有砍茸、锯茸之分，目前梅花鹿和马鹿均为养殖，除衰老或病鹿外，砍茸已较少，此处不单独介绍。

梅花鹿茸：①二杠锯茸：分 4 个等级。一等：干品不臭，无虫蛀，加工不乌皮，主干不存折，眉枝存折不超过一处，皮紧不破，不拧嘴，锯口有正常的孔隙结构，有正常典型分枝，主干与眉枝相称，圆粗嫩壮，茸皮、锯口有正常色调，每支重 85g 以上。二等：主干破皮不显露结缔组织，虎口以下稍有突起棱纹，每支重 65g 以下。余同一等。三等：不显露皮下结缔组织，主干存折不超过一处，具有分枝。分岔较瘦，不拧嘴，不拉沟。锯口有蜂窝状细孔，虎口以下有棱纹，每支重 45g。余同一等。四等：干品不臭，无虫蛀，不拧嘴，不拉沟。具独干畸形者和不符合一、二、三等者均属此等。②三岔锯茸：分 4 个等级。一等：体呈圆柱形，具分岔 2 个。挺圆茸质松嫩，嘴头饱满。皮毛红棕色或棕黄色。不乌皮（黑皮茸除外），不抽沟，不拧嘴，不破皮、悬皮，不存折、不怪角。下部稍有纵棱筋，骨豆不超过茸长的 30%。不臭，无虫蛀，每支重 250g 以上。二等：不乌皮（黑皮茸除外），不抽沟，不破皮，存折不超过一处，突起纵棱长不超过 2cm，骨豆不超过茸长的 40%。每支重 200g 以上。余同一等。三等：锯口皮不紧、乌皮、破皮不显露皮下结缔组织，存折不超过 2 处，顶端不拧嘴，嘴头不破皮（一、二等因嘴头破皮按三等收购），有正常分枝（但三岔无眉枝的按三等收购），枝干较瘦，茸、皮或锯口色正常，无再生茸骨化现象。有蜂窝状细孔，每支 150g 以上。余同一等。四等：体畸形或怪角，顶端不窜尖，皮毛红乌暗。不臭，无虫蛀，不符合一、二、三等者均属此类。

再生茸和初生茸一般不分等级。

马鹿茸：①带血锯茸：分为 3 个等级。一等：主干圆嫩的三岔；肥嫩上冲的莲花，不拉沟、不破皮、不畸形，主干及嘴头无折伤。水工足，不生干，不空头，不瘪头。茸内含血充分，分布均匀，呈深红色，无臭味，无虫蛀，每支重不低于 500g 的干品。二等：三岔、主干圆的四岔，人字角，茸顶端丰满，不破皮，不生干，无存折，不空头，不瘪头，无臭味，无虫蛀，茸内含血充分，呈深红色的干品，每支重 300g 以上。三等：不足一、二等的莲花，三岔、四岔和肥嫩的畸形茸，无破皮，不生干，不存折。无臭味，无虫蛀。茸内充分含血，每支重 250g 以上。②排血锯茸：除茸内不含血外，一、二、三等要求与带血马鹿锯茸相同。

2. 饮片

（1）花鹿茸片　角尖部切片习称"嘴片"或"蜡片"，为圆形薄片；表面浅棕色或黄白色，半透明，微显光泽，外围无骨质，红棕色或棕色，质坚韧。中上部切片习称"粉片"，下部切片习称"老角片"或"骨片"；为圆形或类圆形厚片，表面粉白色或浅棕色，中间有蜂窝状细孔，外围无骨质或略具骨质，周边粗糙，红棕色或棕色，质坚脆；气微腥，味微咸。

（2）马鹿茸片　蜡片为圆形薄片，表面灰黑色，中央米黄色，半透明，微显光泽；外围皮较厚，无骨质，周边灰黑色，质坚韧。粉片、老角片为圆形或类圆形厚片，表面灰黑色，中央米黄色，有细蜂窝状小孔，外皮较厚，无骨质或略具骨质；周边灰黑色，质坚脆；气微腥，味微咸。

（3）鹿茸粉　为灰白色或米黄色粉末，气微腥，味微咸。

【质量要求】　性状评价　花鹿茸一般以茸粗壮、主枝圆、顶端丰满、质嫩、毛细、皮色红棕、有油润光泽者为佳。马鹿茸以饱满、体轻、毛色灰褐、下部无棱线者为佳。

【性味功能】　性温，味甘、咸。壮肾阳，益精血，强筋骨，调冲任，托疮毒。主要用于肾阳不足，精血亏虚，阳痿滑精，宫冷不孕，羸瘦，神疲，畏寒，眩晕，耳鸣，耳聋，腰脊冷痛，筋骨痿软，崩漏带下，阴疽不敛等。

【用法用量】　内服，1~2g，研末冲服。

【贮藏条件】　鹿茸加工后，用温碱水、肥皂水、清水依次洗净，擦去水分，锯口不得沾水，风干1天。装入放有樟脑的木箱或硬纸箱内（樟脑用纸包好），置干燥处，密封，防潮，防虫蛀。

牛 黄

Bovis Calculus

本品为牛科动物牛 *Bos taurus domesticus* Gmelin 的干燥胆结石，习称"天然牛黄"。取自胆囊的习称"胆黄"或"蛋黄"，取自胆管及肝管的习称"管黄"或"肝黄"。宰牛时如发现有牛黄，即滤去胆汁，将牛黄取出，除去外部薄膜，阴干。

【药材产地】　全国各地屠宰场均有产。以西北（称"西牛黄"）、西南、东北（称"东牛黄"）等地区产量较大。销全国各地。国外主产于印度（称"印度牛黄"）、加拿大和阿根廷（称"金山牛黄"）、乌拉圭等地。

【商品特征】

1. 药材

（1）胆黄　呈卵形、类球形、三角形或四方形，大小不一。表面黄红色至棕黄色，有的挂有1层黑色光亮的薄膜，习称"乌金衣"，有的粗糙具疣状突起，有的具龟裂纹。体轻，质酥脆，易分层剥落，断面金黄色，可见细密的同心层纹，有的夹有白心。气清香，味苦而后微甜，有清凉感，嚼之易碎，不黏牙。

（2）管黄　呈管状，表面不平或有横曲纹，或破碎。表面红棕色或棕褐色，有裂纹及小突起。断面有较少的层纹，有时中空，色较深。

规格等级如下：

按产地不同分京牛黄、东牛黄、西牛黄、金山牛黄、印度牛黄等，一般为统货。按其来源和形状不同又分胆黄和管黄2种，以胆黄为一等品，管黄或胆汁渗入的各种块黄为二等品。

2. 饮片　牛黄粉　为棕黄色或红棕色细粉。气清香，味微苦而后微甜，入口芳香清凉，嚼之不黏牙，可慢慢溶化。

【检查】

1. 水分　不得过9.0%。

2. 总灰分　不得过10.0%。

3. 游离胆红素　照高效液相色谱法测定，供试品色谱中，在与对照品色谱峰保留时间相对应的位置上出现的色谱峰面积应小于对照品色谱峰面积或不出现色谱峰。

【质量要求】

1. 性状评价　一般以完整、表面金黄色或棕黄色、有光泽、质松脆、断面棕黄色或金黄色、有层纹、气清香、味微苦后甜者为佳。

2. 含量测定　照薄层扫描法测定，按干燥品计算，含胆酸不得少于4.0%；照高效液相色谱法测定，按干燥品计算，含胆红素不得少于25.0%。

【性味功能】　性凉，味甘。清心，豁痰，开窍，凉肝，息风，解毒。主要用于热病神昏，中风痰迷，惊痫抽搐，癫痫发狂，咽喉肿痛，口舌生疮，痈肿疔疮等。

【用法用量】　内服，0.15~0.35g，多入丸散用。外用适量，研末敷患处。

【贮藏条件】　用玻璃纸包好或装入干燥的玻璃瓶中，置阴凉干燥处，遮光，密闭，防潮，防压。

【附注】　人工牛黄　又称"人工合成牛黄"，系用牛和猪的胆红素、胆酸、胆甾醇、无机盐等成分制成，药材多为粉末状，土黄色，气微清香而略腥，味微甜而苦，入口无清凉感。镜检可见有淀粉粒。水溶液亦有"挂甲"现象。

羚羊角

Saigae Tataricae Cornu

本品为牛科动物赛加羚羊 *Saiga tatarica* Linnaeus 的角。全年均可捕获，猎取后锯取其角，晒干。

【药材产地】　主产于新疆伊犁、博落培拉河流中俄交界一带。国外产于俄罗斯西伯利亚、小亚细亚一带及蒙古、泰国、越南等地。销全国各地。

【商品特征】

1. 药材　羚羊角　呈长圆锥形，略显弓形弯曲。嫩枝对光透视有"血丝"或紫黑色斑纹，光润如玉。除尖端部分外，有10~16个隆起的环脊，用手握之，四指正好嵌入凹处，习称"握把"。角内有坚硬质重的角柱，习称"骨塞"或"羚羊塞"；骨塞长占全角的1/2或1/3，表面有突起的纵棱与其外面角鞘内的凹沟紧密嵌合。全角呈半透明，对光透视，上半段中央有1条隐约可见的细孔道直通角尖，习称"通天眼"。质坚硬。无臭，味淡。

规格等级：商品分大枝羚羊角、小枝羚羊角、老角、羚羊角尖、羚羊角丝、羚羊角片、羚羊角粉等规格。

2. 饮片

（1）羚羊角镑片　纵向薄片，多折曲，类白色或黄白色，半透明；表面光滑，纹丝直而呈波状，有光泽，质坚韧，不易拉断。

（2）羚羊角粉　为乳白色细粉，无臭，味淡。

【质量要求】

性状评价　一般以质嫩、色白、光润、内含红色斑纹、无裂纹者为佳。

【性味功能】　性寒，味咸。平肝息风，清肝明目，散血解毒。主要用于肝风内动，惊痫抽搐，妊娠子痫，高热痉厥，癫痫发狂，头痛眩晕，目赤翳障，温毒发斑，痈肿疮毒。

【用法用量】　1~3g，宜单煎 2 小时以上；磨汁或研末服，每次 0.3~0.6g。

【贮藏条件】　以纸包好，贮于木箱内或纸箱内，置干燥处，密闭保存。

第二十七章　矿物类中药

矿物类中药是指可供药用的原矿物、矿物原料的加工品、动物或动物骨骼的化石的总称。原矿物中药商品包括朱砂、自然铜、玛瑙、阳起石、炉甘石、赭石、石膏等。矿物原料的加工品包括轻粉、芒硝、玄明粉、硼砂等。动物或动物骨骼的化石包括龙骨、龙齿、石燕、石蟹等。

药用矿物以固体为主，每一种固体矿物都具有一定的物理、化学性质，这些性质取决于它们的结晶构造和化学成分，性质的各异，用以鉴别和认识不同种类的矿物。

矿物类中药的应用历史悠久，在古代典籍中的记载也颇为丰富，历代本草典籍中记载的矿物药总数已达400种，当代临床常用的矿物药近80种。矿物药与植物药、动物药一样在中医学中发挥着举足轻重的作用，是医药商品中的重要组成部分。

朱　砂

Cinnabaris

本品为硫化物类矿物辰砂族辰砂，主要含硫化汞。采挖后，选取纯净者，用磁铁吸净含铁的杂质，再用水淘去杂石及泥沙。

【药材产地】　主产于贵州铜仁市万山特区和湖南新晃、凤凰。重庆的秀山、酉阳，广西的南丹、灵川、苹果也有产。以万山特区所产朱砂色红鲜艳、品位高、质量好、产量大，为著名的产地。

【商品特征】

1. 药材　呈大小不一的颗粒状、块片状或粉末状。鲜红色或者暗红色，条痕红色。有光泽，体重、质脆、易碎。气微，味淡。

（1）镜面砂　又名劈砂、片砂。呈不规则长条形、斜方形或板片状，大小、薄厚不一，边缘不整齐，色红而鲜艳，光亮如镜，微通明，质较脆，易破碎。

（2）朱宝砂　又名泽光砂。呈细小颗粒状或者小块片状，有光泽，色红而明亮，触之不染手。

（3）豆瓣砂　又名豆砂，个砂。呈块状或者粒状，多角形或方圆形，暗红或呈灰褐色，质坚，不易碎。

（4）油菜砂　形状如朱宝砂，但较小，色泽较暗者常含有杂质，如小石、铁屑等，不易研成细粉，质量较次。

规格等级：朱砂分为镜面砂、朱宝砂、豆瓣砂、油菜砂等规格，一般为统货。

2. 饮片

朱砂粉　为朱红色的极细粉末，体较轻，以手捻之无颗粒状物；以磁铁吸之，无铁屑，具有闪烁光泽。气微，味淡。

【检查】

铁　照铁盐检查法检查，如显颜色，与标准铁溶液 4mL 制成的对照液比较，不得更深。

【质量要求】

1. 性状评价　以色红鲜艳、有光泽、微透明、质脆、无杂质者为佳。

2. 含量测定　含硫化汞不得少于 96.0%。

【性味功能】　性微寒，味甘；有毒。清心镇惊，安神，明目，解毒。用于心悸易惊，失眠多梦，癫痫发狂，小儿惊风，视物昏花，口疮，喉痹，疮疡肿毒。

【用法用量】　内服，0.1~0.5g，多入丸、散或者冲服，不宜入煎剂。外用适量。

本品有毒，不宜大量服用，亦不宜少量久服，孕妇及肝肾功能不全者禁服。

【贮藏条件】　放于容器内，密闭，置干燥处。

自然铜

Pyritum

本品为硫化物类矿物黄铁矿族黄铁矿，主要含二硫化铁。采挖后，除去杂石。

【药材产地】　主产于广东的开平、恩平，四川、云南亦产。销全国各地。

【商品特征】

1. 药材　本品晶型多为立方体，集合体呈致密的六方体状，大小不一，表面可见细纹理。表面亮淡黄铜色，有金属光泽；有的黄棕色或棕褐色，无金属光泽。具条纹，条痕绿黑色或棕红色。体重，质坚硬或稍脆，易砸碎，断面黄白色，不平坦，锯齿状，有金属光泽；或断面棕褐色，可见银白色亮星，燃烧有硫黄气味。

规格等级：商品一般为统货，无规格等级之分。

2. 饮片

（1）自然铜　呈立方体状，有金属光泽，用时砸碎。

（2）煅自然铜　为不规则的碎块，表面可见细纹理，黑褐色，光泽消失并酥松。

【质量要求】

性状评价　以块完整、色黄亮、无杂石者为佳。

【性味功能】　性平，味辛。散瘀止痛，续筋接骨。主治跌打损伤，筋骨折伤，瘀肿疼痛。

【用法用量】　内服，3~9g，煎汤或入丸、散。入煎剂亦先煎。外用适量，研末调敷。

【贮藏条件】　置干燥处。

赭 石

Haematitum

本品为氧化物类矿物刚玉族赤铁矿，主要含三氧化二铁。采挖后，除去杂石。

【药材产地】　主产于山西忻州五台地区，河北宣化、蔚县、邢台地区。山西代县、雁门山、宁武、交城、盂县、昔阳、壶关、陵川、高平、阳城，河北龙关，山东金岭镇、诸城，湖南宁乡，河南辉县，重庆綦江等地亦产。销往全国各地。

【商品特征】

1. 药材　本品为鲕状、豆状、肾状集合体，多呈不规则的扁平块状，大小不一。棕红色或铁青色，表面附有少量棕红色粉末，有的有金属光泽。一面有圆形乳头状突起，习称"钉头"；另一面突起相对应处有同样大小的凹窝。质坚硬，不易砸碎，砸碎面显层状结构，每层均依"钉头"而呈波浪状弯曲，手触之，有红棕色粉末黏手。条痕樱桃红色。气微，味淡。

规格等级：商品一般为统货，不分规格等级。

2. 饮片

（1）赭石　为不规则扁平块状，红棕色，质坚，体重，气微，味淡。

（2）煅赭石　呈不规则的颗粒状或粗粉状，表面黑灰色，断面呈现层叠状或波浪状弯曲，质松脆，微有醋味。

【质量要求】

1. 性状评价　以表面色棕红、断面层次明显、松脆易剥下、无杂石者为佳。

2. 含量测定　含铁不得少于 45.0%。

【性味功能】　性寒，味苦。平肝潜阳，重镇降逆，凉血止血。用于眩晕耳鸣，呕吐，噫气，呃逆，喘息，吐血，衄血，崩漏下血。

【用法用量】　内服，9~30g，先煎。孕妇慎用。

【贮藏条件】　置干燥处，防尘。

石　膏

Gypsum Fibrosum

本品为硫酸盐类矿物硬石膏族石膏，主要含含水硫酸钙。采挖后，除去杂石及泥沙。

【药材产地】　主产于湖北应城、河南新安、西藏昌都、安徽凤阳等，四川、甘肃、新疆、山东、贵州、山西、云南、湖南、广西都有出产。

【商品特征】

1. 药材　本品为纤维状结晶的集合体，呈长块状、板块状或不规则块状，大小不一。白色、灰白色或淡黄色，有的半透明。体重，质软，易纵向断裂，纵断面具纤维状纹理，并显现绢丝样光泽。无臭，味淡。烧之，染火焰为淡红黄色，能熔成白色磁状的碱性小球。

规格等级：商品均为统货，不分等级。

2. 饮片

（1）生石膏　不规则小块状或粗粉，白色或类白色，半透明，纵断面有绢丝样光泽，无臭味。

（2）煅石膏　呈不规则条块状或条状，或呈粉末状，质松，白色，无光泽，气微，味淡。

【检查】

1. 重金属　不得过 10mg/kg。

2. 砷盐　不得过 2mg/kg。

【质量要求】

1. 性状评价　以色白、块大半透明、纵断面如丝者为佳。

2. **含量测定**　含水硫酸钙不得少于 95.0%。

【**性味功能**】　生石膏　性大寒，味甘、辛。清热泻火，除烦止渴。用于外感热病，高热烦渴，肺热喘咳，胃火亢盛，头痛，牙痛。

【**用法用量**】　内服，15~60g，先煎。

【**贮藏条件**】　置干燥处。

芒　硝

Natrii Sulfas

本品为硫酸盐类矿物芒硝族芒硝，经煮炼加工精制而成的结晶体。主含含水硫酸钠。

【**药材产地**】　主产于河北正定、献县、河间、黄骅，山东梁山、胶东、威海，河南兰考、民权、濮阳，江苏泗阳、盐城、东台、泰州，安徽阜阳，山西介休、运城、安邑等地区及我国沿海各产盐区。销全国各地。

【**商品特征**】

药材　为棱柱状、长方形或不规则块状或者粒状，两端不整齐，大小不一。无色透明或者类白色半透明。质脆，易碎，断面呈玻璃样光泽。条痕白色，无臭，味苦咸而有清凉感。

古代本草将芒硝结晶之形如玛牙状而明净者称为"马牙硝"。

规格等级：按商品产地分为东芒硝和水芒硝。东芒硝主产于山东沿海地带，水芒硝主产于江苏沿海一带。东芒硝质量较好。

【**检查**】

1. **铁盐与锌盐**　不得发生浑浊或显蓝色。

2. **镁盐**　5 分钟内，不得发生浑浊。

3. **干燥失重**　减失重量应为 51.0%~57.0%。

4. **重金属**　不得过 10mg/kg。

5. **砷盐**　不得过 10mg/kg。

【**质量要求**】

1. **性状评价**　以结晶体呈冰条状、色青白、透明块状结晶、纯净者为佳。

2. **含量测定**　按干燥品计算，含硫酸钠不得少于 99.0%。

【**性味功能**】　性寒，味苦、咸。泻下通便，润燥软坚，清火消肿。治实热积滞，腹满胀痛，大便燥结，肠痈肿痛；外治乳痈，痔疮肿痛。

【**用法用量**】　内服，6~12g。一般不入煎剂，待汤剂煎好后，溶入汤液中服用。外用适量，水化洗敷，或研末吹敷患处。孕妇慎用；不宜与硫黄、三棱同用。

【**贮藏条件**】　密封，在 30℃ 以下保存，防潮，防风化。

雄　黄

Realgar

本品为硫化物类矿物雄黄族雄黄，主含二硫化二砷。采挖后，除去杂质。

【药材产地】 主产于湖南慈利、石门、浓县、津市、桑植、邵阳、洞口，湖北鹤峰、五峰，贵州的郎岱、思南、印江，甘肃的武都、临夏、敦煌，云南凤仪及陕西、四川等地。多在天津及武汉集散。

【商品特征】

1. 药材 本品呈不规则块状、粒状集合体或呈粉末状，大小不一。深红色或橙红色，质脆，易碎，断面具有树脂样光泽或断面暗红色。微有特异臭气，味淡。

规格等级：商品分为雄黄和明雄黄两个规格。

雄黄分为天、地、元、黄 4 等。明雄黄又称为"腰黄"或者"雄黄精"。明雄黄主产于贵州郎岱，质量较佳，按照大小分不 1~3 等。

2. 饮片

雄黄粉 为深黄色或橙黄色细粉，有特异臭气，味淡。

【检查】

三氧化二砷 本品所显砷斑颜色不得深于标准砷斑。

【质量要求】

1. 性状评价 一般以色红、块大、质松脆、有光泽者为佳。

2. 含量测定 含砷量以二硫化二砷不得少于 90.0%。

【性味功能】 性温，味辛；有毒。解毒杀虫，燥湿祛痰，截疟。用于痈肿疔疮，蛇虫咬伤，虫积腹痛，惊痫，疟疾等。

【用法用量】 内服，0.05~0.1g，入丸散。外用适量，熏涂患处。不可久用，孕妇禁服。

【贮藏条件】 置干燥处，密闭保存。

第二十八章　中成药

中成药是以中药饮片为原料，在中医理论指导下，为了预防及治疗疾病的需要，按规定的处方和制剂工艺将其加工制成一定剂型的中药制品，是经国家食品药品监督管理部门批准的商品化的一类中药制剂。具有便于携带、使用方便的特点。中成药分内服、外用和注射三种。

中成药是我国传统的特有药品，在组成上讲究中药的配伍，在剂型上注重疾病的类型，在应用上重视辨证用药，在生产和经营管理上与中药材不同，因此中成药具有其独特的性质。中成药的处方有 3 个来源，即历代医药文献、经验方和新研方，其中来源于历代医药文献的处方数量最大。据初步统计，我国目前经批准生产的中成药已超过 9000 多种，有 40 多种剂型。主要剂型为丸剂、散剂、膏剂、丹剂、酒剂、胶剂、酊剂、露剂及片剂、糖浆剂、胶囊剂、颗粒剂、注射剂、气雾剂等。

第一节　内科中成药

《国家基本药物》2012 年版，内科用中成药包括 16 类。具体如下：

1. 解表剂　九味羌活丸、感冒清热颗粒、正柴胡饮颗粒、柴胡注射液、银翘解毒丸、芎菊上清丸、牛黄清感胶囊、小儿宝泰康颗粒、祖卡木颗粒、小儿热速清口服液、防风通圣丸、玉屏风颗粒。

2. 泻下剂　麻仁润肠丸。

3. 清热剂　黄连上清丸、牛黄解毒丸、牛黄上清丸、一清颗粒、板蓝根颗粒、疏风解毒胶囊、清热解毒颗粒、小儿化毒散、保济丸、藿香正气水、十滴水、双黄连合剂、银黄口服液、茵栀黄口服液、复方黄连素片、莲花清瘟胶囊、小儿泻速停颗粒、香连丸。

4. 温里剂　附子理中丸、香砂养胃颗粒、香砂平胃丸、理中丸、参麦注射液、生脉饮、稳心颗粒。

5. 化痰、止咳、平喘剂　通宣理肺丸、蛇胆川贝液、寒喘祖帕颗粒、橘红丸、急支糖浆、养阴清肺颗粒、二母宁嗽片、润肺膏、强力枇杷露、小儿消积止咳口服液、清宣止咳颗粒、小儿肺咳颗粒、蛤蚧定喘丸、桂龙咳喘宁胶囊。

6. 开窍剂　安宫牛黄丸、清开灵胶囊、安脑丸、苏合香丸、礞石滚痰丸。

7. 扶正剂　补中益气丸、参苓白术散、健儿消食口服液、醒脾养儿颗粒、香砂六君丸、安胃疡胶囊、归脾丸、健脾生血颗粒、六味地黄丸、知柏地黄丸、杞菊地黄胶囊、生血宝合剂、金匮肾气丸、四神丸、济生肾气丸、八珍丸、消渴丸、贞芪扶正颗粒、参芪降糖颗粒。

NOTE

8. 安神剂　天王补心丸、柏子养心丸、枣仁安神颗粒。

9. 止血剂　槐角丸。

10. 祛瘀剂　血栓通胶囊、血塞通胶囊、丹参注射液、银杏叶胶囊、银丹心脑通软胶囊、麝香保心丸、脑心通片、诺迪康胶囊、血栓心脉宁胶囊、参松养心胶囊、益心舒颗粒、冠心苏合丸、地奥心血康胶囊、通心络胶囊、灯盏花素片、脑安颗粒、脉血康胶囊、血府逐瘀丸、复方丹参滴丸、速效救心丸、心可舒胶囊、脉络宁注射液、平消胶囊。

11. 理气剂　逍遥丸、丹栀逍遥丸、护肝片、气滞胃痛颗粒、胃苏颗粒、元胡止痛片、三九胃泰颗粒、加味左金丸。

12. 消导剂　保和丸、六味安消散、小儿化食丸。

13. 治风剂　川芎茶调丸、松龄血脉康胶囊、丹珍头痛胶囊、正天丸、养血清脑颗粒、消银颗粒、润燥止痒胶囊、华佗再造丸、小活络丸、复方风湿宁胶囊。

14. 祛湿剂　风湿骨痛胶囊、追风透骨丸、五苓散、肾炎康复片、尿毒清颗粒、癃清片、三金片、癃闭舒胶囊、尪痹颗粒、风湿液、普乐安胶囊。

15. 调脂剂　血脂康胶囊。

16. 固涩剂　缩泉丸。

防风通圣丸

Fangfeng Tongsheng Wan

【**处方**】　防风、荆芥穗、薄荷、麻黄、大黄、芒硝、栀子、滑石、桔梗、石膏、川芎、当归、白芍、黄芩、连翘、甘草、白术（炒）。

【**商品特征**】　本品为包衣或不包衣的水丸，丸芯颜色为浅棕色至黑褐色；味甘、咸、微苦。

【**功能主治**】　解表通里，清热解毒。用于外寒内热，表里俱实，恶寒壮热，头痛咽干，小便短赤，大便秘结，瘰疬初起，风疹湿疮。

【**用法用量**】　口服。每次 6g，每日 2 次。

【**注意事项**】　孕妇慎用。

【**规格**】　每 20 丸重 1g。

【**贮藏条件**】　密封。

麻仁润肠丸

Maren Runchang Wan

【**处方**】　火麻仁、炒苦杏仁、大黄、木香、陈皮、白芍。

【**商品特征**】　本品为黄褐色的大蜜丸；气微香，味苦、微甘。

【**功能主治**】　润肠通便。用于肠胃积热，胸腹胀满，大便秘结。

【**用法用量**】　口服。每次 1~2 丸，每日 2 次。

【**注意事项**】　孕妇忌服。

NOTE

【规格】　每丸重 6g。

【贮藏条件】　密封。

黄连上清丸

Huanglian Shangqing Wan

【处方】　黄连、栀子（姜制）、连翘、炒蔓荆子、防风、荆芥穗、白芷、黄芩、菊花、薄荷、酒大黄、黄柏（酒炒）、桔梗、川芎、石膏、旋覆花、甘草。

【商品特征】　本品为暗黄色至黄褐色的水丸；气芳香，味苦。

【功能主治】　散风清热，泻火止痛。用于风热上攻、肺胃热盛所致的头晕目眩、暴发火眼、牙齿疼痛、口舌生疮、咽喉肿痛、耳痛耳鸣、大便秘结、小便短赤。

【用法用量】　口服。每次 3~6g，每日 2 次。

【注意事项】　①忌食辛辣食物。②孕妇慎用。③脾胃虚寒者禁用。

【规格】　每袋 6g。

【贮藏条件】　密封。

牛黄解毒丸

Niuhuang Jiedu Wan

【处方】　人工牛黄、雄黄、石膏、大黄、黄芩、桔梗、冰片、甘草。

【商品特征】　本品为棕黄色的水蜜丸；有冰片香气，味微甜而后苦、辛。

【功能主治】　清热解毒。用于火热内盛，咽喉肿痛，牙龈肿痛，口舌生疮，目赤肿痛。

【用法用量】　口服。每次 2g，每日 2~3 次。

【注意事项】　孕妇禁用。

【规格】　每 100 丸重 5g。

【贮藏条件】　密封。

板蓝根颗粒

Banlangen Keli

【处方】　板蓝根。

【商品特征】　本品为浅棕黄色至棕褐色的颗粒；味甜、微苦，或味微苦（无蔗糖）。

【功能主治】　清热解毒，凉血利咽。用于肺胃热盛所致的咽喉肿痛、口咽干燥、腮部肿胀；急性扁桃体炎、腮腺炎见上述证候者。

【用法用量】　开水冲服。每次 5~10g，或每次 3~6g（无蔗糖），每日 3~4 次。

【规格】　①每袋 5g。②每袋 10g。③每袋 3g（无蔗糖）。④每袋 1g（无蔗糖）。

【贮藏条件】　密封。

NOTE

香砂养胃颗粒
Xiangsha Yangwei Keli

【处方】 木香、砂仁、白术、陈皮、茯苓、半夏（制）、醋香附、枳实（炒）、豆蔻（去壳）、姜厚朴、广藿香、甘草。

【商品特征】 本品为黄棕色至棕色的颗粒；气芳香，味微甜、略苦。

【功能主治】 温中和胃。用于胃阳不足、湿阻气滞所致的胃痛、痞满，症见胃痛隐隐、脘闷不舒、呕吐酸水、嘈杂不适、不思饮食、四肢倦怠。

【用法用量】 开水冲服。每次 1 袋，每日 2 次。

【规格】 每袋 5g。

【贮藏条件】 密封。

清开灵胶囊
Qingkailing Jiaonang

【处方】 胆酸、珍珠母、猪去氧胆酸、栀子、水牛角、板蓝根、黄芩苷、金银花。

【商品特征】 本品为硬胶囊，内容物为浅棕色至棕褐色的粉末；味苦。

【功能主治】 清热解毒，镇静安神。用于外感风热时毒、火毒内盛所致高热不退、烦躁不安、咽喉肿痛、舌质红绛、苔黄、脉数者；上呼吸道感染、病毒性感冒、急性化脓性扁桃体炎、急性咽炎、急性气管炎、高热等病症属上述证候者。

【用法用量】 口服。每次 2~4 粒，每日 3 次。儿童酌减或遵医嘱。

【注意事项】 久病体虚患者如出现腹泻时慎用。

【规格】 每粒重 0.25g（含黄芩苷 10mg）。

【贮藏条件】 密封。

补中益气丸
Buzhong Yiqi Wan

【处方】 炙黄芪、党参、炙甘草、炒白术、当归、升麻、柴胡、陈皮。

【商品特征】 本品为棕褐色至黑褐色的大蜜丸；味微甜、微苦、辛。

【功能主治】 补中益气，升阳举陷。用于脾胃虚弱、中气下陷所致的泄泻、脱肛、阴挺，症见体倦乏力、食少腹胀、便溏久泻、肛门下坠或脱肛、子宫脱垂。

【用法用量】 口服。每次 1 丸，每日 2~3 次。

【规格】 每丸重 9g。

【贮藏条件】 密封。

归脾丸

Guipi Wan

【处方】　党参、炒白术、炙黄芪、炙甘草、茯苓、制远志、炒酸枣仁、龙眼肉、当归、木香、大枣（去核）。

【商品特征】　本品为棕褐色的大蜜丸；气微，味甘而后微苦、辛。

【功能主治】　益气健脾，养血安神。用于心脾两虚，气短心悸，失眠多梦，头昏头晕，肢倦乏力，食欲不振，崩漏便血。

【用法用量】　用温开水或生姜汤送服。每次 1 丸，每日 3 次。

【规格】　每丸重 9g。

【贮藏条件】　密封。

六味地黄丸

Liuwei Dihuang Wan

【处方】　熟地黄、酒萸肉、牡丹皮、山药、茯苓、泽泻。

【商品特征】　本品为棕黑色的水丸；味甜而酸。

【功能主治】　滋阴补肾。用于肾阴亏损，头晕耳鸣，腰膝酸软，骨蒸潮热，盗汗遗精，消渴。

【用法用量】　口服。每次 5g，每日 2 次。

【规格】　每袋 5g。

【贮藏条件】　密封。

复方丹参滴丸

Fufang Danshen Diwan

【处方】　丹参、三七、冰片。

【商品特征】　本品为棕色的滴丸，或为薄膜衣滴丸，除去包衣后显黄棕色至棕色；气香，味微苦。

【功能主治】　活血化瘀，理气止痛。用于气滞血瘀所致的胸痹，症见胸闷、心前区刺痛；冠心病心绞痛见上述证候者。

【用法用量】　口服或舌下含服。每次 10 丸，每日 3 次。28 日为 1 个疗程；或遵医嘱。

【注意事项】　孕妇慎用。

【规格】　①滴丸每丸重 25mg。②薄膜衣滴丸每丸重 27mg。

【贮藏条件】　密封。

NOTE

逍遥丸

Xiaoyao Wan

【处方】　柴胡、当归、白芍、炒白术、茯苓、炙甘草、薄荷。

【商品特征】　本品为棕褐色的大蜜丸；味甜。

【功能主治】　疏肝健脾，养血调经。用于肝郁脾虚所致的郁闷不舒、胸胁胀痛、头晕目眩、食欲减退、月经不调。

【用法用量】　口服。每次 1 丸，每日 2 次。

【规格】　每丸重 9g。

【贮藏条件】　密封。

元胡止痛片

Yuanhu Zhitong Pian

【处方】　醋延胡索、白芷。

【商品特征】　本品为糖衣片或薄膜衣片，除去包衣后，显棕黄色至棕褐色；气香，味苦。

【功能主治】　理气，活血，止痛。用于气滞血瘀的胃痛，胁痛，头痛及痛经。

【用法用量】　口服。每次 4~6 片，每日 3 次，或遵医嘱。

【规格】　薄膜衣片：①0.26g。②0.31g。

糖衣片：①片芯重 0.25g。②片芯重 0.3g。

【贮藏条件】　密封。

气滞胃痛颗粒

Qizhi Weitong Keli

【处方】　柴胡、延胡索（炙）、枳壳、香附（炙）、白芍、炙甘草。

【商品特征】　本品为淡棕色至棕黄色颗粒；具特异香气，味甜、微苦辛。

【功能主治】　疏肝理气，和胃止痛。用于肝郁气滞，胸痞胀满，胃脘疼痛。

【用法用量】　开水冲服。每次 5g，每日 3 次。

【注意事项】　孕妇慎用。

【规格】　每袋 5g。

【贮藏条件】　密封。

第二节　外科中成药

《国家基本药物》2012 年版，外科用中成药包括 3 类。具体如下：

1. 清热剂　消炎利胆片、季德胜蛇药片、连翘败毒丸、如意金黄散、地榆槐角丸、排石颗粒、马应龙麝香痔疮膏、内消瘰疬丸。

2. 温经理气活血剂　小金丸。

3. 活血化瘀剂　脉管复康片、京万红软膏。

消炎利胆片

Xiaoyan Lidan Pian

【处方】　穿心莲、溪黄草、苦木。

【商品特征】　本品为糖衣片或薄膜衣片，除去包衣后显灰绿色至褐绿色；味苦。

【功能主治】　清热，祛湿，利胆。用于肝胆湿热所致的胁痛、口苦；急性胆囊炎、胆管炎见上述证候者。

【用法用量】　口服。糖衣片每次 1.5g，薄膜衣片每次 1.56g；每日 3 次。

【注意事项】　服药期间忌烟酒及油腻厚味食物。

【规格】　糖衣片：片芯重 0.25g。

薄膜衣片：①0.26g。②0.52g。

【贮藏条件】　密封。

排石颗粒

Paishi Keli

【处方】　连钱草、盐车前子、木通、徐长卿、石韦、忍冬藤、滑石、瞿麦、苘麻子、甘草。

【商品特征】　本品为浅黄色至棕褐色的颗粒或混悬性颗粒（无蔗糖）；气微，味甜、略苦或味微甜、微苦（无蔗糖）。

【功能主治】　清热利水，通淋排石。用于下焦湿热所致的石淋，症见腰腹疼痛、排尿不畅或伴有血尿；泌尿系结石见上述证候者。

【用法用量】　开水冲服。每次 1 袋，每日 3 次；或遵医嘱。

【规格】　①每袋 20g。②每袋 5g（无蔗糖）。

【贮藏条件】　密封。

马应龙麝香痔疮膏

Mayinglong Shexiang Zhichuang Gao

【处方】　人工麝香、人工牛黄、珍珠、煅炉甘石粉、硼砂冰片、琥珀。

【商品特征】　本品为浅灰黄色或粉红色的软膏；气香，有清凉感。

【功能主治】　清热燥湿，活血消肿，去腐生肌。用于湿热瘀阻所致的各类痔疮、肛裂，症见大便出血，或疼痛、有下坠感；亦用于肛周湿疹。

NOTE

【用法用量】　外用。涂搽患处。

【注意事项】　孕妇慎用或遵医嘱。

【规格】　每支 10g。

【贮藏条件】　遮光，密闭。

第三节　妇科中成药

《国家基本药物》2012 年版，妇科用中成药包括 4 类。具体如下：

1. 理血剂　益母草膏、少腹逐瘀丸、茜芷胶囊、葆宫止血颗粒、妇科十味片。

2. 清热剂　妇科千金胶囊、花红片、宫炎平片、妇炎消胶囊、金刚藤糖浆、保妇康栓。

3. 扶正剂　艾附暖宫丸、乌鸡白凤丸、八珍益母丸、更年安片、坤泰胶囊。

4. 散结剂　乳癖消颗粒、桂枝茯苓丸、乳块消颗粒、宫瘤清胶囊。

益母草膏
Yimucao Gao

【处方】　益母草。

【商品特征】　本品为棕黑色稠厚的半流体；气微，味苦、甜。

【功能主治】　活血调经。用于血瘀所致的月经不调、产后恶露不绝，症见月经量少、淋沥不净、产后出血时间过长；产后子宫复旧不全见上述证候者。

【用法用量】　口服。每次 10g，每日 1~2 次。

【注意事项】　孕妇禁用。

【规格】　①每瓶 125g。②每瓶 250g。

【贮藏条件】　密封。

妇科千金胶囊
Fuke Qianjin Jiaonang

【处方】　千斤拔、金樱根、穿心莲、功劳木、单面针、当归、鸡血藤、党参。

【商品特征】　本品为硬胶囊，内容物为棕黄色至棕褐色的粉末和颗粒；气微，味苦。

【功能主治】　清热除湿、益气化瘀。用于湿热瘀阻所致的带下病、腹痛，症见带下量多、色黄质稠、臭秽、小腹疼痛、腰骶酸痛、神疲乏力；慢性盆腔炎、子宫内膜炎、慢性宫颈炎见上述证候者。

【用法用量】　口服。每次 2 粒，每日 3 次。14 天为 1 疗程；温开水送服。

【注意事项】　①孕妇禁用。②忌食辛辣。

【规格】　每粒重 0.4g。

【贮藏条件】　密封。

乌鸡白凤丸

Wuji Baifeng Wan

【处方】 乌鸡（去毛爪肠）、鹿角胶、鳖甲（制）、牡蛎（煅）、桑螵蛸、人参、黄芪、当归、白芍、香附（醋制）、天冬、甘草、地黄、熟地黄、川芎、银柴胡、丹参、山药、芡实（炒）、鹿角霜。

【商品特征】 本品为黑褐色至黑色的大蜜丸；味甜、微苦。

【功能主治】 补气养血，调经止带。用于气血两虚，身体瘦弱，腰膝酸软，月经不调，崩漏带下。

【用法用量】 口服。每次1丸，每日2次。

【规格】 每丸重9g。

【贮藏条件】 密封。

第四节　眼科中成药

《国家基本药物》2012年版，眼科用中成药包括2类。具体如下：

1. 清热剂 明目上清片、明目蒺藜丸、黄连羊肝丸、珍珠明目滴眼液。

2. 扶正剂 明目地黄丸、障眼明片、复方血栓通胶囊。

明目上清片

Mingmu Shangqing Pian

【处方】 桔梗、熟大黄、天花粉、石膏、麦冬、玄参、栀子、蒺藜、蝉蜕、甘草、陈皮、菊花、车前子、当归、黄芩、赤芍、黄连、枳壳、薄荷脑、连翘、荆芥油。

【商品特征】 本品为棕色至棕褐色的片；或为薄膜衣片，除去包衣后显棕色至棕褐色；味苦。

【功能主治】 清热散风，明目止痛。用于外感风热所致的暴发火眼、红肿作痛、头晕目眩、眼边刺痒、大便燥结、小便赤黄。

【用法用量】 口服。每次4片，每日2次。

【注意事项】 ①孕妇慎用。②忌食辛辣油腻食物。

【规格】 ①素片每片重0.60g。②薄膜衣片每片重0.63g。

【贮藏条件】 密封。

明目地黄丸

Mingmu Dihuang Wan

【处方】 熟地黄、酒萸肉、牡丹皮、山药、茯苓、泽泻、枸杞子、菊花、当归、白芍、蒺藜、煅石决明。

【商品特征】 本品为黑褐色至黑色的大蜜丸；气微香，味先甜而后苦、涩。

【功能主治】 滋肾，养肝，明目。用于肝肾阴虚，目涩畏光，视物模糊，迎风流泪。

【用法用量】 口服。每次 1 丸，每日 2 次。

【规格】 每丸重 9g。

【贮藏条件】 密封。

第五节 耳鼻喉科中成药

《国家基本药物》2012 年版，耳鼻喉科用中成药包括 3 类。具体如下：

1. 耳病 耳聋左慈丸、通窍耳聋丸。

2. 鼻病 鼻炎康片、藿胆片、辛夷鼻炎丸、香菊胶囊、辛芩颗粒。

3. 咽喉口腔病 黄氏响声丸、清咽滴丸、口炎清颗粒、玄麦甘桔颗粒、口腔溃疡散、冰硼散。

鼻炎康片

Biyankang Pian

【处方】 广藿香、苍耳子、鹅不食草、麻黄、野菊花、当归、黄芩、猪胆粉、薄荷油、马来酸氯苯那敏。

【商品特征】 本品为薄膜衣片，除去包衣后显浅褐色至棕褐色；味微甘而苦涩，有凉感。

【功能主治】 清热解毒，宣肺通窍，消肿止痛。用于风邪蕴肺所致的急、慢性鼻炎，过敏性鼻炎。

【用法用量】 口服。每次 4 片，每日 3 次。

【注意事项】 ①孕妇及高血压患者慎用，用药期间不宜驾驶车辆、管理机器及高空作业等。②忌食辛辣食物。③不宜过量、久服。

【规格】 每片重 0.37g（含马来酸氯苯那敏 1mg）。

【贮藏条件】 密封。

藿胆片

Huodan Pian

【处方】 广藿香叶提取物、猪胆粉。

【商品特征】 本品为糖衣片；除去糖衣后显淡褐色；具有引湿性，气芳香，味苦。

【功能主治】 芳香化浊，清热通窍。用于湿浊内蕴、胆经郁火所致的鼻塞、流清涕或浊涕，前额头痛。

【用法用量】 口服。每次 3~5 片，每日 2~3 次；儿童酌减或饭后服用，遵医嘱。

【规格】 片芯重 0.2g。

【贮藏条件】 密封，置阴凉处。

黄氏响声丸

Huangshi Xiangsheng Wan

【处方】 薄荷、浙贝母、连翘、蝉蜕、胖大海、酒大黄、川芎、儿茶、桔梗、诃子肉、甘草、薄荷脑。

【商品特征】 本品为糖衣或炭衣浓缩水丸，除去包衣后显褐色或棕褐色；味苦、清凉。

【功能主治】 疏风清热，化痰散结，利咽开音。用于风热外束、痰热内盛所致的急、慢性喉瘖，症见声音嘶哑、咽喉肿痛、咽干灼热、咽中有痰，或寒热头痛，或便秘尿赤；急慢性喉炎及声带小结、声带息肉初起见上述证候者。

【用法用量】 口服。炭衣丸：每次 8 丸（每丸重 0.1g）或 6 丸（每丸重 0.133g）；糖衣丸：每次 20 丸，每日 3 次，饭后服用；儿童减半。

【注意事项】 胃寒便溏者慎用。

【规格】 炭衣丸：①每丸重 0.1g。②每丸重 0.133g。

糖衣丸：每瓶 400 丸。

【贮藏条件】 密封。

第六节　骨伤科中成药

《国家基本药物》2012 年版，骨伤科用中成药包括 15 种。具体如下：

接骨七厘散、伤科接骨片、云南白药胶囊、活血止痛散、七厘散、消痛贴膏、颈舒颗粒、颈复康颗粒、腰痹通胶囊、舒筋活血丸、狗皮膏、骨痛灵酊、通络祛痛膏、复方南星止痛膏、仙灵骨葆胶囊。

云南白药胶囊

Yunnan Baiyao Jiaonang

【处方】 国家保密方。

【商品特征】 本品为硬胶囊，内容物为灰黄色至浅棕黄色的粉末；具特异香气，味略感清凉，并有麻舌感。保险子为红色的球形或类球形水丸，剖面显棕色或棕褐色，气微，味微苦。

【功能主治】 化瘀止血，活血止痛，解毒消肿。用于跌打损伤，瘀血肿痛，吐血、咯血、便血、痔血、崩漏下血，手术出血，疮疡肿毒及软组织挫伤，闭合性骨折，支气管扩张及肺结核咯血，溃疡病出血，以及皮肤感染性疾病。

【用法用量】 口服。每次 1~2 粒，每日 4 次（2~5 岁按 1/4 剂量服用；6~12 岁按 1/2 剂量服用）。凡遇较重的跌打损伤可先服保险子 1 粒，轻伤及其他病症不必服。

【注意事项】 ①孕妇忌用。②服药 1 日内，忌食蚕豆、鱼类及酸冷食物。

【规格】 每粒重 0.25g，每板胶囊 16 粒、保险子 1 粒。

【贮藏条件】 密封，置干燥处。

NOTE

第二十九章　有源医疗器械

　　有源医疗器械是指需要能源驱动的医疗器械。除了一些无源的医疗器械外，无论是诊断器械还是治疗器械都需要能源。为了达到临床预期目的，医疗器械作用于人体所需能量的种类多种多样，如声能、光能、电能、机械能等。电能直接用于诊断或治疗疾病的器械虽然不多，但是使用电源的医疗器械却占大多数。电源是人们最容易获得的能源，而且电源对环境的污染小，也更容易传送和控制，同时人类对电学的研究也最充分，因此通常利用电源提供的电能，并将电能转换成其他能量形式，以达到临床诊断或治疗疾病的目的。

　　有源医疗器械主要包括临床检验设备、生理信息检测与处理设备、医用光学设备、医用声学设备、医学影像诊断设备、放射治疗及核医学设备、体外循环设备、电子治疗设备和其他医用电气设备。

第一节　临床检验设备

全自动生化分析仪

　　【产品描述】　该产品由样品器、取样装置、反应池或反应管道、保温器、检测器、微处理器、功能监测器及打印机等组成。它将生化分析中的取样、加试剂、混合、保温、比色、结果计算、书写报告等步骤的部分或全部由模仿手工操作的仪器来完成。可进行定时法、连续监测法等各种反应类型的分析测定。

　　具有快速、简便、灵敏、准确、标准化、微量等特点。

　　【预期用途】　各级医院临床诊断、微生物学、免疫学、病理学、生物学、药物学等领域。临床上为疾病的诊断、治疗和预后及健康状态提供信息依据。

　　1. 肝功类　谷丙转氨酶、碱性磷酸酶、白蛋白；谷草转氨酶、总胆红素、胆碱酯酶；麝香草酚浊度、直接胆红素、纤维蛋白原；血氨、总蛋白。

　　2. 肾功离子　尿素氮、血清钾、血清钠；肌酐、血清铁、血清钙；尿酸、血清镁、血清氯；二氧化碳结合力、血清锌、血清磷；血糖血脂、总胆固醇、高密度脂蛋白胆固醇；甘油三酯、低密度脂蛋白胆固醇；血糖；心肌酶谱；肌酸激酶、乳酸脱氢酶、谷草转氨酶。

　　3. 其他　α-淀粉酶；血红蛋白；免疫球蛋白、毒物、类风湿因子等。

　　【管理类别】　第二类。

　　【规格型号举例】　URIT-8020。

　　【产品标准】　企业注册标准。

全自动血液分析仪

【产品描述】 该产品由样本稀释和分配单元、样本检测单元、低噪声放大电路、光电检测系统、键盘控制系统、微处理器控制系统、LCD 显示器、样本结果输出系统和电源系统组成。

【预期用途】 用于临床检验中对白细胞、红细胞、血小板和血红蛋白等 22 个项目的检测。如白细胞总数；单核细胞数目；淋巴细胞百分比；粒细胞百分比；血红蛋白；平均红细胞体积；平均红细胞血红蛋白浓度；红细胞分布宽度标准差；血小板总数；血小板压积；淋巴细胞数目；粒细胞数目；单核细胞百分比；红细胞总数；红细胞压积；平均红细胞血红蛋白含量；红细胞分布宽度变异系数；平均血小板体积；血小板体积分布宽度及提供白细胞、红细胞和血小板直方图参数。

【管理类别】 第二类。

【规格型号举例】 BC-1800。

【产品标准】 企业注册标准。

全自动酶免疫分析仪

【产品描述】 该产品由传输单元、试剂加注单元、孵育器、酶标仪、洗板机和数据处理模块组成。自动完成试验过程的孵育、洗板、加试剂、微板判读、数据处理及报告输出。全部后处理操作过程为无须干预的无人值守系统，可直接从原始样品管取样进行样品管前处理，包括必要的样品稀释。

具有自动、无交叉污染、安全准确、可同时进行 4 块酶免板的优化的高速分析过程等优点。

【预期用途】 各级医院临床诊断、微生物学、免疫学、病理学、生物学、药物学、畜牧及农业科学等领域。

1. 传染病类

（1）肝炎　甲肝抗体 IgM；乙肝两对半；丙、丁、戊、庚型肝炎抗体等。

（2）其他　艾滋病、衣原体、肺炎支原体、幽门螺旋杆菌、腮腺炎、梅毒、水痘、百日咳杆菌、流行性出血热、狂犬病等。

2. 甲状腺　三碘甲状腺原氨酸、甲状腺素、血清促甲状腺素等。

3. 糖尿病　C 肽、胰岛素。

4. 性腺　促卵泡生成素、黄体生成素、泌乳素、睾酮、孕酮、生长素等。

5. 优生优育初筛类　弓形虫抗体，巨细胞病毒，风疹病毒，单纯疱疹病毒 I、II 型。

6. 自身抗体类　抗核抗体、抗精子抗体、抗双链 / 单链 DNA、红斑狼疮筛选等。

7. 肿瘤标志物类　癌胚抗原、甲胎蛋白、乳腺癌、卵巢癌、膀胱癌、胃肠道癌、铁蛋白等。

【管理类别】 第二类。

【规格型号举例】 SS228BEP III。

【产品标准】 企业注册标准。

尿液分析仪

【产品描述】 该产品由波长反射系数法检测系统、冷光源、颜色检测器、大屏幕高亮度液晶显示屏等组成。此类仪器一般用微电脑控制，采用球面积分析仪接受双波长反射光的方式测定试带上的颜色变化进行半定量测定。试剂带上有数个含各种试剂的试剂垫，各自与尿液中相应成分进行独立反应，而显示不同颜色。

【预期用途】 临床上对疾病的诊断、治疗和预后及健康状态提供信息依据。可测试葡萄糖、胆红素、酮体、比重、潜血、酸碱度、蛋白质、尿胆原、亚硝酸盐、白细胞、抗坏血酸。

【管理类别】 第二类。

【规格型号举例】 BA-670。

【产品标准】 企业注册标准。

第二节　生理信息检测与处理设备

光电三道自动分析心电图机

【产品描述】 该产品由电源部分、输入部分、放大部分、控制电路、显示部分、记录部分组成。具有可记录同步不压缩的三道心电波形，实时或回放记录同步三道心电波形，使用方便，抗干扰性强，波形逼真，同步 12 导联波形显示，可存储 8 名患者 12 导联同步心电数据等特点。具有除颤保护、输入接口异常保护、打印纸缺纸保护等多种安全保护功能。

【预期用途】 心电图机对心血管疾病的诊断具有重要意义，诊断可靠、方法简便、对患者无损害。应用范围：①对各种心律失常诊断最有价值，如房室传导阻滞、束支传导阻滞，以及复杂心律失常等。②对心梗的诊断有很高的准确性，它不仅能确定有无心梗，而且还可确定梗死部位、范围、病期及演变过程。③对心室肥大、心肌炎、心肌病、冠心病的诊断有较大帮助。

【管理类别】 第二类。

【规格型号举例】 ECG-9620P2。

【产品标准】 企业注册标准。

数字脑电图机

【产品描述】 该产品采用 UE-16B 型放大器，增加了单道放大、时域地形图、频率测量、多用户管理系统等功能，是集脑电图、脑地形图与脑电监护于一体的多功能仪器。它利用生物电放大器采集脑电波信号，运用计算机分析系统加以处理，绘制三维活动脑地形图，定量定位地反映大脑机能变化及大脑发生病变的范围、部位及程度，为颅脑疾病的诊断和治疗提供客观准确的依据。本仪器既可做病理性病变诊断，又可做功能性病变诊断，电脑存贮病历和无笔描记，大大节约使用成本，并为患者复查带来极大的方便。

采样长度可达 72 小时，用于体检时，可连续采集多个患者脑电图并统一打印病例报告。可用不同颜色标识任意导联，避免混淆，并可以每导波形单独放大，方便医生分析。

【预期用途】　脑电图仪是检测癫痫病发作最为有效的手段。此外临床上还用于脑肿瘤、脑血管病、脑炎、脑膜炎、脑脓肿、气体农药中毒、脑震荡、脑外伤、脑死亡、中风和再中风预测及老年痴呆的诊断、精神病、神经衰弱及精神分裂等科学研究。

【管理类别】　第二类。

【规格型号举例】　NT9200-16D 数字型。

【产品标准】　企业注册标准。

胎儿监护仪

【产品描述】　该产品根据超声多普勒原理和胎儿心动电流变化，以胎心率记录仪和子宫收缩记录仪为主要结构，用以描绘胎心活动图形。

【预期用途】　胎儿监护仪常在高危妊娠产前或产时应用，可连续监测胎心率的变化及其与子宫收缩的关系，了解胎儿宫内情况，早期发现胎儿窘迫。

【管理类别】　第二类。

【规格型号举例】　MD 2000B。

【产品标准】　企业注册标准。

第三节　医用光学设备

电脑非接触眼压计

【产品描述】　该产品由电源部分、输入部分、检测部分、显示部分、记录部分组成。该产品不与角膜接触，因此不需要消毒，不需麻醉患者角膜，并且测量时间短，操作者只需按钮激活眼压测量程序。具有免操纵杆、全自动对焦、三维全自动眼球跟踪、宁静作业的特性，可以对左右眼进行自动识别。

【预期用途】　对青光眼、网脱、虹睫炎并发症、眼球萎缩、眼球穿孔等一些疾病的诊断起到决定性作用。

【管理类别】　第二类。

【规格型号举例】　CT-80A。

【产品标准】　进口产品注册标准。

LED 电子内窥镜

【产品描述】　该产品采用内置轻便小巧的 LED 光源作为照明光源，省去了笨重的冷光源。

NOTE

产品结构紧凑、体积小、重量轻、操作自如。配有专用软件、采集盒，可进行图像采集、文字编辑、图像储存及放大等处理。其图像清晰，色彩逼真。

【预期用途】　主要是在手术和常规医疗检查中使用。将传统的破坏性手术转变为在彻底清除病灶的基础上，保留鼻腔及鼻旁窦的正常结构，形成良好的通气和引流，使鼻腔、鼻窦黏膜的形态和功能保持正常。目前，其应用已拓宽到耳、鼻、咽、喉、头、颈等研究领域。

【管理类别】　第三类。

【规格型号举例】　YL180 实用型。

【产品标准】　企业注册标准。

第四节　医学影像诊断设备

B 型超声诊断设备

【产品描述】　该产品由主机、宽频、变频电子凸阵探头、换能器、显示器等组成。双探头接口，可配备变频、宽频电子凸阵、电子线阵和腔体探头，方便获取任意区域的最佳图像，并自动生成报告。

【预期用途】

1. 产科　双顶径、头臂径、胎囊、头围、腹围、股骨长、腹部厚径、腹部横径、躯干横截面积、肱骨长、枕额径、胸直径、胫骨、尺骨、羊水指数、末次月经、末次排卵日期、胎儿生理评分。

2. 妇科　子宫径线、内膜厚度、卵巢体积、优势卵泡、宫颈长径、宫体宫颈。

3. 小器官　甲状腺、髋关节。

4. 泌尿科　残余尿样、前列腺特异性抗原密度、前列腺。

5. 心脏科　主动脉内径、左房内径、室内隔厚度、左室内径、主动脉壁运动幅度、左室后壁厚度、左室收缩末内径、速度、A 峰 /E 峰、平均周缩率、心排量、心脏指数、主动脉瓣膜口流量、射血时间、脉搏量、心搏指数、心肌重量、二尖瓣口流量等。

【管理类别】　第二类。

【规格型号举例】　CMS600B。

【产品标准】　企业注册标准。

医用诊断 X 射线机

【产品描述】　该产品由 X 线发生装置、机械装置、影像装置、配套装置等组成。本机采用全波整流组合式 X 射线机头，提高了 X 射线管的效率，降低了对电源容量的要求，提高了影像的清晰度。

该产品具有可折叠的荧光屏。X 射线机头及荧光屏可方便地做上下、左右等移动，X 射线机头可选任意角度进行摄片。整机能安全可靠、轻便灵活地推入病房及不便移动的患者床边等场所进行摄影，是医务人员理想的医用 X 射线诊断设备。

【预期用途】 该产品可供各类医院、诊所用于医学诊断，如透视、摄片；同时 X 射线也可应用于治疗，如应用不同能量的 X 射线对人体病灶部分的细胞组织进行照射，即可使被照射的细胞组织受到破坏或抑制，从而达到对某些疾病，特别是肿瘤的治疗。

必须说明的是在利用 X 射线治病的同时，会导致患者脱发、皮肤烧伤、工作人员视力障碍、白血病等射线伤害的问题，必须采取防护措施，防止 X 射线对人体的伤害。

【管理类别】 第二类。

【规格型号举例】 PR-50mA。

【产品标准】 企业注册标准。

高频数字化医用诊断 X 射线机

【产品描述】 该产品由 X 线发生装置、机械装置、影像装置、配套装置等组成。集优化原则生产，全系统优秀配置，能满足临床个性化需求；高频主机全新技术，数字化图像采集，可轻松获得高品质影像；该产品直观显示人机界面，使人机对话更加方便，易懂；多重安全保障，使影像质量和辐射剂量达到有机平衡；强大的数字图像处理功能，全面兼容医学数字成像和通信网络应用。

【预期用途】 胃肠透视及摄影、消化道检查、胸部摄影、头颅及全身骨骼摄影、胃肠造影、食道造影、脊髓造影、关节腔造影、胆道造影、支气管造影、静脉造影、周边血管造影、泌尿系统造影、子宫输卵管造影、儿科影像检查、部分介入放射治疗应用。

【管理类别】 第二类。

【规格型号举例】 PLD6000 数字型。

【产品标准】 企业注册标准。

螺旋 CT 扫描机

【产品描述】 该产品由 X 线体层扫描装置和计算机系统组成。前者主要由产生 X 线束的发生器和球管，以及接收和检测 X 线的探测器组成；后者主要包括数据采集系统、中央处理系统、磁带机、操作台、图像显示器、多幅照相机等辅助设备。

该产品扫描时间更短，降低了患者的辐射剂量。具备 10 秒高速完成全身检查，5 秒无创完成心脏检查，1 秒精确立体完成单器官检查的强大功能，最薄层厚可达 0.5mm，具有无创、高效、精确、立体的医学影像技术特点。

【预期用途】 螺旋 CT 在心、脑血管系统及全身其他部位的血管和脏器无创成像方面极具优势。可开展以下项目：

1. 各部位常规 CT 平扫检查 图像清晰，质量明显高于其他 CT 机，使微小病变的显示成为可能。

2. 各器官不同时相的增强扫描 有利于早期肝癌、胰腺癌、肺癌、肾癌等的检查。

3. CT 血管造影 可检测血管狭窄、动脉瘤等病变。此方法检查时间短，无痛苦，价格相对低廉；同时可观察血管壁及周围组织结构，尤其适合下肢大范围血管造影、冠状动脉造影，可用于冠心病的筛查及冠状动脉支架、搭桥术前计划和术后随访。

4. 各脏器的多平面重组图像、三维重建图像　任意方向的二维断面图像可更好地显示正常结构及病变的完整性，三维重建图像对病变的诊断及治疗方案的设计价值极大。

5. 各组织器官的灌注检查　通过对病变区域的血流量、血容量及血液的平均通过时间测定，可以及时、准确地发现 CT 平扫表现正常的早期脑梗死，并判断缺血的程度，为溶栓治疗赢得了宝贵的时间，还可以反映活体内肿瘤血管生成的微血管变化，评价肿瘤的良恶性程度，对肿瘤的分期、分级、预后及对肿瘤的疗效观察具有很大的价值。

6. CT 仿真内窥镜　用于气管、支气管等空腹脏器疾病的检查。

7. 肺结节分析　应用计算机辅助诊断，自动分析和记录首次检查的结果，再次复查时可自动计算出肺结节的增长率、倍增时间及内部结构的变化，为判断结节的良、恶性提供客观依据。

【管理类别】　第三类。

【规格型号举例】　PHILIPS Brilliance 64 排多层螺旋 CT。

【产品标准】　进口产品注册标准。

磁共振机

【产品描述】　该产品采用了全新的清晰度梯度系统、清晰度射频线圈系统、清晰度计算机操作系统，并将三部分完美地连接在一起。

主要特点是可获取全身各部位更高分辨率的解剖图像，解剖细节更为清晰，病灶检出率更高，可检测到 1mm 大小的病灶；同时，可进行全身血管不同时期的成像，提供病变区域与周围血管的关系，更为突出的是超高场带来的功能成像技术从分子水平上评价组织病变的病理生理特性，如弥散、脑白质纤维束追踪成像束、灌注和磁共振波谱分析等，拓展临床诊断疾病的影像诊断范围。

【预期用途】　磁共振是诊断多种疾病的最精密的影像设备，许多疑难病症及早期病变，必须通过磁共振检查才能得到准确诊断。该设备除进行常规磁共振检查外，还能完成微小病变早期发现、脑形态与功能代谢研究、腹部器官多期动态扫描、心肌缺血灌注研究、全脊柱扫描、全身多部位血管成像及全身肿瘤筛查等多项临床项目：

1. 神经系统疾病　脑与脊柱血管性病变、肿瘤、血管畸形、先天畸形、炎症性病变或代谢性疾病。

2. 五官及颈部疾病　鼻、咽喉、颈部、眼眶、鼻窦、涎腺、甲状腺肿瘤及炎症，听力下降或丧失患者内耳检查。

3. 功能成像　弥散、灌注、波谱、扩散张量、血氧水平依赖等多项功能成像，为疾病的预后提供诊断依据，为手术方案的制定提供指导。

4. 心血管系统疾病　心肌病、心包炎、动脉瘤、各部位血管狭窄、栓塞等，判断缺血性心脏病的心肌活性。

5. 呼吸系统疾病　肿瘤、炎症、肺实变、纵隔肿瘤或淋巴结病变、胸膜胸壁病变。

6. 消化系统疾病　肝脏、胆囊、胰腺、食管、胃、直肠等部位的炎症、肿瘤、结石等病变。

7. 泌尿生殖系统疾病　肾、肾上腺、前列腺、子宫及附件等的炎症、肿瘤等。

【管理类别】　第三类。

【规格型号举例】　Propeller HDMR 3.0T。

【产品标准】　进口产品注册标准。

第五节　放射治疗及核医学设备

钴-60 远距离治疗机

【产品描述】　该产品由钴-60 治疗机主机、可固定式标准铅挡块、楔形滤过板、光学距离指示器、激光定位仪、彩色闭路电视监视器、对讲装置、计算机控制软件等组成。钴-60 治疗以其穿透力强、皮下反映轻、骨与软组织吸收量相等、旁向散射少及经济可靠为主要特点，在放疗中占有重要位置，是治疗恶性肿瘤的重要手段之一。

具有定向固定照射、摆动照射、回转照射、跳跃固定照射、扫描照射等功能；多种安全联锁措施确保治疗机安全运行。

【预期用途】

1. 根治性放疗　全部而永久地消灭恶性肿瘤的原发和转移病灶。放疗所给的肿瘤量需要达到根治剂量。对放射线敏感及中度敏感的肿瘤可以用放射治疗根治。

2. 姑息性放疗　治疗晚期肿瘤的复发和转移病灶，以达到改善症状的目的。如止痛、缓解压迫、止血、促进溃疡性癌灶控制、提高生活质量等。

3. 辅助性放疗　在手术或化疗前后，放疗可以缩小肿瘤或消除潜在的局部转移病灶，提高治疗效果，减少复发和转移。

【管理类别】　第三类。

【规格型号举例】　SX4FCC-8000。

【产品标准】　企业注册标准。

数字式骨密度骨龄测定仪

【产品描述】　该产品主要由 X 射线管头、控制器、影像转换器组成。

采用单能量 X 线一次曝光即时成像技术，既能减少受试者 X 线的照射时间；又能减少受试者 X 线的吸收剂量。骨密度测试范围为男性 19 岁以上，女性 18 岁以上；骨龄测试范围为男性 6~18.4 岁，女性 6~17.3 岁。

【预期用途】

1. 骨密度测定　对人体骨矿物质密度的测量。①检测受试者有无骨质疏松的危险，提供精确的骨量评估。②预测骨质疏松风险指数及骨折的危险性。③诊断骨量减少、骨质疏松症及其严重程度。④监测由于相关疾病和药物治疗引起的骨骼变化情况。检测部位为前臂尺、桡骨远端两骨最近结合点至近端 1/3 处。

2. 骨龄测定和预测成年后身高　是对未成年人体进行骨成熟度的评定和成年后的身高参考值预测。①检测青少年儿童身体发育的成熟度与评价。②预测青少年儿童成年后的身高参考值。③诊断生长发育延迟的矮身高儿童和甲状腺机能衰退等内分泌疾病的治疗与监控。④监测对生长紊乱的治疗效果。检测部位为手掌上半部和手掌下半部及尺、桡骨远端。

3. 手骨及前臂的骨科成像　为临床医生提供诊断依据。

【管理类别】　第三类。

【规格型号举例】　SGY-Ⅱ数字式。

【产品标准】　企业注册标准。

第六节　体外循环设备

人工心肺机

【产品描述】　该产品是由氧合器和血泵及辅助设备组成，能进行体外循环的机械装置。结构合理、加工精度高、电机调速范围宽、低速运转平稳、高速运转噪音低、操作简单，具有心血管外科手术时临时代替心脏的功能；该机结构为分体组合式，其标准配置为移动式底座与四个平卧式双柱滚压式血泵组成。根据需要可在底座中加装应急电源。

【预期用途】　主要用于心脏手术的体外循环、肺移植的辅助呼吸、急性呼吸衰竭的辅助治疗，也可用于肿瘤的热疗、药疗等需要体外循环技术支持的治疗场合。

【管理类别】　第三类。

【规格型号举例】　XF4C。

【产品标准】　企业注册标准。

多功能血液净化仪

【产品描述】　该产品主要由血浆交换、血浆成分分离、血液吸附、持续性血液滤过、持续性血液分离吸附滤过等多种治疗功能组成。

【预期用途】　临床用于肾科、传染科、ICU 重症监护科、风湿免疫科、外科、急诊科及皮肤科等。对于暴发性肝炎、肝昏迷、多脏器衰竭、急性胰腺炎、脓毒血症、重症烧伤、格林巴利、类风湿、肝或肾移植等多种病症有着非常有效的治疗效果。

【管理类别】　第三类。

【规格型号举例】　JH-CRRT。

【产品标准】　企业注册标准。

第七节 电子治疗设备

儿童水疗机

【产品描述】 该产品整机采用进口亚克力材料一次成型，光滑、美观、坚固；具有气泡、涡流、冲浪功能，各功能均可独立任意调节大小；恒温控制，无须调节温度高低，更加安全；具有过滤和臭氧消毒功能，随时根据水质进行消毒，避免交叉感染；槽两侧有玻璃槽，有刻度标记，便于掌握水的深度。

【预期用途】

1. 新生儿水疗 帮助适应环境的变化。刺激新生儿脑神经发育；加强骨骼系统的灵活性和柔韧性；有助于胸廓的发育，促进新生儿身心健康；促进胎便排出；促进消化吸收，加强睡眠。

2. 儿童康复治疗 脑性瘫痪，智力低下，脑炎、脑膜炎后遗症，各种神经麻痹。

3. 神经科疾病 神经衰弱，自主神经功能紊乱，神经痛，神经炎，周围神经麻痹。

4. 运动损伤疾病 如四肢关节扭、挫伤，关节功能障碍，疤痕，粘连，腱鞘炎废用性肌萎缩癔病性瘫痪等。

值得注意的是重症动脉硬化、心肾功能代偿不全、活动性肺结核、癌症及恶病质、身体极度衰弱及各种出血倾向者禁用。

【管理类别】 第二类。

【规格型号举例】 TG-RSL-A/B/C。

【产品标准】 企业注册标准。

全自动间歇式腰椎牵引床

【产品描述】 该产品采用微电脑控制，数码显示，电动拉力运行系统，可同时适用于两名患者"颈椎牵引"和"腰椎牵引"；产品质量稳定，操作可靠。具有持续牵引、间歇牵引、主副牵引等3种牵引模式，间歇时间连续可调，并有牵引力的自动补偿功能，同时可对颈部和腰部热疗。

【预期用途】 适用于各类医院和疗养康复中心对颈椎、腰椎患者进行牵引治疗。

1. 颈椎 颈椎病、颈椎间盘突出或脱出、颈椎退行性骨关节炎、颈椎肌肉痉挛、椎间关节紊乱症、颈椎动脉扭曲、颈部韧带病变、颈椎自发性半脱位及脱位等。

2. 腰椎 腰椎间盘突出症、急慢性腰损伤引起的腰椎滑膜组织嵌顿及小关节紊乱症、腰椎功能性侧弯、腰椎退行性骨关节炎、部分腰椎管狭窄等。

孕妇、有出血性倾向、恶性肿瘤、高热、牵引区骨折、腰椎结核及皮损、严重心脏病、高血压患者禁用。

【管理类别】 第二类。

【规格型号举例】　①1100。②2200。

【产品标准】　进口产品注册标准。

人工心脏起搏器

【产品描述】　该产品是用一定形式的电脉冲刺激心脏，使之按一定频率有效地收缩的一种植入式电子装置，对心律失常的治疗康复有良好效果。起搏器手术具有手术切口小、无痛苦、不开胸、安全可靠等特点。安装起搏器不仅能减少和避免晕厥、心衰、猝死等事件的发生，而且能改善心律失常患者的生活质量。

【预期用途】　主要治疗缓慢心律失常，如病态窦房结综合征、房室传导阻滞、肥厚梗阻型心肌病；三腔起搏器治疗扩张型心肌充血性心衰，埋藏式自动复律除颤仪治疗顽固性快速心律失常都具有很好的临床疗效。

【管理类别】　第三类。

【规格型号举例】　XQY27-Stratos 系列。

【产品标准】　企业注册标准。

第八节　其他医用电气设备

麻醉呼吸机

【产品描述】　该产品由电机、减速箱等传动机构，转换阀、排气阀等气路部分，控制电路及断电报警等安全监护部分组成。能准确释放麻醉气体，并且能从蒸发罐中释放准确浓度的麻醉蒸汽，供氧充足，排出二氧化碳完全，呼吸阻力低，无效腔量小。

【预期用途】　该产品与麻醉机配套，对患者进行通气和呼吸管理。

【管理类别】　第三类。

【规格型号举例】　SC-M3A。

【产品标准】　企业注册标准。

口腔激光治疗仪

【产品描述】　该产品可自由移去水作用而单独做激光切割手术，并且具有止血的功用。设备只有固定式电话大小，配备有多种角度手术刀头，能有效地接触到任何部位，手术时使用方便。

该产品具有舒适无痛、避免肿胀、快速精确、安全环保、高效清爽、避免裂痕、适应广泛等特点。

【预期用途】　适应于：①蛀牙的治疗及窝洞的备制。②激光酸蚀。③激光处理黏合剂。④牙龈切除。⑤植体露出术。⑥黏膜溃疡的治疗。⑦牙冠增长术。⑧根管治疗。⑨牙龈整形术。⑩牙根刨平术及脱敏等。特别是怕疼的小孩和牙本质过敏性疼痛的成人。

【管理类别】　第三类。

【规格型号举例】　CHEESS。

【产品标准】　企业注册标准。

紫外线臭氧消毒柜

【产品描述】　该产品为引用了高臭氧强力紫外线光源发生器，结合热力工程学研制而成的一种新型的环保型低温灭菌柜。

【预期用途】　适用于各类物品的表面消毒，特别是各种导线和内窥镜等不耐高温物品的消毒极为理想。

【管理类别】　第二类。

【规格型号举例】　HTYY03。

【产品标准】　企业注册标准。

低温等离子体灭菌器

【产品描述】　该产品采用过氧化氢为灭菌介质，其气态分子在真空条件下被特定电磁波激发形成低温等离子体，众多带电粒子具有较高的热动能，瞬间高速击穿、蚀刻氧化器械表面附着的微生物中的蛋白质和核酸物质，使其灭活，达到对器械灭菌的目的。

灭菌完成后，过氧化氢等离子体最终复合成少量水蒸气，无有害物质残留，对医护人员无损害，对环境无污染。

【预期用途】

1. 替代部分化学消毒　由化学消毒转变为物理消毒，避免化学物品对医护人员、环境及被灭菌器械的危害。

2. 对耐高温器械的灭菌　各种金属、非金属手术器械（特别是精密贵重的手术器具），骨牙科电钻，内窥镜等，避免高温对器械的损害。

3. 对非耐热器械的灭菌　包括电子器械、玻璃、硅橡胶、聚乙烯、尼龙等高分子材料制成品，如体内植入物、高频电刀、传感器导线、电池、机电器械。

4. 无损害现场快速灭菌　如对各类生物实验室、无菌检验室、生物制药领域中多种非耐热仪器、数码相机、玻璃器皿等物品进行无损害现场快速灭菌。

【管理类别】　第二类。

【规格型号举例】　PS-60。

【产品标准】　企业注册标准。

生物安全柜

【产品描述】　该产品由箱体、过滤器、风机和 CPU 等组成。箱体结构采用分体式、拆装式机架，装有移动脚轮及平衡调节丝杆，方便搬运及定位；大屏幕液晶中文显示屏，方便、直观可视各项实测参数；具有自动跟踪和调节输出控制功能；反应灵敏、准确度高；具有良好的过滤器预失效和破损报警技术、防爆技术及防碎和抗紫外线的功能；不锈钢操作台面坚固、耐久，易于清洗；操作台面下设有集液槽，下设排污阀，易于清洗和排放；设有排风风罩及排风管道，可通过中央排风系统或选配排风风机，将气体排至室外，满足使用需求。

【预期用途】 生物制药、微生物学、生物医学、基因重组、动物实验和生物制品等领域的科研、教学、临床检验等研究领域。

生物安全柜提供对人、环境和样品的三重保护，是实验室生物安全一级防护屏障中最基本的安全防护设备。

【管理类别】 第三类。

【规格型号举例】 BSC-1300 II B2。

【产品标准】 企业注册标准。

第三十章　无源医疗器械

无源医疗器械是指不依靠电能或其他能源，直接由人体或自身重力产生的能源来发挥其功效的医疗器械。

无源医疗器械是由各种生物医用材料加工而成。因此，材料质量的优劣直接对产品的生物安全性和有效性起着决定性作用。无源医疗器械的安全性包括三个方面内容：首先是对患者的安全性，包括近期和长远的安全性；其次是对医务人员与操作者的安全性；再有是对周围环境的安全性。无源医疗器械有效性应涉及产品设计、材料、生产、灭菌、包装、贮存、运输、使用等环节。要达到预期用途并保证产品安全有效，必须保证上述各环节得到严格的控制。无源医疗器械按临床应用目标可分为眼科光学器械、口腔材料和器械、外科植入物、医用高分子制品、手术器械等。

第一节　眼科光学器械

硬性透氧性角膜接触镜

【产品描述】　该产品所含的硅、氟等聚合物，能够大大增加氧气的通过量。与软性隐形眼镜相比，既提高了透氧性，又保证材料的牢固性，并且具有良好的湿润性和抗沉淀性。其优点为：①成型性好，不易变形，光学矫正质量高。②有很好的生物相容性。③良好的生理相溶性，使长期配戴不易引起角膜肥厚与水肿。④高清晰度，可控制近视、散光度数的加深，特别是青少年近视可以通过它来减慢发展的速度，对早期圆锥角膜与有圆锥角膜倾向者有治疗和减缓作用。

【预期用途】　①控制近视不断加深的青少年近视患者。②高度屈光不正者。③需要配戴过夜的患者。④因配戴软镜导致各种并发症而不适应再配戴软镜者。⑤散光高达250°，又不能配散光镜片者。⑥圆锥角膜患者。⑦远视患者可配戴双焦点的镜片。⑧因各种屈光性角膜手术、角膜移植术、角膜病导致的角膜不规则散光者。⑨无晶体眼的屈光矫正。

以下情况的患者不能配戴或要由医生来决定是否适合配戴：①角膜疾病。②关节炎。③眼球突出、精神烦躁者。④上睑下垂严重者。⑤角膜缘或附近有隆起区域者。⑥不规则散光或散光度数大于300°的患者，250°左右需经专业医生检查后才能确定。⑦有严重的干眼症。⑧眼部有过手术史的患者由专业医生检查后再决定。

【管理类别】　第三类。

【规格型号举例】　由不同的屈光度和曲率半径来界定。

NOTE

【产品标准】 企业注册标准。

天然珊瑚羟基磷灰石义眼台

【产品描述】 该产品以天然珊瑚羟基磷灰石为主要材料,按有无穿线分为球型义眼台和穿线球型义眼台两种,按直径大小分 18mm、20mm、22mm 三种,按孔径大小分为 200~300μm、500μm 两种。羟基磷灰石含量大于 95%。穿线球型义眼台由义眼台和带线缝合针组成,缝合线为涤纶编织线。采用射线灭菌。

【预期用途】 用于患者眼球置换。球型义眼台适用于眼球还在、具有自体巩膜的患者;穿线球型义眼台适用于眼球已先期摘除、无自体巩膜的患者。

【管理类别】 第三类。

【规格型号举例】 型号:①球型义眼台。②穿线球型义眼台。
规格:①Φ18。②Φ20。③Φ22。

【产品标准】 企业注册标准。

第二节　口腔材料和器械

丁香油氧化锌粘固粉

【产品描述】 该产品由氧化锌、树脂等粉末及丁香油、橄榄油液体组成。为不良导体,具有阻止温度传导的作用,对牙髓具有一定的安抚和镇痛作用。

【预期用途】 牙体牙髓材料。窝洞的暂封及深龋的垫底,可作为根管糊剂等。

【管理类别】 第二类。

【规格型号举例】 医用规格。

【产品标准】 企业注册标准。

光固化复合树脂

【产品描述】 光固化复合树脂成分主要由树脂基质和经过特殊处理的无机填料组成。适应性广,操作方便,具良好的可塑性,磨削牙体少,可不需机械固位,色泽酷似天然牙,耐磨性好。

【预期用途】 口腔修复材料。适合修复楔状缺损。光固化复合树脂是较普及的牙体缺损修复与前牙美容的理想材料,可按医患两者的意愿选色并雕塑出理想的外形。

【管理类别】 第三类。

【规格型号举例】 ①可见光复合树脂Ⅰ型。②可见光复合树脂Ⅱ型等。有多种颜色可供选用。

【产品标准】 企业注册标准。

口腔科用探针

【产品描述】　该产品由手柄与两个工作端组成，一端为大弯（镰形），一端为双弯（双曲弯）。两工作端细而尖锐。

【预期用途】　探针可用于探查牙体缺损的范围、深浅度及硬度；探查牙体组织的感觉；发现敏感点及穿髓孔；检查皮肤及黏膜的感觉；探试窦道的方向、根分歧病变及悬突等。

【管理类别】　第一类。

【规格型号举例】　1~6 号双头八角柄、单头扁刻度八角柄等。

【产品标准】　企业注册标准。

第三节　外科植入物

人工骨缺损假体

【产品描述】　该产品由 6AI4V 钛合金材料制成。根据患者患病部位的三维几何数据确定具体结构和规格，数据来源为患部 X 光片、CT 片或 CT 数据等影像资料和医生的要求；产品的几何尺寸与设计尺寸在三维方向上的任一误差不大于 0.15mm。

【预期用途】　骨和关节替代物。用于人体肩关节骨缺损、踝关节骨缺损、腕关节骨缺损等关节的置换。①严重创伤、肿瘤、感染、先天性畸形造成关节结构严重损毁和严重畸形难用常规假体置换、重建关节结构和功能者。②人工关节翻修病例伴关节严重损毁。

【管理类别】　第三类。

【规格型号举例】　①BJ。②QJ。③QW。④QH。

【产品标准】　企业注册标准。

冠状动脉支架输送系统

【产品描述】　该产品由球囊扩张导管和不锈钢冠状动脉支架组装而成。冠状动脉支架植入术的基本原理是将球囊导管通过血管穿刺置入狭窄的血管内，在体外将球囊加压膨胀，撑开狭窄的血管壁，使病变血管恢复畅通。

【预期用途】　心血管植入物。用于冠心病微创伤介入治疗手术。①急性心肌梗死。②心绞痛（稳定性和不稳定性）药物医疗效果欠佳，冠状动脉造影提示血管有 75% 以上狭窄。

【管理类别】　第三类。

【规格型号举例】　①LPCSR×2509。②LPCSR×3516。③LPCSR×4024 等。

【产品标准】　企业注册标准。

NOTE

第四节 医用高分子及其他材料制品

一次性使用静脉输液针

【产品描述】 该产品由保护套、不锈钢针管和注射针座组成。

产品采用优质奥氏体不锈钢制造。按国际标准生产的 6∶100 螺口接头，尺寸准确，与医疗器械通配性好。针尖采用短刃面设计，锋利度好、进针快、痛感小、组织破坏少。输液管路式样多，从透明型、半透明型到磨砂型，满足不同临床的目的。

无翼、单翼及双翼片设计，翼片柔软，便于固定，翼片颜色识别规格，便于区分使用本产品与注射器或输液器配套使用。

【预期用途】 适用于静脉输液的场合。

【管理类别】 第三类。

【规格型号举例】 ①0.4#。②0.45#。③0.5#。④0.55#。⑤0.6#。⑥0.7#。⑦0.8#。⑧0.9#。⑨1.1#。⑩1.2#。

【产品标准】 企业注册标准。

一次性使用机用采血器

【产品描述】 该产品通用名为内瘘针。主要由螺旋接头保护套、螺旋接头、采血管、流量夹、针芯、针柄、采血针、保护套组合件组成。采用聚丙烯塑料一次注塑成型，其优点为结构及制造工艺简单，由于采用一次性使用，所以能有效地防止血液标本的污染。

【预期用途】 适用于与血液透析或血液滤过系统配套使用，用于从人体采集血液，并将透析或滤过处理后的血液或血液成分回输给人体。

【管理类别】 第三类。

【规格型号举例】 ①1.6mm。②1.8mm。

【产品标准】 企业注册标准。

一次性使用动脉止血压迫器

【产品描述】 该产品由透明医用高分子材料制成。使用时创伤清晰可见；医生可以根据患者需要通过调节与气囊连接的单向阀来提供个体化的止血方案。操作安全便捷。硬度适宜的气囊与创口黏合紧密，可提供持续稳定的压力，止血效果显著。

【预期用途】 止血。

【管理类别】 第三类。

【规格型号举例】 LPYP20。

【产品标准】 企业注册标准。

人工心肺机膜式氧合器

【产品描述】 该产品由贮血库、氧合室、变温室组成。属于中空纤维外走血、内走气的泵后型膜式氧合器。具有能滤过 80μm 以上的微粒及异物，并将吸血过程中产生的气泡清除；连接管道短，减少了预充量；体积小，热交换面积大，降温、复温时间缩短；产品整体可靠、安全及稳定的特点。

【预期用途】 用于临床心脏直视手术中的体外循环，对血液进行气体交换。

【管理类别】 第三类。

【规格型号举例】 ①成人。②儿童。③婴儿。

【产品标准】 企业注册标准。

人工血管

【产品描述】 该产品是以尼龙、涤纶、聚四氟乙烯等合成材料人工制造的血管代用品。

【预期用途】

1. 动脉疾病 用替代或者架桥的方式恢复血液的通路，从而治疗胸主动脉、腹主动脉、髂动脉等血管段。用于临床心脏直视手术中的体外循环，对血液进行气体交换。

2. 静脉疾病 替代或者架桥的方式来治疗静脉疾病。

3. 动－静脉瘘 运用在慢性肾病的血液透析过程中，在四肢部分连接自身动脉和静脉，形成一条可反复穿刺的血液透析通路。

【管理类别】 第三类。

【规格型号举例】 DVWA-S-23。

【产品标准】 企业注册标准。

第五节　其他常用器械

无菌手术刀

【产品描述】 该产品由手术刀片和 ABS 塑料柄组合而成。无菌。

【预期用途】 供手术中切割软组织用。

【管理类别】 第一类。

【规格型号举例】 ①10#。②11#。③12#。④15#。⑤20#。⑥21#。⑦22#。⑧23#。⑨24#。

【产品标准】 企业注册标准。

NOTE

眼用手术剪

【产品描述】 该产品由医用不锈钢材料制成。

【预期用途】 供剪切眼部软组织用。

【管理类别】 第一类。

【规格型号举例】 ①直尖头。②弯尖头。③直圆头。④弯圆头。

【产品标准】 企业注册标准。

牙用剪

【产品描述】 该产品由 420 不锈钢材料制成。

【预期用途】 用于口腔科，供牙科诊治时剪断组织、缝合线、临时性牙冠或组织、纱布、线头用。

【管理类别】 第一类。

【规格型号举例】 ①K21200，13cm。②K21210，13cm。

【产品标准】 进口产品注册标准。

骨髓穿刺针

【产品描述】 该产品由针管、连接管、母针基、夹具、针套、针翼组成。可重复使用。

【预期用途】 用于血液透析治疗中进行动静脉穿刺。

【管理类别】 第三类。

【规格型号举例】 BL66GC-1。

【产品标准】 企业注册标准。

胸骨穿刺针

【产品描述】 该产品由医用不锈钢制成。由衬芯座、定位销、针座、螺母、螺杆、针管、衬芯组成。

【预期用途】 用于骨骼穿刺取样等用。

【管理类别】 第三类。

【规格型号举例】 ①12#。②16#。③18#。

【产品标准】 企业注册标准。

一次性使用麻醉穿刺包

【产品描述】 该产品由一次性使用麻醉穿刺针、一次性使用麻醉用过滤器、硬膜外麻醉导管、导管接头、一次性使用无菌注射器、一次性使用无菌注射针、一次性使用低阻力注射器、导引针、负压管、消毒液刷、橡胶外科手套、敷料巾、手术巾、脱脂纱布和创口贴组成。

【预期用途】 用于硬膜外麻醉、腰椎麻醉、神经阻滞麻醉、硬膜外和腰椎联合麻醉方法进行穿刺、注射药物。

【管理类别】 第三类。

【规格型号举例】 ①AS-E。②AS-S。③AS-N。④AS-E/S。

【产品标准】 企业注册标准。

活性 Y 形宫内节育器

【产品描述】 该产品由记忆合金丝支架、不锈钢丝螺旋圈和 99.99% 高导铜丝及消炎痛硅胶组成。为 Y 形设计,带铜面积 380mm^2,无尾丝,属开放型宫内节育器。具有带器妊娠率低、脱落率低、配戴舒适、异物感弱等特点。因带有消炎痛,可降低出血,缓解放置宫内节育器后的月经过多、流血与滴血及相关妇科炎症等。

【预期用途】 适用于育龄女性避孕。

【管理类别】 第三类。

【规格型号举例】 ①24#。②26#。③28#。

【产品标准】 企业注册标准。

安全套

【产品描述】 该产品以天然胶乳为主要原材料经加工而成。有乳胶原色及粉红色两种颜色。

【预期用途】 适用于避孕和有助于防止性传播疾病。

【管理类别】 第二类。

【规格型号举例】 ①非光面型。②光面型。③异型。

【产品标准】 企业注册标准。

主要参考书目

［1］袁强，宋捷民．医药商品学．杭州：浙江大学出版社，2003

［2］胡天佑．医药商品学．北京：中国医药科技出版社，2003

［3］张贵君．中药商品学．第2版．北京：人民卫生出版社，2008

［4］周小江，都建卫．医药商品学．北京：中国中医药出版社，2009

［5］张的凤．中成药学．北京：中国中医药出版社，2009

［6］阮时宝．中成药学．北京：人民卫生出版社，2009

［7］王乃平．药理学．上海：上海科学技术出版社，2006

［8］刘亚琴．医药商品学．北京：中国医药科技出版社，2006

［9］顾东磊，蔡慧明．医药电子商务．北京：化学工业出版社．2012

［10］朱圣和．现代中药商品学．北京：人民卫生出版社，2006

［11］中国物品编码中心．商品条码应用指南．北京：中国标准出版社，2003

［12］胡天佑．医药商品学．北京：中国医药科技出版社．2009

［13］艾尔肯·依布拉依木．医药商品学．北京：人民卫生出版社．2008

［14］国家食品药品监督管理局．医疗器械监管技术基础．北京：中国医药科技出版社，2009

［15］康廷国．中药鉴定学．北京：中国中医药出版社，2012

［16］黄嘉华．医疗器械注册与管理．北京：科学出版社，2008

［17］邬家林．药材商品学．北京：中国医药科技出版社，2001

［18］张万福．现代中药材商品手册．北京：中国中医药出版社，1998

［19］中国商品大词典编辑委员会．中国中药大辞典–中药材分册．北京：中国商业出版社，1995

［20］张登本．医药营销．西安：西安交通大学出版社．2011